《黄帝内经》养生智慧全书

常学辉 /编著

天津出版传媒集团

天津科学技术出版社

图书在版编目（CIP）数据

《黄帝内经》养生智慧全书 / 常学辉编著 . —— 天津：
天津科学技术出版社 , 2018.8

ISBN 978-7-5576-5472-6

Ⅰ . ①黄… Ⅱ . ①常… Ⅲ . ①《内经》—养生 (中医
) Ⅳ . ① R221

中国版本图书馆 CIP 数据核字（ 2018 ）第 142657 号

责任编辑：王朝闻
责任印制：兰　毅

天津出版传媒集团
天津科学技术出版社　出版

出版人：蔡　颢
天津市西康路 35 号　　邮编：300051
电话：（ 022 ）23332490
网址：www.tjkjcbs.com.cn
新华书店经销
北京市松源印刷有限公司印刷

开本 889×1194　1/32　印张 21.5　字数 600 000
2018 年 8 月第 1 版第 1 次印刷
定价：39.80 元

前言

　　在林林总总的历代养生著作中，价值最大、影响最深的当数《黄帝内经》，这部书有"医学之宗"的美誉，亦被后人奉为养生圭臬。《黄帝内经》成书于春秋战国时期，是我国现存最早的中医理论专著，总结了春秋至战国时期的医疗经验和学术理论，并吸收了秦汉以前有关天文、历算学、生物学、地理学、人类学、心理学，运用阴阳、五行、天人合一的理论，对人体的解剖、生理、病理以及疾病的诊断、治疗与预防，进行全面的阐释。

　　《黄帝内经》之所以在中华养生文化中占据无可替代的至高地位，是因为它所包含的养生之道、养生原则和方法蕴藏着深刻的大智慧，而且，无论时光如何变迁，它永不过时，常用常新。《黄帝内经》是中国人寻求健康养生祛病之道的宝藏，我们应该珍视这座养生智慧的宝藏，读懂老祖宗留给我们的养生启示，并将之运用到日常生活中去。

　　《黄帝内经》是中医文化史上神奇而伟大的著作，文字古奥，博大精深，为使读者深入领会到其中的养生智慧，掌握各种养生方法和原则，以指导现代生活条件下的日常养生，并达到健康长寿的目标，我们编写了这部《〈黄帝内经〉养生智慧全书》。本书深入挖掘了《黄帝内经》中的养生智慧，对成为后代中医养生最基本理论的"法于阴阳，和于术数""形神合一""因人施养"

等养生原则进行了深刻、透彻的解读。同时，结合当今中国人的生活特点，介绍了大量具有可操作性中医养生实用方法，以帮助读者切实掌握女七男八节律养生、二十四节气顺时养生、不同体质的养生法、十二大经络的养生法则、情志养生法等。

我们衷心希望通过这种新的解读方式，有更多的读者参悟《黄帝内经》中的养生智慧，也希望更多的人能灵活运用其中的养生方法，轻松实现健康、长寿的目标。

目录

第四章 《黄帝内经》呼吸调气法

第七章 《黄帝内经》解密九种体质

第九章 《黄帝内经》与情志养生

第一章

发现《黄帝内经》

第一节
《黄帝内经》，一部千古中医奇书

《黄帝内经》是中国"三大奇书"之一

在中国古代，有三大以"经"命名的奇书。第一部是《易经》，代表了易家；第二部是《道德经》，代表了道家；第三部就是《黄帝内经》，代表的是医家。这三本书并称为我国传统文化的"三大奇书"。现在，这三部奇书已经通过图书、电视讲座等形式进入了人们的视线，而且引起了世界各国人民的极大关注。《黄帝内经》作为一本医书，虽然字数不多，但其中蕴含的衍生道理却是取之不尽、用之不竭的。现在就让我们揭去面纱，重新发现这部千古中医奇书。

首先，《黄帝内经》是目前中国流传到今天最早的医学典籍，它确立了中医学的理论体系，是公认的中医学的奠基之作。书中主要以黄帝和岐伯对话的形式，围绕着生理、病理、解剖以及疾病的诊断与治疗，做了比较全面的阐述。《黄帝内经》第一次系统地讲述了人的生理、病理、治疗的原则和方法，为人类的健康做出了巨大的贡献。

其次，《黄帝内经》不仅是第一部中医理论经典，还是第一部养生宝典。也就是说，书中不仅告诉了医者应该怎样诊病治病，更为重要的是它还传递了一种不生病的养生智慧——"治未病"，这也是《黄帝内经》中非常重要的思想。书中认为，一等的医生不是等到疾病发生再去治疗，而是在疾病发生之前就通过一些养生方法加以阻止。很多人就是由于不注意预防导致疾病缠身，疲于奔命，因此，这种"治未病"的思想具有非常重要的意义。

最后，《黄帝内经》还是一部关于生命科学的百科全书。生命科学是现代新兴的学科，主要以生命的起源、本质、特征及现象为主要研究内容。《黄帝内经》成书的年代虽然距今很久远，但是书中所涉及的内容，大则天地，小则动植飞禽，特别是对人体生命的起源、本质，生命的生长、繁殖、发育、运动形式、思维等生命现象发生的机理及其与自然环境变化的关系等，都有着极为丰富的论述。所以，我们也可以将它看作一部古代生命科学的巨作。

总之，《黄帝内经》是一本非常了不起的书，作为祖国传统医学的理论思想基础及精髓，在中华民族近两千年繁衍生息的漫漫历史长河中，它的医学主导作用及贡献功不可没。

"黄帝"与"岐伯"——《黄帝内经》的两大主角

读过《黄帝内经》的人，对黄帝和岐伯二人肯定不陌生，整本书的主要内容就是以二人问答的体裁形式写成的。在黄帝和岐伯二人的一问一答中，将古人养生的方法和道理——道了出来。《黄帝内经》是中医学的奠基之作，因此后人也常以"岐黄"代替中医学。那么，历史上的黄帝和岐伯究竟是谁呢？

1. 黄帝其人

司马迁在《史记·五帝本纪》中记录的第一个帝就是黄帝。《史记·五帝本纪》说黄帝"姓公孙，名曰轩辕"，其国号为"有熊"。可以说，黄帝是中国古史传说时期最早的祖宗神，华夏族形成后被公认为全族的始祖。上古时期约在姬水一带形成的较为先进的黄帝族，即因这位杰出的始祖而得名。黄帝族和住在姜水（今陕西宝鸡市清姜河）一带的姜姓炎帝族世代互通婚姻。后来，在黄帝族后裔中的一支进入今山西南部，创造了夏文化，遂称夏族。于是，黄帝也就成了华夏民族的始祖。

在《黄帝内经》中，对黄帝是这样描述的："昔在黄帝，生而神灵，弱而能言，幼而徇齐，长而敦敏，成而登天。"意思是说，黄帝一生下来就很神灵，就跟一般人不一样。在他刚生下来没有多久就能够说话，在他幼小的时候做事情就非常迅速、果断；长大成人了，二十几岁，非常厚道而且绝对地聪明；等到他活到100岁，"成而登天"，变成神仙骑上一条龙就飞上天了。当然，有人对这句还有另外一番解释，认为是将黄帝的一生分成了五个阶段，分别对应人生的各个阶段。但无论如何，让我们对这位远古的祖先有了一个笼统的认识，尽管这种认识可能带有夸张的成分。

事实上，黄帝不只是中国人的祖先，也是东方黄色民族的共同祖先。中国的一切文化、科学、宗教、哲学，都是从这里开始的。《易·系辞》《世本·作篇》等各种文献都声称黄帝时期有许多发明创造。属于生产技术方面的，有穿井、作杵臼、作弓矢、服牛乘马、作驾、作舟等；属于物质生活方面的，有制衣裳、旃冕等；精神文化方面则有作甲子、占日月、算数、造律吕、笙竽、医药、文字等。当然，其中有不少是黄帝以后的发明创造，但也反映了黄帝族获得的辉煌成就。可能也正是由于这个原因，后人才把《黄帝内经》冠以黄帝之名。

2. 岐伯其人

关于岐伯，史家有不同的说法。有人将其看作传说中的人物；也有人认为他和黄帝不是同一时代的人。不过，从可查阅的诸多资料来看，多数人认为岐伯确有其人，而且同黄帝的关系密切。

一般认为，岐伯家居岐山（今陕西省岐山）一带。而新近有资料表明，岐伯为甘肃省庆阳市人。如清·乾隆年间《庆阳县志·人物》记载："岐伯，北地人，生而精明，精医术脉理，黄帝以师事之，著《内经》行于世，为医书之祖。"据说，岐伯曾随中南子学医。

黄帝在崆峒山问道于广成子时，中南子在场，他向黄帝推举了岐伯。后来黄帝前去拜访岐伯，不管是论医还是问政，岐伯都能对答如流，于是便被黄帝封为重臣。

后来，黄帝让岐伯主方药，并且同他还谈医论道。黄帝提出疑问，岐伯进行回答，两年的时间，岐伯回答了黄帝提出来的1080个问题，黄帝便封他为"天师"。"天师"的名号，一是说明岐伯能够修养天真，先知先觉，精通道。上古之人对于道是非常重视的，岐伯因为传道而设教，故有此尊称。

另外，在史籍《晋书·皇甫谧传》中记载了皇甫谧一句话，他说："黄帝创制于九经，岐伯剖腹以蠲肠。"司马迁在《资治通鉴》也记载："黄帝命岐伯作镯铙、鼓角、灵髀、神钲以扬德而建武。"根据这些史载说明，上古时期确有岐伯这个人，他是黄帝的大臣，也是一名著名的医学家。岐伯尝味百草，主管医药，掌握经方，擅长外科，能做剖腹手术。还有传说认为，岐伯用医理辅助黄帝，打败了炎帝，消灭了蚩尤。由于岐伯和黄帝的智慧与合作，对整个华夏文明的形成有着巨大的贡献。

《黄帝内经》为何以"经"命名

在中国数千年的浩瀚文明中，冠以"经"字的不在少数，比如我们上文提到过的《易经》《道德经》，此外还有《金刚经》《三字经》等，生活中人们也常会从嘴里蹦出"钱经""财经""生意经"等词汇。面对这些纷呈的"经"，人们不禁要问，究竟什么才可以称为"经"，《黄帝内经》又为何以"经"命名？

"经"在古代是指丝线，丝线的原始意象是脐带，而脐带是人在成为独立的个体后对于母体的一种留恋，连接着人的先天和后天。所以"经"因为"丝"的这一意象，有了"根本"之意。看过织布的人，都会知道南北为经的概念。织布时先拉过来的那条线叫经，经线有个特性，就是一旦被拉过来，就不许再动。在地球仪上，经线是连接两级的线，所有的经线长度一致，它们与垂直于自己

经

的纬线共同构成了一个基准位置。因此，很多时候，"经"就取其引申之意：不变、本质。

正是基于这样的认识，人们后来逐渐将那些讲述原则的著述称为"经书"，并且"经书"都有亘古不变的特性。从这里，我们也可以对《黄帝内经》有一个轮廓性的认识，即《黄帝内经》讲述的是一种带有生命根本性的问题，至少是会阐述身体如何进行固本守元等原则和意义的书，而不像《伤寒论》那样关注的是人们日常生活中疾病的治疗问题。

那为什么又叫"内经"，而不叫"外经"呢？有人说内经就是讲内科的，讲内在人体规律的，其实"内经"更多的是"内观"和"内求"。我们知道，西医可以通过现代仪器检测身体脏器的运行情况，或者通过解剖来做到。而《黄帝内经》在不依赖仪器，不解剖身体的情况下，是如何观察气血的运行、脏腑的活动呢？这凭借的是"象"的运用。《黄帝内经》认为，人体和天体之间有"象"这一纽带，在天人相应的养生观念之下，通过对"象"所涵盖的内外、表里相互关系的规律性认识，从而内观我们的五脏六腑、气血流动；进而倡导一种气血畅通、经络与脏腑和谐相处的一个格局来达到养生的目的，求得长寿。人想要健康长寿，重要的不是求医问药，而是要往里求、内炼，通过调整气血、经络、脏腑来达到健康、达到长寿。

第二节
《黄帝内经》对于生命的探索

生命三要素：精、气、神

我们的生命以及地球上其他丰富多彩的生物是怎样形成的？为什么地球上会出现生命？关于这些生命起源的问题一直是人们思索和关注的焦点。历史上，不管是史学家、哲学界或者科学家都对这一问题存在着多种臆测和猜想。《黄帝内经》中也对生命的起源问题做了相关的论述。

首先，从哲学的角度来看。《黄帝内经》中有这样一句话："阴阳者，万物之能始也。"意思是说阴阳之气和合的形式不同，可以造就出不同的物质形态。《黄帝内经》指出："在天为气，在地成形，形气相感而化生万物矣。"书中认为，我们的生命起源于天地日月，其中主要依赖于太阳和地球，特别是太阳的火和地球的水。万物的生长需要太阳的光能和热能，还需要地球上碳、氧、氮等多种元素的支持。所以，天地也就成了人类繁衍生息的空间基础。

其次，从医学的角度来看。《黄帝内经》认为"精"是构成生命体的基本物质，也是生命的原动力，父母精气相交产生新的生命活动。如《灵枢·天年》所说："人之始生……以母为基，以父为根。"在《灵枢·经脉》中还描绘了胚胎生命的发展过程："人始生，先成精，精成而脑髓生。骨为干，脉为营，筋为刚，肉为墙，皮肤坚而毛发长。"这就明确指出构成人体的各种器官，如脑髓、骨、脉、筋、肉、皮肤、毛发等都是由父母的生殖之精化育而成。

人体生命活动的根本除了"精"之外，还有"气"和"神"两个重要元素。古语曰"天有三宝日、月、星；地有三宝水、火、风；人有三宝神、气、精。"

那什么是气呢？《黄帝内经》将"气"看作宇宙万物的本原。天地形成之前，气就出现了，充满太虚而运行不止，此后才出现了宇宙万物。如《素问·天元纪大论篇》中说："臣积考《太始天元册》文曰：'太虚寥廓，肇基化元，万物资始。五运终天，布气真灵，总统坤元，九星悬朗，七曜周旋。曰阴曰阳，曰柔曰刚，幽显既位，寒暑弛张，生生化化，品物咸章。'"这段话所揭示的其实就是天体演化和生物发生的自然法则。宇宙形成之前称为太虚，本元之气充满其中，他们是万物产生的根本。因为气的运动，出现了星河、七曜，也有了寒暑之分，出现了万物。

什么是神呢？《黄帝内经》认为"神"是先天之精（生殖细胞）与后天之精（营养物质）相互作用的产物，神包括魂、魄、意、志、思、虑、智等活动，通过这些活动能够体现人的健康情况。《素问·移精变气论》说："得神者昌，失神者亡。"因为神充则身强，神衰则身弱，神存则能生，神去则会死。所以，中医治病时，用观察病人的"神"，来判断病人的预后，有神气的，预后良好；没有神气的，预后不良。

所以，保养精、气、神是健身、保持生命活力的主要原则。

生长壮老已——人的生命历程

《黄帝内经》中一直强调"天人合一"的思想，既然自然界有春生、夏长、秋收、冬藏的规律，人类的生命同样也有"生、长、壮、老、已"的自然规律，并且每个阶段都有着各自的特点。《黄帝内经·灵枢·天年》中以10岁为一阶段，详细论述了人在各阶段的表现及生理特点。划分的依据是先天精气的变化，人之生命本源于先天精气，它制约着机体脏腑、经脉、气血的盛衰变化，从而使人的生命活动表现出由幼稚到成熟、由盛壮到衰竭的生长壮老的过程。

"人生十岁，五脏始定，血气已通，其气在下，故好走；二十岁，血气始盛，肌肉方长，故好趋；三十岁，五脏大定，肌肉坚固，血脉盛满，故好步；四十岁，五脏六腑十二经脉，皆大盛以平定，腠理始疏，荣华颓落，发颇斑白，平盛不摇，故好坐；五十岁，肝气始衰，肝叶始薄，胆汁始灭，目始不明；六十岁，心气始衰，苦忧悲，血气懈惰，故好卧；七十岁，脾气虚，皮肤枯；八十岁，肺气衰，魂魄离散，故言善误；九十岁，肾气焦，四脏经脉空虚；百岁，五脏皆虚，神气皆去，形骸独居而终矣。"

一般说来，10岁、20岁时机体处于生长发育状态，三四十岁时人的功能和精力最为旺盛，不过在40岁前后，功能也出现了趋于衰减的先兆。50岁阶段及其后，衰老过程加速，八九十岁之后，机体已经非常虚弱，处于老态龙钟状态，进一步发展下去，便可见"五脏皆虚，神气皆去，形骸独居而终矣。"总之，不同的阶段人的生命过程是不同的，因此要求养生方案也要因时而异。

儿童生长发育迅速，但同时脏腑娇嫩、形气未充，抗病能力低下。心理发育也未臻完善，易受惊吓致病，情志不稳，可塑性大，易于接受各方面的影响和教育。因此，这一时期养生的特点是养教并重，以保养元真，教子成才为目标。除了合理喂养，注意寒温调护，培养良好的生活习惯外，还要重视早期教育，促进孩子智力发展。

处在青春发育期的人，这时候机体精气充实，气血调和。随着生理方面的迅速发育，心理行为也出现了许多变化。此时期的养生保健工作一方面要提高身体素质，进行全面合理的饮食调摄，满足青少年生长发育迅速，代谢旺盛的生理需求。另一方面要培养他们健康的心理。家长和教师要以身作则，给青少年以良好影响，同时又要尊重他们独立意向的发展和自尊心，采用说服教育、积极诱导的方法，与他们交友谈心，关心他们的学习与生活。

中年是生命历程的转折点，生命活动开始由盛转衰，这时候的养生保健至关重要。如果调理得当，就可以保持旺盛的精力而防止早衰、预防老年病，可望延年益寿。中年是承上启下的关键，肩负社会、家庭的重担，加上现实生活中的诸多矛盾，易使思想情绪陷入抑郁、焦虑、紧张的状态，长此以往，必然耗伤精气，损害心神，引起早衰多病。此时就要求中年人静神少虑，精神畅达乐观，不要为琐事过分劳神，不要强求名利、患得患失。同时要注意避免长期"超负荷运转"，善于科学合理地安排工作休息，节制房事，防止过度劳累，积劳成疾。

人到老年，脏腑、气血、精神等生理功能的自然衰退，机体调控阴阳协和的稳定性降低。再加上社会角色、社会地位的改变，退休和体弱多病势必限制老年人的社会活动。狭小的生活圈子带来心理上的变化，常产生孤独垂暮、忧郁多疑、烦躁易怒等心理状态，其适应环境及自我调控能力低下，若遇不良环境等刺激因素，易于诱发多种疾病，较难恢复。老年人养生保健时应注意这些特点，做到知足谦和，老而不怠，树立乐观主义精神和战胜疾病的信心，多参加一些有意义的活动和锻炼，分散注意力，促进气血运行。审慎饮食起居，老年人食宜多样，食宜清淡，食宜少缓，食宜温热熟软，谨慎调摄生活起居，防止外邪侵袭。同时还要合理用药，药宜平和，药量宜小，只有这样，方能收到补偏救弊，防病延年之效。

女七男八——人的生长周期

年纪相同的男女，三十岁之前看不出什么差异，但之后差别就变得很明了：女的明显比男的显老。而一些调查数据也显示，女人比男人衰老得更快。这是为什么呢？

《黄帝内经》中提出：女子代表阴，女子的生命节律以七为一个阶段；男子代表阳，其生命节律以八为一个阶段。原文是：

女子七岁，肾气盛，齿更发长；二七而天癸至，任脉通，太冲脉盛，月事以时下，故有子；三七肾气平均，故真牙生而长极；四七，筋骨坚，发长极，身体盛壮；五七，阳明脉衰，面始焦，发始堕；六七，三阳脉衰于上，面皆焦，发始白；七七，任脉虚，太冲脉衰少，天癸竭，地道不通，故形坏而无子也。

丈夫八岁，肾气实，发长齿更；二八，肾气盛，天癸至，阴阳和，故能有子；三八，肾气平均，筋骨劲强，故真牙生而长极；四八，筋骨隆盛，肌肉满壮；五八，肾气衰，发堕齿槁；六八，阳气衰竭于上，面焦，发鬓斑白；七八肝气衰，筋不能动，天癸竭，精少，肾藏衰，形体皆极；八八，则齿发去。

"女子七岁，肾气盛，齿更发长""齿"是牙齿，为骨之余，是北方肾的表现，代表收藏。"发"是头发，是肝气的表现，代表生发之机。所以头发的长短和生机是有关的。

"二七而天癸至，任脉通，太冲脉盛，月事以时下，故有子"，二七就是女子十四岁的时候，开始有月经，太冲脉盛，乳房开始发育，这个时候就有了怀孕生子的能力。到三七二十一岁的时候，女子的肾气已经长足了，生发之机也到了顶点，应该嫁人了。到四七二十八岁的时候，女子的各方面身体要素都达到了一个顶点，所以古人提倡女子在 20 岁左右结婚，就是让她在 28 岁之前要生一胎。我们现在经常讲最佳生育年龄是在 23~28 岁，就是这个道理。

"五七，阳明脉衰，面始焦，发始坠"，就是从 35 岁开始，女人开始长皱纹了。到六七四十二的时候，就开始有白头发了，七七四十九就闭经了，生育功能也丧失了。从这段论述我们可以看出，女人从 35 岁就开始衰老了。

而男人呢，他的生命节律是以 8 岁为一个周期，从 8 岁才开始发育，到 16 岁的时候青春期才开始，"能有子"。到三八二十四岁的时候，是男子弱冠的年龄，就是刚成年，这个时候身体还比较弱，不适合结婚行房。男子最适合结婚的年纪是在四八三十二岁的时候，这时他的身体达到一个顶点，才真正成熟，所以古人提倡男人三十而娶。四八三十二这个生命节奏过了，就是五八四十岁，这时男人的身体开始走下坡路，到六八四十八岁时才开始真正衰老，到八八六十四岁的时候才真正进入老年。

通过这样的对比我们可以明显看出，男人的身体开始走下坡路比女人晚了 5 年，到正式进入老年时，男人和女人之间已经有了 15 年的差距，所以女人比男人老得快。

按说，女人衰老得快，寿命肯定相应就短了。但事实恰恰相反，女人比男人容易衰老，寿命却比男人长。对于这一现象，又该如何解释呢？

这里有个很重要的原因，女人每个月都会来月经，可以排毒，而男人没有这项生理功能，就缺少了一个排毒的途径。还有，男人损耗的是精，女人损耗的是血，"一滴精十滴血"，精是可以变现成很多东西的，损耗掉了很难补养。

另外，男人的社会角色决定了他要有更多的担当，不像女人比较柔弱，难过的时候想哭就哭了，这是一种很好的宣泄方式。相反，男人是"有泪不轻弹"，遇到个烦心事，不能像女人那样大哭一场，把不良情绪给宣泄出来，只能憋在心里自己承受，这样就会在身体内累积成为毒素。从心理方面来说，女人更善于进行情感上的沟通。在男人看来，女人很爱唠叨，其实这也是一种宣泄方式，通过对人倾诉或者唠叨，她的心理毒素就排出了，而男人之间多是谈公事，很少像女人一样聚在一起谈论自己的生活，这也是男人不如女人长寿的一个原因。 衰老也好，长寿也罢，都需要夫妻双方互相帮助、相互理解，在情感、生活上给对方无微不至的关怀，互相搀扶着变老，这才是最浪漫、最幸福的事情。

人的寿命到底有多长

生命是一个发展变化的过程，这一过程我们知道可粗略地分为生、长、壮、老、已几大阶段，这五个阶段说明生命是有限的。在《素问·上古天真论》中有"尽终其天年，度百岁乃去"的记载，《灵素·天年篇》也指出"人之寿百岁而死"。另外《老子》中还曾记述"人之大限，以百二十为限"，这些文字记载都说明古时的人们认为寿命的限度在 100~120 岁，就现实情况来看这一寿限也是比较符合的。

人的生命需要经历出生、发育、成长、成熟、老化以至死亡，寿命正是人在这些阶段中的生存时间，通常用年龄来衡量。如果说人的寿命是在 100~120 岁，可为什么实际生活中能活到百岁的人如此少见？

对于这一问题，很多人都存在着疑惑。在农村里生活过的人可能有这样的回忆，在小的时候，似乎不管在哪个村子里，都会看到年逾古稀的老人聚在一起晒太阳、聊天，他们精神矍铄，身体很好，尽管当时的医疗卫生和饮食条件并不好。反观现在，医疗卫生和饮食条件早已今非昔比，可是村中却很少出现那么多健康老人村头"聚会"的情形了，而且老年人得病的概率也越来越高。这是怎么一回事呢？如果按照这样的分析来看，似乎人类寿命长短，并不取决于饮食、医疗、卫生等条件，那么到底是什么决定了人寿命的长短？

《素问·生气通天论》中指出："阳气者，若天与日，失其所，则折寿而不彰。"意思是说，人身上的阳气，就好像天上的太阳一样，决定着人的寿命。我们体内的五脏也有自己不同的阳气，其中，肾的阳气起着决定性的作用。每个人的肾阳都是有限的，一般情况下，肾阳可供人体使用一百年左右，这也是人的自然寿命。

肾阳是逐渐发育的，是一个从弱到强，又从盛到衰的演变过程。对于这一过程，《黄帝内经》中有相关的论述，《灵枢·天年》中说："人生十岁，五脏始定，血气已通，其气在下，故好走……百岁，五脏皆虚，神气皆去，形骸独居而终矣。"这部分内容我们在前面已经做了相关解释，在这里值得注意的是，文中所说的五脏之气，实际上就是不同的阳气。肾的阳气是五脏之气工作的动力，所以，五脏之气的盛衰规律，其实也反映了体内肾阳的变化规律。在《素问·上古通天论》中，还有关于肾阳的较为详细的描述，也就是女七男八的规律，在这里我们不再做过多的解释。

当人处于儿童时期时，身体的发育最快，肾阳在此时也是逐渐变强的时候。等到了成年，人体发育完全后，肾阳也达到了一生中最强盛的时期。成年之后，肾阳就会逐渐变弱，人也会步入老年，最后，肾阳衰竭，人的生命也就结束了。所以，在中医理论中，肾阳决定着寿命的长短。

既然肾阳的有无，主宰着人的寿命，决定了人的生死，那么，我们怎样才能避免肾阳的减少，或者说让肾阳衰减得慢一些，从而达到延长寿命的目的？令人失望的是，目前我们并没有办法让肾阳永远保持强盛，原因在于肾阳是能量的聚集，当它达到最大值之后，自然会逐渐衰减。这就好比太阳在早晨升起，地面上的温度开始上升，到了中午，热量达到最大值，然后过了中午，热量逐渐降低，最后太阳落山了，温度也随之到了最低值。不过，尽管我们无法让肾阳永远保持在"年轻"的姿态，但是却可以减缓它衰减的速度，从而实现延年益寿。

大家知道，僧侣中高寿者有很多，他们为何能如此高寿呢？僧侣大多不娶妻室，根据中医的理论，"肾精"少泄能够防止早衰。《黄帝内经·素问》中认为，肾为五脏之本，养生之道须重养肾。肾阳足，则纳气大，才能健身益寿。所以，僧侣的寿命相对较长。另外，僧侣平时都会坐禅、念经，这也是他们一天中的主要工作，这样的生活可以让人达到清心寡欲、与世无争的境界，静而不动的生活方式，本身就会让阳气消耗得慢，再加上僧侣的心态较好，寿命自然也就更长了。

当然，僧侣长寿的原因还有很多，比如饮食、居住环境等，在此，我们主要针对的是肾阳衰减来进行讨论。通过僧侣长寿的例子可以看出，清心寡欲者往往更长寿。

《黄帝内经》解读影响寿命的因素

为什么人与人之间的寿命长短并不相同？究竟是什么影响到了寿命的长短？每个人对此都曾抱有疑问。在《黄帝内经》中，影响人的寿命的因素从大的方面来讲，主要有内因和外因两方面。

从外因上来看，首先是情志因素，即七情太过影响人的寿命。七情，指喜、怒、忧、思、悲、恐、惊七种情志。这七种情志的变化与脏腑的功能活动有着密切的关系，简单来说"心在志为喜""肝在志为怒""脾在志为思""肺在志为忧""肾在志为恐"。假如一个人长期受到精神刺激或遭受到突然而又剧烈的精神创伤，很容易引起体内阴阳气血失调，进而脏腑功能紊乱，疾病丛生，早衰也会提前而至。

另外，饮食不节也会造成身体的早衰。俗话说"民以食为天"，《黄帝内经》中关于饮食对健康的影响有详细的介绍。比如《素问·腹中论》中说："此饮食不节，故时有病也。"《素问·痹论》也指出："饮食自倍，肠胃乃伤。"《素问·阴阳应象大论》中说："水谷之寒热，感则害于六腑。"在《素问·奇病论》等内容中也有相关的记载。

情志和饮食是导致人身体早衰的比较重要的外因因素，当然除了这两点之外，还包括缺少锻炼、过度劳累等，这些还是比较好理解的，下面我们再来看一下影响到寿命的内因。我们可以将其归为六个因素。

（1）阴阳失衡。《黄帝内经》说："人生有形，不离阴阳。"从生理病理的角度来看，人体正常的生理活动，全依赖于体内"阳气"和"阴精"的协调一致，如果阴阳失衡，出现阴阳偏盛偏衰的现象，就会导致疾病，引起衰老。从另一方面来说，调节阴阳也能有效地抵抗衰老。

（2）肾阳亏损。《黄帝内经》将肾看作是人的"先天之本"，肾阳更是人体强弱寿夭的关键因素，它的盛衰决定着我们的身体是强壮还是衰弱，寿命是长还是短。如果肾阳亏损，身体衰弱，自然人的寿命期限也会相应地缩短。

（3）心脏衰老。《黄帝内经》认为"心主血脉"，也就是说心主血，血行脉中，脉是血液运行的通道，心具有推动血液在脉管中运行以营养全身的功能。如果一个人的心气不足，心血亏少，就会影响到血脉的运行，进而影响到神志功能，从而加速衰老。

（4）肺脏衰弱。肺主气，而且是全身之气，它不仅是我们主要的呼吸器官，还可以将这种呼吸之气转化成全身的正气、清气，从而将气舒布到全身。另外，《黄帝内经》还提到"肺朝百脉，主治节"，既然百脉都朝向于肺，假如肺气衰，全身的机能必然就都会受到影响，衰老也就成了不可避免的事。

（5）肝脏衰老。人体的早衰还与肝脏有着密切的关系。肝有两个重要作用：一是肝藏血，具有贮存和调节血量的作用；二是肝主疏泄，关系到人体气机的调畅。而气机的升降出入如果失常，人则会衰老，甚至死亡。

（6）精气虚衰。精是构成人体和促进生长发育的基本物质基础，气是生命活动的根本和动力，为生化之根。所以，任何损伤精气的内外因素，都会加速身体衰老、缩短寿命。

揭秘《黄帝内经》中四种长寿之人

黄帝曰："余闻上古有真人者，提挈天地，把握阴阳，呼吸精气，独立守神，肌肉若一，故能寿敝天地，无有终时，此其道生。

"中古之时，有至人者，淳德全道，和于阴阳，调于四时，去世离俗，积精全神，游行天地之间，视听八达之外，此盖益？其寿命而强者也，亦归于真人。

"其次有圣人者，处天地之和，从八风之理，适嗜欲于世俗之间，无恚嗔之心，行不欲离于世，被服章，举不欲观于俗，外不劳形于事，内无思想之患，以恬愉为务，以自得为功，形体不敝，精神不散，亦可以百数。

"其次有贤人者，法则天地，象似日月，辩列星辰，逆从阴阳，分别四时，将从上古合同于道，亦可使益寿而有极时。"

黄帝在说，有一种称为真人的人，能够把握天地阴阳的变化，呼吸清净之气，保持心神内守，肌肉如同刚出生时一样丰满，所以他们的寿命能同天地一样长久，而没有终了，这是养生的结果。

中古的时候，有一种称为至人的人，道德淳朴，能和调于四时的变化，远离世俗的干扰，积蓄精气，保全神气，潇洒自如地生活，视、听远达八方之外，所以也能强壮身体、延长寿命，他们也属于远古时候的真人一类。

其次，有一种称为圣人的人，能安然地生活，顺从八方的变化，生活在世俗之间，没有恼怒怨恨之心，行动不离开世俗，但不为事务所累，没有过多的忧虑，能安静愉快地生活，精神不随意外散，所以寿命也可以达到100多岁。

另外，还有一种称为贤人的人，能够顺应天地、日月、星辰与四时阴阳变化的规律来调养身体，与远古时候的真人相类似，所以也能延长寿命到最长年岁。

总而言之，古代真人、至人、圣人和贤人的健康长寿之道无外乎顺应自然、天人合一、怡养性情。我国古代著名的思想家、哲学家老子之所以能活到100多岁，原因就在于他以自然为本，在正常的生活中遵循自然本性，永远保持质朴、厚道和纯真，从而达到天人合一的境界。

五脏五行相对应，相生相克有规律

在古人的观念里，金、木、水、火、土是构成世界的基本物质，宇宙间的一切事物，都是由这些物质的运动变化构成的。正如《河洛原理》中记载："太极一气产阴阳，阴阳化合生五行，五行既萌，随含万物。"五行学说就是在"阴阳说"的基础上，以五行生克的规律进一步地解释人体脏腑的阴阳，说明它们之间所存在的复杂关系。其实不管是自然界中的阴阳和五行，还是人体的阴阳和五行，最注重的是这种人和大自然的有机统一，即"天人合一"。人体的五脏同样也可以分为五行，即肝为木、心为火、脾为土、肺为金、肾为水。按照五行相生的逻辑，肝藏血可以济心，这就是木生火；心的阳热可以温暖脾气，是火生土；脾透过运化功能产生的精微可以滋养肺部，是土生金；肺气的下行有助于肾水，是金生水；

肾精又可以补肝，为水生木。

　　五脏之间既有相互滋生的关系，又相互制约，并以此来维持机体的稳定和平衡。在五行的相克关系中：木克土，所以可以用肝木的条达，来疏泄脾土的壅滞；土克水，所以可以用脾土的运化水湿，来防治肾水的过渡泛滥；水克火，故可以用肾水的滋润上行，来平和制约心火的狂躁；火克金，故可以用心火的温煦来促进肺气的宣发，制约肺气的过于肃降；金克木，故可以用肺气的倾诉下降，抑制肝气的过分生发。

　　总之，五脏之间的相生相克是密切不可分的两个方面。如果了解了这些规律，在养生保健中就不会只见树木，不见森林，更不会头痛医头，脚痛医脚了。一旦我们知道了疾病在脏腑间的相互影响及传变规律就可以提前介入，防患于未然。中医常说的"虚者补其母，实者泻其子"，其实，这里的母和子就是五行相生中的母子关系。因此，清代名医王清任说："著书不明脏腑生克，岂不是痴人说梦，治病不明脏腑五行，何异于盲子夜行。"

　　　　　《黄帝内经》养生智慧全书

第三节
《黄帝内经》与中医养生观

不治已病治未病——养生胜于治病

中医认为，能够及早消除疾病的隐患，使身体免受疾病的侵害，这才称得上是"上医"。这种思想也就是中医所倡导的"治未病"。在《黄帝内经》中有一句："是故圣人不治已病治未病，不治已乱治未乱。病已成而后药之，乱以成而后治之，譬犹渴而穿井，斗而铸锥，不亦晚乎？"疾病已经产生才去用药治疗，就像是口渴了才去掘井、战斗已经开始了才去铸造武器一样，不是太晚了吗？遗憾的是，现在大多数医生很多时候都是在做"渴而穿井，斗而铸锥"这样的事。

"不治已病治未病"是中医理论的精髓，就是不治已经生病的这个脏器，而是要治还没有生病的这个脏器。举个例子，如果得了肝病，就暂时把肝放在一边不治。首先我们要弄清楚，肝病是由什么造成的。中医认为水生木，水是肾，木是肝，肝病在很大程度上是由肾精不足造成的，所以我们要先把肾水固摄住，让肾精充足了，肝病自然就好了。还有一点就是木克土，如果患有肝病，可能还会伤及脾脏，因为脾是土。公司管理也是一样，这里出现问题了，就要查明到底是什么造成现在的糟糕状况，同时还得要能管得住下面的一个环节，不要让它去影响其他方面，这就是"不治已病治未病"的真正内涵。

"治未病"往往会在疾病的潜伏期及时发现，并扼杀它的滋长，使人体恢复真正的健康。而如今的医疗现状，无论财力物力都仅仅只够应付"已病"的人群！对疾病的治疗就像等洪水泛滥的时候再去堵窟窿一样，按下葫芦浮起瓢，根本没有更多精力谈及预防！很多人因此疾病缠身，疲于奔命，这样的人生还有何乐趣可言？因此，只有我们自己防微杜渐，防患于未然，把健康掌握在自己手中，我们的人生才会充满自信与快乐。

　　可以说，"治未病"就像消防办公室，工作人员的工作就是四处检查，防患于未然；而"治已病"就像消防队员，哪里失火就哪里忙，最后难免损失惨重。所以，我们要提倡治未病而不是治已病。

正气存内，邪不可干——养生先固本

　　大自然对所有的生命都是一视同仁的，不论是细菌，还是病毒，抑或是人和动物，都给予生存的权利。这就是说人类是生活在细菌中的，那么既然有细菌和病毒，人为什么不得病？这很好解释，就是《黄帝内经》所说的"正气存内，邪不可干"。当人体处于平和状态的时候，是可以和所有的细菌、病毒和平共处的。而如果身体状况变差，那么细菌、病毒这些邪气就有了可乘之机，会压过身体里的正气，正气不如邪气，那人就会得病了。

　　人体就像一个国家一样，如果政治、经济、社会发展都是均衡、稳定、强盛的，外敌是不容易侵略你的，人体也是这样，如果各方面系统功能正常，致病因素是不容易侵犯你的。中国有句俗话"黄鼠狼子专咬小病鸡"，意思就是说身体虚弱的小鸡容易遭到黄鼠狼的攻击。身体强壮就是正气，黄鼠狼就好比外来的邪气，身体强壮才是逃脱劫难的基本条件。

　　这种邪气包括风、燥、寒、暑、湿等邪气，它们从肌表侵入腠理后发展为各种疾病。比如有的人形成风邪病，有的形成消渴病，有的形成寒热病，有的形成痹症，有的形成积聚病。为什么同时得病的人，有的患这种病，有的患那种病呢？难道这是自然界特别产生不同性质的邪气吗？否则怎么会有这些差别呢？

《黄帝内经》中以工人伐木为例，解释了这个问题。工人用斧头去砍木材，由于木材的阴阳面有坚脆的差别，坚硬的不容易砍，脆弱的容易碎裂，而遇到树枝有节的部位，甚至还会损伤斧头。同一棵树木，每个部分都有坚脆的不同，不同的树木，彼此的差异就会更大。如果是花叶生长较早的，遇到风霜，就容易凋落；如果是质脆而皮薄的，就容易干枯；如果皮薄而含水多，遇到长期的阴雨，就容易溃烂；如果是刚生长的树木，遇到狂风就容易折断，树根就容易动摇，树叶就会零落。不同的树木受气候变化的影响，还会产生不同的损伤，更何况人呢？所以说，即使有些人患病的原因是相同的，但是患的病却有可能不同。

总而言之，我们要健康无疾，就要内养正气，外避邪气。那么养正气，究竟怎样养呢？其实很简单，《黄帝内经》告诉我们，只要注意以下三点就可以了。

1.重视精神调养

人的精神情志活动与脏腑功能、气血运行等有着密切的关系。突然、强烈或持久的精神刺激，可导致脏腑气机紊乱，气血阴阳失调而发生疾病。因此平时要重视精神调养，做到心情舒畅，精神安定，少私而不贪欲，喜怒而不妄发，修德养性，保持良好的心理状态。同时要尽量避免外界环境对人体的不良刺激，如营造优美的自然环境，和睦的人际关系，幸福的家庭氛围等。这样则人体的气机调畅，气血平和，正气充沛，可预防疾病的发生。

2.注意饮食起居

保持身体健康，就要做到饮食有节、起居有常、劳逸适度等，如在饮食方面要注意饥饱适宜，五味调和，切忌偏嗜，讲究卫生，并控制肥甘厚味的摄入，以免损伤脾胃，导致气血生化乏源，抗病能力下降。在起居方面要顺应四时气候的变化来安排作息时间，培养有规律的起居习惯，如定时睡觉、定时起床、定时工作学习、定时锻炼身体等，提高对自然环境的适应能力。在劳逸方面，既要注意体力劳动与脑力劳动相交替，又要注意劳作与休息相结合，做到量力而行，劳逸适度。

3.加强身体锻炼

运动是健康之本，经常锻炼身体，能够促使经脉通利，血液畅行，增强体质，从而防病祛病，延年益寿。

另外，规避邪气的措施也很多，如顺四时而适寒暑，避免六淫邪气的侵袭。六淫邪气各有主时，春风、夏热(暑)、长夏湿、秋燥、冬寒，应做到因时养生以避邪养正，正所谓《黄帝内经》所说"虚邪贼风，避之有时"。此外，外避邪气还要戒除一些不良的生活习惯，比如熬夜、洗头时做按摩、有病就吃药、光脚走路，等等。

总之，通过采取内养和外防两方面的措施，人就可以达到预防疾病，保持身体健康的目的。

"同病异治"的道理也适于养生

中医的整体思维观念，运用到实际当中其实就是"辨证施治"的理念。在《黄帝内经》中，治病其实治的不是病，治的是证。就医学本身而言，辨证施治所反映的正是中医的一条治疗原则——同病异治与异病同治。

所谓"同病异治"，就是说患者患的是同一种病，表现出相同的症状，但由于产生的原因不同，采取的治疗原则和方法也不同。名医华佗有个很有名的故事：两个人都是头痛，症状也一模一样，但华佗却采取了不同的治疗方法，一个用泄法，一个用汗法，结果两人很快就康复了。为什么呢？

中医治病讲的是"证"，所谓"证"，是指一种综合状态，是人的生理状况所出现的失衡的状态。不要小看这个字，阴阳表里，虚实内外都在里面了。华佗治病所依据的就是这两个人的"证"，一个是饮食所伤造成的，属内实，应该用泻下法以去除食积。而另一个是感受寒冷之邪所造成的，属外实，应发汗以驱散风寒。也正因为华佗能够按照中医的辨证施治理论，准确地使用不同的药物，所以二人的疾病很快消除了。

以现在人们常见的头痛为例，西医认为头痛就是头痛，谁来了都开同样的药，但中医不这样认为，在中医看来，头痛症状相同，但发病的原因不同，如果是两边痛，是胆经出了问题。里面的中空痛，是肝经出现问题。后脑勺痛就是膀胱经的问题。前额痛就是胃经出了问题。而左边偏头痛和右边偏头痛也是不同的，因为左主肝，右主肺；如果左边偏头痛，很有可能是肝血的问题，而右边头痛可能是肺气的问题。所以治疗时中医不会像西医那样，而是根据头痛的原因，采用不同的治疗方法。这就是中医思维的一个关键点："同病异治"。

中医思维的另一个关键点是"异病同治"，就是针对不同疾病表现出的相同病理结果，采取相同的治疗方法。汉末医学家张仲景，有个很典型的"异病同治"的案例。

两个病人，一个心慌心跳心烦，另外一个肚子痛，结果张仲景对这两个病人开的都是一个方子，都是小建中汤，用的治法都是温中补虚，这是怎么回事呢？这是因为他们病机相同，都是气血两虚。心脏失养，就出现心慌、心跳；心神失养就出现了心烦；气血两虚，腹部经脉失养，经脉拘挛，就出现了腹部剧烈疼痛，所以都用一个方子来治疗，这就叫作异病同治，这也是抓病机的体现。

"异病同治"与"同病异治"是相对的，比如有的是高血压，有的是失眠，有的是发热，但是只要他们的"证"是一样的，就完全可以开同样的药方，采取相同的方法治疗。这与西医是有很大不同的，因为在西医看来，只要是感冒就用感冒药，高血压就用降压药，肯定能把症状给消除，而不管感冒是由伤风引起的还是病毒引起的，高血压是由肥胖还是压力过大导致的。

可以说，"同病异治，异病同治"是中医辨证施治的体现，是治疗疾病的关键。之所以向普通读者讲解这些知识，是因为不仅医生治病需要坚持这一原则，我们平时保健也需要，养生就要根据自己的年龄、性别、所处环境、地域，因时、因地、因人而异，不可一成不变。

恬淡虚无，精神内守，病安从来

众所周知，吸烟有害健康，但是很多老人在谈到长寿之道的时候，着实让人感到惊讶和不解，因为有的老人几乎烟不离手，还是活到100多岁；我们常说生命在于运动，有的老人却偏偏不爱运动也能高寿；还有嗜好喝酒的、尤喜吃肉的、长期吃素的等，都有长寿的代表，于是很多人就郁闷了，到底哪种长寿之道是正确的呢？

其实，真正的长寿之道是《黄帝内经》中谈到的："恬淡虚无，真气从之，精神内守，病安从来。"也就是说要学会掌控自己的身体和欲望。虽然说，人之初，性本善，但是人在成长过程中会不可否认地出现贪婪和欲望，所谓欲望无止境，如果不懂得节制，迟早会被埋葬在欲望之火中。所以，掌控自己的身体和欲望才是长寿的不二法门。在生活中，我们很难看见哪个斤斤计较、心事重重、杂念丛生、心胸狭窄的人是能够长寿的。

在中医的养生之道中讲究"养心调神"，这与《黄帝内经》中的论述是一致的。扁鹊也是养心调神养生论的支持者，他非常提倡淡泊名利，不求闻达，追求心灵的内在平衡与和谐。但是要做到"养心调神"却是非常不容易的，首先要保持良好的情绪。人的情感活动和心理健康与身体的健康有着十分密切的关系。从某种意义上说，心理精神因素对身体健康的影响更大，甚至超过了生理因素。医生在就诊的病人中发现，一些功能性疾病是由精神心理因素造成的，如神经官能症、偏头痛、消化不良等，可以称之为心因性疾病。某些器质性疾病，如溃疡病、高血压、冠心病的产生和加重，也与心理因素有密切的关系，有时甚至造成危及生命的严重后果。

要想寿命长，避开五劳和七伤

在中医学里，有"五劳七伤"之说，用来形容人身体虚弱多病。那么，究竟什么是"五劳七伤"呢？《黄帝内经·素问·宣明五气篇》中认为"五劳"是指久视伤血，久卧伤气，久坐伤肉，久立伤骨，久行伤筋；"七伤"是忧愁思虑伤心，大怒气逆伤肝，寒冷伤肺，大饱伤脾，房劳过度、久坐湿地伤肾，恐惧不节伤志，风雨寒暑伤形。总的说来，这些均为诸虚百损之症。

1.五劳

"久视伤血"，是指如果一个人长时间用眼视物，不但会使其视力下降，还会导致人体"血"的损伤。因为肝主血，人的视力有赖于肝气疏泄和肝血滋养，故有"肝开窍于目"的说法，所以眼睛过度劳累会损伤肝脏，进而影响血的调节。因此，如果盯

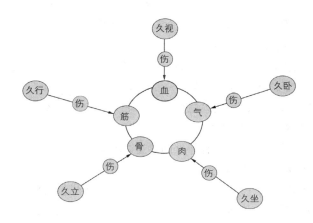

着电视或电脑太长时间，不但会损伤肝脏，还会消耗体内的血。

"久卧伤气"，是指人如果只躺卧不运动，人体内的气脉就运行不起来，就会伤及人的肺气。

"久坐伤肉"，其实伤的是脾。在办公室里经常会遇到这种人，他就喜欢坐着，从不起来走走，非常的懒，能坐着就不站着，能躺着就不坐着，这样的人其实脾湿已经非常严重了，由于不爱运动，脾的运化功能非常差，才会出现这种状况。这种人吃饭也不会香。

"久立伤骨"，其实伤的是肾，因为肾主骨，如果老站着的话，就会伤及肾，腰部、腿部就会出现问题。

"久行伤筋"，其实伤的是肝，因为肝主筋，过分劳累和运动就会伤及肝脏，肝脏就会出现问题。

2.七伤

"忧愁思虑伤心"，一个人如果过于忧愁思虑，就会伤心神。

"大怒气逆伤肝"，一个人在大怒的时候对肝脏损伤很大，而大怒时憋着、忍着也会伤肝，所以最好不要生气。

"寒冷伤肺"，现在许多人不顾及自己的身体而大量喝冷饮，这样对肺气的伤害是很大的，而且也伤胃。有一些孩子脸上有痤疮，就是因为过度喝冷饮造成的。

"大饱伤脾"，一个人如果吃得过饱就容易伤脾，脾的运化功能不好了，就会伤及身体。

"房劳过度、久坐湿地伤肾"，如果行房事频繁或者久坐湿地就会伤肾。所以在办公室感觉疲惫的时候可以伸懒腰，这样对调动身体的气机是非常有好处的，这是因为双臂向上伸拉的是胆经，胆经是生发之机。

"恐惧不节伤志"，如果一个人整天处于恐惧的状态下，就会伤及的肾脏，从而影响一个人的志气。因为肾主志，小孩子志向之所以都很远大，就是因为他们的肾精非常足，而成年以后肾精就没那么足了，所以，志气也大不如从前了。

"风雨寒暑伤形"，如果一个人不根据气候变化来改变穿衣，那么对他的形体的伤害是非常大的。有些女孩子有时候觉得小腿肚比以前粗了，其实就是因为经常不保护好腿部，让其受寒，为了抵御寒冷，更多的脂肪就会积聚在腿部。

造成"五劳七伤"的原因很多，有的还与食品的"五味"、节令的"四时"，甚至风向的方位有着密切的关系。所以，中医养生学认为：在养生时，要注意酸、甜、苦、辣、咸的适量，切不可偏食；在生活起居上，要按季节的交替、冷暖，适时增减衣服，适当锻炼，顺乎自然。这些都是强身健体，预防"五劳七伤"的必要措施。欧阳修曾云："以自然之道，养自然之身。"讲的就是这个道理。

传说，苏东坡给自己的饮食立下一条规矩：每顿酒量不过一盏，肉不过一碟。即使是款待贵宾，肉菜也不超过三种。如果赴宴，他也先把饮食规矩言明在前。有人问苏东坡何必对自己的饮食限制这般苛刻，东坡云："守分以养福，宽胃以养气，省费以养财。"如能长期坚持苏东坡的养生之道，又何惧"五劳七伤"呢？

《黄帝内经》中的因人施养法则

日常生活中，我们可能见过这样的事情：有时候，两个人吃了同样的东西，一个人没事，而另一个人可能就会出现问题。为什么呢？这是因为人与人之间的体质、年龄、性别等不同，所以对同一个事情会有不同的反应。而这就要求我们在养生的过程中，应当以辩证思想为指导，因人施养，这其实也是《黄帝内经》所主张的。

《黄帝内经·素问·调经论》中说"阴阳匀平……命曰平人"。《黄帝内经·素问·生气通天论》中说"阴平阳秘，精神乃治"。但是机体的精气阴阳在正常生理状态下,总是处于动态的消长变化之中,使正常体质出现偏阴或偏阳的状态。因此人的正常体质大致可分为阴阳平和质、偏阳质和偏阴质三种类型。正是由于个体体质的差异,所以养生也必须根据不同的体质特点,采用相应的养生方法和措施,纠正其体质之偏,达到防病延年的目的。

阴阳平和质的人,其特征表现为:身体强壮,胖瘦适度;面色与肤色虽有五色之偏,但都明润含蓄;食量适中,二便通调;舌红润,脉象缓匀有神;目光有神,性格开朗、随和;夜眠安和,精力充沛,反应灵活,思维敏捷,工作潜力大;自身调节和对外适应能力强。具有这种体质特征的人,不易感受外邪,很少生病。只要各种养生方法调养得宜,没有不良生活习惯和嗜好,不受暴力外伤,其体质不易改变,容易获得长寿。

偏阴质人的体质特征为:形体适中或偏胖,但较弱,容易疲劳;面色偏白而欠华;食量较小,消化吸收功能一般;平时畏寒喜热,或体温偏低;唇舌偏白偏淡,脉多迟缓;性格内向,喜静少动,或胆小易惊;精力偏弱,动作迟缓,反应较慢,性欲偏弱。具有这种体质特征的人,对寒、湿之邪的易感性较强,受邪发病后多表现为寒证、虚证;表证不发热或发热不高,并易传里或直中内脏;冬天易生冻疮;内伤杂病多见阴盛、阳虚之证;容易发生湿滞、水肿、痰饮、瘀血等病症。由于本类体质者阳气偏弱,长期发展,易致阳气不足,脏腑功能偏衰,水湿内生,从而形成临床常见的阳虚、痰湿、痰饮等病理性体质。所以此类体质的人在精神调养上,要善于调节自己的感情,消除或减少不良情绪的影响,保持乐观豁达的心境。"动则生阳",平时加强体育锻炼并长期坚持,注意"避寒就温",培补阳气。可多食羊肉等壮阳之品,或选用鹿茸、蛤蚧、冬虫夏草等补阳祛寒、温养肝肾的药品调养。

偏阳质人的体质特征为:形体适中或偏瘦,但较结实;面色多略偏红或微苍黑，或呈油性皮肤；食量较大，消化吸收功能健旺，大便易干燥，小便易黄赤；平时畏热喜冷，或体温略偏高，动则易出汗，喜饮水；唇、舌偏红，苔薄易黄，脉多滑数；性格外向，喜动好强，易急躁，自制力较差；精力旺盛，动作敏捷，反应灵敏，性欲较强。具有这种体质特征的人，对风、暑、热邪的易感性较强，受邪发病后多表现为热证、实证，并易化燥伤阴；皮肤易生疖疮；内伤杂病多见火旺、阳亢或兼阴虚之证；易发生眩晕、头痛、心悸、失眠及出血等病症。由于此类体质的人阳气偏亢，多动少静，故日久必有耗阴之势。若调养不当，操劳过度，思虑不节，纵欲失精，嗜食烟酒、辛辣，则必将加速阴伤，发展演化为临床常见的阳亢、阴虚、痰火等病理性体质。所以此类体质的人在精神调养上，一定要遵循《黄帝内经》里所说的"恬恢虚无""精神内守"养生之道，平日要有意识控制自己，遇到可怒之事，用理性克服情感上的冲动，自觉地养成冷静、沉着的习惯。饮食起居方面，应注意避暑，保持居室环境安静，饮食宜清淡，多食西瓜、苦瓜等清凉之品，忌食辣椒、姜、葱等辛辣燥烈食物，少食羊肉、牛肉等温阳食物。此外，要积极参加锻炼，比如跑步、游泳等，以散发多余阳气。

人身小宇宙：顺应自然的"生物钟"养生

中国传统文化认为，人类的生命过程是遵循着一定的自然规律而发生发展的，大自然是人类活动的场所，自然界存在着人类赖以生存的必要条件，自然界的变化直接或间接地影响着人体，使之发生相应的生理和病理变化。换句话说，人与自然具有相通、相应的关系，不论四时气候，昼夜晨昏，还是日月运行，地理环境，各种变化都会对人体产生影响。因此，中国文化中所说的"天人合一"应用到养生领域也是有一定道理的。

中医养生学认为，一天之内随昼夜阴阳消长进退，人的新陈代谢也发生相应的改变。《黄帝内经·灵枢·顺气一日分十四时》说："以一日分为四时，朝则为春、日中为夏、日入为秋、夜半为冬"。虽然昼夜寒温变化的幅度并未像四季那样明显，但对人体仍有一定的影响。所以《黄帝内经·素问·生气通天论》说："故阳气者，一日而主外，平旦人气生，日中而阳气隆，日西而阳气已虚，气门乃闭"。说明人体阳气白天多趋向于表，夜晚多趋向于里。由于人体阳气有昼夜的周期变化，所以对人体病理变化亦有直接影响。正如《黄帝内经·灵枢·顺气一日分为四时》说："夫百病者，多以旦慧、昼安、夕加、夜甚……朝则人气始生，病气衰，故旦慧；日中人气长，长则胜邪，故安；夕则人气始衰，邪气始生，故加；夜半人气入脏，邪气独居于身，故甚也。"

　　事实上，人体的生物节律不仅受太阳的影响，而且还受月亮盈亏的影响。《黄帝内经·素问·八正神明论》说："月始生，则血气始精，卫气始行；月郭满，则血气实，肌肉坚；月郭空，则肌肉减，经络虚，卫气去，形独居"，这说明人体生理的气血盛衰与月亮盈亏直接相关，故《黄帝内经·素问·八正神明论》又指出："月生无泻，月满无补，月郭空无治"的原则。这是因为人体的大部分是由液体组成，月球吸引力就像引起海洋潮汐那样对人体中的体液发生作用，这就叫作生物潮。它随着月相的盈亏，对人体产生不同影响。满月时，人头部气血最充实，内分泌最旺盛，容易激动。现代医学研究证实，妇女的月经周期变化、体温、激素、（禁止）状态、免疫功能和心理状态等都以一月为周期。正如《妇人良方》中指出的："经血盈亏，应时而下，常以三旬一见，以象月则盈亏也"。婴儿的出生也受月相影响，月圆出生率最高，新月前后最低。月相变化为何对人体产生影响呢？美国精神病学家利伯解释为：人体的每个细胞就像微型的太阳系，具有微弱的电磁场，月亮产生的强大的电磁力能影响人的激素、体液和兴奋神经的电解质的复杂平衡，这就引起了人的情绪和生理相应变化。

以上所说只是"天时"对人体的影响，事实上"天人合一"还应包括"地利"与"人合"。何谓地利？简单说就是顺应地理的变化，顺天应地。比如北方人口重，四川人喜欢吃辣，南方人饮食味淡，各地有各地的地方特色。我们应该顺应这种地方特色去生活，而不能逆之违之。这几年北方年轻人的肠胃突然比以前差了很多，许多年轻人得了肠胃病。为什么呢？现在很多人都偏爱川菜麻辣鲜香的味道，且不加节制，殊不知，川菜的麻辣味与其地域有关。四川地区地势低洼，湿气重，那里的人体湿气大，需要辛辣的食物来排湿毒。但土生土长的北方人，本来就是燥多湿少，吃太多的辛辣食物，必然会上火，长痘痘。时间久了，还会吃坏肠胃。所以吃东西不要只图味道美，要注意和自己的生活环境相结合。

天时地利，还需人合。如何人合？在于心。你会保养，懂养生，但整日和人钩心斗角，话说得再好，事做得再棒也是白搭。总之，心要静，气才能匀，气匀神才能聚，神聚精才能充盈，精充人就能长寿。

第四节
《黄帝内经》与日常生活

从常见的"东西""南北"谈起

《黄帝内经》里的很多内容都蕴藏在生活当中，很多人每天都在用但自己却体会不到，用古人的话说就是"日用而不知"。比如，它一开篇即讲到东南西北、春夏秋冬，力求让人们的身体顺应自然，把整个身体与大自然相联系，做到天人合一。这其中，就涉及了一个我们平常所说的"东西"与"南北"的问题。

中国骂人也是很讲究的，两个人在吵架骂人时，我们常常可以听到"你这个人真不是东西"。不过，大家是否想过，为什么说"这个人不是东西"，怎么不说"这个人真不是南北"呢？我们来看一下《黄帝内经》中的东西南北方位图就明白了。

南归属于火，北归属于水，骂人的时

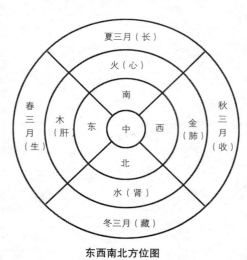

东西南北方位图

候，说你不是东西，那既然不是东西就只能是南北了，南为火，北为水，水火是无情的，说你不是东西，其实就是说你这个人无情无义。

再比如购物，我们不说"购物去"，而常常说"买东西去"，为何是"买东西"而不是"买南北"？

在《黄帝内经》的方位图里，我们可以看出东归属于木，西归属于金。从某种意义上说，木和金都是可以用手拿得到的，而南为火，北为水，而火和水是用手拿不走的，所以中国人说"买东西"而不说是"买南北"。

宋代王安石，有一次上朝，路遇提篮的购物者，问曰：何往？答曰：买东西。"为何买东西不买南北？"购物者哑然。王安石笑了笑，答曰："东通于木，西属金，南为火，北为水，中间是土，提篮金木能盛，水火土不能盛也，故曰买东西。"王安石的意思其实就是说金和木为可盛受之物，是用手就可以拎着去以物换物的，而水、火、土是不能盛受之物，是不能用来盛东西的。

诸如此类情况还有很多。由此可见，中国的有些东西是很有文化内涵的，而不是毫无意义的，学习《黄帝内经》恰恰能让人领悟到这种文化的内涵。

为什么说"冬吃萝卜夏吃姜，不用医生开药方"

民间有句谚语"冬吃萝卜夏吃姜，不用医生开药方"，有很多人可能不理解，冬天很冷为什么还要吃凉的萝卜，夏天很热为什么还要吃很热的姜呢？其实，《黄帝内经》中所说的"春夏养阳，秋冬养阴"，恰恰解释了这个问题。

在《黄帝内经》看来，冬天的时候，人体气机慢慢地开始外散，到夏天的时候，所有的阳气已经外散到了末梢，就会出汗。由于夏天阳气到了末梢，人体内部就形成了一个寒的格局，就是我们的五脏六腑里是寒虚的，是阴的格局，所以夏天的时候要吃点儿热的东西。很多人在夏天觉得热，就会喝很多的冷饮，其实这是非常错误的。喜欢喝冷饮实际上是胃里有胃寒，热出来攻这个寒，所以就形成一种燥热，而这个时候越喝冷饮就会越渴，反而喝一点儿温水更好。在古代，夏天不主张吃肉，即使吃也要剁得特别碎。冬天寒冷，阳气在里，胃中烦热，"冬吃萝卜"就是用萝卜这种比较清凉通气的东西，把内热的局面稍微通调一下，使之达到阴阳平衡。夏天吃姜的道理与这刚好相反，这是中医养生学的基本原则。

另外，古代特别讲究吃东西。春天的时候，一定要吃粮食。因为春天的粮食基本上是前一年的种子，要想养春天的生发之机，一定要靠粮食种子的力量去养。《黄帝内经》就是告诉我们：只要吃好了，睡好了，不要违背自然，身体就好了。所以，冬天可以吃一些凉的东西，而夏天一定要喝温水才不会损害胃气。

为什么人在哭泣时总是一把鼻涕一把泪

人在伤心的时候会流眼泪，如果再严重点儿就是一把鼻涕一把泪。这在生活中是再常见不过了，也正因为如此，所以很少有人会想其中的原因。其实，《黄帝内经》对此做了解释。

眼泪和鼻涕虽说一个出于肝，一个出于肺，但他们都是心之液，都能为心所动。《黄帝内经》里说：心是君主，是五脏六腑之主，眼睛是宗脉聚集的地方，是上液的流通渠道，嘴和鼻子是气息的门户，所以人一动感情，五脏六腑就会受到震动，宗脉也感受到了震动，泪道就会打开，眼泪鼻涕就一齐出来了。

《黄帝内经》里说，汗、涕、泪、涎、唾五液都属于人体的元精，耗损过多，身体就会出现问题，所以一个人要是经常流眼泪就会"夺精"，久了会把眼睛哭瞎。

在生活中，我们常见有些人不哀伤也总是眼泪汪汪，人们称之为"含情眼"，《红楼梦》里的林黛玉就属此种。中医认为这是肺气不足、肝的收敛功能不足所致。肝主水道，而肺为水之源，肺气的宣发和肃降对体内水液的输布、运行和排泄起着疏通和调节的作用。当肝肺之气不足时，水气就会总在上面壅着，或者水道老收敛不住，就会眼泪汪汪的。

另外，还有一些人迎风就流眼泪，在中医看来这是肝肾阴虚的征兆，因为只有当肝肾阴虚，肾气不纳津，受到冷风的直接刺激后才会流眼泪。

中国传统文化中的"男左女右"

不知道你有没有见过"伏羲女娲图"，图中伏羲在左，女娲在右，伏羲左手执矩，女娲右手执规，人首蛇身，蛇尾交缠；头上绘日，尾间绘月，周围绘满星辰。

传说，中华民族的始祖盘古氏化仙之后，他的身体器官化为日月星辰、四极五岳、江河湖泊及万物生灵。日神是伏羲，由盘古氏的左眼所化；月神是女娲，由盘古氏的右眼所化。这其实也是中国文化中"男左女右"习俗的由来。

在中国，男左女右，好像约定俗成地渗透到了生活的各个方面：公共厕所，男左女右；戴婚戒，男左女右；出席某些礼仪场合，男左女右；中医诊脉，男取脉于左手，女取脉于右手……

现在，让我们回过头来再看看《黄帝内经》的方位图，左边是主生发的，右边是主收敛的。男人要积极向上，努力在外赚钱养家糊口，女人要懂得持家，男人赚了钱交到你手中，你就要攒起来，不能随便乱花，从这个意义上说，男左女右看起来就很有道理了。

"男左女右"的习俗和古代人的哲学观关系非常紧密。我国古代哲学家认为，宇宙中通贯事物和人的两个对立面就是阴阳。自然界的事物有大小、长短、上下、左右，等等。古人将其归类分为大、长、上、左为阳，小、短、下、右为阴。阳者刚强，阴者柔弱。人的性格，男子性暴刚强属于阳于左，女子性温柔和属于阴于右。

在我国封建社会中，许多事物都有尊卑高低之分，古代把南视为至尊，而北象征失败、臣服。宫殿和庙宇都面朝正南，帝王的座位都是坐北朝南，当上皇帝称"南面称尊"；打了败仗、臣服他人称"败北""北面称臣"。正因为正南这个方向如此尊荣，所以过去老百姓盖房子，谁也不敢取子午线的正南方向，都是偏东或偏西一些，以免犯忌讳而获罪。除了南尊北卑之外，在东、西方向上，古人还以东为首，以西为次。皇后和妃子们的住处分为东宫、西宫，而以东宫为大为正，西宫为次为从；供奉祖宗牌位的太庙，要建在皇宫的东侧。现代汉语中的"东家""房东"等也由此而来。

中国文化是博大精深的，既然"男左女右"是老祖宗留下来的，是约定俗成的习俗，那么它就有存在的道理，我们要尊重它，不要轻易打破。

男人眼光长远，女人活在当下

中国传统文化认为，男人为阳，女人为阴。阴阳是事物的两个方面，《黄帝内经》里指出阳就是外面的、向上的、运动的、刚强的……而阴则是指里面的、向下的、静止的、阴柔的……而这恰恰说出了男人和女人的不同之处。

男人是家里的顶梁柱，是一家之主，应该自强不息，要去努力；女人是主内的，男的在外面拼搏，女的就要把家里的事情料理好，让丈夫安心工作。正因为这样，所以在生活中，我们常见一个现象就是男人在一起总是说我的工作怎样怎样，我的生意怎样怎样，我还想有什么样的发展，总是在畅想以后的事情；而女人在一起总是会说我老公怎样怎样，我们家孩子又怎样怎样，我最近又胖了瘦了，就是说当前的事情。这正验证了"男人眼光长远，女人活在当下"。

我们这么说可能会有人反对：女人不是这样的，很多女人也非常深谋远虑，丝毫不亚于男人。其实，我们这里只是从中医的角度来谈一个比较常态的现象。

在中医看来，男人和女人的这种区别是由肝肾功能决定的，人想事情想得是否深入，是否理性都跟肝的功能有关；而人想事情想得是不是长远与肾有关。男人的肝肾功能一般都比较强，眼光也会比较长远，常会谋划怎样让自己的事业发展得更好，怎样挣大钱，等等。但是女人就不一样了，她们觉得家庭和睦、孩子聪明是最重要的事，其他的都不太在乎。

另外，从男女生殖角度讲，男子产生精子，数量极多，但只有一个精子能够有机会与卵子结合，所以一定要勇往直前，冲在最前面；从性情上来讲，男子性情比较宽泛，容易用情不专。而女子一个月才排卵一次，一生也产生不了多少个卵子，而且女人还要经受长达十个月的怀孕期，这都是需要时间去孕育去积蓄的，这就决定了女子主静的一面，必须很踏实，很敦厚。

女人为什么要长乳房

我们一般人都会觉得，女人长乳房是天经地义的事，因此很少有人去关注女人为什么要长乳房这个问题。事实上，在《黄帝内经》看来，任何天经地义的事都是有原因的，它认为：冲脉起于会阴，然后分出一个叉沿着中线的任脉顺着两边往上走，女人由于气不足、血足，所以冲脉散于胸中，于是长乳房。所以可以这么说，女人的乳房其实就是血的储备仓库。

中医认为，气为血之帅，是气带着血往上走。从经脉上讲，任脉主血，任脉通了，冲脉再一冲，就能够使人的气血充足。在女子的青春发育期，如果血气充足乳房就会开始发育，并有月经来潮。

只要女人的气血充足，乳房就能发育正常，所以青春期的女孩一定要注意自己的气血保养，切不可任意耗损自己的气血。因为女人的乳房不仅是美的象征，更要承担养儿育女的责任，所以女人一定要呵护自己，呵护乳房。

另外，还有一个现象就是有些女人乳房大，有些女人乳房小，为什么呢？《黄帝内经》里面说，女子进入青春期后，由于肾气逐渐充盛，从而"天癸至，任脉通，太冲脉盛，月事以时下"。"肾气"在这里主要是指人体的生长发育和主生殖的生理功能；"天癸"是一种类似西医所说的性激素的物质；任脉和冲脉，则是两条下与内生殖器官相接，上与乳房相连的经脉。同时冲脉还有存贮血液的作用，因而称之为"血海"。当血海满溢的时候则上可化为乳汁，下可形成月经，并按时来潮。

因此，乳房的发育，是与肾气和血是否充足密切相关的。如果肾气不充沛，天癸不足，则任脉不得通，冲脉不能盛，最终导致血不足，乳房便不能充分发育，以致停留在青春前的幼稚状态。

懂得了女性长乳房的原理，也就懂得了如何才能使乳房发育好。现在市场上的丰胸产品五花八门，令人目眩，但大多都是治标而不治本，并不能从根本上解决女性乳房发育的问题。其实方法很简单，就三条：

（1）补肾。我国中医理论对食品的天然颜色与其功能早有独到的见解：白色食品润肺，黄色食品益脾，红色食品补心，青色食品补肝，黑色食品补肾。而"肾为人先天之本"，通过以黑补肾，即可达到强身健体、补脑益精、防老抗衰的目的。

那么，什么是"黑色食品"呢？在国外，"黑色食品"是指两个方面：一是具有黑颜色的食品；二是粗纤维含量较高的食品。常见的黑色食品有黑芝麻、黑豆、黑米、黑荞麦、黑枣、黑葡萄、黑松子、黑香菇、黑木耳、乌鸡、黑鱼、甲鱼等。

（2）补血。把女性长乳房的原理往回推，就知道血对于乳房发育的重要性，而血又依赖于脾胃。脾胃为人的后天之本，人体的可持续发展是由脾胃来决定的。如果脾胃的消化吸收功能强，吃了食物之后，生出的营养物质就多，血也就多。

（3）好好睡觉。良好的生活习惯是人体发育的保障，只有休息好，血气才能充足，元气才能充足，乳房才可以良性发育。

古时候为什么要"秋后问斩"

早在汉代便有"秋冬行刑"的规定，除谋反、谋大逆等罪犯即时处死外，其他的死囚均待秋季霜降后至冬至前进行。

为什么古人对犯人执行死刑要选择秋冬季节，而不选择春夏季节呢？古人认为，春夏两季万木葱茏，正是植物和动物生长的季节，是一切生发的季节，这个时候是不能起杀心的。而秋冬季节一片萧瑟的景象，为了顺应这个肃杀之气，古人就选择这个时候对犯人执行死刑。这个问题可以从《黄帝内经》中的东南西北方位图看出，春天是生发的，而秋天却是收敛的，春天不能有杀机，而秋天就可以有杀机。

那么，秋后算账的说法又是怎么来的呢？北方的农作物每年只耕作一次，所以秋后农作物收割后就有了经济收入，而在这一年中欠下的费用就可以在秋后算清了。现在北方的一些农村，农民常在一些小的经销店购买生活用品，经常到秋收后一起结算，这就称为秋后算账。秋天在五行中属于西，西代表收敛，这个时候也是收钱的时候了。

为什么是"鸣金收兵"而不是"鸣银收兵"

在小学的时候，我们就开始接触这样一个成语——"鸣金收兵"。但是，大家想过没有，为什么是"鸣金收兵"，而不是"鸣银收兵""鸣铜收兵"呢？实际上，这里面还暗含着一些中医理论呢。

从《黄帝内经》中的东南西北方位图可以看出，金、西方代表收敛，而火、南方代表输布，水、北方代表收藏，"鸣金收兵"的本意为停止进攻，结束战斗，现多比喻完成任务，结束工作，也就是说，完成任务该回来了，其实这就是"收敛"的过程。

还有一个现象就是，现在说办朝阳企业，就是看中它生机勃勃、潜力无限的性质，也就是东方的生发性质，要么就是做能赚大钱的生意，比如说能源类产业等；而不能办输布型的产业，只出不进，慈善企业正是这种情况。

"攥着手"出生，"撒开手"去世

有时候，我们不得不感叹天地造人的神奇，即使是出生和死亡都不例外，那么我们是怎么生下来的，又是怎样去世的呢？

如果大家关注过新出生的婴儿就会发现，孩子是哭着，紧攥着双手出生的。人老了死去的时候，是笑着撒手走的，在影视剧中我们经常看到这样的情节，一个人的手一撒开就表明是去世了，我们也有个讲去世的词是"撒手而去"。那么《黄帝内经》对此又是怎样理解的呢？

孩子紧攥着手出生是气足的表现。小孩攥拳都是大拇指的指甲掐在无名指的根部这样攥的。《老子》里面称作握固法。握着拳头来"固"什么呢？固的是一个人的意志力。那么为什么要这样握拳呢？其实这就是夜里11点到凌晨1点阳气生发的那个点，这个地方又叫作肝的神窍，肝的神就是我们中国人经常说的灵魂的"魂"。小孩子一个很常见的问题就是因为受到惊吓或者身体比较弱，"魂"掉了，这时候小孩子就会发高热，沉睡不醒，一定要把"魂"收回来才会好。所以小孩子一出生就握拳而来就是握住了肝的神窍，握住了"魂"，握力大的小孩就是肝气足的表现。还有我们紧张或者恐惧的时候都会不自觉地攥紧拳头，这其实是一种养生方法。

死的时候，气不足都散开了，所有的皱纹也会展开，有人研究过，人去世的时候，最后死去的一条经脉就是肝经，肝经的力量全部表现在手的握力上，如果肝经的气彻底散掉了，手的握力就自然消失，人就去世了。所以，握力足不足其实就表现了肝气足不足。我们在紧张或者惊恐的时候握拳其实就是聚敛肝气，将"魂"定住，这都是本能。

第二章

《黄帝内经》女七男八节律养生

第一节
女一七时：肾气盛，开始换牙，速长头发

"一七"女孩儿肾气不足，就会发育不良

旧时民间把发式纳入礼法的范畴，儿童的发型为自然下垂的短发，称为"垂髫"。陶渊明在《桃花源记》中就曾提到过："黄发垂髫，并怡然自乐。"不过，虽然都是垂发，女孩和男孩还是有分别的，女孩七岁称"髫年"，男孩八岁则称"龆年"。有人可能感到疑惑，为何女孩和男孩一个为七岁的发型，另一个则为八岁呢？

这一问题，我们可以从《黄帝内经》中找到答案。在《黄帝内经》的观点里，男女的生命周期是不一样的，男人从八岁开始，每八年一个生命周期，女人则从七岁开始，每七年为一个生命周期。之所以这样划分，依据的是"肾气"的盛衰和"天癸"的到来，不管男女都要按照这个规律长大、成熟、衰老。倘若违背这一规律行事，就成了"乱七八糟"，身心健康也会受到很大影响。所以，古时人们对男孩、女孩年龄上的划分是不一样的。

女孩在第一个七岁的时候有什么特征呢？《黄帝内经·素问·上古天真论》记载："女子七岁，肾气盛，齿更发长。"在一七阶段，女性会出现一个生理变化，体内的肾精变成了肾气，并开始推动她的生长发育，表现出来就是女孩子在七岁开始"齿更发长"。幼儿时期，小孩子会长乳牙，到了七岁时，乳牙掉落换成恒牙，这就是所谓的"齿更"；"发长"的意思是指小女孩儿从黄毛丫头变

成了美少女，一头乌发开始长了出来。之所以七岁之前是黄毛丫头，这与肾精密切相关。肾中精气是促进孩子生长发育的根本动力，七岁时，肾精一旦开始"活动"，小女孩儿的头发就会逐渐变成乌黑色。

如果过了七岁，女孩的乳牙长得慢、说话慢、头发仍旧发黄，这都属于肾气不足的表现。家长在给孩子调理的时候，就要注意补益肝肾。从饮食上来看，可多食用黑芝麻。《黄帝内经·素问·金匮真言论》中说："黑色入通于肾"，黑色食品都有补肾功效。家长可以将黑芝麻当作小女孩儿的早餐，或者在煮粥时撒上黑芝麻，能够很好地补益肾气。为了帮助小女孩提升肾中阳气，父母还要让孩子改掉挑食的坏习惯。很多小女孩儿都有挑食的毛病，要么什么都不想吃，要么只吃几样食物，父母若是因为娇宠孩子不加勉强，很容易造成孩子肾阳不足，体质虚弱。尤其是当小女孩过多食用甜食时，更是如此。《黄帝内经·素问·生气天论》中称："味过于甘，心气喘满，色黑，肾气不衡。"可见，为了不伤肾气，小女孩应避免过多的甜食摄入。总之，家长一定要注意七岁女孩的营养均衡，只有这样，黄毛丫头才可能真正变成美少女。

吃得好，小丫头才会茁壮成长

饮食对于成长中的女孩儿具有至关重要的作用，只有吃得好、吃得科学、吃得合理，才能保证她们的茁壮成长。作为孩子的家长，在孩子的饮食上应该注意以下几点：

（1）少吃寒凉食物。孩子是纯阳之体，体内火力比较大，所以爱吃凉的东西。但是生冷之物会直接伤害脾胃，让孩子气血两亏，最后导致体内寒湿过重，影响健康。所以，正处在生长发育阶段的孩子不要贪凉，应该多吃一些性温平的食物。

（2）完整的、小小的食物最有能量。一个完整的食物其能量和效用是完整的，分割开来就不一样了。比如一个鸡蛋，蛋白是凉性的，蛋黄是温热的，整个鸡蛋就是性平的，这对身体最好了。橘子吃多了会上火，橘皮却可以清热化痰。

所以，一定要让孩子多吃完整的食物。

（3）吃应地应季的食物就能少生病。现在一年四季都能吃到反季节、跨区域的食物。要让孩子保持健康，在饮食上就要使所吃的食物始终与所处的环境、季节相适应，因时、因地去选择不同属性的食物，这样才能不生病或少生病。

俗话说，三岁看大，七岁看老。孩子在 10 岁之前的饮食关乎其一生的健康，所以身为父母，一定要知道孩子成长过程中的一些饮食禁忌。具体来说主要有：

（1）3 个月内不要咸。3 个月内的婴儿从母乳或牛奶中吸收的盐分已经足够了。3 个月后随着生长发育，孩子肾功能逐渐健全，盐的需要量逐渐增加了，此时可适当吃一点儿盐，原则是 6 个月后每日可将食盐控制在 1 克以下。

（2）1 岁以内不要蜜。1 周岁内小儿的肠道内正常菌群尚未完全建立，吃蜂蜜后易引起感染，出现恶心、呕吐、腹泻等症状。孩子周岁后，肠道内正常菌群建立，肉毒杆菌孢子可被肠道内的有益菌双歧杆菌等抑制，故食蜂蜜无妨。

（3）3 岁以内不要茶。3 岁以内的幼儿不宜饮茶。茶叶中含有大量鞣酸，会干扰人体对食物中蛋白质、矿物质及钙、锌、铁的吸收，导致婴幼儿缺乏蛋白质和矿物质而影响其正常生长发育。茶叶中的咖啡因是一种很强的兴奋剂，可能诱发少儿多动症。

（4）5 岁以内不要补。5 岁以内是孩子发育的关键期，补品中含有许多激素或类激素样物质，可引起骨骺提前闭合，缩短骨骺生长期，造成个子矮小；激素会干扰孩子生长，导致性早熟。此外，年幼进补，还会引起牙龈出血、口渴、便秘、血压升高、腹胀等症状。

（5）10 岁以内不要腌。10 岁以内的儿童不要吃腌制食品。一是腌制品（咸鱼、咸肉、咸菜等）含盐量太高，高盐饮食易诱发高血压；二是腌制品中含有大量的致癌物亚硝酸盐。研究资料表明：10 岁以前开始吃腌制品的孩子，成年后患癌症的可能性比一般人高 3 倍，特别是咽喉癌的发病危险性高。

小女孩儿得了厌食症，分阶段来调理

厌食，古代称为"恶食"，是指小儿在较长时期内见食不贪，食欲不振，甚至拒绝饮食的病证。小女孩儿患上厌食症的原因主要有两点：内在原因为胃气薄弱，外在原因为乳食失调，比如暴食不节，偏食挑食；食物品种单调，影响食欲；喜吃零食，厌进粥饭；大病之后调护不当，导致脾胃不和，纳运失健等。如今小女孩儿的厌食现象猛增，多与独生子女娇生惯养，偏爱任性有关。

对于本病的治疗，国医大师王绵之教授分为初期、中期、后期三个阶段，在不同的阶段会出现不同的症状，因而采用不同的方法。下面，我们就具体来介绍一下王老分阶段治疗小儿厌食的方法。

1. 厌食初期

在这一阶段由于病程短，厌食患儿的正气尚未受伤，厌食症状较轻，一般只见食欲不振。王老多采用饮食疗法，即嘱咐家长暂时停止患儿的正常进食，只给米汤或开水兑入葡萄粉（或白糖）喂养，经过短暂的调理，大多数患儿都能恢复正常饮食。如果没有获效，则用鸡内金 10 克、白蔻仁 6 克、槟榔 3 克、炒山药 15 克，研末，加入细米粉 100 克，熬成米羹喂养患儿，多可获效。

2. 厌食中期

厌食进入这一阶段，可能是由于乳食停积，或脾胃受损而痰湿滋生，或感染了各类虫病，从而影响了脾胃功能。王老认为，虽然此时既有食积虫扰、痰湿内阻，又有脾胃功能损伤，但正气还很强，故当急急攻邪，按因论治。

3. 厌食后期

到了厌食症后期，脾胃已伤，正气虚馁，气血生化不足，身体虚弱，见并发症。王老认为，在治疗上当分脾胃虚弱和脾肾虚弱两种情况。

俗话说"治病不如防病"，中医也讲究治未病，就是在病状没有发展起来之前，要有防患于未然的意识。所以，家长在小儿厌食的预防上一定要倍加重视。具体来说，主要包括以下几点：

（1）小儿智力未开，对喜食之物往往会狼吞虎咽、恣食无度，这样最容易患伤食之症，伤食之后便会厌食，因此父母应很好地节制小儿乳食，千万不要过量过饱。

（2）小儿多数喜食冷饮冷食，如冰糕、冰激凌、瓜果等，这些食物很容易伤小儿脾胃之阳，应限制小儿的食用量。

（3）俗话说："要想儿胃开，焦脆酥香斋。"要想使孩子胃口开，首先应从食物制作上考虑，儿童的主食除形、色、味、香之外，特别注意的是焦、酥、脆三个字，凡是焦、酥、脆的食物，孩子都愿意吃，当然香味可口也非常重要，先从少量开始，越吃越爱吃。如制成山药芝麻焦饼、内金核桃芝麻酥等，把食疗与药疗结合起来，制成各式各样的食品，这是研究儿童食疗的一条重要的途径。最后是个斋字，斋作"斋戒"讲，斋戒是以素食为主的，意思是少给孩子吃油腻之品，多食清淡蔬菜之类。

（4）零食是导致小儿厌食的一个重要因素，也是一个不良习惯，希望做父母的要从生活中的点滴入手，养成孩子按时进食，不吃零食的好习惯。

其实孩子厌食是很常见的现象，儿童的肠胃比较敏感，口味也比较挑，很容易对一些食物产生抵制情绪，而孩子又不太善于表达，这种信号无法及时传递到父母那里，久而久之，就形成了厌食。

孩子胆小不合群，父母一定要给她补益气血

小孩子有个特点就是好动，喜欢人多的地方，但是有的孩子却比较胆小，总是一幅畏畏缩缩的样子，怕黑，怕见生人，原因何在呢？

《黄帝内经》里讲，孩子胆小、不合群是因为气虚，体质弱。中医从不把人的精神孤立地看待，而是把精神看作是物质身体的反应，例如心气虚的表现为不愿多说话，长吁短叹，心里害怕，

紧张时全身冒冷汗；肺气虚时神疲体倦，讲话声音低怯，忧心忡忡，多愁善感；脾气虚时是肌肉酸懒，不愿活动，情绪抑郁，疑心过重；肝阴虚时，情志低落，易惊、胆小，目倦神疲，腰膝酸软；肾阳虚时恐惧、害怕心理重等。正如孔子讲："阳气盛时鬼怕人，阳气衰时人怕鬼。"只要人体正气足，气血旺盛，个个脏器都很强壮，就不会出现气虚的现象。所以父母应给孩子多吃些补气的食物，比如马铃薯、红薯、大枣等。

另外，孩子的胆小也可能是心理原因造成的。比如，当父母感情不和或者家庭遭受挫折，孩子的性格很容易变得孤僻，不愿接近人；孩子若过于依恋成人，也会变得胆小。一部分家庭把孩子抚养和寄养在别人家里，因为从小没离开过成人的怀抱，适应环境的能力比较差。这样的孩子进入集体以后爱哭闹，平时不和孩子们玩耍，情愿一个人；还有的家长对孩子过分宠爱，保护过严，不准孩子随便串门。由于孩子长期失去与人交往的机会，显得很胆怯，见到陌生人就态度不自然，更不会主动找小朋友玩耍。

如果孩子的胆小不合群是这几种情况引起的，作为父母就要从三点着手：

第一，闲暇时常带孩子到有小朋友的家中去串门，其目的就是帮助孩子尽快地熟悉陌生环境，并有意识地为孩子设置一个与生人谈话的机会。

第二，父母应允许孩子的小伙伴到家中玩，并鼓励孩子热情接待，如主动将玩具拿给小朋友玩。

第三，让孩子多与性格外向的小朋友接近，让胆小的多与勇敢的小朋友在一起，这是最好的互补法。

总之，无论是精神因素还是体质问题，父母要做的就是及时帮助孩子，使她适应今后的集体生活和社会生活。

第二节

女二七时：任脉通，太冲脉胜，迎接月经的到来

"二七"天癸至，女孩就迎来了月经

成为一个丰盈漂亮的美女，几乎是每个青春期女孩所向往的事情。但要实现这一理想，我们就不得不从女人一生的第二个阶段——二七，说起了。《黄帝内经》说"二七天癸至，任脉通，太冲脉盛。月事以时下，故有子。"说的是女孩发育到14岁，促进与维持男女性功能的物质开始出现了。此时任脉畅通，太冲脉盛大，女孩子有了月经初潮，具备了生育的能力。

天癸一般是女孩儿14岁的时候出现，有的人猜想天癸是否就是女性的月经呢？当然不是，月经只是天癸的一种表现形式，它本身并不是天癸。对于女人而言，天癸是人体发育到青春期所具有化生月经功能的肾气，即维持女人月经和胎育的物质。而月经是身体排泄掉的废血。"二七"的女孩儿"月事以时下"，也就是说，月经是按时而下，每个月都要来。在这里需要注意的是，女性来例假的标准周期是28天，而不是我们通常认为的一个月。

经期的持续时间因为个人的体质而有所不同，但大都在3~7天之内，且有一到两天是普遍量大的日子。在西医看来，月经的形成与女人的卵子有紧密联系。在月经第一天，即新周期的开始，雌激素和黄体酮处于最低水平；当要排卵时，雌激素开始增加，

由此开始了排卵的程序。在这个周期的后半时期，黄体酮还会增加，导致子宫内层发生变化，以便产生一个卵子。如果女孩儿没有怀孕的话，体内的雌激素和黄体酮又会下降，部分子宫内膜脱落，在此形成月经。如此循环往复成就了女人的成长。

14~21 岁，畅通任脉和冲脉，有助于青春期发育

对于 14~21 岁的女孩儿来说，有两条重要的脉络不容忽视，那就是任脉和冲脉。可以说，保养这两条经脉是每个女人都应该重视的功课。冲、任二脉气血充盈是女性生理活动的基本物质基础，只有这二脉的功能正常，女孩子在青春期才具备生育的能力，才会身体健康，皮肤细腻、白嫩。如果任冲二脉的气血难以充盈，女人就会出现面部晦暗，无光泽，月经不调，等等。

从名字来看，任脉的"任"字，有担任，任养之意。作为奇经八脉之一，任脉与督、冲二脉皆起于胞中（生殖系统器官的集中之地），同出"会阴"，称为"一源三岐"。就其循行分布部位，任脉起于小腹，下出会阴，向上经过阴毛部，沿着腹内，向上经过关元穴到达咽喉部，再由面部到达眼睛下方。它主要是"任维诸脉"，特别是承任诸阴经，故称为"阴脉之海"，具有调节全身诸阴经经气、促进女子生殖功能的作用。也正因如此，中医里才会有"任主胞胎"一说。

冲脉，其中"冲"是冲要的意思。冲脉的循行路线有五条：从少腹内部浅出于耻骨外二寸的气冲穴，与足少阴肾经并合上行（任脉外一寸），抵胸中后弥漫散布；冲脉自胸中分散后，又向上行到鼻；脉气由腹部输注于肾下，浅出气冲，沿大腿内侧进入腘窝中，经胫骨内缘，到内踝后面，达足底；从胫骨内缘斜下行，到足跗上，分布于足大趾；由少腹的胞中；向内贯脊，循行于背部。这是一个很了不起的经脉，能调节人体十二经的气血，当经络脏腑气血有余时，冲脉能加以涵蓄和贮存；当经络脏腑气血不足时，冲脉能给予灌注和补充，以维持人体各组织器官正常生理活动的

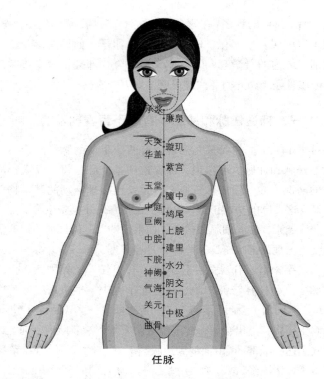

承浆
廉泉
天突 璇玑
华盖
紫宫
玉堂
膻中
中庭
巨阙 鸠尾
上脘
中脘 建里
下脘 水分
神阙 阴交
气海 石门
关元 中极
曲骨

任脉

需要。换句话说，五脏六腑能得以正常工作，都需要禀受它的气血的濡养。因此，冲脉又有十二经脉"之海"、五脏六腑"之海"和"血海"之称。

而太冲脉，"太"是盛大的意思。就其循行路线，目前诸多学者均采用王冰的观点——"肾脉与冲脉并，下行循足，合而大盛，故曰太冲。"这就告诉我们，太冲脉是冲脉的下行支，大部分并于足少阴肾经。在并行部分的经脉中，足少阴肾经经气由下而上行，太冲脉之气由上而下行，这种相反循行是冲脉气血渗诸络、温肌肉的根本原因。正因如此，天癸到来的时候，女人不仅月经来潮，且肌肉强壮，关节滑利。而月经失调的女性，很多都会脚部冰凉，膝盖后的凹陷处热，甚至有些人还会脚踝肿胀。当七七天癸衰竭

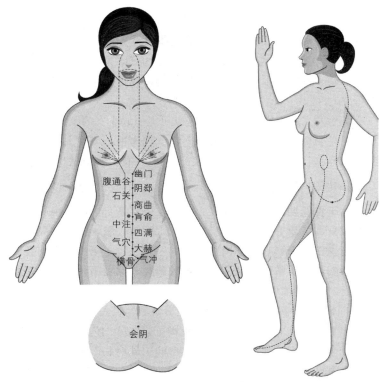

腹通谷
石关
中注
气穴
横骨

幽门
阴都
商曲
肓俞
四满
大赫
气冲

会阴

冲脉（右图为冲脉总的循行路线）

的时候，女人不仅断经不能受孕，肌肉也会出现萎软，关节僵硬，甚至关节肿痛。

任冲二脉的"通"与"盛"，对青春期女孩的成长和发育起着至关重要的作用。想要安度一个阳光、美丽的青春，女孩子就要好好调理、善待这两条重要的经脉。

太冲脉盛，"二七"女孩儿乳房发育

"二七"女孩儿"太冲脉盛"，太冲脉经过肚脐两旁，会继续向上走，当气经上行到胸部的时候，女子的第二性征就凸显出来——乳房隆起。乳房的发育标志着少女开始成熟，隆起的乳房也体现了女性成熟体形所特有的曲线美和健康美，并为日后哺乳婴儿准备了条件。因此，乳房的保护与保健是女孩儿青春期卫生的重要方面。

乳房发育过程中出现的一些现象可能引起少女的困惑和不安，例如，是否佩戴胸罩、乳房发育不良、乳房过小或过大、两侧乳房不匀称、乳房畸形以及乳房肿块等问题。下面是保健医生的建议。

1. 少女不应束胸

处于青春期发育阶段的少女千万不要穿紧身内衣，束胸对少女的发育和健康有很多害处：第一，束胸时心脏、肺脏和大血管受到压迫，从而影响身体内脏器官的正常发育。第二，束胸会影响呼吸功能。正常情况下，胸式呼吸和腹式呼吸两种呼吸动作协调配合进行，才能保证人体正常的气体交换；而束胸影响胸式呼吸，使胸部不能充分扩张，肺组织不能充分舒展，吸入空气量减少，以致影响了全身氧气的供应。第三，束胸压迫乳房，使血液循环不畅，从而产生乳房下部血液瘀滞而引起疼痛、乳房胀而不适，甚至造成乳头内陷，乳房发育不良，影响健美，也会给将来哺乳带来困难。

2. 佩戴合适的胸罩

乳房发育基本定型后，要指导少女及时选戴合适的胸罩。少女在 15 岁左右乳房发育基本定型，但个体差异性较大。一般情况下，可用软尺从乳房上缘经乳头量至下缘，上下距离大于 16 厘米时即可佩戴胸罩。戴胸罩有以下好处：第一，显示出女性的体形美；第二，支托乳房，防止下垂；第三，可预防乳房下部血液瘀滞而引起乳房疾患；第四，减轻心脏的局部压力，促进血流循环畅通，有利乳房发育；第五，减轻由于体育运动或体力劳动造成乳房振动，还可避免乳房受伤；第六，保护乳头不受擦伤或碰痛；在秋冬季，胸罩还有保暖作用。

总之，胸罩不仅仅是一种装饰品，还是女性必备的一种保健用品。由于少女体形不同，乳房大小也各不相同，必须选择尺寸合适的胸罩，佩戴后要感到舒适而又无紧束感；还要根据身体发育成长中的胖瘦变化，随时更换胸罩。千万不要片面追求体形美而勉强戴不适合的胸罩。胸罩的质地要柔软吸水；要勤洗勤换，保持清洁；晚上睡觉时把胸罩取下。戴胸罩要养成习惯，无论春夏秋冬，持之以恒，坚持到老年。

3. 乳房的卫生

青春期的少女，由于内分泌的原因，每当月经周期前后，可能有乳房胀痛、乳头痒痛现象，这时少女们千万不要随便挤弄乳房、抠剔乳头，以免造成破口而发生感染。要经常清洗乳头、乳晕、乳房，因为乳晕有许多腺体，会分泌油脂样物质，它可以保护皮肤，但也会沾染污垢、产生红肿等，因而要保持乳房的清洁卫生。

4. 乳房发育不良

若发现乳房过小或过大、双侧乳房发育不均、乳房不发育、乳房畸形以及乳房包块等现象，不必惊慌失措。若发现这些情况，一是可通过健美运动促进胸肌发达，使乳房显得丰满；二是在医生的指导下进行适当的调治。少女要到身体发育定型、性发育完全成熟才能确定乳房是否发育不良，不要过早下结论。

5. 加强营养

适当增加动物蛋白和动物脂肪的摄入量。有些青年女性为了防止发胖，只吃素食，并养成偏食习惯，这对乳房发育极为不利。欧美一些国家的女性乳腺发育丰满，除遗传、种族的关系外，高蛋白及动物脂肪的膳食习惯也是很重要的因素。

6. 坚持乳房按摩

对于乳房外形不够丰满的青年女性，除平时要注意全身的健美锻炼外，坚持每天早晚做自我乳房按摩也可使乳房健美。这是由于按摩可以促进乳房的血液循环，促进乳头的平滑肌发育，还能防止乳头内陷。由于乳腺组织呈放射状排列，所以按摩需顺着乳腺组织方向进行。具体方法如下：

直推乳房：先用右手拿在左侧乳房的锁骨下用柔和而均匀的力量向下直推乳房根部，再反过来向上沿原路线推回，重复 20~30 次，然后再换左手以同样的方法做右侧乳房按摩。 侧推乳房：用右手掌从胸部中央着力，搓推左侧乳房至腋前，返回时用五个手指握住乳房向内侧回带，反复推动 20~30 次，改换左手以同样的方法按摩右侧乳房。

托推乳房：用左手掌托住左侧乳房底部，然后用右手掌与左手掌相对用力向乳头方向合力托推 20~30 次。这种方法适用于乳房稍大的女性。

以上几种方法，可在每晚睡前或早晨起床前做，每天 1~2 次。在按摩前，可在乳房皮肤上涂些按摩乳（加丰乳霜等），以防皮肤被磨损。

"二七"女孩儿摆好坐姿，别让乳房变形

很多女孩儿在站着的时候挺胸收腹，但一坐下，整个人就像散了一样，弯腰驼背，脊椎好像也失去了支撑身体的作用。其实，女孩儿要想保护乳房的健康，就应该注意调整自己的坐姿，防止不良坐姿影响自己的乳房健美。特别是经常需要在教室里坐着学习的女孩儿，有三大错误坐姿是乳房健美的最大敌人，因此，"二七"女孩儿要想拥有健美的胸形，就必须注意谨防三大错误坐姿，同时还要配合一些运动。

错误坐姿 1：靠在桌前。

很多女孩在写字的时候，上身倚靠在学习桌上，觉得这样省力又舒服。但事实上，靠在桌前的姿势正好压迫到女性的胸部，会将本收拢在乳罩内的多余脂肪又在压力的作用下向两边腋下挤去，容易让胸部变形。

对策：让上身离开桌面。

　　　　　　　　《黄帝内经》养生智慧全书

时刻提醒自己，端正地坐于桌前，正如我们小学便已经学过的坐时身体离桌一拳距离的坐姿，才能防止胸部受到挤压变形。

错误坐姿 2：歪斜倚坐。

在坐下时，很多人都不会有完全端正的坐姿，身体不是向左倚就是往右靠。其实，身体轻微的向一边倾斜是可取的，但对于那些在学习桌前学习的女孩，每天都要坐于桌前学习很长的一段时间，这时候如果一直让身体向一边倾斜，会让肌肉"记住"这个姿势，脊椎也会被拉出侧面的 S 形，并导致高低肩的形成，这样的结果是乳房也会一上一下，一眼看上去就好像有一侧的胸部发生下垂一般。

对策：运动松解。

长时间歪斜的坐姿，不仅影响体形，而且长时间的肌肉扭曲，会造成肌肉酸痛不适。这时候，你就需要一点点小运动，来帮助你放松紧张的肌肉。瑜伽中的"树式"姿势就是很有效的放松肌肉的运动，它有助于我们控制好身体两侧的肌肉，并维持平衡，该姿势中向上延伸的动作还能将身体拉长。

错误坐姿 3：驼背。

坐在桌前时驼背也容易引起胸部下垂，原因是驼背的人，身体重心比较靠前，而且上身整个是窝起来的，胸部会被完全的笼罩在这个窝起来的曲线中。而且，驼背的女孩儿往往也是圆肩，这导致双肩向前松懈，失去了对胸部皮肤有效的牵拉力，更不能有效抵抗重力对胸部的影响了。

对策：加强背肌。

驼背的女孩儿一定要加强对背部肌肉的锻炼，锻炼背肌不但能美化背部曲线，同时还能帮助人自然地挺胸扩肩，从而提升胸线，防止胸部下垂。在背肌的训练项目中，尤其推荐攀岩运动，它对于肩背肌肉的训练和手臂曲线的塑造非常有效，而且攀岩时动作以伸展为主，不会导致肌肉块的形成，在攀岩时，一般都是抬头的，因此还可对颈椎进行保养。

善用玫瑰花，让女孩儿顺利度过经期

月经的到来是女孩子长大成人的标志，不过月经也给很多女孩子带来了很多麻烦，比如痛经、月经不规律、经期心情烦躁等。"二七"女孩儿本来就处于学业繁重的阶段，加上情绪波动大，更是加重了一些经期问题，也难怪很多女孩儿将月经的到来称为"倒霉了"。

怎么调理经期的这些问题呢？我们可以吸取玫瑰花的力量，它可以让女孩儿的经期风调雨顺。玫瑰花名字的由来，《说文》中有"玫，石之美者，瑰，珠圆好者"；司马相如的《子虚赋》也有"其石则赤玉玫瑰"的说法。因其香味芬芳，袅袅不绝，玫瑰还得名"徘徊花"；又因每插新枝而老木易枯，若将新枝它移，则两者皆茂，故又称"离娘草"。《本草纲目拾遗》记载：玫瑰花能"和血行血，理气。治风痹、噤口痢、乳痈、肿毒初起、肝胃气痛"。因此，玫瑰不仅展现出一种隐藏于坚韧中的绝代风华，更是一味女孩儿养血调经的良药。

将玫瑰花用于调经的简单方子有下面几种，"二七"女孩儿可以根据自己的情况进行调理。

1. 玫瑰花酒

【组成】玫瑰花 100 克，冰糖 50 克，白酒 1000 克。

【做法】将玫瑰花与冰糖同浸于白酒中，封瓶密贮 10 天即成。

【用法】每次可饮用 20 克，一日可饮 2 次。

【功效】酒香味甘，疏肝通经，缓解疼痛。

2. 玫瑰月季茶

【组成】干玫瑰花、干月季花各 9 克，红茶 3 克。

【做法】干玫瑰花、干月季花、红茶一起研粗末，沸水冲泡，闷 10 分钟即成。

【用法】不拘时温服，连服数日，妇女以在行经前几日服用为宜。

【功效】治血调经，理气止痛。适用于治疗气滞血瘀所致的痛经、量少、腹胀痛、经色暗或夹块或闭经等症。

3. 玫瑰膏

【组成】鲜玫瑰花 300 克，红糖 500 克。

【做法】玫瑰花扯瓣，放入砂锅，加清水适量，用小火煎取浓汁，去渣。待玫瑰花浓缩后，加入红糖，用小火熬成稠膏即成。

【用法】随时食用。

【功效】胸肋内伤、月经不调、经前腹痛者常食有效。

4. 玫瑰豆腐

【组成】玫瑰花 2 朵，嫩豆腐 300 克，蘑菇 100 克，辣酱油、啤酒、油、食盐、味精、高汤各适量。

【做法】玫瑰花扯瓣，切丝；蘑菇切片。炒锅放油 50 毫升，烧热后放入豆腐块煎至两面金黄；然后放入啤酒、酱油、盐、高汤，烧沸；最后放入蘑菇片、玫瑰丝，焖烧至汤汁浓稠，加味精即成。

【用法】佐餐。

【功效】调经活血。

5. 玫瑰花粥

【组成】玫瑰花 50 克（或干品 30 克），粳米 60 克。

【做法】玫瑰花扯瓣入锅，加适量清水煮沸 3~5 分钟后，将花瓣取出；然后粳米与花汁同煮成粥。

【用法】可适量加糖，宜热服。

【功效】治血，舒郁。适用于脾虚肝郁型的胃、十二指肠溃疡及抑郁易怒、口苦多梦等症，有和血调经作用。在月经期服食，对有经行腹痛、经血色紫有块者更为适宜。

6. 玫瑰樱花粥

【组成】玫瑰花 5 克，樱花 50 克，西米 50 克，白砂糖 100 克。

【做法】西米用水浸泡 30 分钟；锅中倒入适量水煮沸，加入樱花、西米、白砂糖一起煮粥；最后加入玫瑰花即成。

【用法】每日 1 碗，温热服用。

【功效】调中益气，祛风除湿。适用于体质虚弱、风湿痹痛等症。

7. 玫瑰樱桃粥

【组成】初开白玫瑰花 5 克，糯米 100 克，樱桃 10 克，白糖适量。

【做法】玫瑰花扯瓣；糯米加水煮粥，粥成时加入玫瑰花瓣、樱桃和白糖，稍煮即成。

【用法】每日 1 碗，温热服用。

【功效】女性月经过多、赤白带下、肝胃气痛、肠炎下痢、痔疮出血、风湿痛者常食有疗效。

玫瑰花是女人一辈子的贵人，即使月经正常，平时用它来泡水当茶喝，也有百利而无一害。它可以为你理气解郁，缓解疲劳，改善体质，总之能赋予你很多积极的能量。

食用生姜可以调经止痛

女人一生中大约有 2000 多天处于经期，而对于有痛经现象的女性而言，如果痛经不治愈的话，就意味着一生中要有将近 600 天在疼痛中度过。这是一个多么可怕的数字！可见，如何愉快而健康地度过经期，对女性而言是一件非常重要的事。

对于有痛经现象的人而言，多数是因体内寒湿较重而引起的。对此种情况，可用姜来调治。生姜味辛、性质温和，有驱寒发热的功效，体内寒湿较重的女性可以多喝姜红茶。

姜红茶的具体做法：取生姜适量，红茶一茶匙，红糖或蜂蜜适量。将生姜磨成泥，放入预热好的茶杯里，然后把红茶注入茶杯中，再加入红糖或蜂蜜即可。生姜、红糖、蜂蜜的量可根据个人口味的不同进行适当调节。红茶具有高效加温、强力杀菌的作用，生姜和红茶相结合，就成了驱寒除湿的姜红茶。但患有痔疮或其他忌辛辣的病症，可不放或少放姜，只喝放了红糖和蜂蜜的红茶，效果也不错。需要注意的是，喝姜红茶最好不要选择晚上，民间有"晚上吃姜赛砒霜"的说法，生姜能调动人体内的阳气，让人处于亢奋状态以致影响睡眠，危害健康。

其实，生姜应对痛经的方法有很多，除了上述的姜红茶之外，还可以用生姜水洗脚。用生姜的辛辣发散宣通郁塞的经络，从源头疏通，病因消除，痛经自然也就消除了，不会每月反复发作，治愈痛经也就容易了。

此外，经期正是女性身体免疫力最低下的时候，各种生理值也同时减弱。女性一定要注意保持清洁，每日要清洗外阴，不过不适宜盆浴，应采用淋浴的方式。有人认为女性经期要静养，其实完全不活动并不利于行经。女性在经期最好能进行一些柔和的运动，比如散步等，适当的运动可以加快血液循环，以利于经血的排出。

第三节
女三七时：肾气平均，身体发育基本完成

21～28岁，是女人一生中最美好的时光

21～28岁是一个女人一生中最美好的时光，即《黄帝内经》中的"三七"，这个阶段的女人不再是青涩的少女，又对未来有着美好的憧憬。《黄帝内经·素问·上古天真论》中说"三七肾气平均，故真牙生而长极"，此时女性的身体发育已经基本成熟，长出了智齿，骨盆变宽了，乳房发育完成，身高基本上也停止了增长。

不过，在这个本该最美好的阶段，女人能不能真正享受到这种美好，就由自己的肾说了算了。肾动力充足，"三七"女人才能够秀发亮泽、身材挺拔、气质出众。反之，这时的女人就会受到发育不良的困扰——身材瘦小，乳房也会发育不全。如果肾动力严重不足，女人不仅会失去本该拥有的美丽和优雅，还会出现耳鸣、腰膝酸软、脱发、记忆力减退、早衰等严重问题。所以，这个时期的女人养肾，不但要补损，还要增益，具体应做到以下几点：

（1）避免情绪过分压抑。《黄帝内经·灵枢·本神》认为，人应该"和喜怒而安居处，节阴阳而调刚柔"，也就是说人要情绪平和、心态安稳，才能保持体内阴阳平衡，达到一个和谐的状态。所以，女孩子要想肾气充盈，发育良好，就要保持乐观平和的心境。

（2）常用热水泡脚可以补养肾气。很多"三七"阶段的女性在秋冬两季容易出现手脚冰凉、怕冷的情况，这往往也是肾气不足造成的，经常泡脚能够显著改善这种情况。两脚心的涌泉穴是

肾经的起点，泡脚能够促进肾经气血流通，增强肾气。尤其是在晚上9点，肾经气血衰弱，这时泡脚能够很好地滋养肝肾。泡脚时间以15~30分钟为宜，用水不要太烫。

（3）揉耳朵也可以补养肾气。《黄帝内经·素问·阴阳应象大论》中提到肾"在窍为耳"，《黄帝内经·灵枢·脉度》中有"肾气通于耳，肾和则耳能闻五音矣"的说法，也就是说，耳为肾之官，肾气充足，人就能听觉灵敏。经常按揉耳朵，能够补肾益精，从而使女性肾气充盈。

带脉是女人的幸福脉，可以防治带下病

说到女性保健，自然离不开带脉。带脉是人体奇经八脉之一，也是人体唯一一条横向走的经脉，它跟腰带一样，围腰一周，约束其余纵行的经脉。古人之所以取"带脉"为名，除了像带子一样缠在腰间，还因为它和妇科经带的关系密切，用现代的话说，就是专管调理月经及妇科各器官功能的重要经络。

带脉最重要的一个功劳就是防治带下病，保护女性生殖系统健康。女性青春期后，由于激素的原因，会分泌白带滋润阴道。通常生理性白带是比较透明的，没有什么异味，稍微有一点儿白颜色，而且不至于沾湿内裤，也没有痒或者不适的感觉。当女性出现一些妇科炎症的时候，如盆腔炎、宫颈炎、附件炎、子宫内膜炎等，就会出现病理性白带，也就是中医上讲的"带下病"。从某种程度来说，大部分妇科炎症实际上都可以归入带下病，只不过不同的病因会出现不同的白带异常。临床上常见的白带异常有：白带增多；无色透明黏性白带；白色或灰黄色泡沫状白带；凝乳状白带；水样白带等。

患有白带异常的女性，生活质量严重受损，不仅性生活无法进行，而且还要饱受阴道痒、痛的折磨。这时候敲一敲带脉，调动带脉的能量，增强其约束力，就能将这些症状有效缓解，甚至彻底解除。从这个角度来说，带脉无愧于"苍天赐给女人的幸福脉"

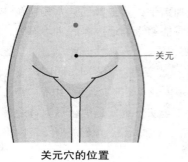

关元穴的位置

这一称号。敲带脉实际上很简单，每天晚上临睡前，握空心拳，沿着带脉的走行方向敲打，用力适中，肥胖者可力度大一些，敲 100~300 次即可，没有什么严格的要求，关键要能坚持下去，做到持之以恒。

在现实生活中，有些人白带异常，除了带脉失约之外，还有可能是任脉受损。因此，建议大家在敲带脉之后，不妨按摩关元穴 3~5 分钟。这是一个很好的辅助方法，配合上敲带脉，除了防治白带异常之外，还可以帮助减肥、控制食欲、治疗便秘。

实际上，上面所说只是防治带下病一个基本的调养方法，如果对于不同的病症加以灵活运用，效果可能会更好。下面，简单给大家介绍几种：

1. 白带过多

带下量多，绵绵不绝，颜色偏白或淡黄，质地比较稀，没有臭味。另外，伴有双脚水肿，食欲不佳，大便偏稀。这属于中医当中的"脾阳虚"。对于这种状况，除了刺激带脉穴（带脉上有三个穴位，带脉穴是其中之一，另外两个是五枢穴和维道穴）和关元穴之外，还要补脾俞和足三里，其方法为：每天 17:00~19:00 用艾条灸带脉，同时隔姜灸关元穴 3 分钟。另外，每天早上 7~9 点艾灸或按揉两侧脾俞穴和足三里 3 分钟。

2. 水样带

白带量多，清稀如水，淋漓不断，小腹发凉，有下坠的感觉，腰酸疼，头晕，耳鸣，夜尿多，大便稀，平时手脚发凉。这属于肾阳不足，寒湿内盛。每晚艾灸关元、带脉、命门和肾俞穴各 3 分钟，可以给身体生真火，把这些不适统统消灭。

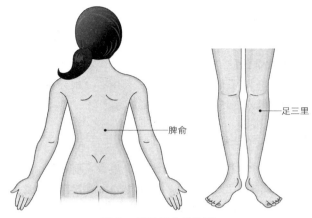

脾俞、足三里穴的位置

3. 黄带

带下量多，颜色发黄，黏稠，有臭味，胸闷心烦，食欲不好，口发苦，嗓子冒火，排尿困难。这是湿热损伤任带二脉引起的。坚持按压任脉，每天从中极穴按揉到关元穴 5 分钟，再按压带脉穴 1 分钟，按揉次髎穴 3 分钟。

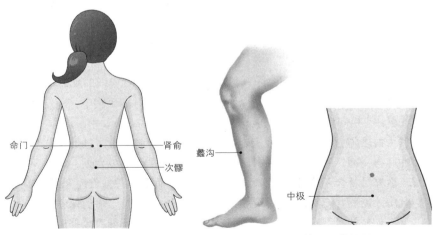

命门、肾俞、次髎、蠡沟、中极等穴位的位置

4. 带下黄稠异味

阴部瘙痒，灼热，红肿胀痛，带下多，黄稠有臭味，嘴里发苦，咽干，晕头晕脑的，心烦不宁，大便干，小便黄。这是肝经湿热下注导起的。除了敲带脉之外，每天用 2~3 根牙签并在一起点刺蠡沟穴和中极穴 3~5 分钟。

补血是女人一生的必修课

血液是生命之海。《黄帝内经》里说：肝得到血液营养，眼睛才能看到东西（肝开窍于目）；足得到血液营养，才能正常行走；手掌得到血液营养，才能握物；手指得到血液营养，才能抓物……人体从脏腑到肢体，各个层次的组织都离不开血液的营养，血液是维持人体生命活动的基本物质。

血液对于女人来说，犹如蜡烛与烛光，当一根蜡烛的蜡油减少并耗尽时，烛光将随之变得微弱以致熄灭。女人从来月经那一天起，就面临着失血的问题，在生育时更是如此。俗话说"一个孩子三桶血"，孩子在母亲的腹中是完全依靠母亲的血液喂养大的，整个孕期就是一个耗血失阴的过程。女人如果不注意补血，就会像枯萎的花儿一样，黯然失色，失去向上的生机。

有人看到这里会问，女人来月经之后才开始失血，那之前就不必特意补血了吧？错！

我们知道冲脉起于会阴，然后分出一个叉沿着中线的任脉顺着两边往上走。女人由于气不足、血足，所以冲脉散于胸中，于是长乳房。换句话说，女人的乳房其实就是血的储备仓库。中医认为，气为血之帅，是气带着血往上走。从经脉上讲，任脉主血，任脉通了，冲脉再一冲，就能够使人的气血充足。在女子的青春发育期，如果气血充足就会开始发育乳房，并有月经来潮。而且也只有气血充足，乳房才能发育正常，所以青春期之前的女孩也要注意气血的保养。

如何补血呢？很多人想到阿胶，但其实阿胶并不能直接补血，而是利用阿胶的固摄作用来聚拢血。阿胶是用驴皮煮制的，好奇的人可能还会问，可不可以用马皮？不能。驴的特性跟马的特性不同，马性为火性，主散；而驴性是水土之性，主收敛。

那么怎样才算补血了呢？血有一种向外散布的动能，如果人体内血散得太厉害了，就会显出一种缺血或者贫血的现象。出现这种情况可以用阿胶来收敛一下，让血散的动能不要太过。中医中的补首先是要稳住，保持现状，保存实力，而不是我们所认为的吃这吃那。

其实关于补血最关键的一点还是通过饮食来补，因为胃经主血所生病，只要能吃，食物的精华就能变现为血。中国古代有句俗语，"能吃是福"，只要能好好地吃饭，正常地消化，就是最好的补血方法。所以，真正的补血原则应该是先补脾胃，脾胃气足了，消化吸收能力才能增强，这样整个身体就能强壮起来。

温暖当女人，血液才能流得顺畅

冷是对女人健康和美丽的最大摧残。女人如果受了冷，手脚冰凉，血行则不畅，体内的能量不能润泽皮肤，皮肤就没有生机，面部也会长斑。不仅如此，女人如果是在经期"惹"了寒气，后果会更加严重。经期血液受了寒，就会发生阻、瘀的现象，随之而来的就是月经经常推迟，经期腹部疼痛剧烈，经血颜色深或带有瘀块，等等。

所以，血液温了流得才顺，经期里，女人一定要"暖"。有些"三七"女性朋友为了减肥，只吃青菜和水果，殊不知，青菜、水果性寒凉的居多，很容易使女人受凉。可能最后身材是不胖了，但皮肤却出现了暗沉，而且月经也会出现问题。因为寒气可以打破身体原本平衡的能量系统，侵入血液，会导致血流缓慢、受阻，甚至瘀滞。全身血流都不顺畅了，女人的经血又怎么自然舒缓地流淌呢？

事实上，做个暖女人并不难，从日常生活中入手就可以。首先，"三七"女性要多吃"暖性"食物。羊肉、牛肉、鸡肉、虾、鸽、鹌鹑等食物中富含蛋白质及脂肪，能产生较多的热量，有益肾壮阳、温中暖下、补气生血的功能，能够祛除体内的寒气，效果很好。补充富含钙和铁的食物可以提高机体防寒能力。含钙的食物主要包括牛奶、豆制品、海带、紫菜、贝壳、牡蛎、沙丁鱼、虾等；含铁的食物则主要有动物血、蛋黄、猪肝、黄豆、芝麻、黑木耳、红枣等。海带、紫菜、发菜、海蜇、菠菜、大白菜、玉米等含碘丰富的食物，可促进甲状腺素分泌，甲状腺素能加速体内组织细胞的氧化，提高身体的产热能力。非经期适当吃些辛辣的食物也可以帮助我们防寒。辣椒中含有辣椒素，生姜含有芳香性挥发油，胡椒中含胡椒碱，冬天适当吃一些，不仅可以增进食欲，还能促进血液循环，提高御寒能力。另外，有一点要提醒女士们注意，除了多吃上面的这些食物外，还要忌食或少食黏腻、生冷的食物，中医认为此类食物属阴，易使我们脾胃中的阳气受损。

其次，非经期可以常泡澡暖暖全身。即使再冷的天，只要泡个热水澡，整个身体都会暖起来。这是因为泡澡可以促进我们全身的血液循环，自然也就驱走了寒意。如果想增强泡澡的功效，还可以将生姜洗净拍碎后，用纱布包好放进浴缸（也可以煎成姜汁），或者加进甘菊、肉桂、迷迭香等精油，这些都可以促进血液循环，让身体温暖。

最后还有一种方法就是按压阳池穴。阳池穴在手背部的腕关节上，位置正好在手背间骨的集合部位。寻找的方法很简单，先将手背往上翘，在手腕上会出现几道皱褶，在靠近手背那一侧的皱褶上按压，在中心处会找到一个痛点，这个点就是阳池穴了。阳池穴是支配全身血液循环及激素分泌的重要穴位，只要按压这个穴位，促使血液循环畅通，身体就会暖和起来。

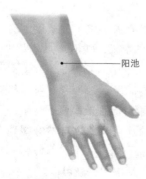

阳池

阳池穴的位置

按压阳池穴的动作要慢，时间要长，力度要缓。按摩时，先以一只手的示指按压另一手的阳池穴一段时间，再换另一只手。要自然地使力量由手指传到阳池穴内，如果指力不够，可以借助小工具，比如圆滑的笔帽、筷子等。

四物汤——女人补血养血经典方

"三七"的女人发育已经完成，生理上已经进入了成熟阶段，人人都渴望娇美的容颜和苗条的身材。只有健康的女人才能散发由内至外的美丽，我国传统医药经过几千年的探索和实践，开发出不少针对女性健康的经典方剂，其中四物汤被专家称为女性补血第一方。

四物汤是由当归、川芎、白芍和熟地四味中药组成，其中又以当归、熟地为主药，熟地和当归的搭配可以称作是"黄金组合"，两者相互作用增强疗效，能对女性脸色苍白、头晕目眩、月经不调、量少或闭经等症有很好的疗效。

中医认为，四物汤主要调理肝血，而女性血虚，应该注重调肝，因为肝和血密切相关。肝脏具有贮藏血液和调节血量的功能，就像一个人体"血库"一样，当人体因为疾病或者生理活动需增加血量时，肝脏就把贮藏的血液排出来，以供机体活动的需要。

在四物汤的基础上，还有一款桃花四物汤，对于年轻女性而言也是一种重要的补血良方。桃花四物汤源自一个有趣的故事：

有一个姓陈的铁匠，妻子得了很严重的病，很多人都觉得治不好了。名医朱丹溪听说后，主动找上门去。见到陈铁匠的妻子时，她躺在草席床上，脸色发黑，四肢细瘦如柴。朱丹溪见状急忙上前为其诊脉，指出患者脉数而涩，重取有弱的感觉，气血不足，需要用四物汤加黄连、黄芩、木通、白术、陈皮、厚朴、生姜熬汤喝，如此调养一年后就会康复。服用了朱丹溪开的"桃花四物汤"后，一个眼看就要死的人，一年后却康复了。

"妇人以血为本，血属阴，易于亏欠，非善调摄者不能保全也。"

而桃红四物汤是在四物汤的基础上加上桃仁和红花研制而成，专治血虚、血瘀导致的月经过多，还能治疗先兆性流产、习惯性流产，尤其对养颜健体有特别的功效。

女性从来月经那天开始，就面临着血液亏损、阴精耗减的问题。在生育时更是如此，所以贫血的女性很多。女性一生中几个特殊的生理期都会大量地耗损气血，如果说生命是烛光，那么血液就像蜡烛。随着一根蜡烛的蜡油减少并耗尽，烛光将随之变得微弱以致熄灭。人的生命也是一样，随着人体血液的消耗，生命也将枯萎。血液对人体很重要，对女性而言血就是气、就是命。所以，"三七"女性朋友们平日里在生活饮食上要多吃补血食物，要把滋阴补血提上日程，变成自己的一种习惯。

善补女人血，家常食物大比拼

女人要从根本上唤起好气色，延缓衰老，使青春常驻，还要从内部调理开始，通过补血理气、调整营养平衡来塑造靓丽形象。于是，很多女性朋友为了寻找补血方法会去买一些保健品，或者不惜重金买昂贵的大补之品，殊不知，真正善于补血的东西就在我们身边。我们身边常见的很多食物都能从根本上解决气血不足的问题，同时能改善血红细胞的新陈代谢，加强真皮细胞的保水功能，从而实现女人的红润美丽。从日常生活细节入手，也是《黄帝内经》中所倡导的养生方法。

以下就是几种常见的补血食物：

（1）金针菜。金针菜含铁量大，比大家熟悉的菠菜高二十倍。金针菜除含有丰富的铁外，还含有维生素A、B族维生素、维生素C、蛋白质、脂肪及钙、磷等营养素，有利尿及健胃作用。

（2）龙眼肉。龙眼肉就是桂圆肉，每年夏季都有新鲜龙眼上市，这是民间常用的补血食物。因为龙眼所含铁质丰富，且含有维生素A、B族维生素、葡萄糖、蔗糖等，能治疗健忘、心悸、神经衰弱之不眠症。产后妇女吃龙眼汤、龙眼胶、龙眼酒等，对身体补血效果佳。

（3）黑豆。我国古时向来认为吃豆有益，尤其是黑豆可以生血、乌发。黑豆的吃法随各人之便，例如产后妇女可用乌豆煮乌骨鸡。

（4）胡萝卜。胡萝卜含有 B 族维生素、维生素 C，且含有一种特别的营养素胡萝卜素。胡萝卜素对补血极有益，将胡萝卜煮汤，是很好的补血汤饮。

（5）面筋。面筋在民间食品庄、素食馆、卤味摊上都有供应。面筋的铁质含量相当丰富，是一种值得提倡的美味食品。

（6）菠菜。菠菜是有名的补血食物，含铁质的胡萝卜素相当丰富，所以菠菜可以算是补血蔬菜中的重要食物。

（7）花生。花生是全世界公认的健康食品，在我国，花生被认为是"十大长寿食品"之一。中医认为，花生的功效是调和脾胃，补血止血，降压降脂。其中"补血"的作用主要就是花生外那层红衣的功劳。因为花生外那层红衣能够补脾胃之气，所以能达到养血止血的作用。同时，花生还有生发、乌发的效果。

（8）红枣。枣是中国的传统滋补品，民间相传有"天天吃三枣，一辈子不见老""五谷加小枣，胜似灵芝草"之说。中医认为，枣可以养血、益气。从营养价值上来说，不同种类的枣之间，营养差别并不大。枣的营养丰富，尤其是维生素 C 含量非常高，是橘子的 13 倍，是苹果、香蕉的 60~80 倍，被人们称为"活维生素 C 丸"。

（9）白芍。白芍具有补气益血、美白润肤的功效，适用于气血虚寒导致的皮肤粗糙、萎黄、黄褐斑和色素沉着等。中医认为，人的皮肤悦泽与否和脏腑功能有着密切的关系，如果脏腑病变，气血小，则皮肤粗糙，面部生斑。因此，白芍和白术等配合，可以调和气血，调理五脏，美白祛斑。

（10）核桃。核桃仁性味甘平、温润，具有补肾养血、润肺定喘、润肠通便的作用。同时，核桃仁还是一味乌发养颜、润肤防衰的美容佳品。"发为血之余""肾主发",核桃仁具有强肾养血的作用,所以久服核桃可以令头发乌黑亮泽,对头发早白、发枯不荣具有良好的疗效。古代医学家对于核桃仁的美容功效早有认识,他们认为常服核桃仁可使人骨肉细腻光滑,须发黑泽,血脉通润。由此可见,核桃除了乌须发之外,还可以荣养肌肤,使之变得光滑细腻。

（11）枸杞。中医很早就有"枸杞养生"的说法,认为常吃枸杞能"坚筋骨、轻身不老、耐寒暑"。所以,枸杞常常被当作滋补调养和抗衰老的良药。枸杞的性味甘平。中医认为,枸杞能够滋补肝肾、益精明目和养血、增强人们的免疫力。对于现代人来说,枸杞最实用的功效就是抗疲劳和降低血压。常吃枸杞可以美容,这是因为,枸杞可以提高皮肤吸收养分的能力,还能起到美白作用。

（12）当归。当归是血家的圣药,当归可活血。当归味甘辛、性温、无毒,为妇科良药。传统中医认为,当归甘温质润,为补血要药,适用于心肝血虚,面色萎黄,眩晕心悸等。

女性一定要多吃补血食物,这样才能做到皮肤红润有光泽,才能延缓衰老,使自己永葆青春。

第四节

女四七时：身体达到顶峰，最宜结婚生子

28 岁养肾保肝，把握优生优育好时期

怀孕是大部分女性最期待、最渴盼的幸福时光。一个可爱的小宝贝，是男女双方爱情的结晶，不仅可以为家庭增添许多快乐，而且会在很大程度上增强夫妻之间的感情。可是，怎样才能生一个既聪明又健康的宝宝呢？

就像植物开花结果的时候，不仅需要维系自身正常生长的能量，还要有足够的能量供给花和果。女人怀孕生子亦是如此，也应该选在身体状态最佳、能量最充足的时候。只有这样，才能保证自己生产顺利，保证宝宝健康苗壮。

《黄帝内经·素问·上古天真论》指出，女人"四七，筋骨坚，发长极，身体盛壮"。也就是说，女人在 28 岁的时候身体基本发育完成了，肾气充盈，所以筋骨变得强壮，头发也亮泽浓密。确切地讲，女人在这个时候身体能量状态达到最高峰。如今，在大城市生活的女性多半 30 岁以后才要孩子，她们生完孩子便发现，自己的身体很难恢复，即便恢复了也需要很长的时间，而且照顾孩子明显感到精力不够用。其实，这都是因为女人过了 28 岁，身体能量就开始走下坡路了。

所以"四七"孕育生子，既是对女人自己生命的最大护佑，也是对孩子优生优育的能量保障。不过，虽然这是女人能量最旺

盛的时期，但如果想要成功怀孕，并生出一个健康的宝宝，女人还要懂得保持这种最佳的能量状态。一般来说，这个时期的调养应从充盈肾气和疏肝理气两方面着手。

中医认为，源于肾气又受肾气滋养的天癸是女人能否生子的先决条件。肾气不足，天癸就会失调，进而导致女人无法怀孕。这里为大家推荐两招儿腰部按摩，可以让你的肾气轻松旺起来。第一招：两手掌对搓至手心热后，分别放至腰部，手掌向皮肤，上下按摩腰部，至有热感为止。可早晚各进行一遍，每遍约200次，具有补肾纳气之功效。第二招：两手握拳，手臂往后用两拇指的掌关节突出部位，自然按摩腰眼，向内做环形旋转按摩，逐渐用力，以至酸胀感为好，持续按摩10分钟左右。早、中、晚各一次，能有效防治即将步入中年的女性因肾亏所致的慢肌劳损、腰酸背痛等症。

除了肾气不充盈外，肝气郁结同样会影响女人孕育生子。因为肝"主疏泄"，一方面能维系肝脏自身的生机，另一方面调节人体气机的顺畅。如果肝气出现郁结，女人的输卵管就会出现阻塞不通。现实生活中，有不少28妙龄的女人，脾气很大，气量狭窄，或者经常心情抑郁，均造成肝气郁结，结果想要孩子的时候，不知不觉地陷入不孕的困境。所以，疏肝解郁对女人孕育同样至关重要。这里，为大家介绍一款柴胡粥。取柴胡10克，大米100克；将柴胡择净，放入锅中，加清水适量，水煎取汁，加大米煮粥，待快熟的时候可以根据自己的口味调入适量白糖，再煮一二沸即成，每日1~2剂，连续3~5天即可。这粥不仅味道不错，还适用于肝郁气滞所致的胸胁乳房胀痛、月经不调、痛经、脏器下垂等。平时在家闲暇之余，不妨一试。

养好骨盆，"四七"女人好生育

经络是人体能量的运行通道，那么筋骨与能量运行又有什么关系呢？众所周知，人体是由脏腑、经络、皮肉、筋骨、气血与津液等共同组成的统一整体，正常生命活动有赖于各部分的功能正常及相互之间的协调统一。脏腑不和，由里达表引起经络、气血、津液病变，导致皮肉筋骨病损；反过来，外伤疾患也会由皮肉筋骨损伤引起气血瘀滞，经络阻塞，或津血亏损，或者令瘀血邪毒由表入里，进而导致脏腑不和。

筋骨是人体的支架，经络附于其上，骨正筋柔，经络畅通，能量才能循环畅行，人才会健康。反之，筋骨出现病损，经络必然受阻，能量无法输布，自然会导致脏腑受损。因此，筋骨的问题是大问题，不容忽视。一个人全身的筋骨都很重要，都要注意保养，但对女人来说，却尤其要注意保养骨盆，因为骨盆有着女性最重要的两个器官——子宫和卵巢，如果骨盆养不好，"四七"女人的生育就会出现问题。

其实很多患有妇科病的人，臀部外侧这个区域的经络都是不通的，特别是那些患有痛经、卵巢囊肿、子宫肌瘤的人，这种状况非常普遍，而当医生通过一些方法将这个部位疏通之后，再配合一些食疗来补足气血，病症很快就会消失。

有一位张女士痛经非常厉害，几乎每次都要痛得在床上打滚，她到处寻医问药，就是治不好，以至于她每个月月经前都非常恐惧。后来，请中医开了补血、祛寒的方药，还通了经络，虽然有效果，但还是没好彻底。一个偶然的机会，她认识了某中医药大学的王教授，王教授略一检查就问她："你是不是曾经被车撞过？"她想了想说："没有啊……""你再想想，肯定有东西撞击过你的腰或臀这个部位。"王教授坚定地说。"哦，对了，两年前被电动自行车撞了一下臀部，因为当时什么感觉都没有，就……呀，我怎么没想到呢？好像痛经就是从那时候开始的。"王女士这才恍然大悟地说道。王教授说："这就对了，你的骨盆有很严重的偏位，必须用正骨手法正过来，痛经才能根本解决。"于是，王教授给张女士做了一次正骨，刚做完，她就长长呼出一口气："呼，已经很久没有这么舒服过了。"由于张女士的情况比较严重，接

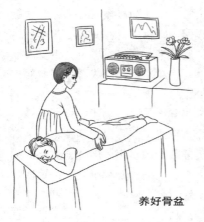

养好骨盆

连做了一个多月的正骨，再加上自我按摩经络，痛经才算彻底好。

由此可见，骨盆的保养非常重要，如果你有长期痛经的毛病，各种方法都治不好，一定要查查是不是骨盆出了问题，如果骨盆存在问题，建议你去找正骨专家治疗，如果条件确实不允许，请家人来帮忙也可以，方法很简单：选择一个安静舒适的环境，打开平时最爱听的音乐，当然旋律最好是舒缓的，这样有助于身心放松。患者俯卧在毯子上，按摩者站在患者头顶处，面朝脚部，摸到患者的骨盆上缘——沿着腰部往下，会摸到横向的骨骼，那里就是。用掌根处将骨盆上缘轻轻向脚部方向推（注意：不是画圈动作，是向下推），每秒 1~2 次，力度要根据患者的承受能力进行，这个过程中患者身体可能会随之摇动，这是正常的，如果想避免的话，患者的脚部可以抵到墙上。

除此之外，还可以配合一些饮食通经的方法，如姜红茶：用小刀把姜削成薄片，放在杯子里，尽量多放几片，越辣越好，加上几勺红糖，不要怕热量高，女人在月经期间可以大量吃糖却不发胖，可以再加上一点儿红枣和桂圆，用沸水泡茶喝。如果不够烫，可以在微波炉里热一下，姜茶越烫越有效。同时，还要注意在经期不应吃含有咖啡因的食物，因为它会让你情绪紧张，也不应吃生冷或辛辣等强刺激的食物，如冰淇淋、烧烤、麻辣香锅等。

母亲身体不好，孩子也会先天不足

俗话说："一个孩子三桶血。"整个孕期就是一个耗血的过程，加上生孩子又会流不少血，所以女性产后通常气血虚弱。气血虚弱就是元气虚弱的表现。母亲元气虚弱对胎儿的健康会有一定影响，从某种程度上来说算是动摇了孩子的先天之本。

有一个 3 岁的小女孩，从生下来就黄疸重、湿疹重，夜间从未安静睡觉超过 2 小时，半夜总要醒来哭闹几次，其父母为此感到身心俱疲。两岁多时，这个孩子还是头发稀稀拉拉地竖着，耳朵很小而且外形僵硬，骨多肉少，面色发黄、发青，个子长得也比同龄孩子矮，一看就是个身体不太好的孩子。而且，此时，父母还发现，孩子在语言能力方面似乎有障碍，不仅很少说话，而且只会发一两个字的音，更谈不上说上一句完整的话。除此之外，这个小女孩的脾气也不是很好，老是动不动就发火，平常也很难有静下来的时候。

小女孩的妈妈同样也是瘦瘦弱弱，面色萎黄，并且从小就身体虚弱，胃肠功能差，一直贫血，怀孕期间妊娠反应也重，吃什么都是吐得一塌糊涂，所以整个怀孕过程中，她基本上就只是吃稀饭、蔬菜的清淡食物。所以造成了孩子严重的先天营养不足，气血两亏。

上面的例子为我们说明了一个问题，那就是母亲身体太弱，孩子生长的土壤——母血的质量太差，就会造成孩子先天亏虚，怎么也健康不了。

中医认为，一个孩子的先天之本，不但来自于母亲的身体素质，也与母亲在怀孕期间的身体状况有直接关系。所以想做母亲的女性，一定要将自己的身体调理好，并在整个怀孕期间根据自己的身体素质，有针对性地多吃利于孩子生长的食物，用合理的食疗来补足血液。只有营养丰富的母血才能孕育出健康、聪明的宝宝。

此外，值得注意的是，孕妇吃生冷之物不好，易损伤脾胃。因为孩子靠母血来养，母亲肝阴不足则喜酸味，但过食酸味也会收涩太过，伤脾胃；婴儿在母腹为阳物，偏热性，所以母亲过食热食对胎儿也不好，易形成胎毒。

艾灸补肾亏，病痛得缓解

小张今年 28 岁，半年多来一直月经不调，有时两个月不来月经，而一旦来月经就会持续 10 多天，月经的第三天小肚子绵绵作痛，腰酸胀得很厉害，经色黯淡，量少，没有血块，而且耳鸣、脱发、脚跟痛，一天到晚没力气。小张生过两个孩子，生第二个孩子的时候大出血，输了 800 毫升的血。其实在这前后，小张曾经做过 6 次人流加药流，多次流产严重损害了小张的身体，使其伴有肾亏和月经不调的症状。

人流可能造成感染或是引发各种各样的妇科炎症，甚至会导致不孕。古人说足月分娩则瓜熟蒂落，人流是将尚未成熟的瓜强行摘下，人流带来的流血对女性的伤害是可想而知的。在此为有这种情况的女性朋友介绍隔姜灸，帮助女性朋友们解决上述痛苦。

艾灸选择神阙穴，神阙穴就是肚脐处，此穴为先天之蒂，元神之阙庭，鹈甜之气舍，为人体之要处。选取新鲜老姜一块，沿生姜纤维纵向切取，切成厚 0.2~0.5 厘米的姜片，中间用大一点儿的针穿刺几个小孔。将做好的姜片放在穴位上，再将艾炷放在姜片上点燃。等到艾灸的局部有灼痛感时，略略提起姜片，或更换艾炷再灸。一般每次灸 5~10 壮，以艾灸的局部潮红，不起疱为好。灸完后用红花油涂于施灸部位，既可以防止皮肤被灼伤，又能增强艾灸活血化瘀、散寒止痛的功效。

值得注意的是，隔姜灸用的姜应选用新鲜的老姜，最好现切现用，不用干姜或嫩姜。姜片的厚薄，宜根据部位和病症而定。一般而言，面部等较为敏感的部位，姜片可厚些；而急性或疼痛性病症，姜片可切得薄一些。

小张采用了上述的隔姜针灸方法后，再加上饮食方面的调整，身体已经逐渐恢复正常。

在此提醒女性朋友，在行房事时如果暂时不想孕育宝宝，那么即便在安全期也必须注意采取避孕措施，以防万一，这是对自己负责。

第五节

女五七时：阳明脉衰，面容开始憔悴

35~49 岁，增强阳明脉，远离憔悴面容

女人很怕男人问及自己的年龄，尤其是步入中年以后。《黄帝内经》里说，女人"五七，阳明脉衰，面始枯，发始堕"。也就是说，女人步入 35 岁后，手阳明大肠经和足阳明胃经便开始衰弱，脸色开始发黄，也会产生脱发的情况。中国有句俗话叫"人老胃先老"，中医讲"六经为川，肠胃为海。"人体的三阴经合三阳经如涓涓细流，而胃肠经脉，即我们常说的手阳明大肠经和足阳明胃经，是汇集这些细流的大海。

手阳明大肠经起于示指末端的商阳穴，沿示指桡侧，通过合谷、曲池等穴，向上会于督脉的大椎穴，然后进入缺盆，联络肺脏，通过横膈，入属于大肠。大肠经当令的时间是早上 5~7 点，即这时候大肠经运行最旺盛。步入中年的女性朋友，在这个时候按摩大肠经效果最好。大肠经很好找，你只要把左手自然下垂，右手过来敲左臂，一敲就是大肠经，敲时有酸胀的感觉。

足阳明胃经是人体前面很重要的一条经脉，也是人体经络中分支最多的一条经络，有两条主线和四条分支，主要分布在头面、胸部、腹部和腿外侧靠前的部分。每天早上 7~9 点胃经当令，这个时辰其经气最旺，是按摩的最佳时机。敲打胃经时，要从锁骨下，顺两乳，过腹部，到两腿正面，一直敲到脚踝，可稍用力。面部

的供血主要靠胃经，所以颜面的光泽、皮肤的弹性都由胃经供血是否充足所决定。只要坚持敲打胃经，很快就会有改观。

刮痧排毒，助你逃脱"黄脸婆"的厄运

"五七"女人如果不注意好好保养肠胃，很容易变成"黄脸婆"。中年以后，生活中众多琐碎的事情变得多了起来，女人若因此而无暇顾及自身肠胃，就会影响到容颜的衰老。对于任何一个女人而言，"黄脸婆"这个词都是致命的，黄脸婆不仅意味着"五七"女人的皮肤已濒临"崩溃"，而且也给青春打下重重的休止符号。

有什么办法可以帮助摆脱"黄脸婆"的厄运呢？我们可以求助于传统医术，用祛黄和去皱的面部刮拭方法，它们可以轻松解决女人面部暗黄、皱纹丛生的问题。

在民间通常遇感冒或者中暑时，人们喜欢用钱币沾上麻油或用汤勺沾酒、水往皮肤上来回刮，这种效果挺好。借鉴了这一原理，人们研制出用水牛角制成的"刮痧宝玉"（刮板）代替了铜钱瓷勺，外加活血剂替代油、酒之类，并遵循经穴的中医原理，形成刮痧排毒疗法。

刮痧排毒的原理是：利用具有"凉血"作用的"刮痧宝玉"刺激经络穴位，促进气血运行，增加细胞的营养和氧的供给，使细胞活化，排出毒素，从而达到延缓衰老、美化皮肤的目的，它完全可以取代一般意义上的面部按摩。对于女性来说，这种排毒方法可以将肌肤积存的毒素舒畅地、轻松地排出体外，防止细胞毒质的存在和蔓延，促进生理健康，从而使肌肤光滑白嫩，青春常驻。

具体方法是：准备好脸部专用的刮痧板，在脸上涂抹适当的美容刮痧乳，然后依次刮拭承浆→大迎→颊车→下关→太阳穴；地仓→颧髎→听会→太阳；人中→巨髎→听宫→太阳；迎香→四白→下关→太阳；印堂→攒竹→阳白→丝竹空→太阳穴。这五大刮痧线路图，可以活血通络，消瘀血，益气升阳，有利于消除面部黄气，令面色红润光泽。

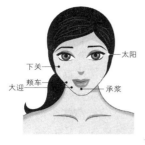
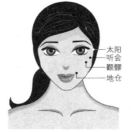
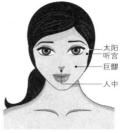

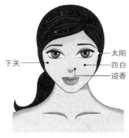
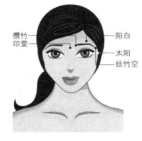

五大刮痧线路图

　　除了这一方法外，还可以用美容刮痧板刮拭任脉和督脉。因为任脉可调理气血，濡养五脏和肌肤，督脉可以提升人体阳气，消除湿气，同时刮拭二脉，可以祛除面部黄气。当然如果两种祛面黄的方法配合操作，效果当然也会更好了。祛除面部黄气还要经常锻炼身体；多吃一些大枣、花生、淮山药等中药煲汤或煮粥，多吃新鲜蔬菜、水果，忌食辛辣食物。

　　去皱的刮痧方法先用的是按揉法，点按神庭、百会、阳白、太阳、颧髎、地仓；每穴点按3~5下。此操作可以调补阴血，增加阳气，加强对肌肤的濡养和滋润。

　　刮痧过程会使汗孔开放，邪气排出，会消耗部分体内津液，刮痧后喝1杯热水，可补充水分，还可促进新陈代谢。

　　最后需注意的是，面部保健刮痧一定

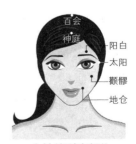

去皱的刮痧部位

要涂美容刮痧乳以保护皮肤，不要用液体的润滑剂以防润滑液注入眼睛、耳朵或口腔里；刮拭的时候要避开面部痤疮、炎症、血丝处；而且室内要保持空气流通，并注意防寒；要掌握手法轻重，由上而下顺刮，并时时蘸植物油或水保持润滑，以免刮伤皮肤；刮痧的条数多少，应视具体情况而定，一般每处刮 2~4 条，每条长 2~3 寸即可；刮痧后不宜发怒、烦躁或忧思焦虑，应保持情绪平静；每星期做一次刮痧即可。当然，如果你觉得自己操作比较麻烦，也可以请专业的刮痧师来帮助你，具体视自己的情况而定。

保持肠道健康，给美丽增加筹码

提到肠道，女人们总会联想到某些不洁之物，但是，不要因此而忽略了肠道，女人的美丽健康与它是分不开的。如果你的肠道不健康，身体的很多外部症状就能体现出来：

一个很漂亮的女孩，一张嘴却是令人避之唯恐不及的口臭；

经常莫名其妙地腹痛、腹胀；

习惯性失眠；

早已过了青春的年纪，脸上的痘痘仍然层出不穷；

皮肤暗淡、无光，小肚子总鼓鼓的，还在不断发胖；

……

这些困扰都与肠道不健康，导致宿便在体内产生毒素有关。《黄帝内经》中讲道："肠常清，人长寿；肠无渣，人无病。"意思是说：只要肠胃里没有毒素，常常保持清洁，人就能长寿。肠胃里保持通畅，没有食物残渣停留，人会更健康。现代医学专家更指出，人体 90% 的疾病与肠道不洁有关。所以，"五七"女人要想常葆健康美丽，一定要保持肠道里面干干净净。

1. 给肠道一点儿关爱

肠道每天不停地消化、吸收食物，以保证身体养分充足，是身体最劳累的器官。此外，它还是人体内最大的微生态系统，共有 400 多种菌群，掌管着人体 70% 以上的免疫功能，成为维护人体健康的天然屏障。但是，长期以来，人们对胃肠营养健康问题的认识非常有限，很多人对肠胃方面的不适都不太在意，认为只是一些小毛病而已。其实，肠道的作用非常重要，我们应该给自己的肠道多一点儿关爱。

微生态学家指出，保持肠道年轻的一个关键因素就在于保持肠道清洁，大便畅通。而膳食纤维就能促进肠道蠕动，加快粪便排出，从而抑制肠道内有害细菌的活动，维护肠内微生态环境平衡。因此，日常饮食中要多吃粗粮，有意识地增加膳食纤维的摄入量。膳食纤维含量丰富的食物包括米、大麦、玉米、燕麦、小麦、荞麦、裸麦（青稞）、薏仁等。但粗粮并非吃得越多越好。研究发现，饮食中以六分粗粮、四分细粮最为适宜；正常人吃粗粮的频率以每两天一次为宜。

另外，黄豆、黑豆、红豆、绿豆等豆类及豆制品，对维护肠道微生态环境平衡起着至关重要的作用。但油炸豆腐、熏豆腐、卤制豆腐等加工食品，营养物质遭到破坏较多，应少吃。

2. 指压按摩，每天 10 分钟成就"肠美人"

每天 10 分钟，简单的指压按摩，就能让你从内到外的美丽，成为真正的健康美人。

（1）腹部按摩

双手叠加，以肚脐为中心，顺时针按摩 15 秒；

从上往下推压 5~10 次；

在大便容易滞留的地方——乙状结肠附近用拇指按压。

（2）敲打腹部

握拳，按照从右到左的方向轻轻敲打腹部；

换另外一只手再做一次，敲打 3 次。

此按摩对消化不良、便秘、胃肠障碍有很大帮助，在早晨去厕所前做一次，效果显著。

（3）腰部、背部指压法

找到便秘点，在背部肋骨最下方两拇指往下的地方，用拇指轻轻按压，同时扭转腰部。

大肠俞这个穴位在腰部，脊椎往外2指远的地方，用大拇指按住这个点，左右同时按压，或者借用按摩工具敲打。

此法对便秘、消除疲劳、腰疼有特效，而且简单易学。

（4）手和胳膊的指压法

合谷：拇指和示指之间凹陷的地方，是缓解便秘的代表性穴位，用拇指和示指用力按压此处。

神门：小拇指往上，手腕关节部位，骨头和筋中间凹陷的地方，用拇指略加施力按压。

支沟：在小拇指和无名指的延长线交叉的地方，用拇指用力旋压。

以上几个按摩动作，能够很好地促进大肠循环。

（5）小腿和脚踝指压法

足三里：从膝盖往下4指、小腿外侧骨头凹陷的地方，用中指适力按压。

三阴交：从里侧的踝骨往上4指、小腿骨后面凹陷的地方，用拇指按压。

按摩足三里、三阴交，可以"整顿"胃肠，使大肠更健康。

指压按摩中，需要注意的是，中指和无名指主要起支撑作用，靠拇指施力。用力也有讲究，太弱起不到效果，太用力又会造成不必要的疼痛。所以，要把握住合适的强度。

关注胃健康，"五七"女人更美丽

现代女性的社会角色已经发生了很大的变化，女性朋友们大多不再是居家的主妇，她们也有自己的工作或者事业，也承担着较大的压力，常常为了工作而不能好好享受一日三餐，饮食非常不规律，"饥一顿饱一顿"的情况时有发生。殊不知，这种饮食习惯正在慢慢吞噬女性的胃健康。有的"五七"女性朋友平时不注意，等到胃发病时才四处求医问药，可惜为时已晚。所以，在日常生活中，一定要善待自己的胃。

在众多的造成胃部疾病的原因中，最为重要的因素之一便是饮食不节。因为食物进入体内后首先便是进入胃部进行消化，如果饮食不节便会造成胃病加剧。这里所说的饮食不节包括进食时间无规律、特别偏嗜某种饮食、进食不洁食物等。有些女性朋友由于工作忙、经常出差等原因，进食不规律，饥饱失常，引起饮食停滞胃气受阻，谷浊之气不能和降，导致胃病。还有的女性喜欢饮茶，常常饮茶过多过浓，清利过度，寒湿凝滞，中焦脾胃，也会引起胃病。胃的工作量比较繁重，几乎无时无刻不在进行着消化工作，而食物在消化的过程中会对黏膜造成机械性的损伤，因此，保持有节制的饮食是治疗胃病的关键。

在中医学里，受寒也是引起胃病的原因之一。中医认为"暑""热""湿""风""寒"都是致病邪气，都可以引起胃病，但是常见的是风寒邪气。人感受寒邪以后，气血凝滞、流行不畅，胃中阳气不能舒展，使肌肉收缩痉挛，产生胃病。常有一些胃病患者受到风吹雨淋或饮食生冷食物之后，胃病立即发作就是这个原因。风寒引起的胃病特点是突然发作的剧烈疼痛、得温痛减，喜欢进食温热食物。

女人的精神状况也是引起胃病的另一大原因。临床常见气郁恼怒、忧思悲伤、精神紧张以及焦虑不安等精神因素都可以引起胃病。这是因为情志因素一方面直接损伤脾胃，降低脾胃的运化功能；另一方面是导致肝气郁结，侵扰脾胃，引起脾胃气机失于和降，故而引起胃病。这种胃病又称为肝胃气痛，具有胀痛并作，部位不定的特点，常伴随嗳气、泛酸、疼痛连及两肋等症状。

尽管胃病的种类较多，其致病因素也较复杂，但胃病往往与饮食关系最为密切。因此胃病的日常调养应以饮食调养为主，俗语说胃病"三分治，七分养"，胃病是一种慢性病，不可能在短期内治好，治病良方就是靠"养"，不能急于求成。平时应当注意食用有营养的食物。多吃些高蛋白食物及高维生素食物，保证机体的各种营养素充足，防止贫血和营养不良。对贫血和营养不良者，应在饮食中增加富含蛋白质和血红素铁的食物，如鸡、鱼、瘦肉、动物的肝脏、腰等。高维生素的食物有深色的新鲜蔬菜及水果，如西红柿、黄瓜、绿叶蔬菜、茄子、红枣等。每餐最好吃2~3个新鲜山楂，以刺激胃液的分泌。

此外，在饮食方面还要注意所食用的食物，注意酸碱平衡。当胃酸分泌过多时，可多吃馒头、面包，或者多喝牛奶、豆浆等碱性的食物，以中和胃酸；而当胃酸分泌减少时，可饮用带酸味的水果或果汁，浓缩的肉汤、鸡汤等，以刺激胃液的分泌，帮助消化，要避免食用芹菜、韭菜、蔗糖、豆类、豆制品等容易引起腹部胀气和含纤维较多的食物。

快乐甩手功，轻松甩走亚健康

说到做运动，很多"五七"女人会觉得每天工作都要累死了，哪来的时间和精力去运动？可是缺少运动的后果是：身上的赘肉越来越多、皮肤苍白缺少活力、亚健康也开始找上门来……其实，有些运动非常简单，随时随地都可以做，就看你愿不愿意坚持。这里我们就推荐一种甩手功，简单的运动就能帮你轻松赶走亚健康，瘦身养颜的效果更是不用说。

甩手动作相当简单，身体站直，双腿分开，与肩同宽，双脚稳稳站立，然后，两臂以相同的方向前后摇甩，向后甩的时候要用点儿力气，诀窍就是用三分力量向前甩，用七分力量向后甩。练功时，要轻松自然，速度不要过快，刚开始可以练得少一些，然后慢慢增加次数，否则一下子就产生厌倦感了。

这种"甩手功"会牵动整个身体运动起来，从而促进血液循环，虽然做起来有些枯燥，但是，健康的身体恰恰来源于每天的坚持。

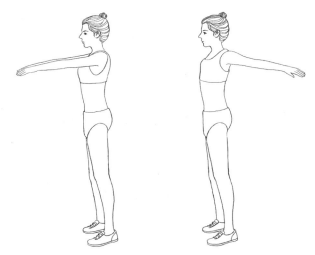

甩手功

　　"甩手功"是由古代的"达摩易筋经"演变而来。"易筋"的意思就是使微病之筋变为强壮之筋，使有病的人慢慢痊愈，无病的人体质健壮。甩手功能活动手指、手掌、手腕、足趾、足跟、膝部的12条筋脉，使气血能更好地循环，很多问题也就迎刃而解了。需要说明的是，练甩手功一段时间后会出现流汗、打嗝及放屁等现象，"五七"女人不要觉得难为情，放屁就是通气嘛，气通了，身体自然就轻松了。如果实在觉得不好意思，就在自己家里做，简单、方便、自然。

　　美女"甩手功"动作并不难，难的是坚持。姐妹们如果工作比较繁忙，可以在每天晚饭前的几分钟甩一甩手，工作的间隙也可以做一会儿，如果每天能坚持做10分钟，效果会更好。常练甩手功定能甩掉亚健康，甩出好身体，让你神清气爽、身心通透、容光焕发。

第六节

女六七时：三阳脉衰，发白、面黑显衰老

42～49岁，调养三阳脉，拯救衰老面容

女人最怕被说"老"，但其实一过42岁，也真就不再那么年轻了。《黄帝内经·素问·上古天真论》说："六七，三阳脉衰于上，面皆焦，发始白。"旨在告诉我们，女人到了四十二岁，手三阳经脉（手阳明大肠经、手太阳小肠经和手少阳三焦经）和足三阳经脉（足阳明胃经、足太阳膀胱经和足少阳胆经）开始衰弱，体现在头部就是面容黯淡发黄，头发开始变白。这也是为何女人一到40多岁就看上去皮肤粗糙、发质也不好，而且还有银丝。说到这里，你可能会有些恐惧——"六七"这个坎儿太可怕了！其实根本没必要那么担心的。

如果你在生活中稍微留意一下便会发现，现在也有很多女人，虽然年届40但依旧长得年轻的，这其中的奥秘，就在于调养三阳脉。

关于手阳明大肠经和足阳明胃经我们前面已经介绍过了，这里再向大家介绍一下另外四条大经脉。手太阳小肠经的循行路线从小指的外侧向上走，沿着胳膊外侧的后缘，到肩关节以后向脊柱方向走一段，然后向前沿着脖子向上走，到颧骨，最后到耳朵。手少阳三焦经的循行路线从无名指末端开始，沿上肢外侧中线上行至肩，在第七颈椎处交会，向前进入缺盆，络于心包，通过膈肌。其支脉从胸上行，出于缺盆，上走颈外侧，从耳下绕到耳后，经耳上角，然后屈耳向下到面颊，直达眼眶下部。另一支脉，从

耳后入耳中，出走耳前，与前脉交叉于面部，到达眼外角。足太阳膀胱经是人体经脉中最长的一条，起于内眼角的睛明穴，止于足小趾尖的至阴穴，交于足少阳肾经，循行经过头、颈、背、腿、足，左右对称。足少阳胆经从人的外眼角开始，沿着头部两侧，顺着人体的侧面向下，到达脚的第四、五趾，几乎贯穿全身。如果你细心，一定会发现，这六条大经脉的循行路线都经过人体的头部。

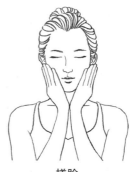

搓脸

不知道你是否发现，三阳脉在人体的头部交会，而且都有一部分经络过面部。所以调养三阳脉最简单，且行之有效的方法，就是每天搓一搓脸。搓脸前你要先把双手搓热，然后用搓热的双手去搓脸，或者从上向下，或者从下向上，每次都把下颌、嘴巴、鼻子、眼睛、额头、两鬓、面颊全部搓到，这个过程可快可慢，以自己舒服为准。抽空就这样搓一搓，可以有效刺激面部的各个穴位，也相当于按摩三阳脉，促进气血的流通，进而使人容光焕发，脸色好看。同时，这样做还有一点儿好处想必是诸多中年女士所非常青睐的，即防皱抗皱。当"六七"女人的气色和面容有了很好的改善后，也就能寻回到体内曾经年轻的能量。

当然，在搓脸的同时还可以配合搓耳。中医认为，耳朵是全身经络汇集之处，人体各个部位都与耳郭通过经络形成密切的联系。按摩耳郭就能打通全身经络，活跃机体脏腑，特别是肾脏。肾开窍于耳，经常搓耳朵就是对肾脏的调理和养护，而肾在体主骨，肾功能强，必然骨骼结实，骨质疏松的症状就不会发生。

学会"补"，中年女人更美丽

"六七"时，女人都已步入中年，一部分人开始买一些营养保健品。看看当今各类营养保健品，你会发现有一个字最受宠，那就是——"补"，补气、补血、补蛋白质、补维生素等。可事实上，这单单一个"补"字，蕴藏了巨大的能量学问。

很多朋友会说，"补"还不简单，就是吃啊。中国不是有句老话吗，"民以食为天。"人不吃东西，就好像没油了的汽车，是跑不动的。确实，吃是补充能量的最直接途径，"人是铁，饭是钢"说的也是这个道理。有个问题需要考考大家：如果面前有一盘二两左右的炸鸡腿，还有一盘二两左右由西红柿、紫甘蓝等拼成的蔬菜沙拉，你觉得哪一个更补能量呢？恐怕大多数朋友都会选炸鸡腿。从热量角度看，在这个同等的重量级上，炸鸡腿的热量是蔬菜沙拉的20倍还要多。但是，从健康角度就大不一样了。炸鸡腿具有高胆固醇、高盐分等特性，进入人体后会减缓人体物质代谢和能量代谢的速度，造成细胞缺氧，进而导致身体各部分工作的"动力"不足。因此它是影响身体健康的负能量。相反，蔬菜富含多种抗氧化成分，能帮助人体清除引发衰老的自由基，使细胞保持新鲜活力，而且还可以缓解肉类等负能量带给身体的冲击。看看那些只爱吃肉不爱吃菜的女性，多半会面部油分过多，一天几张吸油纸都不够用，而且还容易出很多包啊、痘啊的。所以，补能量，吃好不如吃对。

虽然说食物是人体吸收能量的重要途径，但是这还不能作为女人所有能量的唯一来源。有些"六七"女人的身体还不如60多岁的人好呢，之所以如此是因为她们动得太少，天天闷在家里，很少运动。

如果我们把手机放到了一个能够隔绝通讯信号的箱子里，那么没有了与外界交流的途径，信息无法传送交流，再大品牌的手机也是废手机。一个人整天把自己关在屋子里，道理也是一样的。虽然在屋子里有吃有喝，什么都不愁，但人体根本无法吸收大自然的能量。这种存在于天地、山水之间的无形能量，同样是身体所需要的。而且总闷在屋子里，很难呼吸到外界的新鲜空气，很难直接沐浴太阳的和煦与温暖，很难感受到美妙的鸟语花香，自然也很难给自己补上这些身心都需要的美好的能量。为什么中医里总倡导春天宜去踏青，冬天再冷也该常散散步，等等，说的都是这个道理。

现在很流行在阳台上住蔬菜，"六七"女人不妨也跟着流行一把。每天收拾一下自己栽的小黄瓜、西红柿等简单蔬菜作物，然后再浇浇花……这种半田间式贴近大自然的生活，不仅给女人带来充沛能量，整个人也吸纳了不少"天地之精华"。总之，一个真正幸福的女人，一定是一个懂得如何给自己"补"能量的女人。

"六七"女人想瘦身，家务中也有健身妙招

对于"六七"女人而言，除了红颜渐衰之外，身材还会发胖。从生理角度看，发胖的原因有许多，可能因为经济充裕，食量增多，活动量却减少，引致脂肪积聚，也有可能是遗传因子作怪，又或者是产后没有努力减磅，任由脂肪细胞蔓延。不管是哪种原因引起的发胖，"六七"女人都可以通过一边做家务，一边锻炼身体。

（1）踮脚。洗碗或洗菜时，双腿稍稍用力，踮起脚尖，吸气，抬起，呼气，放下，整套动作做 10 次，这样既可以拉长小腿肌肉，又可以减轻长时间站立的疲劳。

（2）单腿。站立切菜时，将全身重心放在一条腿上，另一条腿侧迈出一步，脚尖着地，腿用力伸直，向侧面提起，保持 20 秒，换另一侧。

（3）弯腰。洗碗时若站立时间过长会使你的腰部肌肉感到疲劳。结束洗碗池边的工作时，两脚分开与肩同宽，距池边有一大步距离，双手扶着水池边缓缓弯腰，拉伸腰背肌肉，下压 5 次。

（4）下蹲。将炊具放在橱柜最下层，每次必须蹲下才能拿到炊具。下蹲时两腿并拢，腰部以上部位用力挺直，这样可以锻炼腰部及大腿的力量。

（5）转腰。洗碗或洗菜时顺便多运动一下腰，不要把洗好的东西就近放在手旁，双脚原地不动，通过转腰将洗净的物品放在身后的位置。

（6）转头。利用炒菜等待的间隙，站在锅边活动一下头部及肩部。头部向左和右交替绕环。

（7）手臂伸展。拿取较高位置的调料或炊具时，不要随意地一拿了事，要用力伸展手臂，将力量由大臂一直传导至指尖，同时双腿用力，踮脚尖，低头剥毛豆，手臂适当抬高，不但可缓解颈椎压力，还能让手臂得到锻炼。

总之，"六七"女人一定要充分利用休闲时间，做一些简单运动，一方面会使繁杂的家务劳动充满和谐的气氛，另一方面也会令自己的身材越来越好。这样你就在进行家务劳动的同时也锻炼了身体，一举两得。

"六七"女子爱脱发，多吃黑豆来养发

对于"六七"女人来说，曾经让她们引以为傲的一头秀发逐渐会变成一件沉甸甸的心事。因为随着三阳脉的衰弱，乌黑亮泽的头发也会变得干枯脆弱，有的甚至还会变白、脱落，完全失去往日的风采。《黄帝内经》认为"发为血之余"，人在年轻时，脏腑强健，气血充盈，故而头发也能乌黑茂密。但是等到了中年后，脏腑衰弱，气血不足，头发也就会变得稀疏脱落。

为了保养头发，"六七"女人首先要保证脏腑的气血充足，比如多吃些果仁类食物，可以补血润燥、养肝益肾、滋养头发。在这里向大家推荐"黑豆"法。黑豆又名乌豆、黑大豆、冬豆等，是豆科植物大豆的黑色种子。生吃黑豆的风气，曾经席卷我国台湾和日本，吃过日本料理的人，都很难忘怀那一小盘甜黑豆的滋味，忍不住再叫一盘。黑豆所含营养成分与黄豆基本相同，但其蛋白质含量比黄豆更高，每100克黑豆的蛋白质含量高达49.8克，居所有豆类之冠。它还含有脂肪酸、β－胡萝卜素、叶酸、烟酸、大豆黄酮苷、异黄酮苷类物质，营养价值很高。

关于黑豆润肤、乌发的药用价值，最早记载于《神农本草经》中。很长一段历史时期内，《神农本草经》都是医生和药师学习

中药学的教科书，或者是作为必读书，被放在了非常重要的位置上。书中对于药物性质的定位和对其功能主治的描述十分准确，所以，它对黑豆药用功能的记载是值得信任的。

　　下面我们就来看看如何运用黑豆的神奇作用治疗脱发。首先用水把黑豆煮熟，每次服 50 克，每日 2 次。一般说来，非病理性脱发的患者，在连用此方一个月左右就可有明显的好转。如果连用一个月仍无明显好转，可改用盐水煮黑豆。可以依照每 500 克黑豆加盐 5 克的比例进行调和，服用方法相同。需要注意的是，总体煮熟的黑豆可以有很多，但是每次服用的计量不宜过多，最好不要超过 50 克，否则容易胀气，引起肠胃不适。

　　另外，因为黑豆源自天然，所以几乎是人人可食，尤其适宜脾虚水肿、脚水肿、体虚多汗、肾虚耳聋、夜尿频多、白发早生等患者食用。值得注意的是，黑豆不宜与中西药混服。这是因为黑豆有解药毒的作用，同时亦可降低中药功效，所以，如果你正在服用中西药物，不要同时服用黑豆，以免效力相抵，无法发挥应有的治疗作用，延误治疗。

　　当然除了黑豆之外，"六七"女人还可以多吃些新鲜的蔬菜水果，这些蔬果能够养胃生津，对于女性补养气血有力，而且丰富的营养能够滋养头发。总之，只要注意调理脏腑，保持气血充盈，"六七"女人就能降低脱发的程度，拥有靓丽润泽的秀发。

第七节
女七七时：任、冲二脉衰退，
女人进入绝经期

49岁时，调理任冲二脉，做朵永不凋零的"女人花"

49岁是女人的多事之秋，生理上进入了"病找人"阶段，年轻时能扛住的毛病现在扛不住了；心理上进入矛盾复杂阶段，往后看青春不在，向前看暮年将至。其实，中医对此有很好的解释。

《黄帝内经》里讲："七七，任脉虚，太冲脉衰少，天癸竭，地道不通，故形坏而无子也。"意思是，女人到了49岁，任脉虚弱，太冲脉衰退，具有化生月经功能的肾气枯竭，月经停止，因此失去了生育的能力。女人在这个时候，不仅皮肤会变得暗淡无光、皱纹丛生，随之还会出现热潮红（即经常感觉突然之间体温急剧上升，热的感觉从胸部开始，像潮水一样迅速涌向颈部和面部。通常会持续一到两分钟，过后又会觉得身体开始发冷，甚至会打冷战）、心悸多汗及头晕目眩等状况。也就是我们常说的进入更年期了。

足见，在49岁这一坎儿，任冲二脉的衰弱导致女人身体的能量出现严重衰减。这时，我们就要想办法旺盛这两条大脉，调动气血循环与精气运行，以保证自身能量系统的充盈。

中医指出，脾胃为后天之本，为土，是培育万物的能量源。而肝木为公；木生火，心火为子；火生土，所以脾土为孙。我们的脚上就有这么一个公孙穴，是八脉交会穴之一，通于冲脉，虽然弱小，却能滋养肺和肾，供应人体最重要的物质能源。经常按摩这个穴位，可以宁心安神、补中益气，防治诸多冲脉疾病，对消化系统及女性生殖系统都有很好的保健作用。

取穴的时候，公孙穴在足内侧缘，第一跖骨基底前下缘，赤白肉际处取穴，距太白1寸。你可以在晚上泡完脚后，在足弓处抹一点儿橄榄油，然后用刮痧板，顺着足弓刮拭，如果感觉酸痛一定要多按摩几次。不过，按摩这个穴位要适当用力，用力按压效果会更显著。一般来说，每次按摩时间控制在3~5分钟为宜，一天2~3次即可。

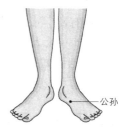

公孙穴的位置

与公孙穴类似，任脉上也有一个八脉交会的了不起的大穴——列缺穴。列缺在古代指闪电。闪电的形状就是一分为二的，中间有一条裂缝，所以称之为列缺。而在我们手上的列缺穴，在解剖上的位置就正好位于两条肌腱之间。它是肺的络穴，从这里又开始走入大肠经，一分为二，贯穿于两条经络之间，正好应了列缺之名。这个看似很小的穴位，功效如其名，具有像闪电一样涤荡乾坤的作用，不仅能治疗头面部疾病，还能够治疗心烦、失眠等神智疾病及冲脉失调的各类病症。

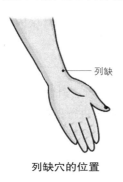

列缺穴的位置

列缺穴取穴，在前臂桡侧远端，桡骨茎突的上方，腕横纹上1.5寸。你可以将双臂自然抬起，双手于虎口处自然交叉，用其中一只手的示指自然地搭在手腕部突起的骨头上，指尖所指的位置就是这个穴位了。对本穴按揉的时候，宜轻握拳，拳心向上，轻放桌上，然后如法或按或掐或揉。按掐时，列缺穴处会有酸胀或疼痛感，以酸胀感者为好。每次按摩3~4分钟即可，每天3~5次。

不过，现实生活中也有不少女性还不到40岁就步入了"七七"这个坎儿。现代女性易患更年期提前的因素有很多。例如，长期口服或外用雌激素类避孕药物；长期营养不良，患有贫血和出现过于消瘦等症状；长期处于精神抑郁状态；长期压力大，劳累过度；长期没有性生活，等等。这些都是需要注意的问题。

人都说女人如花。一点儿也不假，女人一生就是缤纷多彩的，只不过到了更年期，应该懂得保养自己，让自己从艳丽的玫瑰演变到清香和淡雅的百合，而不是凋零。

身体好调养，更年期也会变春天

"七七"女人因为任冲二脉的衰退，会进入到更年期。很多人往往将更年期与"歇斯底里""黄脸婆"等词联系起来，其实这完全是对更年期的误解。台湾著名的女医师庄淑旂博士，长期致力于女性健康的研究。她有个著名的理论叫"女人的三春"，她说："女人的一生有三个健康关键期，一是月经生理期，二是怀孕生产期，三是停经更年期。只要掌握这三个生理的重大变动期，通过妥善的饮食调养与作息规范，就可以获得永久的健康和美丽。"

因此，更年期对女人来说不仅不是磨难，反而是一个审查自己身体的好时机，只要悉心调养，就可使体内的新陈代谢在一个新的基础上达到平衡的状态。

进入更年期的女性除了在心理上积极调适以外，要重点从以下两个方面调节自己：

1. 拒绝骨质疏松

骨质疏松症是女性进入中年后常见的一种病症，其防治的关键是保持足够的钙的摄入。补钙最好是通过食补来进行，平常可以多喝些骨头汤、牛奶、豆浆，多吃些豆腐、虾皮等含钙丰富的食物。绿色蔬菜的含钙量也很高，而且吸收与利用率也高。另外，蛋、虾、鱼、蟹、海带、紫菜、木耳、雪里蕻、芝麻、山楂等也都是含钙丰富的食物。

这里尤其要说到豆制品，《本草纲目》中关于豆类的记载有很多，其中大豆能够减轻女性更年期综合征的症状。更年期女性在日常生活中不妨多吃些豆类和豆制品，每天更应保证一杯浓豆浆或是一块豆腐的量，这对于补充雌激素很有帮助，能使女性更顺利地度过更年期。如果选择服用钙片，正确时间是在餐后1~2小时。服用钙片前后不要喝浓茶、咖啡、酒，不要生食蔬菜。

2. 应对头晕目眩

这是更年期较为常见的一种症状，这种头晕往往是非旋转性的，表现为头沉、头昏等症状，眩晕程度因人而异。易发生眩晕症状的更年期女性，日常生活最好避免太强烈的光线，避免太嘈杂的环境，保持生活环境的平和安静。当眩晕发作时，要尽快平躺休息，避免头部活动，以免摔倒造成其他身体伤害。眩晕症状好转后，要慢慢做一些头部和肢体的活动，逐渐摆脱虚弱的身体状态。在饮食上宜以清淡为主，忌食高盐食品，以及酒、咖啡、浓茶、辛辣食品等对神经系统有刺激作用的食物。

3. 跟失眠说晚安

"会睡的女人美到老。"著名影星奥黛丽·赫本一生与美丽相伴，睡眠美容就是她最推崇的养颜方法。会保养的女人都知道"美容觉"一说。所谓的"美容觉"，时间是晚上的10点至次日凌晨2点，这段时间是新陈代谢较旺盛的时间，也是内调的最好时间。只有在这段时间好好休息，身体才能补偿给你一份美丽。但是，很多女性进入更年期就开始受到失眠的困扰，这也是加速她们衰老的重要因素。怎样才能告别失眠，睡饱美容觉呢？

（1）睡前温水沐浴。时间最好在睡前2小时。因为沐浴后体温会升高，2小时后，随着体温下降睡眠才会来临。记住不要洗热水浴，那样会使体温升高，推迟大脑释放出"睡眠激素"。

（2）喝一小杯温热牛奶。睡前喝一杯热牛奶，可以放松肌肉。

牛奶中还含有催眠物质，使全身产生舒适感，有利于入睡和解除疲劳。对体虚而导致神经衰弱者的催眠作用尤为明显。

（3）在良好的环境中睡眠。控制室温在20℃左右，而且室内空气要能够流通。

（4）舒服的睡眠姿势。一般主张向右侧卧，微屈双腿，全身自然放松，一手屈肘放枕前，一手自然放在大腿上。

女人也要防肾虚，守护好自己的健康

日常生活中，人们常认为男性比较容易出现肾虚的症状，因此，市面上关于补肾脏的药物、食物、书籍等也大都是针对男性的。殊不知，女性也面临肾虚的威胁，尤其是"七七"女性在慢慢走向人生的暮年，更要善待自己的肾，及早地发现相关症状，保持肾脏的健康。

其实，无论是在生理上还是病理上，女性都弱于男性，与男性相比，女性阴气较强胜而阳气较虚弱，因此女性更容易发生肾虚的症状。在现代社会，女性面对的是工作与家庭的双重压力，工作忙碌也不太注意饮食，难免食用冷的或者是性寒的食物，再加上现在的工作环境一般夏天都会长时间吹冷气，这些因素使得女性更容易出现肾虚的症状，这又进一步会导致早衰。据调查统计，现在的中年女性肾虚比例相当高。肾虚会表现出一些症状，以下列举了一些肾虚的症状，有下述症状的读者可要注意了，很可能就是肾虚的表现，这就需要你补肾了。

症状一：更年期提前

我们知道，一般女性进入更年期的年龄是50岁左右，而"肾虚"的女性一般会表现出过早出现闭经、性欲低下、烦躁、焦虑、多疑等现象，这些都是更年期的表现。如果您在50之前就出现以上的状况，那么就要引起注意了。中医认为虚证的本质就是衰老，久劳伤肾的"肾虚"之人衰老速度会加快。

症状二：眼睑水肿，黑眼圈加重，面色苍白

如果你在清晨起床照镜子时，发现镜子中的自己变得眼睑水肿、出现可怕的黑眼圈，脸色苍白无光，自己仿佛换了一个人，这原因很大可能就是肾虚。

中医认为，肾主水，肾虚则水液代谢不利，导致水肿，而眼睑是最容易被发现的部位。至于黑眼圈、面色苍白无光则是由于肾虚导致血液供应不足造成的。

症状三：怕冷

如果你穿的衣服总是比别人多，而且一受凉就会腹痛腹泻，那么你要注意了，这也可能是肾虚的征兆。更年期女性更易肾虚。肾虚是指人体肾的气血阴阳失衡而产生的一系列症状，如有气无力、手脚冰冷、精神疲累、口干咽燥、烘热出汗、乳肿等。肾虚者皮肤较差，容易出现皱纹，看上去会比实际年龄大很多。

由于肾脏主要的生理功能是藏精和主宰身体的阴阳之气，所以肾虚会使机体老化。正因于此，爱美的女性更要注意补肾，治疗肾虚，这样才能有助于防止机体老化，使青春永驻。

肾虚给女性朋友的身心都带来了很大的影响，但是无论是处在何种年龄段，也无论是由于什么原因造成的肾虚，这些都并不可怕。只要我们注意上述肾虚的症状，及早地发现问题，注意合理的膳食、休息，采用多种方式和途径进行调理，就会克服病症。因此，女性朋友也要有补肾的思想观念，肾脏健康才能有好气色、好肤色、好心情、好生活！

千金难买老来瘦——"七七"后的女人也要瘦

俗话说："千金难买老来瘦"，确是有道理的。老来瘦，并不是为了潇洒、漂亮，而是为了健康。现代医学证实，体重超过正常人体重10%以上（超重）者和体重正常者相比，患高血压的概率高6倍，患心脏病的概率高1.5倍，患糖尿病的概率高5倍，患月经异常的概率高3倍。45岁以上的人，体重如果超过正常标准的 10%，那么，每再超过 1 公斤，寿命就要减少 29 天。

随着养生学的普及，如今大多数中老年人也都相信"老来瘦"的说法，但又有一个问题出现了：减肥速度过快。须知，快速减肥的能量消耗是巨大的，而作为中老年人，身体能量本来就不足，这样一下子减下来，后果可想而知。美国曾有一项医学研究，发现 50 岁后体重大幅度减轻，到 65 岁以后的死亡率会大幅度增加，根源在于体内的胆固醇改变。研究表明，老年女性血液中胆固醇含量过低时，死亡率会增加 4 倍，其中癌症和冠心病的发病率升高是重要原因。

那么，作为中老年女性，究竟应该如何来减肥呢？这里给大家介绍一套慢减肥的方案。

第一步：从少吃一口开始

关于饮食，中国有一个传统养生观念，那就是吃饭只吃"七分饱"。这个观念尤其适合中老年人，虽然胃口好并不是什么坏事，但吃得过饱确实有诸多危害。那么，怎么才算七分饱呢？其实就是自我感觉饥饱适中即可，具体表现就是"少吃一口"，尤其遇到自己爱吃的东西，便要想一想这"少吃一口"。

第二步：让减肥运动的速度慢下来

中老年人平常做一些运动是有益的，但切忌为了减肥而加大运动量，尤其是运动速度不能过快。这样一来，不仅体重不会迅速降低，还不容易受到运动伤害。那么，怎样的运动量是中老年人比较适合的呢？有专家指出，每周消耗 2000 千卡热量的体育锻炼，相当于打 2~3 小时的乒乓球，对老年来说就足够了。中老年女性可以选择有氧运动，如快走、慢跑、游泳、骑自行车、练八段锦等，每周锻炼三次，每次锻炼时间半小时左右。

除此之外，老年人有两个动作是切忌的：首先，老年人运动要避免憋气；其次，老年人运动还要忌长时间蹲马步。还有的老人喜欢压腿，拉伸韧带，这是一个很好的柔韧性锻炼，但患有骨质疏松的老人，压腿的时候不能用大力，不然很容易受伤。

第三步：减肥重点在腹部

佛蒙特大学曾对 178 名年龄在 20~60 的妇女作过一项研究，尽管她们都有着健康的体重，但是年龄最大的妇女腹部的脂肪竟然比年龄最小的多了 55%。实际上，在我国中老年女性腹部肥胖的现象也非常严重，而要想减掉很困难，这里为大家推荐一个小方法：

减腹操：身体躺下，双手置于脑后，两脚抬起离地面 30 厘米的距离，慢慢提起左边肩胛，同时收缩腹部肌肉，再换位置，提右边肩胛，做同样动作，两边各做 10 次。

老年人因为关节等都不如年轻人灵活，所以做操前的准备工作是不可少的。准备活动很简单，如搓手、摆头、转动脚腕、手腕等。对于年纪较大，身体患有疾病，或是刚刚大病初愈的人，动作更要轻、柔，不可过猛。

第四步：推荐一些"天然降脂药"

建议中老年女性，尤其是处于更年期的女性，平时多吃一些菠菜、油菜、芥蓝、黄瓜、茄子、山楂等食物，实际上这些都是"天然降脂药"。除此之外，适当增加糙米、高粱面、小米、豆类等粗粮，即能改善老年人胃肠功能减退的问题，又可增加饱腹感以达到减肥的目的；减少脂肪、胆固醇高的食物，多吃些清爽可口，富含维生素的瓜果蔬菜，瘦肉、鱼类、蛋类也要吃一些，但不能吃得过多；酒、咖啡、可乐这些饮料最好少碰，多喝牛奶、豆浆以及鲜榨的水果汁、蔬菜汁，每天喝 500 毫升牛奶以及适量的豆浆、果蔬汁。

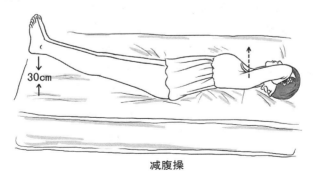

减腹操

第八节
男一八时：肾气实，头发茂盛，牙齿更换

生命初始肾气旺，男孩的一生都旺

相对女孩儿而言，男孩的发育要晚。女人以七年为一个生命周期，随着肾气的充盈与衰弱而出现身体上的变化，而男人则以八年为一个生命周期。8岁是一个男孩子成熟的第一阶段，在此阶段肾气逐渐充实。《黄帝内经·素问·上古天真论》中提及"丈夫八岁，肾气实，发长齿更。"也就是说男子到了八岁时，随着肾气的充实，头发开始茂盛，牙齿也开始更换。前面提到女孩儿七岁时为"齿更发长"，男孩儿却正好相反，为"发长齿更"，为何男女的顺序是不一样的呢？头发是主生发的，牙齿是主收敛的，所以男子先生发后收敛，女子则先收敛后生发。

八岁以后，男孩子的头发生长速度很快，几乎每周都会有一个新的变化，如果不理发就会变得毛毛糙糙很难看，这其实正是精血充盈的表现。相应地，如果男人出现了脱发、谢顶、头鬓斑白则是精血衰弱的表现。除了头发的变化，男孩子的乳牙也开始脱落，换成新牙。这时肾气弱的孩子，乳牙可能换不全，或者有些该掉的牙齿没有掉。这时父母就要给孩子补充肾气了。

为了让男孩子将来能成为一个身体健康的男子汉，父母在孩子小的时候就要为其补充肾气。"苦健肾"，父母平时可以炒一些焦黄的硬果，不管是对小孩儿还是对老人都是有好处的。核桃

也是补肾气的好东西，食用的时候可以先烤熟核桃，然后剥去外层的小薄皮吃，也可以用盐水煮核桃，对于肾气不足、不实的小男孩滋补效果不错。有些人会觉得，八岁就开始补肾是不是有点儿为时过早。如果从养生的角度来看，越早进行补肾就越有利于帮助孩子打下一个好的身体基础。在生命的初始肾气就旺，男孩子的一生也会更加顺利。否则，小时候就肾气不足，等长大了再补，可能就来不及了。

另外，这时候的男孩儿正是爱吃零食的时候，家长要注意别让孩子吃太多甜的食物，因为甜味的东西对肾气的伤害很大。肾功能不好的孩子要少吃糖或者干脆不吃糖。

若要小儿安，常带三分饥和寒

如今每到冬季，一些年轻的父母就忙着给孩子加衣，里三层外三层的，生怕孩子冻着。一些孩子就因为生长在这种"温室"的环境里，体温不断上升，等父母发现时，孩子往往已经处于高热之中，这样便形成了常见的冬季"中暑"。

其实，"常带三分饥和寒"的保健方法对孩子更有好处。人若在空气中受到寒凉，人体自然会调集卫气分布于体表以御寒，防止感冒。家长如果给孩子穿得过暖，就会形成过于温暖的环境，人体在这样的环境中毛孔会张开。没有寒冷环境的刺激，人体也不会在体表形成防寒的卫气。严寒的冬日，穿得再多，也有脱衣服的时候，谁敢保证孩子每一秒都待在暖和的地方？很可能就在脱衣服的瞬间，寒气从孩子开放着的、没有防寒系统的毛孔长驱直入，这样孩子会很容易感冒生病。所以，在秋天凉意初起的时候，父母不要忙着给孩子加衣，要让其保持"三分寒"，以增强抗寒能力。

再者是要孩子"三分饥"，即吃七分饱就可以了。现在生活条件好了，独生子女又比较多，爱吃什么就吃什么，尤其是爱吃些不易消化的肉食。孩子吃多了，一是损伤脾胃，影响消化吸收，久之导致营养不良；二是造成胃肠食积。中医认为，"久积化热"

有内热容易导致外感，易生感冒等疾病。

有些家长，孩子不吃饭总是追着喂，殊不知这会让孩子养成挑食和厌食的坏习惯。孩子不吃饭是因为不饿，饿了自然吵着要吃的，所以家长要吸取"三分饥"的喂养经验。

孩子穿衣讲究"三分寒"，是从宏观上讲的，而不是说让孩子全身都要"寒"，正确的做法是"三暖三凉"。

1.三暖是：背暖、肚暖、足暖

保持背部的适当温暖，可以减少感冒机会。适当温暖，就是不可过暖，过暖则背部出汗多，反而因背湿而患病。

肚子是脾胃之所，保持肚暖即是保护脾胃。孩子常脾胃不足，冷空气直接刺激腹部时，孩子就会肚子痛，从而损伤脾胃功能，影响到营养物质的消化吸收。另外，中医还认为，脾胃与免疫功能有关，所以，肚暖是孩子保健的重要一环，睡觉时围上兜肚，是保持肚暖的好方法。

脚部是阴阳经穴交会之处，皮肤神经末梢丰富，是对外界最为敏感的地方。孩子的手脚保持温暖，才能保证身体适应外界气候的变化。

2.三凉是：头凉、心胸凉、下身凉

从生理学的角度讲，孩子经由体表散发的热量，有1/3是由头部发散，头热容易导致心烦头晕而神昏。头部最容易"上火"，孩子患病更是头先热。如果孩子保持头凉、足暖，则必定神清气爽，气血顺畅。

穿着过于厚重臃肿，会压迫到胸部，影响正常的呼吸与心脏功能。穿着过厚，还容易造成心烦与内热。所以，应该保证孩子的心胸凉，胸部不能穿得过多。

孩子在十岁之前，血气都很旺盛，但是阴气不足，此时他们下身的衣服宜薄不宜厚，如果下身过于温暖，则有碍于阴气的生长。

八岁了还尿床，多是肾气不足

一两岁的小男孩身体尚未发育健康，在肾气不富裕的环境下都会遗尿，这属于正常的情况。两岁半以上的男孩大概60%在夜间不再尿床了。如果男孩都八岁了，还每月尿床一次以上，这就属于病症了。有的男孩也会偶然因为疲劳、睡前喝水过多等原因而遗尿，这种情况不在我们讨论的范围。

很多家长在孩子出现遗尿现象后，希望能通过限制孩子晚上的饮水、夜间叫孩子起床小便、训练孩子憋尿等方法来杜绝这种情况，但收效往往不大。在中医看来，只要孩子的泌尿系统没有器质性的问题，那么，遗尿症的发生多与肺、脾、肾功能失调有关，尤其是肾气不足最多见。所以，患有肾炎的孩子也多伴有遗尿的现象。如果仔细观察，大家就会发现患有遗尿症的男孩子多数先天发育不良，身体消瘦，这一方面可能与先天禀赋不足，另一方面后天调养不足，使得肺脾气虚，膀胱的约束无力而遗尿。

有一个姓吴的小朋友，从小就爱尿床，7岁的时候每隔一两天就会在晚上尿床一次，白天时小便次数也很多。日常饮食只要稍有不慎，就会出现大便溏薄。从外表来看，他的发育还算可以，不过面色不像其他小孩儿那么红润，四肢较凉，舌淡苔白。

对于小儿遗尿，在治疗的时候应以培元补肾为原则。我们可以采用艾灸关元、肾俞两穴的方法调治。先灸关元15分钟，再灸肾俞15分钟，至局部皮肤灼热潮红为度。

除了这一艾灸方法之外，下面的两种方法也适用于小儿遗尿。

方法一：

取气海、关元、三阴交为主穴，肾俞、足三里为配穴，先灸主穴，再灸配穴。采用温和灸和雀啄灸，两种方法交替进行，使局部有温热感而无灼痛为度，每日1次，7次为一疗程。

温和灸，就是将艾条燃着的一端与施灸部位的皮肤，保持一定距离，在灸治过程中使小儿只觉有温热而无灼痛感。雀啄灸，是指将艾条燃着的一端对准施穴位后，进行一起一落的灸治。

方法二：

治疗时患儿平卧，医者用一指禅按揉百会、关元、肾俞、中极、膀胱俞、足三里、三阴交等穴，每穴 1 分钟，使各穴有酸、胀感，然后取关元、百会、肾俞、中极、足三里等五穴灸治，每穴 2~3 分钟，患儿感到有温热感为宜。

艾灸的方法，大家应该都能掌握，不过很多人可能对"一指禅"这个按摩方法不太了解。一指禅推法是指用拇指指端、螺纹面或偏峰着力于一定穴位上，沉肩垂肘，腕关节要悬屈，运用腕间的摆动带动拇指的屈伸活动，以使之产生的功力轻重交替、持续不断地作用于经络穴位上。

消除多动症，培养有自制力的男孩

八岁的小男孩儿淘气点儿没什么，我们可以看作是孩子肾气充足的表现。但如果孩子的这种"动"不分场合这就属于多动症的范围了。举个例子，当大家在非常安静的教室里面，或者电影院时，他会突然地发出怪声。如果男孩子只是很好动，当上课的时候能遵守纪律，并且可以跟着其他同学一起做好很多活动，这就属于好动，不是多动症的病理性的症状，两者是要区分开的。

另外，淘气一点儿的男孩子在看自己喜欢的"动画片"时，他会全神贯注，还讨厌其他人的干扰。个人的行动通常会有一定的目的性，有自己的计划和安排。在比较严肃的陌生环境中，他可以控制自己的行为，能安分守己，不再胡吵乱闹。但是，多动症的男孩却无此特点。男孩子如果患上了儿童多动症却没得到及时的治疗，不但影响现在的学习，这种多动症很可能会持续到成年，并造成更大的危害。所以，父母万不可粗心大意，在孩子出现注意力不集中，多动症状时，应尽快到当地医院做细致检查和治疗。

儿童多动症的病因主要有四点：第一，孩子因吃了过多的膏粱厚味伤了脾脏，所以"积生内热，津伤化燥，燥极生风，风感则动"，不少多动症儿童的身体都比较瘦弱；第二，当孩子做了一些怪动作后，父母不加干预，孩子习以为常逐渐演变成病态而难以克服；第三，孩子年幼时哭泣之后，还没等心情舒畅就入睡了，致使肝气在体内化燥，出现多动倾向；第四，孩子偏食，不吃蔬菜导致大便干燥，胃肠积热而生躁动。

所以，对于儿童多动症采取辨证治疗的方式，主要将其分为三类，每类对应不同的方药。大家不妨参考一下，在用这些药方时最好请当地的中医师为孩子诊断一下。

方药一：化燥消疳汤

大黄5克，茯苓15克，益智仁10克，僵虫10克，蝉蜕10克，莪术5克，麦芽15克，槟榔10克。水煎服。

这个剂量是4~8岁孩子的剂量。此药方主要用于瘦弱儿童的多动症，治疗时应疏肝理脾，父母也要配合纠正孩子的偏食和其他不良习惯。

方药二：苦参清躁汤

苦参2.5克，茯苓10克，白鲜皮10克，益智仁10克，槟榔10克，僵虫10克，半夏5~10克，胡黄连5~10克，莪术5克，乌梅10克，甘草10克。水煎服。

此药方主要用于肥胖儿童，治以行气化痰，息风润燥。

方药三：宁心益智饮

连子心10克，柏子仁霜10克，桃仁10克，川芎5~10克，枣仁5~10克，生蒲黄5~10克，益智仁10~20克，僵虫10克，榧子10克，使君子仁5克，红花5克，甘草5克。水煎服。

此药方主要用于躁动频作，影响智力和注意力的儿童，治以安神定魄，舒气化积。

俗话说"条条大路通罗马"，治疗多动症，针灸疗法的效果同样神奇。在临床上，常取百会、攒竹、通里、照海、心俞、谵

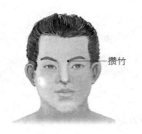
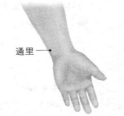
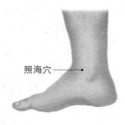

攒竹、通里、照海穴的位置

譆、大椎、腰奇诸穴。

　　以上穴位，可根据所在部位选择刺激方法，位于头部的如百会、攒竹，可采用按摩之法；其他部位如背部的大椎、心俞，腿部的照海，手部的通里，皆可采用艾灸疗法。专业中医师可用毫针刺法，手法为平补平泻，每日 1 次，每次留针 30 分钟，10 次为 1 疗程。不便留针者，可毫针速刺。当然，对于体质较弱的孩子来说，建议采用推拿按摩法，这种方法虽然见效较慢，但是安全可靠，尤其适合家庭保健护理。采用按摩手法，以穴位有热感为度，根据子午流注每天按摩，直到症状彻底消失为止。

　　有一点需要提醒父母，当自己的孩子有多动倾向，爱捣乱、学习不好时，不能认为孩子就是坏孩子而给予恶意的批评，一定要将其看作是一种病症，从而更关心、关爱孩子。另外，多动症的男孩精力很旺盛，父母可以

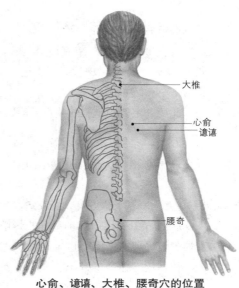

心俞、譆譆、大椎、腰奇穴的位置

每天集中给他半个小时到 40 分钟的时间，让孩子做点儿剧烈活动，比如游泳、踢足球等。这样将他多余的精力发散之后，他就没有力气去捣乱或做其他出格行为。

食疗配方，不让孩子再当"小胖墩"

如今，很多父母都觉得孩子胖乎乎的比较可爱，认为孩子胖一点儿没关系，长大以后就会恢复正常，所以对孩子肥胖不但不予以重视，还希望自己的孩子吃得胖胖的。殊不知，等孩子长大成人后，这种肥胖会越来越明显，而且很难控制，不但外形不再可爱了，更要命的是高血压、糖尿病、脂肪肝等病魔会悄悄地在儿童身上埋下隐患。

孩子长得太胖，不仅对身体是一种伤害，对心灵的伤害更大。有的孩子因为年纪太小，不太懂得尊重他人，经常歧视和嘲笑比较胖的孩子。这样一来，比较胖的孩子就会变得自卑和孤僻，时间长了，心理发育肯定会受到严重影响。

小儿肥胖症除环境、遗传、生长发育、疾病等原因外，绝大多数与进食热量过多或营养不平衡有关。很多小孩喜欢进食甜食和油腻的肉类食物及碳酸类饮料等，这样就容易造成能量过剩，使脂肪堆积，从而导致肥胖。

针对孩子肥胖这一问题，家长可以采用食疗方法来改变孩子的肥胖体质，下面为大家介绍几种既调节体质，减肥功效又不错的食疗配方，家长可以给孩子搭配进行，这对孩子会有很大帮助：

1. 山楂冬瓜饼

材料：面粉 500 克，冬瓜 250 克，生山楂 150 克，鸡蛋 5 枚，蜂蜜适量。

做法：将山楂、冬瓜剁泥；盆内放适量温水，放入酵母搅开，放入鸡蛋、蜂蜜、面粉搅成浓稠状饧发待用。见面糊鼓起时，加入山楂、冬瓜泥和匀，制成圆饼。平锅加适量油烧热，放入圆饼，煎成金黄色鼓起熟透即可食。

功效：此方中山楂可降血脂、胆固醇、美容、抗衰老。久食防早衰，还能保持皮肤光滑细腻等；冬瓜清热解毒，利水消肿，悦泽、好颜色等，适用于小儿肥胖症，高脂血症。

2. 荷叶饮

组成：荷叶、桑白皮各 20 克。

用法：以水煎服。

功效：此方中荷叶可消食积、醒胃化浊、降胆固醇、血脂等；桑白皮可"补虚益气"。适用于痰浊内盛之肥胖儿童，久服可转瘦，身材苗条。

3. 冬瓜烧香菇

材料：先准备冬瓜 250 克，水发蘑菇 50 克，食盐、味精、植物油各适量。

做法：将冬瓜切成小方块，香菇浸泡后切块。锅中加油烧热，倒入冬瓜、香菇及泡香菇水煸炒，加食盐、味精等调味，至熟即可。

功效：此方具有清热健脾、消积轻体的功效。

总之，对于肥胖儿童的饮食，应在保证足够的蛋白质、维生素和无机盐的前提下，适当增加含纤维素的食品，适当控制高热量的食品，尽量做到少吃甜食及油脂食品；晚餐少吃，睡前不吃点心，适当增加活动，睡眠时间不宜过长等。如能这样做，对小儿的肥胖症将会有所改善。

第九节
男二八时：肾气盛，有了生殖力

男子"二八始有精"，要教育孩子慎行事

《黄帝内经·素问·上古天真论》中有："二八，肾气盛，天癸至，精气溢泻，阴阳和，故能有子。"也就是说当男子到了16岁的时候，肾气就开始旺盛起来了。这一点与女子是不一样的，女人在第一个七年时就已经"肾气盛"了，这就是男女之间的差异性。

16岁的男孩儿因为肾气的充实，维持生殖的天癸的到来，出现了"精气溢泻"的现象。从中医养生来看，这是男人健康和成熟的表现。此时，若能阴阳交合，就能够生孩子，"二八"男孩已经具备了生育的能力。16岁的男孩儿身体日益成熟，心态上也不再是个懵懂的小孩儿，有了性冲动，此时家长要做好男孩的心理教育。

中医有句话叫"欲不可早"，就是说欲望是不可以提前的。欲多就会损精，人如果精血受到损害，就会出现两眼昏花、眼睛无神、肌肉消瘦、牙齿脱落等症状。男耗精，女耗血，过早地开始性生活，对女子来说就会伤血，对男子来说就会伤精，这样将来对身体的伤害是很大的。因此古代的养生家一直强调人一定要有理性，能控制自己的身体，同时也要控制住自己的性欲，否则的话，就会因为欲念而耗散精气，丧失掉真阳元气。

16岁的男孩儿还处于求学阶段，从生理上来看，他们已经像

一个成人了，可其实并未发育成熟。对于异性的憧憬或因受不良信息的影响，很容易让他们出现性的冲动。所以，父母要给予一定的引导，避免他们因为一时的冲动和不慎，造成少女的早孕，铸成大错。青春期随着第二性征的发育，男孩往往会对性怀着既好奇又害怕的心情，他们会做春梦，会有手淫的现象，对此，父母要有开明的态度，给予孩子健康的信息指导，切不可谈性色变。

平时，可以鼓励男孩儿多参加自己喜欢的活动，转移注意力，这样有助于缓解他们的心理压力，增强自信心。总之，通过父母和男孩儿共同的努力，让孩子平安度过这个美好的青春期，避免留下懊悔和遗憾。

"精气溢泻"是男子成熟的表现

根据《黄帝内经》中的"男八"养生理论，男人在虚岁16岁的时候，开始产生精子，睾丸的生精作用一旦开始，可以维持到老年。现代医学也认为，男孩子随着青春发育的启动，下丘脑会分泌出一系列多肽释放激素作用于脑垂体，脑垂体在接到下丘脑的有关指令后便立即行动、分泌多种激素，其中的促性腺激素，可促进男子睾丸成熟，生成精子和分泌雄性激素。

睾丸所生成的精子，首先会进入附睾和输精管等处暂时贮存起来。不过因为睾丸的生精作用是持续不断的，所以贮存精子的地方很快就会充满起来，于是就会出现精子过剩的情况。这时的外在表现就是呈周期性的遗精了。

有的家长在发现男孩夜间遗精时，认为孩子胡思乱想，因此批评责备孩子。遗精其实是男孩子进入青春期的正常生理现象，不一定男孩子胡思乱想就会遗精。青春期一到，即便他不想，也会发生，没到青春期，不管他怎么想，也不会发生遗精现象。换句话说就是，遗精是自发的不随意的反射活动，并不受人意识的控制。

人的一生要经历生长、发育、成熟、衰老的各个身体变化时期，而第一次遗精，就是青春期性成熟的信号。青春期的男孩子虽然性生理已成熟，但性心理并不成熟。他们常会因为首次遗精而感到惊恐和疑虑，因此家长在尊重男孩生理发育的事实之时，也要注意向他们宣讲科学的性知识，使他们能懂得身体的这一重要变化。同时，也要注意培养他们健康的性心理和性道德，不要沉溺于色情梦幻和刺激，防止走上邪路。

青春期，男孩子的喉结突出来

喉结突出，是男性的性征之一。为什么过了青春期，男性的喉结就会变得突出？在解释这个问题之前，先让我们看下喉结的作用。人的喉咙由 11 块软骨作支架组成，其中甲状软骨是最主要、体积最大的一块。婴儿在两个月时，喉软骨就开始发育直到出生后 5~6 年才基本停止生长。因此，幼年时期男孩子、女孩子的喉结并无区别。

进入青春期后，女性的喉结并无明显增大，但是男性的喉结则因为雄性激素分泌的增多迅速增大，甲状软骨向前方突出，使得喉部前后变宽，声音也随着这种改变成为较为低沉的男性音。这也就是为什么青春期前，男女发音的区别不大，但是在青春期后很多男性的声音出现了明显的变声，男性因喉部前后径变大而发出低沉的声音，女性因喉部前后径小而发出尖细的声音。这就好比乐器一样，如果管径粗，发出的声音就比较浑厚，管径小发出的声音就比较尖细，其道理是相通的。

虽然说喉结是男性较为突出的特征之一，但有些男性的喉结并不明显，而有些女孩的喉结反而更为突出，这又是为什么呢？

专家在调研后发现，一部分喉结不明显的成年男性，其中有些是非常健壮的田径、体操运动员等，他们绝大多数已结婚、正常生育，且无其他异常表现，内分泌检查也未见异常。原来，他们青春期就开始从事大量的体育锻炼。有学者认为，这些导致男人在青春期间性激素的大量消耗，而使甲状软骨未能向前突出，以至于外观喉结并不明显。不过，喉部前后径还是比青春期前增加很多，因此声音同样会是男性音。另外一部分喉结不突出的男性，则是因为颈部较粗、肥胖或甲状软骨不是典型向前突而是向四周等量扩张，所以看起来喉结也不那么明显。

至于少女喉结突出的原因，大致有三种情况：一是女子卵巢功能不足，或者脑垂体、肾上腺等内分泌腺出了问题，体内雄激素的含量便会增多，于是便出现了喉结突出、多毛和声音变粗等男性化的表现。二是遗传因素，如果父亲喉结特别大而显眼者，他的女儿的喉结有时候也会明显突出。三是过分消瘦的女子，由于颈前部的脂肪和肌肉组织不多，喉结也照样会显得向前突出。

枇杷饮，让男孩儿只要青春不要"痘"

每个人都希望能留住最美好的青春时节。前提是，不要附带青春的烦恼。青春痘一向被视为年轻的象征，却也是年轻人最不想从镜子中看到的"青春的烦恼"。青春痘也叫痤疮、粉刺、暗疮，是一种常见的皮肤附属器性皮肤病，古代医书中多有记载。这种病症多发于面部、前胸与后背，形状多样，多带尖，损害人体表皮皮肤，严重时可见丘疹、脓疱、囊肿、结节等现象，不仅影响美观也会对人的心理产生不良影响。

对于男孩子来说，青春痘更是常见，因为男孩子的肾气阳气盛，容易上火生热。想要彻底解决痘痘带来的烦恼就要先弄明白它从哪里来，又为什么会来。青春痘的产生多由于饮食上过于随意，忽视了饮食健康，伤及了脾胃。脾胃失调之后，体内的阴阳平衡被打破，逐渐呈现湿寒性质。时间一长，湿热上蒸于肺，肺部受到了毒邪的侵害，毒邪之气发于体表就形成了痘疮。虽然青春痘发起时来势汹汹，但只要对症下治，彻底治愈它并没有想象中那么困难。

在治疗青春痘的诸多方法中，枇杷饮是性质温和的一种偏方疗法。说到偏方，首先要澄清一个误区。不少人都认为偏方就是旁门左道。其实不然，偏方来自民间，之所以能够流传至今，大多有其存在的依据。只不过，有些患者生病了就乱了阵脚，胡乱试用，结果延误病情，得不偿失。偏方的使用也讲求对症而治，那种一方解决好几种病症的"偏方"确不可信。治愈自己的病应该选择何种方子，要在明白自身病理的基础上进行选择和尝试，这样才是对自己的身体健康负责的态度。

就青春痘而言，枇杷饮就是一种治痘的良方，制作的方法也比较简单。具体说来，制作枇杷饮需要枇杷叶9克（注意是叶子而不是果实），桑白皮9克，黄连6克，黄芩9克，甘草6克。将上药用水浸泡半小时后大火煮开，再小火煎煮20分钟即为头煎药，再如法煎煮为二煎药，将头煎、二煎混合，将上药分2~3次，饭后半小时温热服用。每日1剂。这个方子具有清肃肺胃、泻火解毒的作用。

此方中枇杷叶、桑白皮是主药，有清解肺热、和胃降逆、利水消肿的作用，枇杷叶还有抑制皮脂溢出、控制血管舒缩神经和抗炎的作用；黄连、黄芩有清热解毒的作用；甘草有益气补中、泻火解毒、调和药性的作用。由此可见，枇杷饮是年轻朋友不可多得的治痘良方，确实值得一试。

第十节
男三八时：肾气平均，身高达到极限

24~32岁，男子年轻气盛，生活要适度

24岁的男人身材挺拔，筋骨强健，正是好年华。《黄帝内经·素问·上古天真论》中说："三八，肾气平均，筋骨劲，故真牙生而长极。"24岁时，男人的肾气除了支撑他的生育功能之外，生育的部分就分布到了全身的各个部位。所以，这个时候男人的饭量很大，人长得也很快。

"筋骨劲"是指男子在此阶段非常有劲，不管是皮肤还是筋骨、肌肉都有很大的弹性。而且这时的男子也会长出智齿，这就是所谓的"真牙生"。所以判断一个男人肾气是否充足，还可以看看他在24岁的时候是否长出了智齿。"长极"的意思是说，男人到了24岁，身高已经到了极点，就不要再指望继续长高了。我们常发现，身边有些男孩子在上小学时个子还很矮，可等到了中学或大学时，身高就会再长一些。所以，矮个子的男子要趁在24岁（虚岁）之前，利用一些中药调理肾气，让身高再继续长高一些。

"三八"男人本身是身强体壮，肾气充盈的，但如果不懂得劳逸结合，就会耗散精气，使身体的抵御能力下降。对于年轻人来说，劳逸适度要做到以下几点：

1. 学会休息

休息是生命存在的重要环节，是健康的重要保证。因为人的

生理调节是有极限的，工作和休息在自然状态中交替重复，周而复始，就好似日月星空，昼夜交替，一年四季你来我往一样。违反了这一规律就违反了自然规律，破坏了这一规律，就打破了平衡。休息是一种对健康的保养，就像汽车一样，若是风里来雨里去，不注意维护、保养，新车便会变为旧车，行程中随时会出现"抛锚"。因为工作和休息常有人为的调节控制因素，因此，必须学会主动休息。

2.科学安排作息时间

人体的精神状态变化一天之内有三高二低时期的动态化现象：三高期常常分别在上午 8：00~11：00，下午 14：00~17：00，晚间 19：30~21：30，二低时期常常在中午 12：30~13：30（尤其有午休习惯者），夜间 23：30~凌晨 4：45。

因此，如能利用这种起落变化，科学安排作息时间将是建立有规律生活的最好办法，既能保持大脑良好的活动状态，最大限度地发挥智慧和潜能，又能增进健康，预防亚健康状态发生。当然，对特殊职业或工作性质的人，则应根据自己的生物钟状态和最佳起落变化来科学合理地安排作息时间。要学会自我训练和交替地使用人体各部位，做到既有规律性，又能起到对特定器官的抗疲劳的作用。

3.养成良好卫生习惯

要从日常生活中的点滴做起，重视每一天的过程。养成定时大便的良好卫生习惯（晨便或晚便），对健康十分有益；刷牙漱口，最好三三制，即每日刷三次牙，每次 3 分钟；冷温水浴，夏天最好天天洗，冬秋春三季可 2 天一次；就餐时，应细嚼慢咽；不吸烟，少喝酒，学会午睡，晚间热水泡足，过好适度和谐的性生活。

4.不可等到累了再休息

认为累了才休息的想法是错误的。因为当你感到已经累了，实际上你已进入疲劳期，因为你失去了主动自我调节的能力。根据生物学原理，生物钟是一个主动自我调节的过程，而被动（甚至被迫）休息，对及时消除疲劳，恢复自我主动调节功能是不利的。主动休息，主动建立或遵循生物钟的自然法则，就能充分发挥和及时协调全身器官功能，增强人体神经、体液、内分泌免疫功能和抗病能力，保持旺盛充沛的精力，提高办事效率，同时提高生活质量和健康水平。

房事恪守"七不可"，青年男子才健康

男人一旦性发育成熟，就会出现性的冲动，过早的性生活不利于男人的生长发育，即便到了 24 岁男人在行房事时也要十分注意。客观地说，性是人类延续的需要，对人身心健康也确实有一定的积极作用。和谐的性生活可以减少前列腺炎的发生，可以让男人更加自信。所以，24 岁的男人们即使在婚后，也要调整心态，维持和谐的性生活。

过性生活，也不是随心所欲，无所禁忌的。在日常生活中要注意做到以下几点：

1. 七情太过不宜行房

"人非草木，孰能无情"，七情，人皆有之，但七情太过不仅耗伤气血、损及内脏，而且不宜行房。龚廷贤说："愤怒中尽力行房事，精虚气竭，发为痈疽；恐惧中入房，阴阳偏虚，自汗盗汗，积而成劳。"情志不畅，七情太过时，体内气血运行处于逆乱或壅滞状态，精气闭塞，不能产生正常的性兴奋，性反应机制无法循序发展，如果这时行房则会加重气血逆乱或壅滞，耗伤精气，影响机体的生理功能。七情太过时行房会使某一方对另一方产生强烈的反感，无法激发性兴奋，造成性生理和性心理的双重创伤，容易导致性欲低下、性冷淡、性高潮缺乏、性交疼痛等性功能障碍。

2. 疲劳时亦不可行房

疲劳包括体力和精神两个方面。唐朝冰在注释《内经》时说："强力入房则精耗，精耗则肾伤，肾伤则髓气内枯，腰痛不能俯仰。"《玉房秘诀》也说："劳倦重担，志气未定，以合阴阳，筋腰苦痛，以是生子，子必夭残。"

《三元延寿参赞书》说："远行疲乏入房为五劳虚损。"特别是新婚久别、远道探亲者，不待体力恢复就行房，危害更大。须等心情平静，体力恢复后再行房，因为疲劳时精液稀薄，妊娠后对后代不利。

3. 饱食、醉酒后不宜行房

《寿世保元·老人》说："饱食过度，房室劳损，血气流溢，渗入大肠，时便清血、腹痛，病名肠癖。"进食过量，已给脾胃造成了负担，又复行房事，使气血趋于周身，脾胃气血相应减少，必然会影响消化吸收功能的正常发挥。

醉酒入房是房事养生之大忌，酒可乱人情性，又易损伤内脏，酒醉入房，极易耗竭肾中精气，贻害无穷。如《三元参赞延寿书·欲有所忌》说："大醉入房，气竭肝肠。丈夫则精液衰少，阳痿不起；女子则月事衰微，恶血淹留生恶疮。"

4. 病期慎行房事

患病之人，气血不足，阴阳失调，脏腑功能衰弱，若病中行房，可损伤正气，加重病情。如《三元参赞延寿书·欲有所忌》说："赤目当忌房事，免患内障""金疮未瘥而交会，动于血气，令疮败坏"。特别是病后康复阶段，更应忌房事，否则会因房劳而导致旧病复发，重者使病情恶化，危及生命，中医谓之"女劳复"。如《千金要方·伤寒方下·劳复》指出："病新瘥未满百日，气力未平复，而以房室者，略无不死。"

5. 不可忍尿入房

《养生集要》说："欲小便而忍之，以交接，使人得淋或小便难，茎中涩，小腹强。"认为忍尿入房对身体有害。当尿液蓄满膀胱时，下焦气机因行房而壅滞，从而使经脉阻塞、气血瘀滞，出现尿道涩痛或刺痛、小腹胀痛等症状。忍尿性交使尿道括约肌和逼尿肌痉挛；性交后盆腔充血，增加了尿路感染的机会。所以，最好在性交前后各排一次尿，这样既可预防尿路感染，又可保持膀胱括约肌和逼尿肌的功能。

6. 不可禁欲

性欲是人类正常的生理需求，性行为是人类正常的生理行为。健康协调的性生活对成年男女来说，是促进双方身心健康，保持性器官正常生理活动所必须的条件之一，也是繁衍下一代的基础。其不仅可以增进夫妻之间的感情，化解一些生活上的矛盾，有效地疏解心里的忧郁、苦闷和精神压力，给家庭生活带来和睦与安定，还能预防某些疾病，有利于保持良好的心理状态和勃勃生机，达到延年益寿之目的。

7. 不可纵欲

性生活是人类的天性和生理规律，但不加节制，必然要耗伤精气，对人体健康不利，故房事养生特别强调欲不可纵，当节欲保精。

精神性阳痿，试试指压肩外俞

对于男人而言，阳痿是一件难以启齿的事情，一说到阳痿，多数男人都会想当然地将其归为肾虚。其实，对于24岁的男人而言，正是一生中肾气充足的时候，此时发生的阳痿大多属于精神性阳痿。因为生活在现代社会中的人们，每天要面对各种压力问题，在不安、焦虑中生活，是现代人的特征，这种压力也会影响到性功能。

　　精神性阳痿有以下一些特点：夫妇感情冷淡、焦虑、恐惧、紧张，对性生活信心不足，精神萎靡、性交干扰及过度疲劳等。

　　患精神性阳痿者，城市人数远比农村中要多，三四十岁的人更易患此病，但是现在连二十几岁的年轻人也有很多患精神性阳痿的。这是为什么？

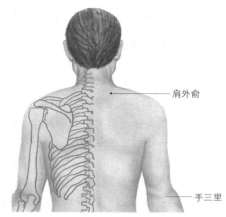

肩外俞

手三里

肩外俞、手三里穴的位置

　　这是因为，人类各种各样的精神因素和心理因素问题都会干扰大脑活动中枢的正常反射过程。大脑皮质的高级神经中枢大部分时间处于抑制状态，以保证人的其他正常活动，如果大脑皮质抑制作用增强，可以累及性功能的全部环节，也可以只影响性功能的某一个特定的阶段和部位。若累及勃起中枢，就表现为阳痿。

　　因此，治疗精神性阳痿必须除去焦躁，使身体血液畅通无阻，使身体和精神都舒畅，指压小肠经上的要穴肩外俞就可奏效。

　　肩外俞位于背部第一胸椎和第二胸椎突起中间向左右各4指处。指压此处对体内血液流畅、肩膀僵硬、耳鸣非常有效。指压要领是保持深吸气状态，用手刀劈。在劈的同时，由口、鼻吐气，如此重复20次。

　　另外，在指压肩外俞的同时，还可以配合大肠经的手三里。手三里位于手肘弯曲处向前3指处，指压此处除对精神镇定有效之外，对齿痛、喉肿也很有效。要领同前，重复10次。值得注意的是，在指压上述两穴时，最好先将手搓热，以便收到治疗精神性阳痿的效果。

"三八"男人要自强，从心理上剔除自卑

24岁的男人本处于意气风发的年龄，可是也有一些男人却因为自卑，做事畏畏缩缩，像这样的男人，很少有事业有成者。造成男人自卑的原因，从中医角度分析是缺少阳气。自卑的男人都比较敏感，容易接受外界的消极暗示，从而愈发陷入自卑中不能自拔。而如果能正确对待自身缺点，把压力变成动力，奋发向上，就会取得一定的成绩从而成功。

无论做什么事，"三八"男人都要相信自己的能力，相信自己可以解决各种难题，并能够时时把握自己的人生方向，掌握自己的命运。如果过于在乎别人对你的看法，就说明你比较好强。正由于此，有时你可能会为一句无关紧要的话大为恼火。总之，如果你过分地看重别人对你说的话，你就应该调整自己的心态了。

在我们的记忆里，有令人讨厌的事情，也有令人无奈的事情，让我们在意的总是不堪回首的往事。如果不想回味的话，我们最好学着忘记。我们不要在意那些陈芝麻烂谷子的事情，不管它们曾经多么糟糕，现在都已经成为昨日往事，没有什么可丢人的。因为我们实在没有必要为了人生的一段插曲，而破坏了整个人生价值的实现。

当我们遇到问题时，只要找出症结就可以了，没有必要给自己增添精神压力，应该多从正面出发，给自己的健康上一道安全锁，让各种健康隐患都消失在萌芽之中。

除此之外，对自己的性能力缺乏自信，也是很多"三八"男人自卑的众多因素中较为可怕的。如果一个男人从内心深处对自己的性能力缺乏信心，心理上就会产生障碍，而这种障碍又直接阻碍了他的性能力的发挥。性能力的发挥是与主动者的心理和接受者的性感程度有直接关系的。在经历过几次不成功的性生活之后，这种怯生生的怀疑就会变成沉重的精神负担和自卑心理。男人一旦在性能力、创造力等主要能力方面缺乏自信，就会将自己的性别优越感忘得一干二净，坠入自卑的泥潭难以自拔。

第十一节
男四八时：精气充实，生命力达到全盛状态

"四八"是男人肾精最充足的时候，宜生育

32岁的男人风华正茂，事业有成，身体状态也达到了顶峰时期。《黄帝内经·素问·上古天真论》说："四八，筋骨隆盛，肌肉满壮。""筋骨隆盛"如何理解呢？当我们用力将筋绷起来的时候，鼓起来的那个状态就叫作"隆"。"盛"的意思是骨髓充盈，骨髓是我们的精髓，是人的生命之本。"肌肉满壮"的意思是说在这阶段，男性的身体越发厚实，不再单薄。需要注意，肌和肉是两个完全不一样的概念。当肉处于放松的状态时，我们管它叫肉，可当它发力绷起来的时候，就称为"肌"。

男人在32岁的时候，虽然身高上不会出现变化，但是剩下的那些精气会充实到身体各个部位，因此男人会变得肩宽臂厚，十分迷人。在很多女人眼中，这时的男人更能给人一种安全感，而且因为身体正是全盛状态，也是生育的最佳时期。如果过了这个年龄或者是肾精不足，虽然也能够生育，但是孩子的先天之精不足，就容易体弱多病。

中医认为，"肾藏精"，在肾阳的作用下，肾精转化为肾气，维持着男人的正常生殖功能。所以，"四八"男人想要养好肾，首先要固摄元气，每天吃好、睡好、心情愉快，也是一种保护。具体说来，养肾可以从以下四个方面着手：

（1）节制性生活。在中医的抗衰老、保健康的理论中，常把保护肾精作为一项基本措施。对此，前人早有定论："二十者，四日一泄；三十者，八日一泄；四十者，十六日一泄；五十者，二十日一泄；六十者，闭精勿泄。"总的意思是对房事要有节制，既要节而少，又要宜而和。只要做到节欲保精，就会阴精盈满，肾气不伤，精力充沛，从而有利健康，达到延年益寿的效果。

（2）调畅情志。"恐则伤肾"。只要精神愉快，心情舒畅，则肾气不伤。肾气健旺，五脏六腑得以温煦，功能活动正常，身体才能健康。

（3）爱护脾胃。养肾一定要重视对脾胃的调养，平时应当对食物合理调配，烹调有方，饮食有节，食宜清淡，荤素搭配，忌食秽物，食后调养。只要脾胃不衰，化源有继，肾精得充，精化肾气，自然健康长寿。

（4）起居有常。古人曾提出"春夏养阳，秋冬养阴"的护肾法则。阳者肾气也，阴者肾精也。所以在春季，应该是"夜卧早起，广步于庭"，以畅养阳气；在夏季应该是"夜卧早起，无厌于日"，以温养阳气；在秋季，应该是"早卧早起，与鸡俱兴"，以收敛阴气；在冬季，应该是"早卧晚起，必待日光"，以护养阴气。若能做到起居有常，自然精气盛，肾气旺，能够达到抗衰老、保健康的目的。

男人精子虚弱，有时是脾的问题

"四八"男人处于生育的最佳时期，但也有的人患上了不育之症。说到底，男人的不育跟精子的质量有很大的关系。精子是男人的至阳之物，是气血之精粹。它的外形很像一个个活泼的小蝌蚪，小蝌蚪想要健康地成长，必然离不开它的成长环境。从这个角度上来说，精液中的营养物质对于男性的生殖功能极其重要。《黄帝内经》中提到过"天癸"的概念，天癸来源于父母的精血，贮存于肾中，生殖之精正是在天癸的作用下，由精室生化而成。当男人的肾气充足，天癸就会充盛，促使精液的生成。顺着这条线索反推回去，假如男人出现了阳痿、早泄、少精等症时，肯定是肾气不足的表现。

中医认为，五脏六腑都是相辅相成的。男人少精、死精的原因除了肾气不足之外，还与脾的运化功能有关。肾精依赖于脾脏所运化的水谷精微来充养，这些精微之物对外肾（阴茎、阴囊、睾丸等生殖器官）起着营养和滋润的作用。脾胃功能正常，外肾的营养充足，发育正常，就能维持正常的性生活；如果脾胃失于健运，外肾就得不到足够的营养，不仅发育会受到影响，男人的性能力还会因此减退，发生性欲低下甚至阳痿、不育等症。另外，从经络上来看，脾胃与外肾有经络相通，所以，当脾胃有外邪时，寒邪亦可顺着经络向下行走，达到外肾，危害男人的生殖健康。

大家都知道，脾脏能将食物中的精微物质生化为气血，其实，气血也是生成精液的基础之一。因此，脾虚的人，就会出现肾气不足的情况，在临床上表现为肠鸣、拉肚子、肢体发冷等。如果男人在患有少精、死精等症的时候，还有以上的症状，基本就属于"脾肾阳虚"了。

现在人的生活好了，这本是件好事，但由于饮食上偏于肥腻、寒凉，很多人脾胃出现了问题，年轻人也被"富贵病"缠身。一方面，肥甘厚腻、辛辣之食对脾脏造成了很大的负担，本来脾脏运化食物中的精微之物，生化气血滋养肾精，但负担过重后，这一功能就会减弱；另一方面，食物进入人的身体，并不会"酒肉穿肠过"，进去来回都一个样。食物中的很多物质还会参与到机体的运作中，脾胃从这些食物中提取精微，化成精液中的一部分。如果脾胃不好，再加之过食肥甘之物，男人的精子就很容易出现问题。

所以，中医在看男科病时，除了用药之外，通常会叮嘱患者注意自己的饮食、睡眠等细节。比如日常饮食中除经常吃些黑色食物，如黑芝麻、黑米、黑豆、黑木耳等，还要注意一日三餐的饮食均衡，不要过食辛辣油炸的食物；晚上宜在十一点前进入睡眠状态，不要熬夜。

精子太少无法生育，蒸碗蛋羹更助孕

一个健康的成熟男性，每次的精液排出量大约有 8 毫升，如果数日未排精或精液量少于 1.5 毫升，就是精液过少症。

32 岁的岳先生是 IT 行业的职员，结婚一年多了，老婆的肚子一直都没动静。这可急坏了这对夫妻，他们二人本来结婚就晚，想趁着现在还不算太晚，赶紧生一个宝宝，可偏偏怀不上。岳先生焦急万分，认为是妻子的问题，双方就一起去了医院。后来，经过医生的检查，岳先生才知道原来问题并不在妻子那里，而是在自己身上。医生认为，岳先生的精子属于少精症造成的不育。这个结论让他很意外，自己的精液并不少，怎么会有少精症呢？医生解释说，精液中的主要组成物质是精浆，60% 来自精囊腺，30%来自前列腺，还有一部分来自尿道球腺和其他腺体，精子只占极小一部分，大约只有 0.1%。所以，只要这些腺体的分泌功能正常，即便睾丸生精功能很差或没有，精液量也可能是正常的。

后来在采用了医生推荐的蛋羹食疗法之后，精子的数量终于有所提高。大家平常吃鸡蛋羹的机会较多，这次岳先生食用的是鹌鹑蛋羹，它能养血滋阴壮阳，适用于男人的少精症。做法也比较简单。

材料：阿胶粉 8 克，蛤蚧粉 3 克，黄酒 5 克，味精 1 克，食盐 1 克，鹌鹑蛋 10 个。

做法：将鹌鹑蛋去壳，蛋汁入碗，用竹筷搅散，加入阿胶粉、蛤蚧粉、黄酒、味精、食盐，再用竹筷搅匀，将蛋碗入蒸笼，中火沸水蒸 5~20 分钟，取出即成。可以佐餐食用。

即便用这个方法解决了精子过少的问题，男人也一定要注意在平时养成良好的个人卫生习惯。因为一些传染性疾病也有可能让少精症死灰复燃，如流行性腮腺炎、性传播疾病等；此外，还要戒烟戒酒，不要吃过于油腻的食物，内裤不宜过紧，从干洗店拿回来的衣服最好放几天再穿，因为干洗剂会影响男性的性功能。

总之，生活中多留心一些，对于少精症的预防很有好处。

想要男子气概，就不能只补阳而失阴

男人要有阳刚之美，女人则应阴柔。因此，有的人认为，男人就该补肾壮阳，让自己更有男子气；女人就应该滋阴以养颜。但其实，人体的健康主要是看阴阳平衡，也就是说，男人也要适当滋阴。中医阴阳理论中，并不是"男属阳，女属阴"那么简单。

如果人体内阴阳互为胜负的一面超出了一定的限度，阴阳的平衡协调无法恢复，即出现"阴阳离决"，人就会气绝而亡。因此，从养生学的角度来说，男人要想健康长寿，就不能只补阳，必要时刻也应该滋阴。

阴阳到底是什么呢？中医学上认为"阴"代表储存的能源，具体到形上包括血、津液、骨、肉，性别中的雌性等；而"阳"则代表能源的消耗，是可以通过人体表面看到的生命活力，包括无形的气、卫、火，性别中的雄性等。"阳"的生命活力靠的是内在因素的推动，即"阴"的存储。

事实上，《黄帝内经》所强调的"人体阴阳平衡"，就是指要使人体能量的储存（阴）与能量的消耗（阳）协调起来，不能出现偏差，否则就会生病。比如，有的男子整天拼命工作，身体过度损耗，慢慢地疾病就找上门来了。刚开始可能只是轻度的阴阳失衡，出现一些头疼脑热、失眠乏力的状况，即我们所说的亚健康状态。这时如果还不停下来调和阴阳，长期下去就会使身体接近"阴阳离决"，离死亡越来越近。同样的道理，如果一个人每天好吃懒做，享受山珍海味，却没有一个正确的途径来释放自身的能量，也会导致阴阳严重失衡，出现高血压、糖尿病、心脏病等所谓的富贵病。

在日常生活中，"四八"男人要根据自身的体质来平衡阴阳，阴虚则滋阴，阳虚则养阳。如果你有下列状况：身体消瘦，脸色暗淡无光或潮红，有时会有烘热感；口舌容易干燥，口渴时喜欢喝冷饮，四肢怕热，易烦易怒，容易失眠，有时出现遗精、阳痿等，就说明你是阴虚体质。平时应当多吃些木耳、银耳、山药、猪肉、蜂蜜等滋阴的食物，而忌吃烧烤煎炸等容易上火的食物，韭菜、羊肉等助阳的食物也要远离，尤其要少吃辣椒。

如果你畏寒怕冷，常年手脚冰凉；小便多、清白，仿佛水喝进肚子就直接排出来；脸色淡白无光，精神不振；时常腹泻；头发稀疏，黑眼圈，口唇发暗，舌体胖大娇嫩等，很可能是阳虚体质。在日常生活中，要注意多吃些羊肉、韭菜等补阳的食物，远离伤阳的冰冻食品，夏天要少吹空调，晚上不要熬夜。另外，还可以用艾草灸督脉，因为督脉是"阳脉之海"，汇集了全身经脉的阳气，并把阳气输布到体表以抵御外邪。

这里为大家推荐一种平衡阴阳的健身法——单脚站立。方法很简单，两眼微闭，两手自然放在身体两侧，任意抬起一只脚就可以了。千万不能睁开眼睛，否则就达不到锻炼的效果了。这种方法不受时间和空间的限制，等车、等电梯的时候都可以做，还可以用来解闷除烦。

有时间的话，最好每天早、中、晚做三次单脚站立。假如今天单脚站立的是左腿，那么一天当中就应一直是左腿，不能早上是左腿，中午是右腿。刚开始站立也许只能坚持几秒钟，站不稳时可以手扶墙壁，但必须锻炼到

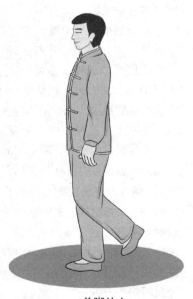

单脚站立

自己能独立站稳，然后逐渐延长时间，这样才能起到平衡阴阳、养生强体的作用。

十全大补汤，让男人全身气血畅行无阻

现在生活好了，不健康的人却越来越多了，很多30出头年轻力壮的年轻人，却总是喊"累"。这些人大多都是单位、家庭两点一线的生活，不锻炼身体，工作又不费体力，但是伤脑筋，心理压力大。慢慢的气血流动就慢了，加上年龄的增加，新陈代谢缓慢，就形成了一种不健康的状态，也就是我们常说的亚健康。这种状况跟气血也有很大的关系。因为日常久坐，气血流通缓慢，瘀滞，造成了血对身体需求的供不应求，疾病也就不请自来了。

对于气血不畅引起的健康问题，要想调理，就得先找出病源，抓住要害，治疗的时候才能取得好的效果。朱丹溪是滋阴养血派的鼻祖，对养气血有很深的研究。他的"十全大补汤"具有气血双补的作用，适用于血气俱虚或久病体虚、面色萎黄、精神倦怠、腰膝乏力的人。下面就教你如何在家熬制十全大补汤。

材料：党参、炙黄芪、炒白术、酒白芍、茯苓各10克，肉桂3克，熟地、当归各15克，炒川芎、炙甘草各6克，墨鱼、猪肚各50克，猪肉500克，生姜30克，猪杂骨、葱、料酒、花椒、食盐、味精各适量。

制法：将以上中药装入洁净纱布袋内，扎紧备用。将猪肉、墨鱼、猪肚洗净；猪杂骨洗净，捶破；生姜拍破备用。将猪肉、墨鱼、猪肚、猪杂骨、药袋放入铝锅内，加水适量，放入葱、生姜、花椒、料酒、食盐，置武火上烧沸；后用文火煨炖，待猪肉、猪肚熟烂时，捞起切条，再放入汤中。捞出药袋不用。服用时将汤和肉装入碗内后，加少许味精，食肉喝汤。早晚各吃1碗，每天2次，全部服完后，隔5天再服。

十全大补汤虽好，但风寒感冒者不宜食用。另外，一定要注意时间间隔，不能频繁地使用十全大补汤，曾经有因为过度食用此汤而上火严重的病例。

第十二节
男五八时：肾气开始衰落，头发脱落

40~48 岁，男人肾气衰，头发开始脱落

32 岁是男人生理发育的一个分水岭。过了 32 岁，男人的生理功能就开始走下坡路了。等"五八"40 岁的时候，男人一般就会开始掉头发，咬不了多少硬东西了。《黄帝内经·素问·上古天真论》中有男人"五八，肾气衰，发堕落，齿槁"的说法。女人在 35 岁时会出现脱发的现象，而男人到了 40 岁才会出现，所以，到了中年女人往往看上去比同龄的男人显老。

不过，尽管男人更耐老，如果不注意调理身体，也很容易出现脱发谢顶，甚至牙齿松动、脱落的现象。养生保健，除了可增强抵抗力，还能让自己比同龄人看起来更加年轻，不易衰老。很多人将"肾虚"和"中年男人"画上等号，再加上广告宣传中的"十男九虚""疲劳就是肾虚"等，使得不少疲于生计的 40 岁男人总觉得自己肾虚。

由于男人们对"肾虚"缺乏必要的了解，往往片面地将"肾虚"理解为"性能力降低"，与西医所说的 ED（即勃起功能障碍）等同，给自己增加了不必要的心理负担。这种心理表现出来，就是男人们最忌讳别人说他"不行了"。因此，一提到肾虚就让男人感到"心虚"。　　　　其实，男人们大可不必言肾就虚，有很多的"肾虚"是心理压力大造成的。据统计，有相当一部分"肾虚"

的男人，实际上他们根本没有肾虚的症状。即使出现肾虚，也不一定就是性功能降低，而可能是其他的一些症状，如肾虚耳鸣、眩晕、心悸等。因此，"90%的中国男人有肾虚"是一种比较夸张的说法，而肾虚作为生理功能的衰退，男人们也没必要感到"没面子""心虚"。

虽然衰老是不可抗拒的，但其进程却是可调节的。有的人刚进入不惑之年，早衰征象已现端倪；有的人虽年近花甲，却壮气未减，其关键就在于肾气的盛衰。要使肾气旺盛，就应该在日常生活中注意劳逸结合、节制房事、积极锻炼、及时治疗慢性病，并有针对性地进行滋补。

肾虚让男子"更年期"过早现身

一说到"更年期"，大家就会不自觉地与女人相联系，其实更年期并不是女人的专利，很多男人在上了岁数后也会性情大变，容易动肝火，这就是更年期到来的标志。如果男人不注意调理身体，很可能在"五八"时因为肾虚而过早进入更年期。

男人的更年期同体质、生活、精神等因素有关，所以出现的时间也并不一致，外在表现也复杂多样，归纳起来主要有以下四个方面：

精神症状：主要是性情改变，如情绪低落、忧愁伤感、沉闷欲哭，或精神紧张、神经过敏、喜怒无常，或胡思乱想、捕风捉影、缺乏信任感等。

自主神经功能紊乱：主要是心血管系统症状，如心悸怔忡、心前区不适，或血压波动、头晕耳鸣、烘热汗出；胃肠道症状，如食欲不振、脘腹胀闷、大便时秘时泄；神经衰弱表现，如失眠、少寐多梦、易惊醒、记忆力减退、健忘、反应迟钝等。

性功能障碍：常见性欲减退、阳痿、早泄、精液量少等。

体态变化：全身肌肉开始松弛，皮下脂肪较以前丰富，身体变胖，显出"福态"。

下面有 12 个问题，"五八"男人可以据此来判定自己是否进入了更年期。

（1）牙齿松动，咬不动较硬的食物。有假牙者要经常换假牙。

（2）对食物口味改变，爱吃甜、酸、辣、咸等重口味饮食，说明味觉有减退。

（3）嗜吃零食，特别是蜜饯类，这与味觉减退有关。

（4）性欲减退。

（5）记忆力减退。

（6）使用原来的近视眼镜已无法阅读书报，摘下眼镜放近看反而清楚，说明已有"老化"。

（7）眼睛容易疲劳，看书久后感觉头痛、头昏。

（8）睡眠比以前减少，早睡早醒。

（9）饮酒者酒量大不如前。

（10）听力明显减弱。

（11）开始怀念童年往事。

（12）学习与工作精力不如以前，甚至有力不从心的感觉。

如果以上 12 点中有 4 点以上为肯定的话，那表明你已进入更年期。

从生理学角度讲，更年期是一正常的生理过程，症状或障碍都是暂时的。如果你已经进入这个阶段或可能进入这个阶段，那么，应做好以下方面的工作：

1. 正确认识和保持愉快情绪

树立信心、稳定情绪应放在综合防治措施的首位。要正确认识更年期，采取"既来之，则安之"的态度，不急躁，不自扰。家庭成员尤其是爱人和子女以及邻居、同事要给予他充分的关怀与同情。少数患者焦虑、抑郁症状严重，可到医院检查，在医生指导下服用一些抗精神性疾病的药物。

2. 养成良好的生活习惯

不论起居饮食、娱乐爱好均有节制。饮食宜清淡，八分饱，有利于保护胃肠功能，也可防止肥胖、高血压、冠心病。应尽量按时用餐，准时休息和起居，多参加一些有意义的活动，让生活充实而有意义。

3. 合理锻炼

多参加一些运动量不大的体育活动，如散步、慢跑、打门球、下象棋、打太极拳等。做到动静结合、张弛适度、劳逸结合。

4. 调节饮食

在日常生活中，首先要吃一些能改善、增强性腺功能的食物，因为性腺功能改善后，可以从根本上减轻男性更年期的各种症状。能改善增强性腺功能的食物有虾、羊肉、羊肾、麻雀、韭菜、核桃等。其次应多吃一些有助于改善神经功能和心血管功能的食物，这些食物有助于安神养心、减轻神经系统和心血管疾患症状。如参枣饭、萆蜜膏、核桃仁粥，这些食品对治疗头痛、头晕、乏力、气急、手脚发凉、发麻都有较好的效果。

对处于更年期的男人，药物也能起辅助的治疗作用。例如，心悸、烦躁影响睡眠，可在医生指导下，适当用些安定片等镇静安神的药剂。此外，有些中成药药效不错，如养血安神丸、杞菊地黄丸、天王补心丹等均可选用。

40~48 岁的男人，谨慎饮酒

酒是日常生活中不可或缺的东西，"五八"男人正处于事业的巅峰时期，因为性别角色和工作的缘故，与酒更有着不解之缘。

把握好度，酒就能成为良药。中医最初对酒的认识其实就是把酒当成药来用，酒有"百药之长"的美称。而值得注意的是，最早的"医"字中就含有"酉"（酒）字。中医认为：酒可以使人通神明，还可以通行经脉，所以酒通常是用来做引经药的，比如说我们现在常食用的米酒，在古代就是非常好的药引子。

"五八"男人饮酒时一定要"少饮有节"，每天稍微喝一点点，对脾胃是有好处的，因为酒可以通血脉、厚肠胃、御风寒，同时还可以消愁，因为酒有宣散的作用。但如果喝得太多，就成了借酒消愁愁更愁，那就会加重情志的问题。在冬季养生时，也建议男人喝一点儿酒，酒要加热喝，不能凉喝。

古人喝酒不像我们现在这样推杯换盏、狂饮无度，而是常把喝酒作为一种仪式，一定要有歌舞助兴，在观赏中慢慢品味，有意放缓节奏。此外，古代喝酒一定是烫过的，边饮佳酿，边吟诗作画，不仅情致高雅，还十分有利于健康。现代人常常忽略了酒在养生中的奇妙功用，仅将其当作应酬之物，滥饮无度。《黄帝内经》讲"以酒为浆，以妄为常"，说的就是如果你滥饮无度的话，必将会导致一种非理性的生活方式。

饮酒过度就会乱性损身，尤其对胃肠有影响，很多男人喜欢痛饮，觉得那样显得特豪爽，但殊不知觥筹交错中，酒已悄悄地伤神耗血、损胃亡精。另外，在喝酒的时候也要注意一定的禁忌，比如喝酒时不适合喝牛奶类的乳品，酒和牛奶类的东西一起喝会"令人气结"，阻碍了正常的气机流动。

"五八"男人巧用药，让前列腺远离炎症

前列腺是男性特有的器官，也是男性最大的附属性腺，参与生殖代谢。然而，前列腺是个"多事"的地方。很多男人都曾经患有过前列腺炎，在肾气衰落的中年群体中更是常见。

前列腺疾病的产生原因，往往要从肾和膀胱上寻找原因。中医认为，本病多是因为湿热下注，影响到肾和膀胱的功能造成的。肾主水，而膀胱司气化，如果它们的功能失调，身体的水液代谢就会出现阻滞。当水液停留在人体的下部，比如尿道、阴茎部位，前列腺就会出现肥大；大家都知道，如果一个池子里的水没有流

动性，时间一长就会出现各种细菌，变成腐水，人体也如此，所以前列腺"发炎"了；另外，水液的代谢出现了问题，泌尿系统的功能也会失调，所以男人才会出现多尿、尿不尽等症状。

王先生从去年开始发现自己多了尿频的症状，每次小便完了都不能立即离开厕所，总觉得还有余尿，可就是尿不出来。在医院看病后，知道自己患的是前列腺炎，虽然吃过了药，还用了一些栓剂，但是治疗都未能去根。隔一段时间，尿频的症状就会死灰复燃，对治病，他都快失去信心了。王先生是一个喜欢看书、看报的人，一次偶然间在报纸上看到一个治前列腺炎的偏方，心想不妨试试，就照着坚持了一个月，以前尿频、尿不尽的症状几乎完全消失了。

这到底是一个怎么样的方法呢？首先，王先生在外面购得细辛和白胡椒，把它们都放到蒜缸里捣成了末，并均匀分成了10份。取其中的一份放入放进肚脐眼中，然后再用风湿止痛膏贴牢。为了避免药溢出来，他还特意扎了一条护腹的腰带。就这么连续用过了五六天，他夜里尿频的毛病开始减轻，又继续用了几天，小肚子也不疼了。

前列腺炎给男人带来了痛苦和烦恼，因此在治愈后更应注意防治。从饮食上来看，有四点注意事项，第一，禁饮烈酒，少食辛辣肥甘之品，少饮咖啡，少食柑橘、橘汁等酸性强的食品，并少食白糖及精制面粉；第二，可以多吃种子类食物，比如南瓜子、葵花子等，每日食用，数量不拘；第三，平时可以用绿豆做成烂粥或者熬水喝，对于膀胱有热，排尿涩痛的人有辅助作用。最后，在喝水的时候，男人不能因为尿频而限制自己的饮水量，多饮水可以稀释尿液，防止引起泌尿系感染及形成膀胱结石。水应以凉开水为主，少饮浓茶。

从起居生活来看，应该排尿有节。养成及时排尿的习惯，不宜长时间地坐着或骑自行车，以免前列腺血流不畅。另外，还要注意自己的情绪调节，多谈心，广交友，使心胸豁达，乐观向上。

肾虚时，别盲目服用六味地黄丸

肾里面藏着我们的精气，而人的生存，全靠精气，这就好比鱼与水的关系一样，鱼没有水就会死去，人如果没有精气也会死亡。现代社会的多重压力下，很多男人都精气不足，因此，补肾成为当下保健的关键词。提到补肾，六味地黄丸大家应该都不陌生，它是滋补肾阴的基本方，也是流传至今非常有名的方剂。

肾虚分两种：肾阳虚和肾阴虚。六味地黄丸专门针对肾阴虚的人而治，如果肾阳虚的人吃了，不但达不到补肾的效果，反而会越来越坏。

肾的阴阳之间的平衡非常重要，如果肾阴不足，阳没有阴的制约，就会跑到身体的上面，产生虚火。这样的男人常常感到上面似乎有热，下面的火也不安。比如有的男人经常失眠，半夜喉咙发干，想喝水；有的则感觉脚心发烫，一回到家就要赶紧把鞋袜脱掉；有的还会出现经常性的脚跟痛，这些都是肾阴虚的表现。如果有以上症状，确定自己是肾阴虚之后，才应该吃六味地黄丸。

肾的精气有先天精气和后天精气之分，先天精气已经无法改变，所以我们只能用补充后天之精的办法。五脏之精有所余则下藏于肾，也就是说肾精的充足也有赖于五脏。这样才能使先天之精虽然不断地被我们消耗，但是又能不断地补充，始终保持充足。六味地黄丸之所以能够滋补肾阴，不仅因为它能养阴、涩精，还因为其中的几味药能够照顾补充到脾、肺、心、肝之精。

有的男人自觉肾虚，还没清楚自己属于何种肾虚，就先补了两个月的六味地黄丸，结果情况更加糟糕。如果你有腰痛的感觉，并且痛的时候自觉腰里面发凉，这实际上就是肾阳虚的典型表现。肾阳是一身阳气的根本，如果肾阳虚，还会出现全身怕冷的情况。这个时候如果吃六味地黄丸，无疑是给病体雪上加霜了。

那么，肾阳虚的人应该如何补肾呢？推荐给大家一个药方，叫作金匮肾气丸，它能够温补肾阳。实际上，六味地黄丸脱胎于金匮肾气丸，后者只比前者多了附子和肉桂。虽然只是多了两味药，但是药方却完全变了性质。因为肉桂和附子是热药，能够平衡六味地黄丸中的寒气，所以才能够温补肾阳。

　　总之，男人一定要好好对待自己的肾，不要盲目补肾，先辨别自己肾虚的原因，再来辨证施药。

第十三节
男六八时:"三阳"经气衰微,面焦、发斑白

调理好三阳经,"六八"男人不惧衰老

男人到了"六八"阶段会出现什么样的特点呢?《黄帝内经·素问·上古天真论》中说"六八,阳气衰竭于上,面焦,发鬓斑白。"男人和女人是有区别的,男人属阳,女人属阴。女人到了 37 岁,阳气不足就会出现"面始焦,发始堕"的现象。而男人的发育相对于女人来说要晚一点,又属阳,所以到 48 岁时,阳气衰落的表现才会体现到脸上,这时候男性的脸会变得暗淡枯槁、长皱纹,头发的鬓角也会出现花白的头发。

人的脸上有六条经脉,走的都是阳气。额头和眉毛中间对应的是膀胱经,眼角对应的是胆经和三焦经,鼻子两边对应的是大肠经,而颧骨对应小肠经,另外,还有足阳明胃经覆盖了整张脸,所以,人的整个脸是被六条阳经覆盖的。"六八"男人三阳经衰弱,这就造成了六腑功能的衰退。如果人的消化功能好,阳气足,总是满面红光、鹤发童颜。可是当人的消化功能差的时候,首先表现出来的就是脸色焦黑、灰暗。若能通过中医调理来慢慢恢复六腑的消化功能,使人体的阳气充足,那么脸上的气色就会慢慢变好,变得有光泽。具体来说,就是要做到以下几点:

1. 要节劳

即注意劳逸结合,"不妄作劳以养形"。过度的劳作会伤耗元气,

损害健康，因此要避免过劳。身体弱的人不耐劳，过劳就会出现气短疲乏现象，这就是过劳伤气的一个例证。我们应当辩证地看待这个问题，正确的方法是既不过劳，也不过逸。

2.要预防外邪侵袭

外来的邪气如风、寒、暑、湿、燥、火等都能损伤脾胃，导致疾病。因此在日常生活中"六八"男人一定要慎起居、适寒温，防止外邪侵袭。其具体方法如下：

（1）遇到天气突然变化，转冷或起风下雨雪等，应当避其邪气，居于暖温之地。如在外突然遇到寒流气温下降，而衣服单薄不能御寒，在这种情况下要努力振作起来，鼓起全身的劲，就能有效地抵御寒邪。

（2）如穿衣单薄，因而感到气短不连续的，应当赶快增加衣服，并转移到无风温暖的处所。如还气短，就须用沸水一碗，以其热蒸气熏口鼻防治。这个方法对于因为住处较高或天寒阴湿所引起的气短都很有效。如因穿着较厚或居处不通风而引起气短，就应当减少衣服，并到通风的地方去，当然要记住用手摩擦周身汗孔令其闭合，以免受风邪入侵。如大热天居处寒凉而引起气短的，应多到户外活动，见见阳光。

（3）风寒之邪总是从汗孔而入。因此预防风寒感冒的方法之一是不要汗出当风，特别是淋浴后汗孔开启，津津汗出，此时当风最易感冒风寒，要先摩擦汗孔使其闭合才可当风，这样就不容易感冒了。

3.要保证良好的睡眠

睡眠也是"六八"男人养生的重要方面。一般睡眠不安稳有四种常见的原因：一是铺盖被面太厚太热，以致周身出汗，这时应当适当减少被褥，并将汗擦干，才能安睡；二是被褥太薄，冷而不安，此时加盖被褥以保暖，必能安然入睡；三是肚中饥肠辘辘无法入睡，当少吃些东西再睡；四是吃得太饱以致寝卧不安，则应稍事活动，或散步，或坐会儿，待食消胀除，再行入寝。

4. 省言

"六八"男人的养生方法中，还有一种比较特殊但简而易行的方法，叫作"省言"，就是少说废话。因为多语能伤气，少言能养气。名医李东垣一生诊务繁忙，愈到老年，病人愈多，接诊既多，言语更繁，以致感到中气不足，究其原因之一，便是语多伤气。于是李东垣就有意识地避免多说话，以省言作为养气养生的重要手段。为了身体力行，李东垣撰写《省言箴》一篇作为座右铭，既以励己，又以示人。《箴》曰：

"气乃神之祖，精乃气之子，气者，精神之根蒂也，大矣哉！积气以成精，积精以全神，必清必静，御之以道，可以为天人矣。有道者能之。予何人哉，切宜省言而已矣。"大意是气是人的根本，也是精和神的基础。养生之道在于养气，积气可以成精，积精可以全神，有道行之人清静虚无，才能做到这一点。一个普通的人，不能脱离凡尘，只要能做到少说废话，对于保气养生也就足够了。

总之，"六八"男人通过这几点慢慢调理好自己的三阳经，阳气就不会迅速衰弱，也就能延缓衰老。

48~56 岁，男人养肾补肝，调理耳聋眼花

很多男人在上了年纪后，会觉得眼睛看不清楚，听力也下降，这样就直接影响到生活的质量，人也容易心情急躁。

针对耳聋和眼花有些人认为是两个事情，所以一边去治疗耳朵听力下降，另一边又治疗眼睛视物不清，但是方法却南辕北辙，没有找到问题的根本。从中医的角度看，人体的肾脏随着年龄会逐渐出现亏虚的情况，如果不加以改善的话，就会出现衰老的迹象，包括听力、视力、行动方面的退化。平时的时候可以从食补上多进行一下调养，让肾脏不过早出现亏虚，这样便能够让身体衰老得慢一些，听力也会清晰，视力也会清楚。所以说解决耳聋眼花

的最根本问题就是解决肾虚的问题。

"肾开窍于耳"，而眼睛也与肾脏密切相关。大家在进行足部按摩时，可以重点对肾、输尿管和膀胱的反射区进行刺激，这样耳朵和眼睛功能也会强化。当然想要治疗听力和视力的下降，光按摩肾、输尿管和膀胱的反射区是不够的，要适当加一些大脑、耳、眼部反射区的按摩，每天这样按摩就能调节身体的机能，帮助预防出现老年人的耳聋和眼花。

人体的头部也有很多穴位与视力、听力有关，按摩这些穴位就可以直接让耳朵和眼睛都变得异常清晰。在眼睛的周围分别有攒竹、鱼腰、丝竹空、瞳子髎、承泣、睛明，这六个穴位形成了眼周按摩的一个循环。每天从攒竹向睛明循环按压，并且在听宫、听会、耳和髎三个穴位按压。眼睛和耳朵就都按摩到了，预防眼花耳聋就在这简简单单的按压中完成了。而且可以在耳朵上采用耳穴压豆的方法来刺激肾的反射点，这样全身都调动起来，视力和听力就不会过早地出现问题。

有一些小方法也可以很好地帮助防止视力和听力的下降。首先每天对眼睛要做适当的放松，在长时间的用眼之后能够做短暂的休息，并用手轻轻地按摩眼球。同时用手指揉搓耳朵前后，让整个耳朵都感到发热。这样做的原因是可以让局部的血液循环起来，神经和血管都得到放松，也就不会出现过度疲劳，产生不好的后果了。

"慢"生活是"六八"男人的大补药

生活中总是有很多事情，在困惑着、折磨着、劳累着男人。人们常说"男人四十一枝花"，但是如果整天处于劳碌之中，每天急匆匆地吃饭，急匆匆地工作，快节奏的生活让男人吃不好、睡不香、精力不够，身体怎么能健康呢？为何不把自己的脚步放慢一点呢？

"慢生活"与其说是一场运动，不如说是人们对现代生活的反思。快节奏的生活就像鞭子一样抽打着人们不断向前，没办法慢下来。因此，"慢生活"有点"物极必反"的道理，其本质是对健康、生活的珍视。

台湾著名作家林清玄曾在参加某电视台节目时谈到慢生活对健康的影响，他还举了一个有意思的例子来说明他的观点。就是关于乌龟的生活方式，乌龟的生活节奏非常缓慢，于是就长寿。林清玄还说他用的就是"龟吸法"，一丝丝地吸气，一丝丝地吐气，做深呼吸，这样有助于每次都能呼吸到完全新鲜的空气，对肺的保养也非常有利。

"慢"下来对男人的健康确实是有好处，它主要表现在生理和心理两个方面。

1. 生理方面

我们知道，流行已久的"快"生活使很多人牺牲了自己的身体健康，尤其是心脏。心脏病专家就曾指出，心情郁闷与快节奏生活之间存在着必然联系，这增加了人们患心脏病的风险。心理学家也认为，压力会导致人体产生大量的肾上腺素和肾上腺皮质激素。它们通过动脉传遍全身，使感官、神经系统、免疫系统、肌肉等都出现紧张反应。时间一长，人就会出现失眠、健忘、噩梦频繁、焦虑、工作中失误增多等现象。让生活的节奏慢下来，可以帮你减少压力，使你的神经和内分泌系统得到很好的恢复，同时还能避免体能的过分消耗。

2. 心理方面

长期生活在快节奏中的男人，每天所承担的压力非常大，而压力大的最直接后果是心情郁闷。根据欧洲健康协会的调查，忧郁症已经成为继癌症和心血管病之后的第三大疾病。其最主要原因，就是人长期生活在紧张的状态中、没有朋友可以倾诉烦恼、生活不规律且节奏太快。所以，男人一旦慢下来，就能有更多的时间用来品味生活，丰富人生阅历，从而达到减压的目的。心理决定生理，心理健康了，身体自然就健康了。

很多平常忙碌的人在度假的时候病倒；有些人工作时没事，退休之后反而突发心肌梗死。原因在于如果一个人长期处于紧张中，身体会习惯于这种状态。一旦紧张因素消失，对身体来说便成了反常现象，肾上腺素大量减少，使器官失控，导致各种疾病。所以，坚持慢，才能让身体的运转更正常。

慢生活是一种循序渐进地改善生活、促进健康的好方法。只要你认清人生最重要的东西是健康的身体、情感的交流，而不是高薪水、高职位；只要你真正懂得努力工作是为了更好地享受生活，你会很容易安静下来，过自己想要的慢生活。

气功养阳，男人要天天坚持扶阳运动

"六八"男人虽然已经不像年轻时那样精力旺盛，但往往也还处于工作中的重要岗位，此时应该坚持扶阳运动，保持旺盛的精力。有人说年纪大了就要享清福，不要再去运动了，也有人说生命在于运动，年纪大了也不例外。那究竟该听谁的呢？《黄帝内经》在这一问题上的观点是：要运动，但要"动"得适度，动静结合，以形劳而不倦为宜。也就是说此时的男人要运动，但不能过于疲劳，要掌握形体活动的适度性。

在这里为大家推荐一套"孙思邈养生十三法"，其方法如下：

1. 发常梳

将手掌互搓36下令掌心发热，然后由前额开始扫上去，经后脑扫回颈部。早晚各做10次。头部有很多重要的穴位，经常做这个动作，可以明目祛风，防止头痛、耳鸣、白发和脱发。

2. 目常运

（1）合眼，然后用力睁开眼，眼珠打圈，望向左、上、右、下四方；再合眼，然后睁开眼，眼珠向四周转圈，望向右、上、左、下四方。重复3次。

（2）搓手 36 下，将发热的掌心敷上眼部。

这个动作可以强化视力，纠正近视和弱视。

3. 齿常叩

口微微合上，上下排牙齿互叩，无须太用力，但牙齿互叩时须发出声响。轻轻松松地慢慢做 36 下。

这个动作可以通上下腭经络，帮助保持头脑清醒，加强肠胃吸收，防止蛀牙。

4. 漱玉津（玉津即津液、口水）

（1）口微微合上，将舌头伸出牙齿外，由上面开始，向左慢慢转动，一共转 12 圈，然后将口水吞下去。之后再由上面开始，反方向再做一次。

（2）口微微合上，这次舌头不在牙齿外边，而在口腔里，围绕上下腭转动。左转 12 圈后吞口水，然后反方向做一次。吞口水时，尽量想象将口水带到下丹田。

从现代科学角度分析，口水含有大量酵素，能调和激素分泌，因此经常做这一动作，可以强健肠胃，延年益寿。

5. 耳常鼓

（1）手掌掩双耳，用力向内压，然后放手，应该有"扑"的一声。重复做 10 下。

（2）双掌掩耳，将耳朵反折，双手示指压住中指，以示指用力弹后脑风池穴 10 下，"扑扑"有声。每天临睡前做，可以增强记忆和听觉。

6. 面常洗

（1）搓手 36 下，暖手以后上下扫面。

（2）暖手后双手掌同时在两侧脸颊上画圈。

这个动作经常做，可以令脸色红润有光泽，同时不会有皱纹。

7. 头常摇

双手叉腰，闭目，垂下头，缓缓向右扭动，直至恢复原位为一次，共做 6 次。反方向重复。经常做可以令头脑灵活，防止颈椎增生。不过，注意要慢慢做，否则会头晕。

8. 腰常摆

身体和双手有韵律地摆动。当身体扭向左时，右手在前，左手在后，在前的右手轻轻拍打小腹，在后的左手轻轻拍打命门穴。反方向重复。最少做 50 下，做够 100 下更好。此动作可以强化肠胃、固肾气，防止消化不良、胃痛、腰痛。

9. 腹常揉

搓手 36 下，手暖后两手交叉，围绕肚脐顺时针方向揉，当自己的身体是一个时钟。揉的范围由小到大，做 36 下。可以帮助消化、吸收，消除腹部鼓胀。

10. 撮谷道（即提肛）

吸气时提肛，即将肛门的肌肉收紧。闭气，维持数秒，直至不能忍受，然后呼气放松。这动作无论何时都可以练习。最好是每天早晚各做 20~30 下。

11. 膝常扭

双脚并排，膝部紧贴，人微微下蹲，双手按膝，向左右扭动，各做 20 下。

此动作可以强化膝头关节，所谓"人老腿先老，肾亏膝先软"，要想延年益寿，应由双脚做起。

12. 常散步

挺直胸膛，轻松地散步。最好心无杂念，尽情欣赏沿途景色。民间有个说法，"饭后走一走，活到九十九"，虽然有点夸张，不过，散步确实是有益的运动。

13. 脚常搓

（1）右手擦左脚，左手擦右脚。由脚跟向上至脚趾，再向下擦回脚跟为一下，共做 36 下。

（2）两手大拇指轮流擦脚心涌泉穴，共做 100 下。

常做这两个动作，可以治失眠、降血压、消除头痛。脚底集中了全身器官的反射区，经常搓脚可以强化各器官，对身体有益。

当然，大家也可以去公园或者小区的广场上练练其他运动，但是一定要注意防止过度劳累，做到"形劳而不倦"。在生活中，我们可能会见到这样一些人：平时不运动，待在家里睡觉、看电视，想起来运动时就会运动到大汗淋漓，这好像是锻炼了，其实是折腾。在中医里汗血是同源的，"夺血者无汗，夺汗者无血"，汗出得太多的时候，血就要受损了，所以"六八"男人在运动时要和缓，并要持之以恒。

甘麦大枣汤，让更年期的男人心情变好

前面我们提到，男人如果肾虚就会在 40 岁左右提早进入更年期。不过一般情况下，男人在步入 50 岁之后才会进入更年期。在这段时间内男人的睾丸开始萎缩，睾丸所分泌的睾酮，也就是我们常说的雄性中活力最强的一部分，它的含量也会下降。这是男性更年期产生的根本原因，也意味着从前具有充沛体力、健康体魄的男人，开始向另外一个年龄段过渡了。

这就好比，本来男人们都坐着一辆快速的游艇，可是慢慢地游艇的油不多了，他们只好换到一幅竹筏上去。但是换船不是一蹴而就的，在这个过程中，必然会出现颠簸，反映到身体上，也就是气血运行会出现失衡。这也是为什么从前的好男人，后来性格却时好时坏，让人难以接受的原因。

如果你也面临这样的困扰，可以试试"甘麦大枣汤"。《金匮要略》说："妇人脏躁，喜悲伤，欲哭，象如神灵所作，数欠伸，甘麦大枣汤主之。"甘麦大枣汤不仅能治疗女人的脏燥，还很适

合大多数正深陷入更年期烦恼的男人。

甘麦大枣汤的组成非常简单，由甘草、小麦、大枣组成。大家可不要小看这几味药，虽然都是常见之物，不值几个钱，但是效用真的很好。当然，单吃某一味药，效果可能不理想，但是组合起来，既能收敛心气、安心养神，还能补足脾气，对于安抚男人躁动的情绪很有帮助。

甘麦大枣汤可以这样制作：

准备小麦15~30克，甘草9克，大枣5枚。做的时候，先洗净小麦，漂去浮末，然后用适量的清水煮上这三味药。用小火慢慢熬，煮沸后去渣就可以喝了，最后还可以把大枣吃掉。

喝汤的时候要注意，不要一天三次，跟服药似的一鼓作气地喝下去，而是没事的时候，就喝几口，慢慢喝。另外，小麦在农村比较常见，在城市里不多见。大家在制作的时候，也可用面粉代替小麦，一份用1汤匙即可。把面粉先用凉开水调成稠糊状，等甘草和大枣煎好后，再冲熟和匀面糊就行了。

大家在做甘麦大枣汤的时候，也可结合实际情况，放入合适的甘草。比如，当烦热感明显，手心发热，口干舌燥时，可以多用生甘草，既能帮助补虚，又有清热的作用；如果精神疲惫，整天无精打采，浑身无力，可以用炙甘草，帮助温补脾胃，益气和中。希望甘麦大枣汤，能够让每个更年期的男人摆脱烦躁的心情。

第十四节
男七八时：肝气衰，身形衰弱，行动不便

男人"七八"天癸竭，身体进入了多事之秋

《黄帝内经》说，到了"七八"这个阶段，男性就会出现"肝气衰，筋不能动，天癸竭，精少，肾藏衰，形体皆极"等症状。处于此阶段的男性随着肝气的衰弱，身体也进入了多事之秋。首先56岁的男人，筋失去了弹性，骨骼变得脆弱，容易出现骨折的情况。因为"肝主筋""肾主骨"，所以肝肾的功能衰弱了，人的筋脉的柔韧性也就减少了，会变得比较僵硬，骨骼也会越来越脆弱，更容易受到伤害。所以，56岁的男人如果想要改善骨骼和筋脉的现状，就应该注意补肾强肝。

肝经与男女的性功能有着密切的联系。肝经有一段行走路线正好围绕着男人的生殖器，所以如果男人的肝气不适，也会体现到性功能上，出现阳痿现象。肾脏衰弱，肾精减少，也会导致男人在房事上的力不从心。

另外需要注意的是，这一时期的男人由于肝细胞数量减少，所含药物代谢酶的活性降低，致使解毒能力减弱，药物不良反应增大；再则肾动脉的硬化，血流量减少，肾小球滤过率降低，使药物随尿液排出量减少，而产生蓄积毒性反应。因此，男人在用药之时，除药量适当减少外，对某些攻伐之药必须慎用或禁用。具体来说，有以下几类：

1.慎用清热解毒药

清热解毒类药物偏凉，脾胃功能较差、体质虚弱的男人如果随意服用，可能会导致胃痛、呕吐或腹泻等。

2.慎用壮阳药

"七八"男人的性功能衰退是一种正常现象，如果滥用壮阳药物，只能起到饮鸩止渴的作用，对身体极为不利。要想延缓性功能下降，可从调理饮食、适当锻炼等方面入手。

3.慎用寒性药物

寒性药物对正气的损害很大，虚寒体质的"七八"男人常有肢体畏寒、小便清长、面色发白等特征，一旦因服偏凉中药造成不适，将加重阴阳失衡状态，对健康极为不利。

4.慎用泻药

"七八"男人的便秘，大多是因为身体过胖，腹部肌肉无力，肠蠕动减弱所引起的功能便秘，如果靠泻药导泻，容易发生结肠痉挛，使排便更加困难。还有如服用大量或浓度过高的硫酸镁、酚酞等溶液，可能使组织中吸收大量水分而导致脱水。

这个时候的男人已接近花甲之年，不管是身体还是精神都没有以前那么健旺了，只有补肾益肝才能够让身体更加硬朗，同时还要注意一些用药的误区，更好地保护肝肾不受伤害。

腿脚无力练下蹲，利于气血下行

腰腿疼痛，筋骨无力对于"七八"男人而言比较常见。当衰老一日日来临时，他们的腿脚也不再像年轻时那么利落，稍微走点儿远路就会觉得腰酸腿疼。人在少壮的时候，元气处于充实的状态，但进入中老年以后，气逐步上冲，就会形成"上盛下虚"的情况，这也是"人老腿先老"的原因。而下蹲能使人体的经络相互挤压，有利于气血的下行。

练习下蹲时，先自然站立，在身体自然放松的前提下慢慢往下蹲，次数不限。熟练后，再根据自己的情况循序渐进地增加次数。需要注意的是，"七八"男人在锻炼的时候，一定要扶着栏杆、树木或者墙壁等，不能操之过急。

生活中练习下蹲的方法有以下三种，大家可根据自身的情况适当选择：

1.太极蹲

双脚尖并拢，脚跟紧靠在一起，双膝弯曲，直到大腿腿腹与小腿腿腹紧贴在一起为止。

2.八卦蹲

八卦蹲是从太极蹲演化而来的，只要将太极蹲的"肢并拢"变成两脚平行分开与肩同宽即可。同时，双膝弯曲要小于90度，臀部也不要左右扭曲，以距离地面不超过10厘米为佳。

3.弓箭蹲

练习时，左脚着地，右脚以前脚掌着地，然后缓缓下蹲。下蹲的时候，要将身体的重量落到右脚上。每练习30秒调换一次左右脚。

这三个动作，每天早晚各做15~30次，可以根据自己的身体条件量力而行。刚开始下蹲时，以15次为宜，等时间长了，再逐渐增加次数。下蹲的动作也不要做得太急，以免引起眩晕。

另外，还有一些防治老寒腿的小动作，效果也都不错。

（1）干洗腿：用双手先紧抱一侧大腿根，稍用力从大腿向下按摩，一直到足踝，后再从足踝往回摩擦至大腿根。用同样的方法再摩擦另一条腿，重复10~20次。

（2）甩腿：手扶树或扶墙，先向前甩动小腿，脚尖向前向上抬起，向后甩动，将脚尖用力向后，脚面绷直，腿亦伸直。两腿轮换甩动，一次80~100下为宜。

（3）揉腿肚：以两手掌紧挟小腿肚旋转揉动，每侧揉动20~30下，两腿交换6次。此法能疏通血脉，加强腿部的力量。

平时多练习上面的这些小动作，能够收到意想不到的效果。

"七八"男人前列腺增生了，灸灸肚皮和脚趾

男人在慢慢步入老年的时候，很多人都会遭受前列腺增生的困扰。据报道，老年男性前列腺增生症，50岁以上的国内发病率约50%，欧美国家高达75%。大家先别被这个数据吓到，因为前列腺增生，是随着男人年龄的增长，自然发生的退化行为。当男人过了35岁后，多多少少前列腺都会出现增生的现象，只要没有外在的尿频、尿急等症状，一般不需要治疗。不过，发现时，就应避免久坐、抽烟、喝酒、多食辛辣之物的恶习，以免使前列腺继续增大。

宋老伯已经72岁了，5年前，他起夜就开始变得频繁，先是一晚上三四趟厕所，那时还没有太注意，想想，老了，正常。后来次数慢慢增加，最多的时候10次，每次都要在厕所站上半天才尿得出来。宋老伯起几次夜，老伴也得跟着，老两口基本上没什么时间睡觉。一向爱干净的老宋，最受不了的，就是每次上完厕所，未净的尿液都会滴到裤子上。到医院检查，就查出了前列腺增生的毛病。

医院里的医生说需要开刀，他说开就开呗。可他的老伴不愿意，年纪一大把了，怎么也不让宋老伯开刀。在咱们中国人的观念里总是不乐见开刀的，但是不开刀不等于放弃治疗。而尿长时间地憋在膀胱里，最后可能还会导致尿潴留、尿毒症，走哪儿都带一个尿袋子。

宋老伯的老伴一直在多方打听治疗前列腺增生、不动手术的方法。后来跟一位民间中医处咨询到艾灸的方法，便决定一试。方法是：生姜切片，将姜片放在关元与中极穴上，用底径为0.8厘米，高为1.0厘米大小的艾炷进行隔姜灸5壮，宋老伯觉有灼痛时

立即更换下一炷。关元穴在下腹部，肚脐直下三寸。三寸的取法并不是要用尺子量，而是用自己的手量，将拇指之外的四指并拢放在肚脐下，小指所在的部位即是。中极穴在肚脐直下4寸，也就是五指并拢的位置。之后，至阴穴上置同样姜片，用底径为0.5厘米，高为0.5厘米大小的艾炷进行隔姜灸5壮。至阴穴在脚的小趾末节外侧，距趾甲角0.1寸。艾灸的方法，隔日治疗一次，以一月为1个疗程。一个疗程之后，需要休息两天再继续下一次，或者出现上火情况时，先休息两天再行艾灸。

经过一个疗程的自我调治，宋老伯夜间起夜的毛病有了很大的改观，于是一直坚持艾灸的方法，直到晚间小便降到了每日1次或2次。

可能有人会问，为什么前列腺增大后，人常会出现尿频、尿无力、憋尿的情况呢？前列腺正好位于膀胱"出口"的下面，像一个执勤的士兵一样守卫着膀胱。正常情况下，前列腺大小如一个尖头朝下的板栗一样，如果增生肥大了，就会变成鸡蛋大小，继续膨胀时，还会长成鸭蛋、鹅蛋甚至更大。当前列腺增生到一定程度时，就会压迫到膀胱，所以男人才会频繁地去厕所，而因为前列腺还包裹着一段尿道，小便时，尿道受到压迫就会出现排尿困难的现象。有的年轻人也会出现尿频尿急的现象，这多半是前列腺炎的征兆，如果过了50岁，就应该考虑前列腺增生的可能性。如果你也有这样的困扰，不妨试试艾灸的方法。

练练逍遥步——最智慧的壮阳法

俗话说，生命在于运动，那么当"七八"男人在已经逐渐步入到老年行列时，适合什么样的运动呢？

百练不如一走，对于老年人而言，散步可谓是最好的锻炼方式了。例如，闲暇"散步所以养神"、睡前"绕室行千步，始就枕""是以动求静"，有助于睡眠。男人要是坐的时间长了，就会加重前列腺的气血瘀滞。这时可以在室内走走，走的时候不要着急，把筋骨好好舒展一下，让气血流通地顺畅起来。

晚饭吃完了，也可以出门溜达一圈。《千金翼方》将其归纳为："食后，还以热手摩腹，行一二百步，缓缓行，勿令气急，行讫，还床偃卧，四展手足，勿睡，顷之气定"。饭后的食物还停留在胃中消化，所以此时的散步一定要"缓缓行"，千万别把散步当成一种任务来做。有的人心太急，总想着赶紧散完步，回来还能看会儿电视，做点其他事情，这样的散步一点用也没有。散步，重在"散"，一切纠缠于心的事物统统不要去想，我们要的就是身心放松，好似闲庭信步般逍遥自在。散步的同时，还可以把手搓热后，揉摩腹部，帮助食物的消化。

老年人一般都有高血压、高血脂的慢性病，所以晚饭可以提前到下午五点左右，免得吃得太晚影响睡觉时的血压。这样吃完饭再去散步正是酉时（17点~19点），肾经当令，散步正当时。为什么这么说呢？因为在老年人的五脏六腑之中，作为先天之本、精气血之源的肾脏是虚衰最明显的一个，如果在肾精气血最旺、功能最好的酉时散散步，符合"天人合一"的养生原则。

脚尖先着地，是很多人步行的习惯，不过这样的行走方式时间长了，就会很累。老年人去散步的时候，可以脚后跟先着地，将自己的体重通过脚侧面移至小脚趾，再过渡到大脚趾。这种方式可以分解行走带给脊柱的伤害。另外，散步时还要注意尽量别说话。高濂在《遵生八笺》上认为："凡步行时，不得与人语，欲语须住足，否则令人失气。"也就是说，人在散步的过程中，想要与人说话时，要停住脚步慢慢说。不然，说话的时候，气往外走，影响身体的气血运行。

总之，散步是一种很逍遥的运动方式。若能抛开世俗凡事，每天漫步一程，也是件幸福的事。

第十五节

男八八时：齿发去，五脏皆衰，
没有了生殖能力

男人"八八"进入老年期，养肾活血防衰老

"八八"男人已过花甲之年，肾气逐渐衰竭，成为一个齿落发脱的老人。《黄帝内经·素问·上古天真论》提及时说道："八八，则齿发去……今五藏皆衰，筋骨解堕，天癸尽矣。故发鬓白，身体重，行步不争，而无子耳"。意思是说，64岁的男人，牙齿和头发都逐渐脱落，此时随着肾气的衰竭，五藏也都已经衰弱，筋骨变得无力，维护男人生育功能的天癸也出现了衰竭，所以男人此时会出现发鬓变白，行动无力，也没有了生殖能力。

人们有时会将64岁后的男人称为"小老头"，很多人发现人在年老之后，个子也会变矮。其实，这与肾气的衰竭有关。《黄帝内经》讲"肾主骨"，肾气如果都衰竭了，骨骼必然也会因为失去滋养而变得脆弱易断。骨骼失去了支撑力，容易弯曲，所以人老之后就会容易驼背、直不起腰。

老年人的身体素质也比较差，很容易生病。有的人病程很长，需要经常吃药，或者同时患有几种病症。中医认为"久病及肾"，长时间的生病会消耗肾精，加速衰老。因此，久病的人更要注意养肾。

现在为大家介绍国医大师张镜人的一套健身操，能使经脉气

血流通畅顺，对养生很有帮助。"八八"老人可以在每天7点钟起床后，坚持做这套养生操，受益很大。具体方法如下：

第一节，按摩洗脸。即所谓的"干浴面"，用手指及手掌摩洗脸部，特别是鼻翼两旁的迎香、眉梁，以及双脸颊。

第二节，叩齿吞津。有规律地上下叩击牙齿，将蓄积的唾液咽下，叩齿能坚固牙齿，吞津能滋养内脏。

第三节，运动眼球。远近上下左右多方位都要到位。

第四节，握拳振臂。双手握拳，左右臂轮换向上向后伸展扩胸，挥拳抡出时要有爆发力。

第五节，双臂弧圈圆抡。起势为双手撮指虚握，在脐前相对，然后将双臂悬肘沿着胸线缓缓上提，直达眉心，然后左右分开，展臂再回到起点，重点在于运臂提肩上移都要屏气运动。这一节动作有利于改善肩臂关节粘连，即伤科所谓的"五十肩"。

第六节，插手扭腰。要点是双手叉腰双脚合并，腰部摆浪抡圆，连同膝关节，幅度要大。

第七节，弯腰俯仰。要点是双脚并拢，前俯时弯腰，双臂下垂，指尖触地，后仰时双臂上举，上身尽量朝后仰，腰部尽量往前挺。

第八节，左右弹踢腿。要点是要有爆发力。

"八八"男人变成了小老头，防治骨质疏松

男人在步入老年后，常常会变成"小老头"。生活中，我们不时会看到一个现象，久不见面的老人重逢时，却发现这熟悉的长辈不但人老了，个子也矮了一截。据统计，步入老年后，人的身高大概会比以前矮3~4厘米，越老个子就越矮。对于这个变化，其实与骨质疏松有很大的关系。

为什么人老之后，骨质会疏松？《黄帝内经》中说，五脏之中，肾主藏精，主骨生髓。肾精可以生化成骨髓，而骨髓是濡养我们骨骼重要的物质基础，人过了五六十岁，阳气开始减弱，肾精不足，骨头中的骨髓就相对减弱，进入一种空虚的状态；骨髓空虚了，

周围的骨质就得不到足够的养分，就退化了，疏松了。

尽管骨质疏松是人体一种正常的生理过程，但并不是说它是不可避免的。如果我们从少年开始，特别是在进入骨骼发育并逐渐定型的成人阶段，每天保证足够的身体锻炼，并至少坚持饮用1200克的牛奶或食用富含钙质的乳制品，那么当我们步入老年后，骨质疏松大多是能够预防的。

对于那些已经出现骨质疏松的老年人，也有一些挽救方法。下面就介绍几点调理建议，以供参考：

1. 多喝骨头汤，注重养肾

平时多喝点骨头汤，最好是牛骨汤，因牛骨中含大量的类黏朊。熬汤时，要把骨头砸碎，以一份骨头五份水的比例用文火煮1~2小时，使骨中的类黏朊和骨胶原的髓液溶解在汤中。另外，还可以多吃一些坚果，像核桃仁、花生仁、腰果，这些果子都是果实，是植物为了延续后代所集中的所有精华，有很强的补肾作用。"肾主骨生髓"，肾精充盈了，骨髓就得到补充了。

2. 多参加体育活动，以走路为主

随着年龄的增长，运动减少也是老年人易患骨质疏松症的重要原因。适当的锻炼肌肉对骨组织是一种机械应力的影响，肌肉发达则骨骼粗壮。因此，在青壮年期，应尽量参加多种体育活动，到了老年，最好的锻炼是每天走路，走到什么时候呢？走到身上微微有汗，气血开始运动起来就行了，这时内在的废弃物已经排出了，这就达到了目的，不要大汗淋漓。

3. 按摩选穴

骨质疏松症患者可选择内关、太渊、合谷三大穴位进行按摩，每个穴位按摩50~100次，每天1次，不要间断。

4. 补钙要科学

骨量的维持在很大程度上与营养及合理摄入的矿物盐密不可

分。养成合理饮食的良好习惯，多吃含钙食物，对骨的发育和骨峰值十分重要。对于饮食钙低者，应给予补钙。

一般来说，口服是大家主要的补钙方式，但每次服用的量不要过多，可分多次服用。依据我国营养学会的推荐标准，成年人每日补钙要达到 800 毫克，50 岁以上的人最好能达到 1000 毫克。最佳服用时间是饭后半小时，晚上服用效果更佳。

最后需指出的是，骨质疏松的调治并不是任何一种药物或方法单独使用就能达到明显疗效的，它需要根据男人本身的具体情况综合用药并结合体育运动，更重要的是积极地预防其发生，才能达到防治骨质疏松的目的。

养骨气，从内到外滋养骨骼

《黄帝内经》明确指出，骨骼起着支持人体的作用，是人身的支架。骨之所以有这样的作用，主要依赖于骨髓的营养，而骨髓则由肾精所化生。也就是说，肾藏精，精生髓，髓藏于骨腔之中，髓养骨，促其生长发育。因此，肾、精、髓、骨组成一个系统，有其内在联系。肾精充足，髓化生有源，骨质得养，则发育旺盛，骨质致密，坚固有力。反之，如肾精亏虚，骨髓化生无源，骨骼失其滋养。在小儿，就会骨骼发育不良或生长迟缓，骨软无力，囟门迟闭等；在老年，则骨质脆弱，易骨折等。

"八八"男人随着肾气的衰竭，很容易出现骨折，所以养骨对于他们而言是至关重要的。下面给大家推荐一款养骨食谱：栗子鹌鹑汤。汤中的栗子补脾健胃、补肾强筋；大枣健脾益气生津；鹌鹑补中益气。三者合炖，可用于腰椎间盘突出症或手术后身体虚弱、虚劳羸瘦、气短倦怠、食欲缺乏、便溏之症，补益之效甚佳。

具体做法：先准备好栗子 5 枚，大枣 2 枚，鹌鹑 1 只。将鹌鹑扭颈宰杀去毛（不放血），去除心、肝以外的内脏，洗净放入锅中；栗子洗净打碎，大枣去核，与适当调味品同放入锅内，倒入清水 250 毫升；用旺火煮沸 15 分钟后，改有文火炖 90 分钟；炖至鹌鹑熟烂即可，饮汤吃肉。

同时养骨还应该从我们的生活细节做起。俗话说"久立伤骨"，一个姿势站立久了，要寻找机会活动活动，或者找个地方坐下来休息一会，尤其是长期从事站立工作的人，在年老之后更要注意身体调节，否则每天都要站立数小时，下班后筋疲力尽、腰酸腿痛，容易发生驼背、腰肌劳损、下肢静脉曲张等。

在睡眠时，为了保持颈椎的正常曲度，最好能够将枕头换成符合人体颈椎曲度的健康枕头，避免睡过高、过低、过软、过硬的枕头；睡眠姿势以仰睡为主，侧睡的话则要注意避免长时间单侧睡，要常常变换侧躺的方向。趴着睡觉是最不可取的姿势，因为它很可能导致严重的颈椎神经压迫。睡觉的时候，为了维护正常的生理曲度，还可以在膝盖和腰椎下面垫上高度合适的垫子，这是缓解骨骼压力，让全身得到彻底放松的一个"小秘诀"。

牙口好，才能吃嘛嘛香

《黄帝内经》认为男人在进入"八八"年龄后，会出现"齿发去"的现象。现代医学研究认为，只要预防和及时治疗牙齿疾病，做好牙齿保健工作，老人也可以保留一副健康的牙齿，至少可以推迟牙齿脱落的时间。

拥有一口好牙，吃东西才能津津有味，所以"八八"男人要爱护牙齿，做好保健工作，具体可以从以下几个方面入手：

（1）保持口腔清洁。老年人要坚持每天早晚用温水刷牙，临睡前刷牙比早晨刷牙更重要。此外，一日三餐后要用清水漱口，漱口时要借用水的冲力尽量将牙缝中的食物残渣清除。如嵌得很紧，也可用牙签除掉。应定期到医院除去牙面上的结石，以防止牙周炎的发生。

（2）叩齿咽津。每天早晨醒来和临睡坚持做上下牙之间相互叩击。开始时轻叩十几下，以后逐日增加叩击次数和力量，达到每次叩击50次左右。此法能增强牙周组织纤维结构的坚韧性，促进牙龈及颜面血液循环，使牙齿保持坚固。叩齿后咽下唾液也有利于养生。

（3）按摩牙龈。用拇指和示指顺着一定的方向按摩牙龈，每次 10 分钟，可促进牙龈、牙槽和牙髓的血液循环，防止牙床过早萎缩。

（4）正确咀嚼。咀嚼的正确方法是交替使用两侧牙齿。如经常使用单侧牙齿咀嚼，则不用一侧缺少生理性刺激，易发生组织的失用性萎缩，而常咀嚼的一侧负荷过重，易造成牙髓炎，且引起面容不端正，影响美观。

（5）用力咬合。每次排尿时，满口牙齿用力咬合，每溺必做而不间断。这样可促进口腔黏膜的新陈代谢及牙龈的血液循环，锻炼咀嚼肌，增强牙齿的功能。

（6）鼓腮漱口。每天做一两次闭口鼓腮漱口动作，并将舌头左右转动，这样能使唾液分泌增多，使牙面、牙缝和口腔黏膜受到一定的冲洗和刺激，可使口腔自洁，保护牙齿健康。

（7）茶水漱口。每次饭后用茶水漱口，让茶水在口腔内冲刷牙齿及舌两侧。这样可清除牙垢，提高口腔轮匝肌和口腔黏膜的生理功能，增强牙齿的抗酸防腐能力。

（8）饮食护齿。蛋、水果、蔬菜、排骨汤等，含有丰富的蛋白质、矿物质、维生素等，经常食用有益坚齿。人体摄取蛋白质不足，易患龋齿病。

此外，饮食时要注意保护牙齿，不要吃过甜、过辣、过凉、过热的食物，以防牙釉受侵蚀而破坏。

三子养亲汤，让年迈的男人安享晚年

"三子养亲汤"出自《韩氏医通》，此书的作者韩懋是明朝的名医。韩懋自小体弱多病，他的父亲是重要将领，经常在外南征北战。韩懋本身是一个大孝子，看见父亲如此艰辛，便苦学中医，跟随父亲出诊，帮助父亲看病。在他父亲去世后，韩懋就行医游

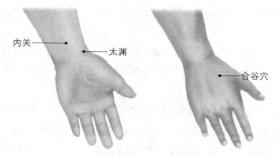

内关、太渊、合谷三穴的位置

历于大江南北，因其高超的医治水平而名声大振。

有一次，三个读书人请韩懋为他们的父母看病，老人因年高咳嗽、气不顺，而且体内有痰，这也是多数老年人的通病。所以韩懋仔细构思出了一个能广为使用的方子，这就是"三子养亲汤"。这个药方就好似让人看见三个孝顺的儿子，端着热腾腾的汤侍奉在父母跟前一样。韩懋不仅对自己的父亲有一片赤诚的孝心，还希望天下的老人都能变得健康长寿，正是因为如此，他才能构思出这一千古良方。

很多老年人的胃口不好，有的时候吃多了不容易消化，容易痰多，气不顺或气喘。"三子养亲汤"正是从这些症状入手，解决老年人的切身问题。古有韩懋为父学医，今天，我们也应该为自己的父亲献上"三子养亲汤"，让操劳大半生的父亲能够安享晚年生活。

"三子养亲汤"的制作很简单，将白芥子、苏子、莱菔子洗净后，微炒，击碎，用纱布包裹，煎汤频服。

白芥子、苏子、莱菔子，大家可能觉得它们都很陌生，实际上这些都是菜园子里的东西。白芥子就是芥菜的种子，能理气化痰；苏子是紫苏的种子，能宣畅气机，止咳喘；莱菔子是萝卜子，它能降气，还能健胃消食；另外，这三味药都是植物的种子，种子都含有油性，既能滋养，也能通便。

这三种药可以等量而用，也可以根据自己的症状突出某一种药的用量。做的时候，需要先将这三味药炒完，然后可以找药店打成细粉，自家有粉碎机的也可以自行操作。每次服用时，可以煎汤，也可以直接用开水冲服药粉，一般在 10 克左右就行。

值得注意的是，虽然"三子养亲汤"的作用很大，但也不是适用于所有人。本方主要用于气实而喘，痰盛懒食的实证。如果咳嗽很久，痰比较少，浑身乏力倦怠者则不适用。大家也可以从脉搏中轻松辨出，把手轻轻搭在手腕处，如果能明显感觉到脉的有力跳动，说明是实证。相反，如果脉搏跳动很弱，甚至很难摸到，说明老人的气血很虚弱，属于虚证，此时就不要用"三子养亲汤"了。

量力而行——老年保健必须遵循的大原则

"八八"男人多已退休在家，生活里突然有了很多的空闲时间。可是对于有的老人而言，空闲的时间有时并不是好事，如果在生活中不注意量力而行，反倒会影响老年的生活质量。具体来说，男人可以可以从下面几个方面进行平衡养生。

1. 适量运动，不可过劳

形不动则精不流，精不流则气郁。适当的体力活动或体育锻炼，可以调畅气机，疏通血脉，增强体质，从而保证灵活、协调的肢体功能。"八八"男人应进行适当的体力活动，不可久坐久卧，但也要注意量力而行，不宜剧烈运动。至于运动方式，大家根据自己的具体情况，可随时随地做，每天坚持买菜；上班时舍电梯而选走楼梯；看电视时站着看，让关节多活动；擦家里的地板，促进气血循环等。

老年人无论从事体力活动还是脑力劳动，均不宜过劳。否则可导致抵抗力下降，易罹患各种疾病，尤其是重度的脑力活动会严重地损耗气血精津，造成头晕、耳鸣、失眠、健忘等症。

2. 饮食素淡，少食甜品

老年人饮食当以素淡为主，少吃甜食，少吃脂肪类，多食水果及蔬菜。中国人传统饮食中带糖的食品很多，比如农历正月十五吃元宵，五月初五吃粽子，八月十五吃月饼，大家可以有意识地不吃糖，长期坚持下来，和高血压、糖尿病这类富贵病不沾边。

3. 老年患者注意顾护正气

治疗老年病用药补勿过偏，攻勿过猛，用药要平和。老年人正气匮乏，五脏俱虚，故应时刻注意顾护正气，即使要攻邪，也要攻补兼顾兼施。只要正气尚存，生机就在，因此顾护正气为老年保健的根本大法，尤其是病情危重时，应以扶正为当务之急，以求正气有所复，留人治病。

实际上，人体的衰老是一个必然的过程，盛极而衰也是人类无法抗拒的自然规律。老年人在日常生活和工作中应该量力而行，维护身体的平衡。因为老年人的生理特点就是正气渐衰，所以无论从事体力活动还是脑力劳动，都不宜过劳，否则会因此导致抵抗力的下降，尤其是重度的脑力活动将会严重地损耗气血精津，使老人出现头晕、耳鸣、失眠、健忘等现象。

第三章

《黄帝内经》二十四节气顺时养生

第一节

天人相应之道：顺节气，养天年

人法天地而生，养生就是顺应天时

人生在天地之间，宇宙之中，所有的生命活动都与大自然息息相关，紧密相连，自然界的种种变化都会影响人体的生命活动。《黄帝内经》的各种论述都把人与自然看成一个统一的整体，即"天有所变，人有所应"。

中医最推崇的是"生物钟"养生法，将人比作浓缩了的大自然，随着昼夜交替、四季变化，人的生理活动也进行着周期性的变化。这种周期节律早在《内经》中就有明确的阐述，《素问·六节藏象论》曰："五日谓之候，三候调之气，六气谓之时，四时谓之岁。"从中我们可以看到年周期的确立是基于四时的。经文所说的"六气谓之时"，正好是我们说的一个季节，以此类推出一年四时（二十四节气）。

《黄帝内经》认为生命与自然界息息相关，指出："天地合气，命之曰人。"就是说自然界的阴阳精气是生命之源。所以《灵枢·本神》才会强调人的养生应"顺四时而适寒暑"。也就是说我们每一个人的起居生活都应该随着四时的气候变化，温热寒凉，做适当的调整。春天是万物生发的季节，气温升高，人体的气血也从内脏向外走，毛孔由闭合到开放，那么这个时候我们就不要过早地脱掉棉衣，否则，正准备张开的毛孔，会被你这一冻而闭合回去，不利于气血的生发。

夏天，温度是最高的，这时候人体阳气外发，伏阴在内，气血运行旺盛，并且活跃于机体表面。空调的问世，让我们可以假装不问四季，但我们的身体仍然按时进入夏季，并且按照夏季的规则运行。所以在夏季不要因为贪凉，伤害了体内的阳气。另外，夏天也不应吃得太过油腻，要以清淡为主，因为气血这时候全在外面，体内没有能量来消耗这些食物。

到了秋天，气温又开始降低，气血回收，这时候我们就不能像夏天那样，这时候要注意进补，开始储备过冬的能量。

冬天气温达到最低，这时候要注意保暖，女性不要为了美只穿裙子。

总之，希望大家在生活中，一定要符合天地四时的运行规律，该热的时候热着过，该冷的时候冷着过，不要违背天地自然运行的基本规律。

天气变化，与我们的健康息息相关

《黄帝内经》中说，春季邪气伤人，多病在头部；夏季邪气伤人，多病在心；秋季邪气伤人，多病在肩背；冬季邪气伤人，多病在四肢。所以，我们要知道，如何在春季做好头部保养，秋季保护好肩背等。

1. 春季的头部保养

春天是万物复苏的季节，天气一暖和，什么害人虫都出来了，这时候邪气最容易从头部入侵人体。所以我们要保养好头部，防止疾病入侵人体。下面介绍一种简单有效的方法：

先将双手自然屈指并拢；用指端自前向后、自中绕至两侧，对整个发际较有力地划摩数次；再用十指依前顺序较有力地一点一点地按压数遍；再用十指依前顺序做短距离往返搔抓数遍；最后用十指依前顺序轻缓按摩数遍。

2.夏季保养好心

夏季对应的是心，养心是关键。夏天的时候，人容易烦躁，动不动就发脾气。这是因为夏天气血都到外面来了，里面的气血相对不足，所以容易生气发火。因此，我们一定要记住，夏天要忌怒，别发脾气，或者尽量少发脾气。

3.秋季做好肩背部的保养

一到秋天，有些人就开始出现肩背部疾病，这就是邪气入侵的缘故。所以，我们要学会应对之道。这里教大家一个简单的方法：把手心贴在缺盆处（人吸气时两肩的锁骨处会形成一个窝，这个窝的中间就是缺盆穴），轻轻地蠕动，慢慢地提捏，提捏的劲道采取"落雁劲"，就好像是大雁落沙滩那样，看似轻柔，但内带劲力。没事的时候多做做就可缓解肩膀疼痛。

中医里非常强调后背的养生。因为后背为阳，太阳寒水主之，所以很容易受寒。古语有"背者胸中之腑"的说法，这里的腑就是指阳。所以，我们在生活中要十分注意对后背的保养，晚上睡觉的时候，一定要盖好肩膀。很多年轻的妈妈为了照顾孩子，跟孩子一起睡，盖一床被子，这就容易出现一个问题，就是因为孩子身体小，一床被子往往盖不到孩子的肩膀，导致孩子的缺盆处受风，引起肩背痛。所以做家长的要注意这个问题。

4.冬季做好四肢的保养

冬季疾病容易从四肢，尤其是双腿入侵人体，这点上了岁数的人可能体会更深。天气冷了，腿就觉得不舒服，伸展不开，遇到潮湿的天气时，腿还疼。所以，冬季我们除了要给双腿保暖外，还要经常拍打活动双腿。

此外，古时候的女人都是盘腿坐，这样可以把下焦气堵住、锁住，使气不外泄，这就是女人的藏。古时候男人的坐一定是要"虎背熊腰"，两手撑膝，两只手的手心劳宫穴正好护在膝盖上，男人这样可以固摄胃气。我们可以学学古人的坐法，这样就能给自己养护胃气，人体也会感到非常舒服。

四季养生总宗旨：内养正气，外慎邪气

自然界分布着五行（即木、火、土、金、水）之常气，以运化万物。人体秉承着五行运化的正常规律，因此才有五脏生理功能。不仅如此，人们必须依赖于自然界所提供的物质而生存。所以，人与自然环境存在着不可分割的联系，自然和人的关系好比"水能浮舟，亦能覆舟"一样，既有有利的方面，也有不利的方面。

可是，人对自然不是无能为力的，疾病是可以预防的，只要五脏元真（真气）充实，营卫通畅（指人的周身内外气血流畅），抗病力强，则正气存内，邪不可干，人即安和健康。

所以四季养生保健的根本宗旨在于"内养正气，外慎邪气"。

"内养正气"是养生的根本，任何一种养生方法的最终目的都是保养正气。保养正气就是保养人体的精、气、神。人体诸气得保，精和神自然得到充养，人体脏腑气血的功能也得到保障，即"五脏元真通畅，人即安和"。

黄帝有一次问养生专家岐伯：为什么先人们能活上百岁身体还很健康，现在的人不到六十就过早衰老了？岐伯说：古时候的人懂得对于四时不正之气的避让，以便使思想闲静，排除杂念。这样调和好了自身的正气，就不会得病了。黄帝听了，觉得很有道理，便照岐伯的方法修炼了起来。

黄帝注意在日常生活中处处约束自己，消除不切实际的欲望，使心情尽可能地安定。由于精神专注，他劳动虽很辛苦，但并不觉得疲劳。由于在物质上没有奢望，所以他心情一直很舒畅。吃饭时，不管是什么他都不嫌弃。衣服不管是质地好的还是差的，他都很开心。他喜欢与民同乐。虽然他是国家的领袖，但他尽职尽责，为百姓造福，从不自以为尊贵。

因为黄帝心静如水，加上他长期坚持，从不懈怠，所以他不受外界的干扰，常保有"天真之气"，这应该是他长寿的秘诀了。

"外慎邪气"则是警惕外界一切可以致病的因子，主要是从有病要早治、生活要节制等方面来调摄养生。

　　中医认为，邪气刚入于人体之表，应当即时治之，"勿使九窍闭塞，如此则营卫调和"，病邪就不会由表入里，病势也就不会由轻变重而损害正气，是养生祛病益寿之妙法。

　　外慎邪气的另一个方面是指对自己的生活注重节制，忌"贪"字。比如：起居有常，起卧有时，从不贪睡，每天坚持锻炼身体，并做一些力所能及的体力劳动；衣着打扮应当以舒适为宜，根据气候的变化而适当增减着装，但不要因为天气寒冷就穿着过暖，也不要因为天热贪凉而过少穿衣；饮食方面则要讲究五味适中，五谷相配，饮食随四时变化而调节，忌贪饮暴食偏食；在心理健康方面，应当注重陶冶情操，坦然怡然地待人接物，不以物喜，不以己悲，良好的心态自然能够改善身体状况，减轻乃至避免机体发生病患的可能。

春夏秋冬，保养人体生、长、收、藏

　　人与天地是相应的，养生就要顺应四季，达到天人合一，那么顺四季养生又该遵循怎样的要则呢？《黄帝内经》说："春生、夏长、秋收、冬藏，是气之常也，人亦应之。"

　　春生、夏长、秋收、冬藏是生物适应四季气象变化形成的普遍规律，四时之气，春生以冬藏为条件，冬藏以秋收为条件，秋收以夏长为条件，夏长以春生为条件，顺四时养生就要遵循"生、长、收、藏"这个定律。

1.春生

　　春天是万物生长的季节，这种生发之气的源泉就是冬天的藏纳和积累，如果冬天没有好好地收藏，春天就没有生发的基础，就没有精力去投入一个新的开始。所以，春天人一定要保养好生机。该怎么办呢？《黄帝内经》中有："春三月，此谓发陈，天地俱生，万物以荣，夜卧早起，广步于庭，被发缓形，以使志生。生而勿杀，予而勿夺，赏而勿罚。此春气之应，养生之道也。逆之则伤肝，夏为寒变，奉长者少。"意思是说，天黑了以后就要睡觉，早上要早点起床，经常到院子里走走。另外头发也不能老扎着，要散开来。多穿宽松的衣服，这样才有利于身体内气机的生发。春天人容易犯困，有些人一困就睡觉，这会阻碍身体气机的生发。如果违背这种法则，那么供给夏季长养的力量就会减少，到了夏天就容易出现寒性病变。

2. 夏长

中医认为夏属土，五脏中的脾也属土，长夏的气候特点是偏湿，"湿气通于脾"，也就是说湿气与脾的关系最大，所以，脾应于长夏，是脾气最旺盛、消化吸收力最强之时，因而是养"长"的大好时机。

《黄帝内经》中有："夏三月，此谓蕃秀，天地气交，万物华实，夜卧早起，无厌于日，使志无怒，使华英成秀，使气得泄，若所爱在外，此夏气之应，养长之道也。逆之则伤心，秋为痎疟，奉收者少，冬至重病。"

"夜卧早起，无厌于日"。晚上晚点睡，早晨早点起，要多晒太阳，因为，夏天就应该往外散，就应该充分地接受阳气，多出汗。

"使志无怒"。这就是说夏天的时候，人不要在情志上压抑自己，遇到生气、不高兴的事情，就要想方设法发泄出来，不能憋在心里。

"使气得泄"。夏天的时候就要往外散，这样体内的瘀滞才能散出去，到了秋天的时候才能收进东西。如果在夏天散得不够，秋天想进补都进补不了。

夏季是天地万物生长、葱郁茂盛的时期。这时，阳光充沛，热力充足，万物都借助这一自然趋势加速生长发育。人在这个时候可以比以前"放纵"些，要多晒太阳多出汗，宣泄出体内的瘀滞，这样才能使气血通畅，为以后的收藏腾出地方。

3.秋收

《黄帝内经》说："秋三月，此谓容平，天气以急，地气以明，早卧早起，与鸡俱兴，使志安宁，以缓秋刑，收敛神气，使秋气平，无外其志，使肺气清，此秋气之应，养收之道也。逆之则伤肺，冬为飧泄，奉藏者少。"

秋季是收获的季节，是为冬天储备能量的季节。这时天气下降，地气内敛，人也应该早睡早起，收敛精神而不外散，以缓和秋季肃杀的伤伐，使神气安定。这是秋季养生的法则，如果违背了这个法则，就会伤损肺脏，到了冬季便会出现顽固不化的泄泻，供给冬季收藏的就减少了。

4.冬藏

《黄帝内经》中有："冬三月，此谓闭藏，水冰地坼，无扰乎阳。早卧晚起，必待日光。使志若伏若匿，若有私意，若已有得。去寒就温，无泄皮肤，使气亟夺。此冬气之应，养藏之道也。逆之则伤肾，春为痿厥，奉生者少。"

冬藏就是说冬天要关闭所有开泄的气机，要收藏。冬眠的动物，它们一到冬天就开始蛰伏起来不再活动，以降低能量的消耗。其实，冬天人也应该像动物这样，减少消耗注意收藏，具体要做的是：减少洗澡的次数、减少运动量、早睡晚起、注意保暖、多吃些味道厚有滋补功效的食物。

春夏养阳，秋冬养阴

《素问·四气调神大论篇》中说："夫四时阴阳者，万物之根本也。所以圣人春夏养阳，秋冬养阴，以从其根，故与万物沉浮于生长之门。逆其根，则伐其本，坏其真矣。"这就是讲，一年里，春夏秋冬四时（四季）阴阳的变化，是天地自然界万物生命演变过程中生、长、收、藏的根本所需，所以懂养生之道的人，也就是能够掌握自然界变化规律并能顺应这个变化规律的人，会适时地在春、夏季节保养阳气，以顺应生长的需要，在秋、冬季节保养阴气，以适应收藏的需要，这样顺从了天地自然生命发展的根本规律，就能与万物一样，在生、长、收、藏的生命过程中正常地运动发展。如果违逆了这个规律，就会戕害生命力，破坏人身真元之气，损害身体健康。

大家可能会有疑问：春夏季节天气逐渐热了，为什么还要养阳？那不更热了？秋冬季节天气逐渐转冷，为什么还要养阴？不就更冷了吗？

春夏的时节气候转暖而渐热，自然界温热了，会影响人体，人感到暑热难耐时，一则人体的自身调节机制会利用自身机能大量消耗阳气，来调低自身温度抗暑热以适应外界环境的变化；二则天热汗出也会大量消耗阳气，汗虽为津液所化，其性质为阴，但中医认为，汗为心之液，所以汗的生成，也有阳气的参与。

秋冬的时节气候转冷而渐寒，自然界寒冷了，也会影响人体，人感到寒冷时，一则人体的自身调节机制会利用自身机能大量调动阳气，来调高自身温度抵御严寒以适应外界环境的变化；二则秋冬季节阳气入里收藏，中焦脾胃烦热，阴液易损。

所以说，春夏之时阳虚于内，秋冬之时阴虚于内。在养生保健上就要做到"春夏养阳、秋冬养阴"。正如清代著名医家张志聪所谓"春夏之时，阳盛于外而虚于内，所以养阳；秋冬之时，阴盛于外而虚于内，所以养阴"。总之，主要还是阳气易于亏耗。

但是，这并不代表，秋冬养阴就不用养阳了。因为对于人体来说，阳代表能动的力量，即机体生命机能的原动力。阳化气，人们把阳和气连起来叫阳气；阴代表精、血、津液等营养物质，即机体生命机能的基本物质。阳气是人体生存的重要因素，由阳气生成的生命之火，是生命的动力，是生命的所在；阴成形，通常又把它叫作阴液。阴液是有形物质，濡养了人体形态的正常发育及功用。阴所代表的精、血、津液等物质的化生皆有赖于阳气的摄纳、运化、输布和固守，只有阳气旺盛，精血津液等物质的化生以及摄纳、运化、输布和固守才有依赖。只有阳气的能动作用，才能维持人体生命的正常功能。这就是阳气在人体的能动作用，它不仅主宰了人的生命时限，而且还确定了人体五脏六腑的功能状态。所以，不论哪个季节，"养阳"都是非常重要的。

四时有变化，脏腑养生也有偏重

在古人看来，春夏秋冬是各有其对应的脏器。具体来说就是春天属木，与肝相应；夏天属火与心相应；秋天与肺相应；冬季与肾相应。养生，就要懂得在不同的季节特护相对应的脏器。

1.春天养肝

春季与肝脏相对应，肝属木喜条达，与春令升发之阳气相应。所以春季养生宜顺应阳气自然升发舒畅的特点，以养肝为要务。

那么该怎么养呢？

首先，应注重精神调摄，保持心情舒畅，切忌愤然恼怒。其次，注意运动锻炼，多到户外呼吸新鲜空气。在饮食保养方面，宜多吃一些温补阳气的食物，例如葱、蒜、韭菜是益肝养阳的佳品，菠菜疏肝养血，宜常吃。大枣性平味甘，养肝健脾，春天可常吃多吃。春季除养肝外，还要注意补充微量元素硒，多吃富含硒的动、植物，如海鱼、海虾、牛肉、鹌鹑蛋、芝麻、杏仁、枸杞子、豇豆、黄花菜等，以提高人体的免疫功能，有利于保健养生。

有些人在春季容易抽筋、腹泻，这叫"肝旺脾虚"。五行中肝属木，脾属土，二者是相克的关系。肝气过旺，气血过多地流注于肝经，脾经就会相对显得虚弱，脾主血，负责运送血液灌溉周身，脾虚必生血不足，运血无力，造成以上诸般症状。这时，可服用红枣、山药、薏米粥等以健脾养血，脾血一足，肝脾之间便平和无偏了。

2.夏季养心

《黄帝内经》里说："心者生命之本……为阳中之太阳，应于夏气。"一年四季中，夏天属火，火气通于心，火性为阳，阳主动。

加之心为火脏，两火相逢，所以心神易受扰动而不安，出现心神不宁，引起心烦；心烦就会使心跳加快，心跳加快就会加重心的负担，那就不利于养心。所以，夏天首先要心静，"心静自然凉"，静则生阴，阴阳协调，才能保养心脏。

3. 秋季养肺

五行之中，肺脏属金，旺于秋季。因肺喜清肃濡润，主呼吸，与大气相通，外合皮毛，与大肠相表里，故燥邪最易伤肺，引起咳嗽或干咳无痰、口舌干燥、皮肤干燥、便秘等症。因此，秋季养生应注意护阴润燥，以养肺为先。

怎么养呢？在饮食上要少辛增酸，即少吃一些辛辣的食物，多吃一些酸性食品以及新鲜蔬菜等。另外，南朝医药学家陶弘景提出的"延年六字诀"中的"咽字功法"，可收定金润肺之功。具体方法是：两足分开，宽与肩等，双手高举过头，然后迈出左脚，有足尖点地向前走一步。挺胸，双手向后一扬即吸气。注意用鼻吸气，用意将气送至丹田，再将气缓缓从口呼出。呼出气时念"咽"字，或默念或轻声。此法每日做 18 次，长久坚持下去，可以起到清肃肺金，调护和强健肺气的作用。

4. 冬季养肾

冬季是自然界万物闭藏的季节，人体的阳气也要潜藏于内，由于阳气的闭藏，人体新陈代谢水平相应降低。因而需要生命的原动力"肾"来发挥作用，以保证生命活动适应自然界的变化。人体能量和热量来源于肾，也就是人们常说的"火力""火力"旺说明肾脏机能强，生命力也强。反之，生命力就弱。冬天，肾脏机能正常则可调节机体适应严冬的变化，否则将会导致心颤代谢失调而发病。综上，冬季养生的重点是"防寒养肾"。

该怎么养呢？早睡晚起，穿贴身而暖和的衣物，多呼吸新鲜空气，多晒晒太阳，多吃羊肉、鸡汤等能够温肾、补肾的热食，以补充机体的能量和营养。

第二节
春季"发陈"：向大自然要勃勃生气

立春养肝，百病不生不粘

立春是一年中的第一个节气，"立"为开始之意，立春就是春天的开始，表明严冬已经过去，万物复苏的春季来临。立春过后，气温开始回升，白天渐长，降水也趋于增多。

在立春时节的养生，要着眼于"生"字，春季是一个万物复苏、充满生机和活力的季节，其实人的身体与大自然是相通的，春季也是人体阳气生发的季节，此时的养生重点就是养好人体的阳气，让它生发起来，使新陈代谢从冬天恢复过来，尽快适应春天的气候，得以正常运行。

按自然界的属性，春属木，与肝相应。肝主疏泄，在志为怒，恶抑郁而喜调达。因此，在春季养生方面就要注意养肝，戒暴怒，忌忧郁，做到开朗乐观，心境平和，使肝气得以生发，达到养肝护肝之目的。另外，俗话说"肝胆相照"，养肝自然也离不开壮胆。《黄帝内经》讲"凡十一脏取决于胆"，胆阳就像一部电梯，能带动五脏六腑之阳气上升。如果赶在春天阳气升发之时，胆阳这部"电梯"出了故障，阳气不能顺畅升降，就会表现出萎靡之状。

具体来说，立春养肝壮胆，当从以下几个方面入手：

在生活习惯方面，立春是春季刚刚开始，寒冬已过，但气温回升还需要一段时间，所以"春捂"非常重要，不要急于脱掉厚重的冬衣，以免疾病侵袭。《千金要方》主张春时衣着宜"下厚上薄"，《老老恒言》亦云："春冻半泮，下体宁过于暖，上体无妨略减，所以养阳之生气。"

在饮食方面，应考虑这一节气阳气初生的特点，多吃辛甘发散之品，不宜食酸收之味。因为，在五脏与五味的关系中，酸味入肝，具收敛之性，不利于阳气的生发和肝气的疏泄，可以多选择大枣、豆豉、葱、香菜、花生等食品。另外，在春季人的脾胃功能是比较弱的。因此这时人们还要配合吃养脾胃、温内脏的"养生粥"来增强脾胃功能。不然，随着肝气的旺盛，脾胃会越来越弱。养生粥一共由六种食材组成：一把粳米，一把花生，补脾润肺；一把小米补虚开胃；一把大枣补脾胃、润心肺；一把百合滋阴清热，理脾健胃；再加上一小把桂圆益脾、养心又补血。每天早晨喝上这样一碗粥，能养足胃气。

立春养生中的另一重要方面就是防病保健，初春时节，天气由寒转暖，各种致病细菌、病毒也随之生长繁殖。温热毒邪开始活动，流感、流脑、麻疹、猩红热、肺炎也在此时发生。为避免春季疾病的发生，首先要消灭传染源；其次是要常开窗，保持室内空气清新；还要加强锻炼，提高自身免疫力。

立春二月爱"上火"，养阳生发来"消火"

许多人发现每年春天二月都很容易"上火"，不知不觉间就会出现头晕、口腔溃疡、牙龈肿痛、咽喉疼痛，而且还会影响消化系统，出现小便发黄、便秘的症状。同时，体内的火可以引来外感，使患感冒、肺炎、流脑的概率增加。那么，为什么人在二月容易"上火"呢？

从立春起，冬季结束，春季开始，但从气象学而论，冬天的寒气并没有完全消散，倒春寒时常来袭。这个时候我们的身体就像是刚刚发芽的幼苗，气血已经开始从内脏向外流动了，毛孔也处于从闭合到逐渐开放的过程。假如此时穿得少了，一旦遭遇到含量的侵袭，毛孔就会自动闭合，体内的阳气也就无法发散，以至于体内"阳气郁"。外在表现就是各种"上火"症状。

中医认为，人体内有一种看不见的"火"，它能产生温暖和力量，维持器官的功能，但如果失去制约，火性就会上升，导致病症。因此，在二月，为避免"上火"，我们可以借助于一些发性食物来帮助体内的阳气进行发散，防止内热的产生。

芽菜是春季较常见的发性蔬菜，常见的有豆芽、香椿芽、姜芽等。芽菜在古代的文人墨客中很受称赞。唐朝的苏颂写道："椿木，皮细肌实，嫩叶甘香可茹。"赞美香椿的甘甜可口。苏东坡的诗句"春社姜芽肥胜肉"，说的是春天的姜芽肥硕鲜嫩，可与肉媲美。

《黄帝内经》中讲："春三月，此谓发陈。"如何理解呢？"发"是发散的意思，"陈"我们可以理解为陈旧。我们知道春天，万物复苏，幼苗都开始发芽，《黄帝内经》之所以将发芽称为"发陈"，是因为这些嫩芽具有将植物沉积物质发散出去的作用。因此，我们身体内的阳气如果发散不出去，也可以借助于芽菜的这一功效。

立春食用芽菜时有两点禁忌：其一，少放醋或不放醋。因为《黄帝内经》认为，酸味的食物有收敛的作用，不利于阳气的宣泄和生发。其二，少放肉或不放肉。《黄帝内经》中在谈春季养生时说："生儿无杀"，很多的动物都会在春天产仔、不育，我们也要顺应自然的这种变化，不要杀生。另外，经过了整个冬天，如果到了立春时节还继续吃肉，就有点过度了。

芽菜在立春最好的食用方法就是凉拌或煮汤，这样吃起来比较鲜嫩、可口。豆芽在凉拌的时候应先煮熟，香椿芽也要煮沸5分钟后再凉拌。豆芽性寒，所以凉拌时可加入一些辛辣、芳香的调料，比如姜丝，但是脾胃虚寒或患有慢性胃肠炎的人不要过多食用绿豆芽，以免伤到胃气。香椿属于发物，慢性疾病患者要少吃或不吃，以免使旧疾复发。

　　总之，大家在食用芽菜帮助宣泄体内阳气的同时，也要遵守一定的饮食禁忌，这样才能既不会使身体因"阳气郁"而上火，也不至于因为泻火方式不对惹上疾病。

雨水湿寒重，锻炼肺经抵御风寒入侵

　　雨水是一年的第二个节气，从雨水这一天开始，雨量会逐渐增加，湿邪之气也会随之而来。春寒料峭，湿气一般夹"寒"而来。俗话说"春寒冻死牛"。初春天气变化无常，人体的毛孔也随着阳气的升发打开，所以人稍不注意就会感染上风寒。

　　在这个时候，一点要把肺经锻炼好。因为肺主皮毛，肺经功能好，皮毛抵御风寒的能力就强，人就不容易染上伤寒之病。在此向大家推荐推拿或按摩的方式，具体操作如下：

　　（1）左手四指微并拢，以掌根放于胸中上端，左拇指放于右锁骨上，自左横线来回擦动，直擦至乳头上水平线。

　　（2）往返数次后，换右手仿效上法擦左胸，坚持揉按膻中（前正中线，平第四肋间）、鸠尾（剑突下，脐上7寸）、巨阙（脐上6寸）穴。

　　（3）用多指揉、擦胸肋部位。

　　（4）拇指点按内关（腕横纹上2寸）、鸠尾、巨阙穴各1~2

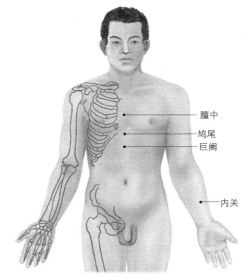

膻中

鸠尾

巨阙

内关

膻中、内关、鸠尾、巨阙四穴的位置

分钟。

（5）右手五指并拢，略屈，用虚掌拍击左胸，重复20~30次；换左手拍右胸，使两侧肺部都拍到。

（6）以右手拇指紧贴左胸外侧，其余四指紧贴腋下，作相对用力提拿；配合呼吸，吸气时用力提拿，呼气时慢慢放松。重复5~10次。换左手拿右侧胸肌，以酸胀为宜。

除了润肺之外，此时调养脾胃也很重要，首先从调整日常生活习惯做起：春季气候转暖，又多风干燥，应多吃蔬菜水果以补充人体水分。比较适合春天的食物包括：韭菜、香椿、百合、豌豆苗、荠菜、春笋、山药、藕、芋头、萝卜、荸荠、甘蔗等。在起居方面，应该顺应自然，早睡早起，劳逸结合，保护生机遵循自然变化的规律，使生命过程的节奏，随着时间、空间和四时气候的改变而进行调整，以达到调养脾胃，延年益寿的目的。

薏苡仁党参粥——雨水时节的祛湿佳品

万物的生长都离不开雨水的滋润，不过人体如果在雨水的长期"滋润"下，很容易就将湿气和寒气郁结在体内。同时，冬天吃了不少丰脂食物，也在体内积存。很多人往往会出现食欲不振、消化不良、腹泻等症状。《黄帝内经》指出："湿气通于脾"，人的脾胃受到了寒湿之气的困扰，所以才会出现以上症状。唯有将这些湿气和毒素都泻去了，让我们的身体重新温暖起来，才是健康生活之道。

那么如何健脾祛湿呢？

在这里推荐大家一款"薏苡仁党参粥"，这款粥的食材只有三种：薏苡仁、党参和粳米，而且做起来也比较简单。

薏苡仁又称薏仁，它既是常用的中药，又是我们常吃的食物。《神农本草经》将其列为上品，它可以治湿痹，利肠胃，消水肿，健脾益胃，久服轻身益气。薏仁是五谷类中纤维质最高的，它虽然含有丰富的蛋白质、维生素、矿物质，但属于低脂、低热量食物，因此也是很多人减肥时的最爱，尤其是对于下半身有水肿的人而言更为有效。此外，我国医书古籍中记载，薏苡仁还是极佳的美容食材，具有治疣平痘、淡斑美白、润肤除皱等美容养颜功效。有些化妆品的主要成分就是从薏米中提取的，不过，与其涂在脸上不如吃到肚里，让它由内到外都滋补。

党参其实是我们比较常用的传统补益药物，对于脾胃虚弱、食欲不振、大便稀溏等有较好疗效。在我国很多地方都产党参，除了山西五台上的野台党之外，大多数人仍以山西潞安、长治所产潞党参为优。据说，以前人们为了鉴别潞党参的真伪，让两个人比赛走路，走前一人嘴里含着潞党参，另一人则不含，急走三四里地，如果不含的人气喘吁吁，而含着的人却气息自如，那么这就是真正的潞党参了。因为其他地方的党参都达不到这么好的效果。由此也能看出，党参的补气作用很厉害，最宜脾虚肺虚的人食用。

介绍完薏苡仁和党参的功用后，再来看这款粥的做法：

取30克薏苡仁洗净后滤去杂质，放入凉水中浸泡2小时；15克党参洗净后切成薄片，200克粳米淘洗干净。将三者放入锅中，加水1000毫升。先用大火煮沸，锅开后撇去浮沫，再用小火慢慢熬30~40分钟。等到粥熟后，可依据个人口味放入冰糖调味。每天早餐时食用，不仅能祛湿健脾，还能补气补血。

值得注意的是，尽管雨水时节服用薏苡仁党参粥可以帮助人们更好地祛湿健脾，但是并非所有人都适合这种祛湿方法。比如，大便干燥、火气大的人就不宜食用。

早春"捂一捂"，先学会"捂"的艺术

春季是由冬天的寒冷向夏日的炎热过渡的一个时节，恰好处于阴退阳长，寒去热来的转折期。人体在经过一冬的收缩后，逐渐变得舒展，毛孔也从封闭状态逐渐张开。如果在这个时候过早地将棉衣脱掉，很容易受到风寒而致病。而且，此时人体代谢功能较

弱，不能迅速调节体温，对外界抵抗能力较弱，容易发生感冒、肺炎、气管炎、哮喘、中风、冠心病等病。

唐代医家孙思邈就主张"春天不可薄衣，令人伤寒、食不消、头痛"。民间也有"春捂秋冻，不生杂病"的俗语，可见，在雨水这一春寒料峭的节气中，人们还是应该多穿些衣物，适当"捂一捂"。

"捂"也是有讲究的，"二月休把棉衣撤，三月还有梨花雪""吃了端午粽，再把棉衣送"算是最明确的时间概念。而这对于养生保健来说是远远不够的。那么早春的"捂"究竟怎么做，才能收到良好的效果呢？

首先，在中医看来，春捂的重点在腿和脚。孙思邈在谈及春捂的穿衣时提倡应"下厚上薄"，如此才能养阳收阴，防寒保暖。原因在于人体下部的血液循环要比上部差，容易遭到风寒侵袭。如果老人不能把衣裤鞋袜穿得过于单薄，容易导致"老寒腿"发病。

第二，春捂要把握时机：冷空气到来前一两天预备

气象学家发现，许多疾病的发病高峰与冷空气南下和降温持续的时间密切相关。比如感冒、消化不良，早在冷空气到来之前便捷足先登。而青光眼、心肌梗死、中风等，在冷空气过境时也会骤然增加。因此，捂的最佳时机，应该在冷空气到来之前一两天。

第三，春捂要把握气温：15℃是"春捂"的临界温度

研究表明，对多数老年人或体弱多病而需要"春捂"的人来说，15℃可以视为捂与不捂的临界温度。

第四，春捂应注意温差：日夜温差大于8℃是捂的信号

春天的气温变化无常，前一天还是春风和煦、春暖花开，刹那间则可能寒流涌动，日夜温差大于8℃时是捂的信号。

最后，春捂的持续时间在1~2周就可，

捂着的衣衫，随着气温回升总要减下来。但减得太快，就可

能"一向单衫耐得冻，乍脱棉衣冻成病"。医学家发现，气温回升后，得再捂7天左右，体弱者或高龄老人得捂14天以上，身体才能适应。

惊蛰到，防虫扰

惊蛰是一年中的第三个节气，"蛰"在汉语里的解释就是藏的意思，此时天气回暖，春雷开始震响，惊蛰的意思就是，春雷响起，蛰伏的动物感受到了春天的温暖，就开始出来活动了，蛇虫鼠蚁、病菌等害人虫也会结束冬眠，所以这个时候我们除了注意增强体质驱邪气之外，还要注意防虫扰。惊蛰前后，很多人会发现家中的蟑螂会明显变多。

寒冷的冬季，蟑螂大多躲在排水管中产卵。因为排水管中有许多固体脂肪和饭渣，不但有好吃的东西，还不时有温水流入"保暖"。所以，冬季的排水管便成了蟑螂的天国，一旦春暖花开、气温升高，大大小小的蟑螂就会从排水管再次进入厨房，对人体健康造成威胁。

令人望而生厌的蟑螂，据说在地球上居住已经有上亿年的历史，可以说比人类还要早来到这个世界。蟑螂之所以能延续到现在，而没被灭绝，是因为它们有极强的生命力。一旦生存环境较好，它们就会迅速繁殖。一颗卵可以产生40~50只的蟑螂，而一只蟑螂一次可以排无数的卵，其繁殖的速度，非常惊人。

有的地方把蟑螂称为"偷油婆"，因为它们常常生活在厨房里。白天难以见到它们的影子，往往晚上成群结队地出来活动。不仅"偷油"，还吃剩菜剩饭，甚至垃圾。最令人讨厌的是，蟑螂会传播许多疾病给人类，特别是肠道传染病，比如肠炎、痢疾、肝炎、伤寒、霍乱等。而最新研究发现，某些癌症的发生也与蟑螂有关。

下面，为大家介绍7种可以轻松杀蟑螂的好办法。

（1）洋葱驱蟑螂，蟑螂怕切开的洋葱浓烈的刺激味，放一盘切好的洋葱片在蟑螂出没处，蟑螂会立即逃走。

（2）药品灭蟑螂，注意安全使用药品。

（3）糖水瓶子捕蟑螂，用罐头瓶1~2个，放3匙糖水加开水化开，将瓶放在蟑螂活动的地方，蟑螂闻到香甜味，就会陷入罐头"陷阱"。此法用于蟑螂少时。

（4）桐油灭蟑螂，买150克桐油，熬成黏性胶体，涂在木板或纸板上，中间放上带油香味的食物作诱饵，其他食物加盖，蟑螂一上来觅食，立即粘住。

（5）配毒饵杀蟑螂，取硼砂、面粉各一份，糖少许，调匀做成米粒大的诱饵，蟑螂吃后即毒死。注意别让幼儿或宠物吃到。

（6）蟑螂怕鲜黄瓜和鲜桃叶，若是食品柜中有蟑螂，可放鲜黄瓜片或鲜桃叶，蟑螂闻到气味便避而远之。

（7）蟑螂喜暗怕光，打开电灯会立即将其惊跑。如果用红布包住电筒寻之，就能用蝇拍打个痛快。

（8）蟑螂喜欢在蜂窝煤里做窝产卵，因此可以买几块蜂窝煤放在一个地方，以便诱杀蟑螂。

春练要从惊蛰始，缓和运动最健康

从惊蛰开始，气温开始了真正的回升，跟随季节的变化，人在此时也比在冬季更容易早醒。《黄帝内经》中提到，春天的三个月，是推陈出新的季节，万物俱荣。此时，人们应根据气候和身体特点进行运动锻炼，以升发阳气，恢复人体机能。

一提到运动，很多人都认为出汗越多，运动的效果就越好。其实不然，虽然惊蛰时的气温已经不像冬日那么寒冷，但是与夏季相比还比较凉，出汗过多会让毛孔张开，一旦凉湿之气入侵，身体很容易因为风寒而感冒发热。所以，春季的运动要柔和，毕竟人的四肢关节、肌肉还都处于"苏醒前期"，运动量过大对身体反倒会造成伤害。

《黄帝内经》中说："肝应东方风木，通于春气"，所以春季的运动应当偏重于疏肝活血性质的。肝经的循行路线通过腿部、脚部,所以运动方面可以偏重在脚部方面,对于肝脏较有帮助。

在这里给大家推荐一种非常适合用于春季的运动方式——慢跑。依据中医理论,春天一到,阳气生发,人体气血也会生发出往外诱发的趋势,在户外慢跑,不仅能够让自己融入春光,还可以促进人体新陈代谢,顺应了阳气生发这一自然规律。而且,从现代医学角度来看,慢跑也有非常重要的健身作用。首先,它能增强我们的心肺功能,保证对心脏的血液、营养物质和氧的充分供给,使心脏的功能得以保持和提高。其次,跑步锻炼既可促进新陈代谢,又消耗大量能量,减少脂肪存积。对于那些消化吸收功能较差而体重不足的体弱者,适量的跑步就能活跃新陈代谢功能,改善消化吸收,增进食欲,起到适当增加体重的作用。再次,跑步对增强神经系统的功能有良好的作用,尤其是消除脑力劳动的疲劳,预防神经衰弱。所以,在这个春意盎然的时节,没事出去慢跑两圈,对我们的身心可是大有裨益。

惊蛰时的运动,我们还可以用放风筝的方式,享受春日之乐。在放飞风筝时,由于要不停地跑动,在急缓相间、有张有弛中,手、眼、身、法、步要紧密配合。古人在《续博物志》中说:"春日放鸢,引线而上,令小儿张口而视,清眼明目,可泄内热。"这是由于在放风筝时,眼睛要一直盯着高空的风筝,远眺作用可以调节眼肌功能,消除眼部疲劳,从而达到保护视力的目的。一只大风筝升入云霄后的拉力相当大,需要拿出全身的力量才能驾驭。由此可增进臂力,强健腰背肌群和足部关节,对提高反应能力大有益处。

总之,不管是慢跑还是放风筝,都是一种陶冶情操、催人奋发向上的养生运动。当一年一度的春风吹来之时,大家不妨从中选择一种自己喜好的运动,不但能够将心中的郁闷之气随着运动排解出去,还可以有效地锻炼身体。

暖意融融到春分，调和阴阳第一桩

春分日是春季九十天的中分点，这一天南北半球昼夜相等。春分一到，雨水明显增多，全国平均地温已稳达0℃以上。这是个比较理想的季节，春暖花开，阳光和煦，万物都欣欣向荣，踏青的大好时机来了。

春分之后，随着时间的推进，人会明显感觉到天气越来越热，不过因春分属于天气渐暖的第一个节气，气温还不稳定，正是寒暖交替，冷一阵、暖一阵的时候。此时，人体内的阴阳也因为天气的变化而上下浮动。体质虚弱又不注重保养的朋友很容易出现阴阳失衡的情况，所以在这一阴阳交接点上，养生要做好调衡阴阳的功课。

对于中医来讲，人体健康的基础无外乎一个阴阳平衡。阴平阳秘，人就会气血通顺、脏腑调和，情绪也顺畅。如果阴阳失衡，健康就会出现偏差，轻一些的是亚健康，发展到一定程度就成疾病了。关于保持人体阴阳平衡的方法，《黄帝内经·素问》中谈道："调其阴阳，不足则补，有余则泻。"也就是说：虚则补，实则泄。如益气、养血、滋阴、助阳、填精、生津为补虚；解表、清热、利水、泻下、祛寒、去风、燥湿等则可视为泻实。总之，无论补或泻，都应坚持调整阴阳，获得机体平衡的原则，以科学方法进行养生保健，才能有效地强身健体，防止疾病。

根据这一原则，在吃饭的问题上，就要有所思量了，那么，到底怎样吃合适呢？这里为你选几个膳食的调理方，以供参考选用。

方一：清热暖脾茄子汤

茄子去蒂洗净，剖成两瓣，在每瓣的表面上划成十字花刀，切成长4厘米宽2厘米的长方形块（不要切断）。葱、姜洗净切碎，大蒜洗净切成两瓣备用。

先将炒锅置大火上烧热，倒入植物油待七成热时，将茄子逐个放入锅内翻炒见黄色时，再下入姜末、酱油、食盐、蒜瓣及清汤，烧沸后，用文火焖10分钟，翻匀，撒入葱花，再用白糖、淀粉加水调成芡，收汁合匀，加入味精起锅即成。

茄子属于甘寒之性，可以清血热、散瘀肿、利水湿、止疼痛，佐以辛温之大蒜，可暖脾胃、行气滞、消微瘕、解邪毒。由此可见，这道菜本身就是一个暖寒相宜的菜，符合阴阳平衡之道。所以，此膳食方可以凉血止血，消肿定痛。

方二：桂圆莲子粥

准备桂圆25克、莲子25克、大枣10个、一小把枸杞、粳米100克，混合在一起熬成粥，然后加少许白糖调味。

桂圆是个好东西，水果里虽然以荔枝为贵，但论起补益的功能，还是桂圆最好。因为荔枝性热，而桂圆性平，有滋润五脏的作用。像久病体虚、更年期、产后虚弱、年老体衰、心悸健忘、失眠等情况都可以用桂圆来滋补。春分的这几天，气候会出现明显的变化，一些体质虚弱的人在此时适当食用桂圆莲子粥，能够大补心脾，顺利度过寒暖交替的波动期。

事实上，春分饮食调阴阳，不仅是吃什么的问题，还有一个怎么吃的问题。我们应注意避免吃太过温热和寒凉的食物，还要注意膳食的平衡。举个例子，如果在烹调鱼、虾、蟹这一类寒性食物时，为平衡阴阳，可加入葱、姜、蒜等温性的佐料。而吃火锅或者麻辣烫等热性食物时，就要配合银耳汤、菊花茶、绿茶等来清热。

春分防旧疾复发，夜卧早起来养肝

春分这个节气的最大特点就是阴阳平衡，过了这个节气，阴阳的平衡将可能被打破，旧疾很容易在这个时候复发。

这与春日的阳气生发有关。简单而言，从立春开始，人的阳气开始由内向外走，到了春分时节，人的气血一半在人体外部，另一半则在里面，跟随自然的昼夜平均现象，人的气血也呈平均状态。过了立春，阳气越来越盛，大量的气血向外走的时候很容易出现"拥堵"的情况，这就好比上下班路上容易发生堵车现象一样，气血运行受到阻碍，从而引发旧疾。

《黄帝内经》认为肝主疏泄，如果能保证肝脏的各项功能正常，就等于是疏导了气血"拥堵"现象，遏制了旧疾发生的概率。春季如何去养肝呢？《黄帝内经》提到了春季养生要"夜卧早起"，这是否也可以看作养肝之道呢？从五行的角度上来看，春属木，肝也属木，二者在养生上自是不会冲突。不过，人们依然困惑：常说要早睡早起，为什么春季却需要"夜卧早起"？

其实，这样做恰好是为了顺应春季的生发之气。因为春天的昼夜时中，白天长，晚上短，所以我们可以将白天的工作时间适度延长，而将晚上的睡觉时间适度缩短。既然要养生，为何还要延长工作时间？对与这一问题，可能很多人存有疑惑。打个比方，假如一个罐子里只装有一半水的时候，当摇晃时，水会对罐壁产生很大的震荡，但是当罐子里注满水，再摇晃时，水对于罐壁的影响力就会小很多。

我们在春季养肝脏的时候，也应该顺应阳气的生长，不去破坏它。从某种意义上而言，工作时间的适度延长就相当于给身体"加满水"，目的是为了防止受到春天气息的震荡，实际上是保护身体的一种手段。春季违反了这一原则，肝脏就会受到伤害，到了夏季可能就会发生病变。因为春属木，夏属火，木能生火。如果没有养好木，自然会影响到下阶段火的生成，火一旦弱了，就会引起寒性的病变。所以，四时节气都是相辅相成的，上个节气没有养好身体，淤积的病气可能就会在下个季节表现出来。

当然，我们强调春季养生要夜卧早起，但并非晚上睡觉越晚越好，早上起床越早越好。对于睡眠，要有一个时间上的充分的保证和睡眠规律的基本的遵从。晚上再晚睡也不能超过子时，也就是晚上11点钟，因为这个时候正好是胆经排毒的时刻。最好在10点半的时候就上床睡觉。

清明高血压复发，吃荠菜养肝降血压

清明前后正是肝阳升发最旺的时候，我们知道肝脏的主要功能是调节全身的气血运行，如果肝气郁结无法向外抒发，人体的气血运行就会出现紊乱的现象，诱发高血压等疾病。即便没有高血压类疾病，不少人也会出现上火的症状。"肝火大"还会导致口干舌燥、口苦、口臭、头痛、头晕、眼睛干涩等症状。

在大自然中无处不存在着平衡的道理，既然清明时节阳气升发太旺，就自会有灭火的方法存在，荠菜正是大自然派来的"灭火员"。

荠菜是最早报春的时鲜野菜，古诗云："城中桃李愁风雨，春到溪头荠菜花。"李时珍说："冬至后生苗，二、三月起茎五六寸，开细白花，整整如一。"荠菜清香可口，可炒食、凉拌、做菜馅、菜羹，食用方法多样，风味特殊。在我国，吃荠菜的历史可谓是源远流长，《诗经》里有"甘之如荠"之句，可见大约在春秋战国时期，古人就知道荠菜味道之美了；到了唐朝，人们用荠菜做春饼，在立春这天有吃荠菜春饼的风俗。许多文人名士也对荠菜情有独钟，杜甫因为家贫，就常靠"墙阴老春荠"来糊口，范仲淹也曾在《荠赋》中写道："陶家瓮内，腌成碧绿青黄，措入口中，嚼生官商角徵。"苏东坡喜欢用荠菜、萝卜、米做羹，命名为"东坡羹"。

荠菜不仅是美味可口的蔬菜，它的药用价值也很广泛，有"菜中甘草"之称。中医认为，荠菜味甘性凉，归肝、脾、肺经，有凉肝明目、利湿通淋、降压止血的功效。因为荠菜性平温补，能养阳气，又是在春季生长，所以春天多吃荠菜也符合顺时养生的基本原则。下面，向大家推荐两款有关荠菜的贴心药膳：

方一：荠菜粥

准备粳米150克，鲜荠菜250克（或干荠菜90克），先将粳米淘洗净，荠菜洗净切碎。在锅内加水烧沸后，将二者同入锅煮成粥。

方二：荠菜饺子

先将500克荠菜择除老叶及根，洗净后放入加有少许盐的开水内汆烫，捞出后马上用冷水浸泡。将400克猪肉馅剁细，拌入绍酒1大匙，葱末、姜末、盐、香油各适量后，放入加了油的热锅中煸炒至八分熟；沥干水分的荠菜切碎，放入晾凉的肉馅中拌匀，加入香油。最后饺子皮做好后包入适量的馅料并捏好形状，下入开水直到煮熟。

荠菜虽然对于清明时节"上火"和高血压复发有食疗作用，但荠菜因有宽畅通便的作用，所以，便溏泄泻者慎食。另因荠菜有止血作用，不宜与抗凝血药物一起食用，还含有草酸，所以吃的时候用热水焯一下对身体比较有益。

阳春三月好踏青，"森林浴"提高你的免疫力

阳春三月，气温逐渐回升，城郊的各种花卉在这时也竞相开放了，此时若能约上三五好友或是携上亲友一起去踏青，既能愉悦心情，又能强壮体魄。在这里推荐大家可以去类似植物园等绿色植物较多的地方，做做"森林浴"。

据有关专家测试，经常处于鸟语花香、赏心悦目的花木丛中，人的皮肤温度能降低1~2℃，脉搏平均每分钟减少4~8次，耐力提高15%。鸟鸣、松涛、泉响、肢体触摸以及人的全部感官的积极活动能提高人的思维活动灵敏度，维持、增进人的身心健康。

"绿色视率"理论认为，人的视野中绿色达25%时，绿荫对人的神经系统有镇静作用，让人感到心情愉悦。森林又是座天然氧吧，一公顷阔叶林每天可吸收1吨二氧化碳，放出730公斤氧气，净化1800立方米空气。森林放出的氧气中相当部分是离子态氧，人称负离子氧，这种被誉为"空气维生素"的负离子氧，对人的呼吸、循环系统十分有益，能使人心情舒畅，食欲增加，睡眠良

好，精力充沛。

春天万物复苏，森林中树木散发出来的芳香空气，泡一泡"森林浴"，能培养人体的正气，达到祛病抗邪的目的。那么，怎样"泡森林浴"呢?

（1）散步：当我们在森林步行时，各个关节会自动替自己"加油"，使各机能发挥它的功能，对身体的四肢及五脏六腑等都会自动协调，有韵律地活动着，尤其可以促进细胞的新陈代谢作用。

（2）做体操：在森林中行走、做体操，可以舒展筋骨和肌肉，减缓骨骼的老化过程，从而使人长寿。

（3）推拉运动：用手抓住树木的某个部位，全身随手臂的屈伸做来回运动，可用于治疗腰痛，还能使头、肩、背部得到舒展，消除疲劳。

（4）腹式呼吸：深吸一口气，在15~20秒内将气缓慢全部呼出；用鼻呼吸10~20秒；暂停呼吸5秒钟左右。将上述三个动作连续做10~15次，可以调和五脏六腑。

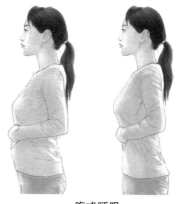

腹式呼吸

（5）仰天长啸：在森林中放开喉咙，昂首挺胸，仰望天空，尽情地有节律地发出吼声或呼叫声，每间隔半分钟至一分钟吼叫一声，连续10~20声为一次，每日一次，顿时就会精神振作、轻松愉快、心平气和、胃口大开。

（6）日光浴：森林中由于枯叶的作用，阳光疏密适中，人体能适当地受到紫外线照射且不会灼伤皮肤，从而增强人的体质。

（7）闭目养神：在森林中闭目养神，忘掉周围一切，在幽静的环境中，使大脑极度放松，可调节人的自律神经系统，对治疗神经衰弱、失眠症等，极为有效。

春来犯困有原因，对症调理是关键

清明时节，万物复苏，到处都呈现出一派生气勃勃的景象。人体因为阳气的升发，也开始活跃起来，再加之人们的心情也受到自然界的影响，精神焕发、心情愉悦。不过，此时人们也会出现一种逆反的现象，感到困乏没劲，提不起精神，总想睡觉，这种"懒洋洋"的现象就叫"春困"。

现代医学认为，"春困"是人体生理变化的一种反应。冬季气温低，人体受到低温的影响和刺激，皮肤的毛细血管收缩，血流量相对缓慢，汗腺和毛孔也随之闭合，减少了热量的散发，以维持人体正常体温。进入春季以后，随着气温的升高，体表毛孔、汗腺等开始舒张，皮肤血液循环加速。这样一来，供给大脑的血液就会减少。随着气温升高，新陈代谢逐渐旺盛，耗氧量不断增加，大脑的供氧不是很充足，加上暖气温的影响使大脑受到某种抑制。因此，人们常感疲倦想睡，总觉得睡不够。

中医则认为，春困的原因主要有两种。一是经过一冬的蓄积后，人体内积聚了很多郁热，它们会阻碍阳气的升发，使人精神不振，多见于肝气过旺的人。另外，春季如果不注意调整作息时间，也容易出现春困现象。《黄帝内经》认为冬日的作息规律为"早卧晚起"，而春日的作息规律则为"夜卧早起"，脾虚的人更容易发生春困的现象。中医认为，脾气充盛才能将吃进的食物转化为"精微"，如果春日还按照冬日的规律来睡眠，白天就比较容易犯困。

另外一种春困在脾气虚弱的人身上出现的比较多。中医认为，脾气充实的人，才能将人体所需要的营养物质输送到全身，提供能量。但是假如脾气虚弱，加上春季旺盛的肝气制约，身体所需能量得不到满足。所以即便在万物以荣的春季也会整天懒洋洋的，总想睡觉。这种"春困"的调理重在健脾胃，可以在医生的指导下服用一些健脾益气的中药调理治疗。当然，也可以采用食疗的方式，山药扁豆饭就是不错的选择。

需要准备的材料是：鲜山药200克，白扁豆50克，陈皮3克，大枣500克。先将山药用清水洗净，去皮切成薄片，再将大枣去核切碎，与扁豆、陈皮混匀后放入碗中。如常法蒸熟即成。做成后的山药扁豆饭有健脾和胃的功效。

大家还需要注意一点，春天疲乏无力有时候是某些疾病的表现。比如，精神病发作前可能会出现的抑郁，精神不振的状态；肝炎前期也会有低热嗜睡的表现；糖尿病等慢性疾病因为体虚，也会引起困乏。还有人发现，高血压患者在春天嗜睡，哈欠增多时，很有可能是中风的先兆。如果是由病理因素引起的"春困"，千万不可忽视，应尽快去医院检查调治。

谷雨时节吃吃补补，不怕胖

谷雨，有"雨水生百谷"之意，是春季的最后一个节气。谷雨以后，气温回升速度加快，雨量开始增多，空气湿度逐渐增大。待空气潮湿到一定程度就会引起人体的不适反应。此时的养生重点要放在调节人体内部环境以适应外部环境方面，从而保持人体各脏腑功能的正常。

此时，人体内的阳气比较旺盛，之前脾胃功能不是很好的人，现在大多已经开始好转，故会觉得胃口逐渐打开。这时候，很多减肥心切的女性便开始有所顾虑，生怕因为多吃一点而增加体重，于是克制食欲，减少进食量。事实上，这时脾胃功能变好，正是需要能量的时候，如果很刻薄地对待它，不让它吃饱，脾胃变得虚弱也就理所当然了。

很多人认为，只要吃得少就不会长胖，其实减肥的关键在于肠胃运化的功能。脾胃吃饱了，能量足了，才有力气去运化食物。你总饿着它，脾胃功能下降了，吃进来的食物不能很好地转化成营养运送到全身，全都堆积下来形成了脂肪，这才是问题的所在。

因此，您要在脾胃吸收能量的时候去顺应它。在谷雨时节，如果你想要减肥，在饮食上应该多吃一些有滋阴养胃、降压降脂、温补养血等功效的食物，下面为大家推荐两款谷雨进补食疗方：

方一：鸡肝草决明蛋汤

准备鸡肝50克，草决明10克，鸡蛋1个，味精、食盐各适量。先将鸡肝洗干净，切成片；草决明入砂锅，加水适量，煎取药汁，以药汁为汤烧开后，下入鸡肝片，打入鸡蛋，加入味精、食盐调味即成。

这款药膳具有补血、养肝、明目的功效，适用于肝血亏虚所致的目暗昏花、视物模糊，以及夜盲症而属肝血虚者。

方二：当归杞子汤

准备鸡肉250克，制首乌15克，当归15克，枸杞子15克，味精、食盐各适量。将鸡肉洗干净，切成小块；制首乌、当归、枸杞子用纱布袋装好，扎紧口与鸡块同入砂锅，加水适量，先以武火烧开，后用文火慢炖，至鸡熟烂时，除去药袋，加入味精、食盐调味即成。当归杞子汤具有补益精血之功用，适用于肝肾精血亏虚所致的形瘦体弱、面色萎黄、腰膝酸软、头晕眼花、视物模糊、须发早白、稀疏易脱、肢体麻木、月经量少色淡、爪甲枯脆等疾病的调理。

春日神经衰弱，拉拉耳垂最有效

每到春天，我们总能听到类似这样的唠叨："一到春天我怎么就睡不好，记忆力也不好，真是奇怪。""春天，我没干什么累活儿，反而很容易就感到累。"想解开这些唠叨背后的谜团，我们就要从"神经衰弱"谈起了。

国外取消了"神经衰弱"这个说法，但这并不意味着没有人患神经衰弱了，而是神经衰弱被归入情绪问题。之所以这样归类，是因为神经本身并没有出现生理的病变，有些处于神经衰弱状态的人，担心自己大脑会出问题，

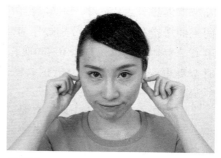

拉耳垂

是不了解其中的原因所致。解决了其情绪困扰，精神状况自然会好转。

神经衰弱患者，一般易于兴奋也易于疲劳，碰到一点点小事，就容易激动，容易兴奋，但兴奋不久就很快疲劳，所以有很多患者非午睡不可，否则下午便支持不住；稍微做一点费力的工作，就感到疲倦不堪；走不了多远的路，就觉得很累。有的患者说话缺乏力气，声音低弱无力，在情绪方面，表现得很不稳定，常常为一点点小事而发脾气，不能自我控制；有时变得较为自私，只想着自己，如果别人对他疏忽了些，或没有按照他的意图办事，就大为不满或大发雷霆，因此常和身边的人闹矛盾。

神经衰弱的人经常表现出焦虑不安、恐惧和烦恼等多种情绪障碍，而且因为久治难愈，所以整天忧虑重重，闷闷不乐，时时考虑自己的病，对自己的病情过分注意，常把自己的病情变化做好记录交给医生看，担心自己得了大病。因而常询问医生自己得的是什么病，能不能治好。

神经衰弱的人在工作中也常常感到苦恼，看着别人工作起来那么有活力，自己却心有余而力不足，更为焦急、恐惧和苦恼。倘若听说自己的同学或同事不幸患病停学或去世的消息，就会马上联想到自己，唯恐自己也会有同样的结局，惶惶不可终日。

要治疗神经衰弱，中医常用拉耳垂的方法：先将双手掌相

互摩擦发热，再用两手同时轻轻揉搓对侧耳廓2~3分钟，然后用两手的拇指和示指屈曲分别揉压对侧耳垂2~3分钟，最后开始向下有节奏地反复牵拉耳垂30~50次，直至耳郭有热胀感为止，这时全身也产生一种轻松、舒适、惬意的感觉。照此法每天锻炼3~5次。

用拉耳垂的方法治疗神经衰弱，常常可以收到意想不到的效果，但预防神经衰弱还是十分重要的，注意保持良好情绪，才是防治神经衰弱的根本之法。

《黄帝内经》养生智慧全书

第三节
夏季"蕃秀"：用天地之气强壮身体

夏季"心火旺"，养心的重点在败火

立夏表示即将告别春天，是夏天的开始。夏季是天之阳气与地之阴气交会之时，自然界呈现出一派繁荣景象。而中医学认为心与夏季相应，夏季养生重在养心。在《黄帝内经·素问·六节藏象论》曰："心者，生之本，神之变也，其华在面，其充在血脉，为阳中之太阳，通于夏气"。

立夏之后，随着气温的升高，很多人会出现口干舌燥、口腔溃疡、大便干结、失眠多梦等症。而且，在夏天人往往会比其他三个季节更加易怒，哪怕是平时温文儒雅的人在夏季也会变得烦躁不安，爱发脾气。其实，这些都是心火旺的表现。所以，在夏季这种暑气当道的气候条件下，我们一定要好养心，防止因"心火旺"而受到伤害。养心的时候，可以从以下几个方面入手。

首先是保持平和的心态。夏季养生的关键是使人"无怒""气旺"可充分地、正常地"宣泄"，但不能"乱"。心情烦躁就是"乱"，就是"逆"，就会使神志受伤，如秋天生疟疾即由此而来。夏季天气炎热，人们很容易产生烦躁情绪，因此心理养生不可忽视，保持平和心态和愉悦心情，有利于降低交感神经的兴奋性、减缓新陈代谢、减轻燥热感。郁闷烦躁时，不妨听听舒缓音乐、看看优美画册，室内的窗帘和装饰也宜采用冷色系，以更好地保持心情愉悦。

其次，莫要因暑贪凉。《黄帝内经》里说"防因暑取凉"，这是告诫人们在炎热的夏天，在解暑的同时一定要注意保护体内的阳气，因为天气炎热，出汗较多，毛孔处于开放的状态，这时机体最易受外邪侵袭。所以不能只顾眼前的舒服，过于避热趋凉，如吃冷饮、穿露脐装、露天乘凉过夜、用凉水洗脚，这些都能导致中气内虚，暑热和风寒等外邪乘虚而入。

第三，注意饮食起居。《黄帝内经·素问·太阴阳明论篇》："犯贼风虚邪者，阳受之；食饮不节，起居不时者，阴受之。阳受之，则入六府，阴受之，则入五藏。"由此可见，起居饮食对人体的重要性。

由于夏季昼长夜短，人们顺应自然，应晚睡早起，睡眠时间会略显不足。同时白天天气炎热，体力消耗较大。午睡格外重要，让身体和心理都得到充分的休息。午睡要在餐后半小时开始，睡眠时间以半小时为宜，但夜间失眠者不宜午睡。

饮食宜温和、苦而清淡、饮食有节。根据"春夏养阳"的原则，夏季饮食宜温。过于辛热，助阳生热，耗伤气津。过于寒凉，助湿生痰，困脾伤阳。苦味入心，清解暑热降心火。清淡饮食可促进食欲，利于消化。

第四，药茶宁心。结合夏季气候特点与个人体质情况，可适当选用中药泡服，调整阴阳平衡。对素体虚弱、热伤气津而神疲乏力、头晕、口渴、汗多者，可选用西洋参6片、麦冬10粒，开水浸泡代茶饮，有益气、养阴生津之功。对于肝火偏盛而烦躁、目红、眼花、头痛、头昏、口苦口干者，可用菊花10朵、决明子6克，开水浸泡代茶饮，有清肝明目之功。对于心火上炎而出现心烦、口渴、睡眠不实、口腔溃疡等症者，可用莲子6克、栀子6克、酸枣仁6克，开水浸泡代茶饮，有清心除烦安神的作用。

最后，遵循少汗养心的原则。夏季天气炎热，微微出汗能够调节体温，调和营卫，利于气血调畅。如不顾养护，因天气炎热，经常大汗淋漓，不利于身体健康。中医有"汗血同源"之说。汗由津液所化生，津液与血均水谷精微。汗为心之液，"阳加于阴谓之汗"。出汗过多，不仅容易耗津伤血，而且也能伤及阳气，导致气血两伤、心失所养，出现心慌、气短、失眠、神疲乏力、烦渴、尿少等症状。

立夏推摩两经，轻松来养心

立夏天气渐热，植物繁盛，此季节有利于心脏的生理活动，人在与节气相交之时故顺时而为。心在人体各脏器中起主导作用，夏天炎热易使人心烦易怒，心绪不宁，而心烦就会加速心跳频率从而加重心脏负担，特别是原有心脑血管疾病者，更容易发病，因而夏季养心特别重要。

在夏季养心的时候，我们可以借助中医经络的方法——推摩二经，以通经活血养护心脏。具体方法如下：

方法一：推擦心经

心经循行于手臂掌面的内侧缘。取坐位或站立位，左手稍稍抬起，手心朝前上方，以右手手掌自然弯曲，拇指在手臂内侧，其余四指在手臂外侧，从左手手臂的内侧推擦至左手臂腋窝。然后沿心经从左手臂推擦至左手指尖，顺势返回后再行推擦，重复5~10遍，使手臂产生温热感。再以同样方式，以左手推右手臂上的心经。

方法二：推擦心包经

心包经行于上臂掌侧面中间。取坐位，左手放在左腿上或桌上，手心向上，以右手掌根或大鱼际，推擦左手臂的心包经，往返5~10次，以左手臂产生温热感为度。再以此法，以左手掌根或大鱼际擦右手臂的心包经，往返5~10次。

对于那些已经上火的人而言，则可以在夏季多拍打拍打身体各处的"窝"帮助去火。

腋窝：俗称"胳肢窝"，极泉穴就在这里，它位于腋窝顶点有脉搏的地方。拍打的时候，可先将左手上举，手掌向上，用右手手掌拍打左腋下；再上提右手，用左手这样拍打，每次拍打30~50遍。

腘窝：位于膝关节的后方，屈膝时呈菱形。如果有中暑迹象，拍打腘窝，取坐位或俯卧位，自己或请家人用两手虚掌着力，连续不断地拍打两侧腿弯部（即窝处），反复拍打100~200次。此外，人们还可以拍打肘窝、肚脐、腰骶窝等。

接天莲叶无穷碧，荷花清火养心

夏季是荷花最美的季节，这个时候水上层层叠叠的荷叶也是一番美景，自古就有"接天莲叶无穷碧，映日荷花别样红"的佳句。荷叶的珍贵之处在于它清高而不孤傲，中医认为荷叶"色清色香，不论鲜干，均可药用"，能"散瘀血，留好血，令人瘦"，可消暑利湿、健脾升阳。荷叶无论入膳还是入药都是不可多得的佳品，清雅的香气令人回味无穷。

相传东晋末年，南朝陈霸先当皇帝之前，是梁朝会稽太守。陈霸先奉命率兵镇守京口重镇。北齐以七万兵力进攻京口，双方对峙两个多月，京口城内军民缺粮，形势危急。老百姓听说，便纷纷支援陈军，用荷叶包饭，再夹上蔬菜，送进城里。荷香扑鼻，消暑果腹，陈军士气为之一振。这就是荷叶的妙用。

用鲜荷叶作底，铺上糯米，蒸淡水鱼。嫩嫩的鱼肉加上糯米的黏性，又有荷叶淡淡的香气，绝对是美味。还有一款荷叶冬瓜薏米粥，摘取一两块鲜荷叶，洗净，放在即将煲好的粥面上作盖，再煲几分钟，把荷叶粥舀起搁凉或冷藏后啜之，可祛暑。这个粥被粤籍官员传至北京，清末京官称之为"神仙粥"。另外还有荷叶蒸鸡、荷香饭等各种做法，荷香满溢，不失为炎炎夏日的开胃消暑良品。找不到鲜荷叶的，用干品也可。

传统中医还把荷叶奉为减肥消脂的良药，临床上常用于肥胖症的治疗。这是因为荷叶中的生物碱有降血脂的作用，服用后可在人体肠壁上形成一层脂肪隔离膜，有效阻止脂肪的吸收，从根本上减重，并可有效地控制体重反弹。古书记载："荷叶服之，令人瘦劣。"想减肥的人可常以荷叶入膳，效果会令人惊喜。

其实，不仅荷叶，荷花以及荷花的梗和茎还有莲子都是非常好的食物。荷花可以泡茶喝，入口淡香，饮过数次后，便觉味香浓郁，还可解热清火、镇心安神、益肝健脾、止血、利耳目、除口臭。荷花的梗切条，用猛火炒制，味道鲜美，质感清脆。至于莲子更是我们经常食用的佳品，其营养丰富，具有补脾、益肺、养心等功效。将剥好的鲜莲子洗干净，放到淘洗过的大米中，加适量水大火煮开，然后改小火继续煮40分钟左右，待米变成了紫色就可以关火了。莲子的清香余味不绝，放凉后口感更好，如果再加上两块绿豆糕更是绝配。

还有深藏在淤泥中洁白的莲藕，自古以来就是人们所钟爱的食品。《本草纲目》中称藕为"灵根"，其味甘，性寒，无毒，视为祛瘀生津之佳品。老年人常吃藕，可以调中开胃、益血补髓、安神健脑，具有延年益寿之功。妇女产后忌食生冷，唯独不忌藕，是因为它能消瘀。藕还有清肺止血的功效，肺结核病人最宜食用。不喜生吃的人，也可以炖鸡炖肉，既能滋补，又能治病。尤其是藕粉，既富有营养又易消化，是妇幼老弱皆宜的良好补品，开水一冲就能食用，非常方便。莲藕亦可入药，相传南宋孝宗曾患痢疾，就是用鲜藕汁以热酒冲服治好的。

小满不生病，先要去除湿和热

人们常说"小满小满，麦粒渐满"，也就是说，从小满开始，大麦、冬小麦等夏收作物已经结果，籽粒渐见饱满，但尚未成熟，所以叫小满，还不是大满。小满时节，我国大部分地区已经进入夏季，南方地区平均气温一般高于22℃以上，雨量可开始增加。农谚有"小满小满，江满河满"的说法，也就是说过了小满，降水增多，江河湖泊的水逐渐多了起来，温高湿大，如起居不当很容易引发风疹、汗斑、风湿症、脚气等病症。

为避免湿热，我们在生活中应该从下面三个方面着手小满的养生：

首先，居住环境上要避免潮湿。《黄帝内经》提出："伤于湿者，下先受之。"意思是湿邪伤人，最容易伤人下部。这是因为湿的形成往往与地的湿气上蒸有关，故其伤人也多从下部开始，如常见的下肢溃疡，湿性脚气、妇女带下、下肢关节疼痛等，往往都与湿邪有关。因此，在小满时，居室一定要避免潮湿，尽可能做到空气流通，清爽、干燥。

其次，在饮食上宜食清淡，易于消化的食物。祖国医学认为，湿为阴邪，易伤阳气。因为人体后天之本—脾喜燥而恶湿，所以，小满时节湿邪最易伤脾，一旦脾阳为湿邪所遏，则可导致脾气不能正常运化而气机不畅，可见脘腹胀满、食欲不振、大便稀溏、四肢不温、口甜苔腻脉濡等症。若影响到脾气升降失司，还能出现水液滞留，常见水肿形成、目下呈卧蚕状，也可见到下肢肿胀。因此，长夏季节最好少吃油腻食物，多吃清淡易于消化的食物，如元代著名养生家丘处机所说："温暖，不令大饱，时时进之⋯⋯其于肥腻当戒。"这里还指出，饮食也不应过凉，因为寒凉饮食最能伤脾的阳气，造成脾阳不足。此外，由于消化功能减弱，一定要把好"病从口入"这一关，不吃腐烂变质食物，不喝生水，生吃瓜果蔬菜一定要洗净，应多食清热利湿的食物，使体内湿热之邪从小便排出。常用清热利湿食物以绿豆粥、荷叶粥、红小豆粥最为理想。

最后，还要避免外感湿邪。由于小满阴雨连绵，人们极易感受外来湿邪的侵袭，出现倦怠、身重、嗜睡等症，严重者还能伤及脾阳，造成呕吐腹泻、脘腹冷痛、大便稀薄。因此，小满一定要避免湿邪侵袭，做到外出带伞、及时避雨。若涉水淋雨，回家后要立即服用姜糖水。有头重、身热不扬等症状者，可服藿香正气水等。此外，由于天气闷热，阴雨连绵，空气潮湿，衣物极易发霉，人也会感到不适。穿着发霉的衣物，容易感冒或诱发关节疼痛，因此，衣服要经常晒一晒。

总之，根据《黄帝内经》"春夏养阳"的原则，小满防湿的关键在于要保养人体阳气，从生活起居入手保证阳气充足，湿邪才不易侵犯。

风疹找上门，外洗、药粥来调理

随着湿热天气的到来，小满成了皮肤病的高发节令，结合"治未病"的养生观，这里来看看风疹的治疗。风疹，又称"风痧"、痧子等。之所以得名，是由于风疹的疹子来得快，去得也快，如一阵风似的。

《金匮要略·中风历节篇》说："邪气中经，则身痒而瘾疹"。这里谈的就是风疹的形成原因。中医学认为本病是由于外感风热时邪，由口鼻而入，郁于肺卫，蕴于肌腠，与气直相搏，发于皮肤所致。风疹可发生于身体的任何部位，发病迅速，因为外界的冷而显得轻，因为外界的热而加剧。风疹一般多发生在儿童身上，宝宝在很小的时候，有来自母体的抗体，一般在6个月之前不会发病，而发病之后一般不会再复发。

风疹是一种传染病，除了皮疹后，传染性一般就会消失，而且皮红点在几天后会逐渐消退，不留痕迹。所以，对于一般患者而言，风疹并不可怕，但如果患者是孕妇，那就另当别论了。因为孕妇在怀孕12周之内，如果患有风疹，很有可能产生先天性异常儿，这一比例很高。所以，孕妇一定要尽量避免与风疹患者接触，以免传染上这种疾病。

患上风疹后，皮肤上除了会出现大小不等的皮疹外，还会奇痒无比，让人难以忍受。如果用手挠痒，还会伤到皮肤。在这里，交给大家一个外洗止痒的办法：去药店买浮萍、地肤子、荆芥穗各30克，先将上药用纱布袋装好放入药锅中，加水2500毫升煎煮，除去药袋将药液倒入盆内，用毛巾蘸药液温洗患处。每日

1次，至痊愈为止。

一种疾病的调治法不止一种，风疹不仅可以用外洗的方法，还可以参照食疗方。方法是，取生地20克，竹叶卷心6克，金银花10克，水牛角6克，粳米100克，先将上面的四味药洗净后，加入适量的水煎煮，取药汁备用。再将粳米洗净后，倒入药汁中一起煮粥，粥熟后即可食用。

金银花性寒，味甘，中医归肺、心、胃经，具有清热、解毒、凉血、通经活络之功效；竹叶卷心清心泻火作用很强，可以解毒、消暑、利湿，止渴生津，适合体内有湿热的人使用；生地和水牛角也都具有清热凉血的作用。所以，这四味药连同粳米做成的粥，对风疹患者有不错的调治效果。

我们刚才说了，风疹是一种传染性疾病，它可以通过人说话时的飞沫传播。所以风疹患者在出门的时候最好戴一个口罩，少去人群密集之地。患风疹的小儿应隔离，不能上托儿所，以防传染其他的孩子。在风疹流行期间，未患过风疹的幼儿尽量少到公共场所。

天气闷热，肌肤需要全面保养

夏天闷热的天气让人总是感觉脸上汗淋淋、油腻腻的，尤其是对于油性皮肤的人而言，肌肤的不适感更明显一些。夏天，人体的血液流通比较畅快，新陈代谢较为旺盛。油脂分泌增加，这对油性皮肤的人很不利，容易长粉刺，严重的还会产生化脓的情况。其实，那些干性、中性等其他肤质的朋友，在夏季也会存在这样或那样的肌肤烦恼。

所以，我们在小满这个闷热的时节，一定要注意肌肤护理，做到全面保养。

1. 做好皮肤清洁工作

夏季，天气炎热，容易出汗、出油，粉刺也会悄然而至，所以每天要清洗干净汗垢及油脂等脸部分泌物，出汗后要马上洗脸以保持皮肤清洁。如果长了粉刺，千万不要用手去挤，因为手上总是带菌，用手挤很容易导致化脓发炎，弄不好还会留下疤痕，甚至会像麻子脸那样有个洞洞。为了预防粉刺，我们在饮食上要注意少吃甜的东西、脂肪多的东西及有刺激性的东西。

2. 吹吹自然风

夏天的时候，人体阳气外发，而伏阴在内，气血的运行旺盛，并且活跃在机体的表面。空调的问世，虽然可以让我们假装不问四季，我们的身体却依旧按时进入夏季，并且遵照夏季的规律运行。所以夏季要注意保护体内的阳气，不要因为贪凉，伤害了体内的阳气哦。尽量少吹空调，可以准备个扇子，太热的时候就扇一扇。

3. 特别呵护颈部肌肤

颈部肌肤的厚度只有脸部的2/3，而且胶原蛋白含量也较少，如果缺乏适当的护理，25岁以后很容易出现缺水、粗糙、黯黑、松弛和细纹。尤其是夏天空调房里空气干燥，颈部的保湿护理更加关键，否则便会产生横向伸展的颈纹，提前老化。

如果不想让美颈加速衰老，那就赶快来一场夏季美颈"保卫战"吧！因为夏天是保养颈部最好的季节，不穿高领的衣服，避免了颈部肌肤与衣物的摩擦；比较高的温度容易使皮肤毛孔扩张，更利于保养护肤品的吸收。

颈部保养并不是什么难事，只要平时呵护脸部的时候顺便做就可以了。如果想要用脸部保养品擦颈部，可先用美白保养品，再用保湿、抗皱保养品。涂护肤霜的同时，最好再做3分钟按摩。

按摩方法是：先将右手四指并拢放在左侧耳后方，然后由上往下轻推，一直推到肩部，共8次，然后再换另一侧。之所以要按照从耳后斜向开始按摩，是因为这是颈静脉的流向，可促进血液循环，减轻甚至消除面部水肿和颈部的酸痛，同时防止皱纹出现。大部分人只注意颈前的护理，却忘记颈后的护理。殊不知，颈后如果产生皱纹，皱纹便会向前延伸，因此，颈前和颈后的皮肤护理要同时进行。

芒种时要振奋精神，防疲劳

芒种的"芒"指小麦等有芒的农作物，顾名思义，芒种时最适合播种有芒的谷类作物，如晚谷、黍、稷等。这一节气已经进入典型的夏季，气温也升高了不少。我们的端午节多在芒种前后，民间有"未食端午粽，破裘不可送"的说法，意思是：端午节前，御寒的衣服不要脱去，以免受寒。所以芒种前后，虽然气温升高，但还是要注意保暖。一般中午的时候天气会比较热，人比较容易出汗，为保持身体清爽，应该勤洗换衣服、常洗澡。但应该注意的是：不要在出汗的时候立即洗澡，民间有"汗出见湿，乃生痤疿"的说法，就是在讲这个道理。

我国江西省还有句谚语说："芒种夏至天，走路要人牵；牵的要人拉，拉的要人推。"这是在讲芒种夏至时节人们都非常懒散，甚至走路都没精神。这是因为入夏气温升高，降雨增多，空气中的湿度增加，湿热弥漫空气，致使人体内的汗液无法通畅地排出，所以人们多会感觉困倦、萎靡不振。

要改变这种懒散的情况，首先应该保持轻松、愉快的状态，这样才能使气机得以宣畅，通泄得以自如。另外，要晚睡早起，多多呼吸自然清气，适当接受阳光照射，以顺应阳气的充盛，利于气血的运行，振奋精神。中午还可以小憩一会儿以消除疲劳。

在饮食方面，养生家普遍认为此时的饮食应以清淡为主。大医家孙思邈认为"常宜轻清甜淡之物，大小麦曲，粳米为佳"，就是说应该多吃清淡的食物，还告诫人们食勿过咸、过甜。下面，为大家推荐两款芒种进补食疗方：

方一：清脑羹

准备干银耳50克，炙杜仲50克，冰糖250克。将炙杜仲煎熬3次，收取药液待用。将干银耳用温水发透，除去蒂头、杂质，洗干净；冰糖置文火上溶化，熬至微黄色，备用。取一洁净锅，倒入炙杜仲药汁，下入银耳，视银耳泡发情况，可适量加入清水，置武火上烧沸后，改用文火久熬银耳熟烂，再冲入冰糖汁熬稠即成。

清脑羹具有补肝肾、降血压的作用，适用于肝肾阴虚所致的头目眩晕、眼胀昏花、腰膝酸软、耳鸣耳聋、心悸怔忡、烦躁失眠，以及高血压病、动脉硬化、高血压心脏病等而属肝肾阴阳亢者。

方二：山楂益母茶

准备山楂30克，益母草10克，茶叶5克。将上3味放入杯内，用沸水冲泡，代茶饮用。每日1剂。

山楂益母茶具有清热化痰、活血通脉、降脂的作用，适用于气滞血瘀、心络受阻型冠心病。

另外，在强调饮食清补的同时，人们还应食勿过咸、过甜。饮食过咸，体内钠离子过剩，年龄大者，活动量小，会使血压升高，甚者可造成脑血管功能障碍。吃甜食过多，对人体的健康也不利，尤其是老年人体内碳水化合物的代谢能力逐渐降低，易引起中间产物如蔗糖的积累，而蔗糖可导致高脂血症和高胆固醇症，严重者还可诱发糖尿病。

防治空调病，姜汤补暖必不可少

过了芒种，气温升高了不少，炎热的天气让人恨不天天躲在低温的冷气环境中。在这个时候，空调好似变身成为清凉的使者，不管是在家里、办公室里，还是在车里，几乎都有空调相伴。不过，过度依赖空调，人可能会患上空调病。

原因在于室外气温很高，人衣着单薄，进入空调房间后处在低温环境中，生物钟的运转突然发生改变。当冷的感觉传递到大脑体温调节中枢时，大脑便指令皮肤外周血管收缩，分布在全身汗腺减少分泌，以减少热量的散发来保持体温。同时冷的感觉也促使交感神经兴奋，导致分布在腹腔器官上的血管收缩，胃肠蠕动减弱，因而出现了肢体麻木、皮肤干燥、胃肠不适等相应症状。女性更易发生，因为女性对冷的刺激比较敏感。

　　中医认为，空调病症状属暑湿症。夏天气候炎热，人体腠理开泄，若长时间处在空调环境中，则容易产生此病。那么，有没有什么既简单又有效的办法来对付"空调病"呢？其实最简便有效的东西是我们厨房里常用的生姜。研究表明，适量喝姜汤不仅能预防"空调病"，而且对吹空调受凉引起的一些症状也有很好的缓解作用。

　　很多人晚上睡觉喜欢开着空调，空调的凉气再加上凉席，真可谓凉快！可是早晨起床胃部和腹部开始疼痛，伴有大便溏泻的症状，原来是昨天晚上着了凉。这个时候喝一些姜汤，能驱散脾胃中的寒气，效果非常好。而对一些平常脾胃虚寒的人，可以喝点姜枣汤（即姜和大枣熬的汤），有暖胃养胃的作用。因为生姜侧重是补暖，大枣侧重是补益，二者搭配服用可以和胃降逆止呕，对治疗由寒凉引起的胃病非常有效。

　　空调房里待久了，四肢关节和腰部最容易受风寒的侵袭，导致酸痛，这个时候，可以煮一些浓浓的热姜汤，用毛巾浸水热敷患处。如果症状严重，可以先内服一些姜汤，同时外用热姜汤洗手或者泡脚，这样能达到散风祛寒、舒筋活血的作用，最大限度上缓解疼痛。

　　长时间吹空调加之室内外温差过大，很容易引起风寒感冒。主要体现在恶寒、头疼、发热、鼻塞、流涕、咳嗽等症状，这个时候喝上一碗姜汤，你会发现感冒症状好了许多。

　　如果想预防"空调病"，可以在上班之前带一些生姜丝，用生姜丝泡水喝，这样就不用担心"空调病"的侵袭了。喜欢喝茶的朋友可以再配一些绿茶，这样不仅口味好，对身体也更有益处。

如果想缓解"空调病"，姜汤不可过淡也不宜太浓，一天喝一碗就可以起到作用。可以在姜汤中加适量的红糖，因为红糖有补中缓肝、活血化瘀、调经等作用。

此外，再向大家介绍几种措施，对防治空调病也很有效：

（1）恒定空调温度。一般室内外温差不超过7℃，在这个温度范围内，人体的温度调节中枢能灵活自如地进行调节，而温差超过了这个幅度，就会出现失调而产生不适。

（2）定时注入新鲜空气。每隔3~4小时，应关闭空调机，打开门窗，让室内空气彻底流通，然后再闭门开机，这样可使空气的质量相对得到改善，从而减少疲劳与头痛的发生。

（3）采取保护措施。适当添加衣服，少穿短裙短裤，关节部位可以酌加毛巾，或在座位底下放个垫子。时间久了要起身走动走动，以增加末梢血管的血液循环。

（4）为避免脱水，在空调房内要多喝水。

（5）经常走出空调室，多接受自然界高气温的刺激，能够增强人体的适应能力以及抗病能力。

芒种不挨蚊子咬，驱蚊植物环保又安全

随着气温的升高，蚊子也逐渐活跃起来。在夏季，被蚊虫叮咬可谓是最令人头痛的事情。对此，人们可谓是绞尽脑汁，喷花露水、点蚊香，喷洒杀虫剂，等等。可是，这些方法虽然使蚊子减少了，但这些化学制品却或多或少会对人体健康造成影响。

与上述驱蚊方式相比，植物驱蚊因其安全、环保、绿化而广受青睐。有些植物会散发出一些气味或者化学物质，以驱赶靠近自己的昆虫，达到驱蚊的目的，即我们常说的驱蚊植物。

接下来，就向大家介绍一些比较常见的驱蚊植物。把他们摆放在你的居室里，不仅可以远离蚊虫叮咬的烦恼，还有美化居

室、净化生活空间的作用！

（1）驱蚊草。驱蚊草也叫蚊净香草，是遗传结构被改变的芳香类天竺葵科植物。常年散发柠檬香味，不仅有驱蚊效果，还能净化空气。气温越高，香味越浓，驱蚊效果越好。可盆景栽培，一般半年内便可生长成熟，存活期长，养护得当可以存活10年以上。

（2）薰衣草。薰衣草原产为地中海地区，是一种淡紫色的古老植物。它喜欢干燥，花形如小麦穗。在家中，可以盆栽观赏，又有良好的驱虫效果。建议放置在卧室内，淡淡的香气可以驱虫，兼具安神功效。

（3）逐蝇梅。逐蝇梅花色亮艳，有红、黄、白等色，花朵初开时常为黄色或粉红色，随后逐渐变为橘黄色或橘红色，最后呈红色，所以又得"驱蚊七变花"美誉。其枝叶与花朵中挥发出蚊蝇敏感的气味，具有很强的驱逐蚊蝇功效，而对人体无任何伤害。

（4）罗勒。如果真的想用罗勒的香味刺激蚊虫，吃罗勒是最好的。它堪称"香料之王"，其嫩茎、叶散发出强烈的特殊芳香，似茴香、辛香、酒香、花椒香、薄荷香，并清甜。罗勒常见于西式食谱及泰国菜，更可以作为中药使用，治疗跌打损伤跟蛇虫咬伤。在家里的厨房养点罗勒，随时入菜，还可防蚊虫。

（5）茉莉花。茉莉花是人们非常熟悉的一种植物，花香浓郁，惬意绵绵。夏季将其置于室内，可以杀死结核、痢疾、白喉杆菌，使蚊虫避而远之。市场上有些电热驱蚊片，使用的就是茉莉花的香气。

（6）除虫菊。除虫菊是盆栽和切花的好材料，也是有名的药用植物，花叶干后制成粉末或蚊香，可消灭虫害和除臭。蚊虫闻到除虫菊的味道，也会溜走。

（7）七里香。七里香是四季常绿的小灌木，外形很像伞房状，叶小亮泽，花白繁密，开花后还能结红色浆果，增加美感。摸其叶片，会散发出浓浓的甜香味，驱蚊效果很好。

（8）天竺葵。天竺葵花团锦簇，丰满成球，这种植物适合各地生长。高温时节，摆放在疏荫的环境里，天竺葵会散发出特有的气味，蚊蝇感觉到，便会跑掉。

（9）猪笼草。猪笼草是典型的食虫植物。它长有奇特的叶子，顶端挂着一个长圆形的"捕虫瓶"，瓶口有盖，能开能关，可以活捉蚊子。猪笼草有几十个种类，不同种类的捕虫瓶形状、大小和颜色也不一样。

（10）万寿菊。万寿菊的花叶，带有一股臭味，因此又被称为"瓣臭菊"，蚊虫闻到气味不敢接近，天然驱虫效果明显。

（11）夜来香。夜来香白天小花闭合，夜间吐露芬芳，可谓名副其实。当它夜间怒放时，恰是居室内飞舞张狂的蚊虫吸血觅食之际，蚊子会在满室"香雾"弥漫中变得"晕头转向"。

（12）食虫草。食虫草是一种菊科草本植物，能长很高，黄色花很小，一株达数百只花头，各花头的外围有黏液，就像五个伸开的小手指，很有趣。只要有小蚊虫落在上面便被粘住，之后，虫子尸体被其慢慢消化作为生长营养品。若有灰尘粘落在上面，几天后也会被消化得无影无踪，盆栽在家中，既可以捉蚊，又可以吸尘。

室内植物对水分的要求没有我们想象的多，不需要天天浇水。最简单的方法，就是看植物盆内土壤表面的干湿程度，发现干了，要马上浇水。家里没有阳光直晒的植物，应该四至五天浇一次水。对有阳光房间的植物适当缩短浇水间隔，一至两天即可。

此外，水生植物应该定期换水，夏天蚊虫容易滋生，加入水培营养液可以让水生植物有个健康又营养的生存环境。

夏至气温高，避开暑邪得长生

"夏至"顾名思义是暑夏到来的意思，从阴阳二气来看，就是阳气达到极致。夏至这天太阳直射北回归线，是北半球一年中白昼最长的一天。从这一天起，我国进入炎夏季节，气候越来越热，最高温度能达到40℃左右，植物也在此时进入最旺盛的生长期。

从中医理论讲，夏至是阳气最旺的时节，因此养生也要顺应夏季阳盛于外的特点，注意保护阳气，中医有"春夏养阳"的说法。民间还有"夏至一阴生"的说法，就是说在夏至日虽然天气炎热，阳气达到极致，但阴气在这个时候已经开始滋长，此时人体极为脆弱，很容易患上各种疾病。关于这一时节的养生，古人认为：应当调整呼吸，运用气功，使心神安静，想象心中存有冰雪，这样便不会感到天气炎热了。

另外，在盛夏，由于气温过高，很多人会出现体倦乏力以及头痛头晕的症状，严重者甚至会晕厥。发生这些病症的原因是：第一，夏季天气炎热，人体大量出汗导致水分流失过多，如果得不到及时补充，就会使人体血容量减少，继而大脑供血不足，引发头痛；第二，人体在排汗时，更多的血液流向体表，使得原本就血压偏低的人血压更低，发生头痛；第三，有些人是因为睡眠不足，脾胃虚弱、食欲不振导致头痛。要避免这些情况就要注意多喝水，保证体内的充足水分，另外就是应选择适合自己的降温方式避免中暑，不要一味地吃冷饮，冷饮吃多了也会引发所谓的"冷饮性头痛"，而且容易导致肠胃疾病，损害健康。

夏至以后天气炎热，很多人就减少运动，每天躲在空调屋里，很少出汗，其实这样对身体是没有益处的。有条件的话，夏季应该经常游泳或者到山清水秀比较凉爽的地方游玩，这样既防暑又健身，也可舒缓心情，是非常好的健康养生之道。

饮食调养是夏至养生中的重要一环，应补充充足的蛋白质，这是体内供热的最重要的营养素；夏季在补充维生素方面，要比其他季节高至少一倍，因为大剂量的维生素B_1、维生素B_2、维生素C乃至维生素A、维生素E等，对提高耐热能力和体力有一定的作用；三是要补充水和无机盐。水分的补充最好是少量、多次，可使机体排汗减慢，减少人体水分蒸发量。而无机盐，可在早餐或晚餐时喝杯淡盐水来补充；四是要多吃清热、利湿的食物，如西瓜、苦瓜、鲜桃、乌梅、草莓、西红柿、绿豆、黄瓜等。

天热吃西瓜，有讲究才能更健康

西瓜是人们在夏至时清暑、解渴的好帮手。我国民间谚语云：夏日吃西瓜，药物不用抓。说明暑夏最适宜吃西瓜，不但可解暑热、发汗多，还可以补充水分。中医把西瓜称为"天生白虎汤"，这个称号是怎么来的呢？白虎汤是医圣张仲景创制的主治阳明热盛或温病热在气分的名方。该病以壮热面赤、烦渴引饮、汗出恶热、脉象洪大为特征，一味西瓜能治如此复杂之疾病，可见其功效不凡。

虽然西瓜吃多了会上火，但这与它清热、润燥的功效并不冲突。西瓜本身是甘甜的，甘甜的东西有利尿的作用，所以在吃了西瓜后，多数人小便的次数明显增多。不过，小便次数过多的话会伤到津液，产生阴虚火旺的症状，比如嗓子又干又疼、鼻子出血等。如何避免吃西瓜后的这种副作用呢？办法很简单，只要别把西瓜当饭吃，控制好量就可以了。另外，还可以在吃西瓜的时候稍微撒一点盐，特别甘甜的东西容易伤肾产生多尿的现象，而《黄帝内经》认为"咸能入肾"，所以撒上盐之后可以控制或减少这种情况。

吃西瓜还有一个讲究，就是千万不要吃冰镇的西瓜。西瓜性寒，味甜，经过长时间冷藏后，西瓜的寒气更重。如果把这么寒凉的东西吃到胃里，必然会损伤脾胃，损伤到人体自身的阳气。而且冷藏后的西瓜瓜瓤表面会形成一层膜，冷气被瓜瓤吸收，瓜瓤里的水分往往结成冰晶。人咬食"冰"的西瓜时，口腔内的唾液腺、舌部味觉神经和牙周神经都会因冷刺激几乎处于麻痹状态，以致难以"品"出西瓜的甜味和诱人的"沙"味。不管是从口感还是从健康的角度，西瓜都不宜冰镇后食用。当然也有人说，西瓜在外面晒得那么热，不冰镇口感太糟糕。其实，如果买回的西瓜温度较高，需要冷处理一下，可将西瓜放入冰箱降温，应把温度调至15℃，西瓜在冰箱里的时间不应超过两小时。这样才既可防暑降温，又不伤脾胃，还能品尝西瓜的甜沙滋味。

最后给大家推荐一款清凉的夏日粥：西瓜粳米红枣粥。

准备西瓜皮50克，淡竹叶15克，粳米100克，红枣20克，白糖25克。先将淡竹叶洗净，放入锅中，加水适量煎煮20分钟，将竹叶去之。再把淘洗干净的粳米及切成碎块的西瓜皮及红枣同置入锅中，煮成稀粥后加入白糖即可食用。对夏日的心胸烦热、口舌生疮有不错的效果。

需要注意的是，西瓜皮并非西瓜的外皮，而是西瓜瓤和西瓜外皮的中间部分，绿色的瓜条具有清热解毒的作用。它除了做粥以后，夏日我们还可以将它们切成条状或细丝，凉拌一下。吃起来很是爽口，大家不妨一试。

炎热夏至，以热防热

众所周知，以毒攻毒是一种治病的办法，可是，您知道吗？在炎热的夏天，以热防热也是一种不错的养生方法，要想身体好，不妨来凑凑"热"闹。

1. 用热茶降温

饮一杯热茶可以在9分钟后使体温下降1℃~2℃，所以盛夏每天喝2~3杯（约2000毫升）温度在40℃~50℃的热茶（最好是绿茶），不仅能够刺激皮肤毛细血管扩张，促进散热，还能帮助食物的消化吸收。此外，茶叶中的茶碱成分有利尿作用，排尿也可带走一部分热量，使人感到凉爽。

2.三餐要加热

在夏季，吃面条是许多人的所爱。但老年人要注意以下几点：一是面条煮熟后最好不要过凉水；二是面汤温度要适宜，不能过热以防烫伤食道。另外，夏天还可适量用些大葱、生姜、花椒之类的调味品,这些性味辛温的调料,可以助阳气,除湿邪。

3.常洗热水澡

夏天洗热水澡虽然会出很多汗,但热水会使毛细血管扩张,有利于人体的散热。老年人1~2天可沐浴一次,最好不要泡浴,体质较差的可以坐在椅子上洗浴。水温控制在40℃左右,每次10~15分钟即可。少用或不用香皂,可用带润肤成分的沐浴露来清洁皮肤。还可以用柔软的毛巾轻擦胸背部,这样能刺激、活化处于"休眠"状态的人体免疫细胞,提高抗病能力。

4.用热水泡脚

热水泡脚、按摩等良性刺激,对于神经系统功能失调引起的头昏头痛、失眠,消化系统的腹泻、腹胀、食欲低下等病症,以及泌尿生殖系统的尿频、尿痛、遗精、痛经等疾病,能起到良好的治疗作用。

到了夏季,为了顺应季节特点,我们还可以进行一些耐热锻炼。具体办法为:每天抽出1小时左右的时间进行跑步、打拳、跳健身舞、散步等体育锻炼,每次锻炼都要达到出汗的目的,以提高机体的散热功能。但要注意,锻炼不可过分,尤其当气温高于28℃、湿度大于75%时,要减少运动量,以防中暑。

小暑静心更要小心

小暑时,天气已经很热,但还不到最热的时候,所以叫小暑,还不是大暑。时至小暑,很多地区的平均气温已接近30℃,时有热浪袭人之感,常有暴雨倾盆而下,所以防洪防涝显得尤为重要。农谚就有"大暑小暑,灌死老鼠"之说。

小暑以后,天气更加炎热,人常会感到心烦气躁,倦怠无力。所以这段时间的养生重点在于"心静"二字,以舒缓紧张情绪,保持心情舒畅。常言道"心静自然凉"就是这个道理。

在饮食方面,尤其要提醒大家注意的是:夏季是消化道疾病多发季节，在饮食上一定要讲究卫生，注意饮食有节，不过饱过饥，还要注意饮食丰富，以保证人体对各种营养成分的需求。

天气炎热，吃冷饮的人也越来越多，这里要提醒大家，从冰箱拿出来的冷饮和水果等，要在室温下放一会儿再吃，以免太凉刺激肠胃。其实，最好的消暑食物就是一碗清凉的绿豆汤，既健康又排毒。

关于夏季养生，中国还有句俗话，叫"冬不坐石，夏不坐木"。就是说冬天不在石头上久坐，夏天不在木头上久坐，为什么这么说呢？因为夏季温高湿重，在露天久放的木头，露打雨淋含水分较多，表面看上去是干的，其实经太阳一晒，温度升高，便会向外散发潮气，在上面坐久了就会有害健康。所以，夏季在室外乘凉散步的时候，最好不要在木椅子和树桩上久坐，以免寒湿侵入体内。

小暑代谢加快，房事不当易伤"元气"

《黄帝内经·素问》中说"寒伤形，热伤气，气伤痛，形伤肿。"为什么"热伤气"呢？这是因为，人体在热的情况下新陈代谢加快，能量消耗也随之加快，气很容易耗散。由此而知，在小暑一定要节制房事，否则放纵自己的欲望，就会令能量消耗加速的身体雪上加霜，进一步透支身体能量，影响到古人所说的身体基础"元气"，由此可能引发疾病。

可以说，稍有养生经验的人士都会从立夏开始保护自己的身体"元气"。那么，在夏季房事中应该注意些什么呢？

首先，关注出汗的问题。夏天人体本来就汗液分泌增多，加上性爱的欲望会让人兴奋，很多人会发现自己还没过性生活，就已经大汗淋漓了。不过，千万不要以为大量出汗是正常现象。根据中医理论，夏天出汗太多时过夫妻生活，容易引起中老年人以及身体虚弱者的虚脱。此类人群应等到汗完全干了、心跳平稳以后，再行房事。

对于情绪紧张或身体虚弱者来说，性生活后排汗量增多的现象也应警惕，因为这可能是一种疾病的信号。最好稍事休息，待体内血液循环恢复正常后再从事其他活动。性爱后最好卧床休息片刻，再起来冲个温水澡，喝杯加盐的牛奶或豆浆，切忌事后立即冲冷水澡或喝冰水。

其次，"性爱感冒"不可不防。夏日很多夫妻为贪图凉快，把空调温度调得极低，在低温下同房，容易引发夏季感冒。因此同房时要注意，空调温度与屋外气温间的差距最好在5~10℃间。如过性生活时贪图凉快，在电风扇劲吹或空调环境下同床，一觉醒来常常会出现鼻塞、喷嚏、流涕、头痛等感冒症状。

因此，夏季天热时，夫妻性生活过后，不可用电风扇对着直吹，空调的温度也不宜调得太低，此时最好不喝凉茶、凉水。由于行房事时男女的精力十分集中，事后双方一般都比较疲倦，此时身体免疫力较差，应防疾病乘虚而入。

第三，"苦夏"者不要勉强行房。"苦夏"就是每到夏天，就会有周身乏力、困倦、不思饮食的感觉，身体日渐消瘦，少数女性还可能有月经不调、白带增多、腰酸、水肿等一系列妇科症状。但到了秋天，这些毛病往往不治而愈。虽然"苦夏"一般不会影响健康，但如果症状较重，则应避免过性生活。

第四，特殊天气注意性保健。随夏季而来的梅雨季节时常让人感到烦闷，这时候是不宜同房的。人生存在大自然中，其生活活动必须顺应自然界的各种变化。专家指出，在恶劣天气中强行同房很可能导致男子阳痿、早泄，甚至一蹶不振，不仅影响今后的夫妻生活，还会无形中增加心理负担。众所周知，夏日出现雷电、暴雨、大风等恶劣天气的概率很高，而这些恶劣天气对夫妻生活有不利影响，因此应该注意性保健。

还需提醒的是，夏日气温高、湿度大，不少夫妻过性生活时，习惯把门窗关得密不透风，又不采取防暑降温措施，这样极易发生中暑现象。因此，夏季夫妻性生活时应注意室内通风透气，降暑降温，平时饮食注意少吃含脂肪丰富的食物，多食冷饮或绿豆汤之类的解暑食品。

喝碗绿豆汤，巧妙避暑邪

民间广为流传"夏天一碗绿豆汤，解毒去暑赛仙方"这一健康谚语。在酷热难耐的夏天，人们都知道喝绿豆汤以清热解毒。

中国人很早开始就认识到绿豆粥有清热解毒功效。唐朝医家说绿豆"补益元气，和调五味，安精神，行十二经脉，去浮风，益气力，润皮肉，可长食之。"

而《本草纲目》是这样记载绿豆的：用绿豆煮食，可消肿下气、清热解毒、消暑解渴、调和五脏、安精神、补元气。绿豆性味甘寒，入心、胃经，具有清热解毒、消暑利尿之功效，是夏季补心安神、清热解毒的佳品。

服食绿豆，最好的方法当然是用绿豆熬汤。制绿豆汤时，有时会因煮的时间过久，而使汤色发红发浑，失去了应有的特色风味。这里列举五种熬制绿豆的方法，让你轻松熬出美味又解暑的绿豆汤。

方一：将绿豆洗净，控干水分倒入锅中，加入开水，开水的用量以没过绿豆2公分为好，煮开后改用中火。当水分要煮干时（注意防止粘锅），加入大量的开水，盖上锅盖，继续煮20分钟，绿豆已酥烂，汤色碧绿。

方二：将绿豆洗净，用沸水浸泡20分钟，捞出后放到锅里，再加入足量的凉水，旺火煮40分钟。

方三：将绿豆洗净，放入保温瓶中，倒入开水盖好。等绿豆粒已涨大变软，再下锅煮，就很容易在较短的时间内将绿豆煮烂。

方四：将挑好的绿豆洗净晾干，在铁锅中干炒10分钟左右，然后再煮，绿豆很快就可煮烂。

方五：将绿豆洗净，用沸水浸泡10分钟。待冷却后，将绿豆放入冰箱的冷冻室内，冷冻4个小时，取出再煮。

夏季饮用绿豆汤虽有消暑益气等功效，但有四种人不适合饮用：寒凉体质的人（如四肢冰凉乏力、腰腿冷痛、腹泻便稀），老人、儿童等体质虚弱的人，正在服药的人，月经期妇女。这些人饮用绿豆汤不仅起不到保健的作用，还很容易引发疾病。

大暑万物荣华，治冬病正当时

大暑是一年中最热的时候，在我国很多地区，经常会出现40℃的高温天气，这个节气里雨水也非常多，气候湿热难耐。这个节气的养生，首先要强调预防中暑，当出现持续6天以上最高温度高于37℃时，无论在家还是外出活动，应尽量避开中午以及午后的最高气温时间段。此节气也是心血管疾病、肾脏及泌尿系统疾病患者的一大危险关头，因此这些病症患者更要格外小心。

值得注意的是，大暑将以它至盛的阳热之气来温通我们身体的每一条经络，驱除长久以来困扰我们的寒湿邪气。因此，此时正是"冬病夏治"的最好时机，有关患者需抓紧时间治疗。

在治疗方法上，冬病夏治包括针灸、擦浴、拔火罐、按摩、理疗、食疗、穴位贴敷、中药内服等多种疗法，其中穴位贴敷最为常用。下面就为大家推荐几种贴敷验方：

1.哮喘患者

用白芥子、苏子、元胡各20克，甘遂、细辛各10克，研成细末。每次用1/3的药粉，加生姜汁调成膏状，分别摊在6块直径5厘米的塑料布上，贴在背部的肺俞、心俞、膈俞（即第

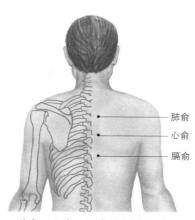

肺俞
心俞
膈俞

肺俞、心俞、膈俞三穴的位置

3、5、7胸椎棘突下旁外开1.5寸），用胶布固定，3~6小时去掉。在头伏、二伏、三伏，共贴3次。

2."老寒腿"患者

用川乌50克，吴茱萸30克，艾叶、透骨草各9克，细辛6克，研为细末。把药末用纸包好后，外用纱布重包，用线缝好，垫在脚心上。从初伏开始使用，二伏换一料药，三伏再换一料。

3.风湿性关节患者

用肉桂、干姜各50克，白胡椒、细辛各50克，公丁香20克，乳香30克，黑老虎50克，共研为细末，再将200克蜜熬成膏，将药末纳入蜜膏内拌匀，摊在白布上，在初伏第10日开始贴患处，每天贴6~8个小时，到三伏末日为止。

4.肩周炎患者

可取桂枝10克，透骨草20克，清风藤、豆豉姜各30克，伸筋草、片姜黄、川芎、威灵仙各15克，羌活12克煮成药汁，再用麦麸皮300~400克放锅中炒黄，趁热加入药汁和一匙陈醋，拌后盛入纱袋内热敷肩关节痛处，每袋可用1周。从初伏起，每日1次，每次6~8小时，一直敷到三伏末。

5.易发冻疮者

可用桂枝25克，红花、紫苏叶、附子、荆芥各10克，生姜30克，加水适量浓煎，取药液熏洗冻疮好发部位，每天1剂，连用10天为1疗程。

大暑来临，饮食宜"清苦"

人体要适应自然环境、季节气候的变化。大暑天的特点是"热"，故以"凉"克之，"燥"以"清"驱之。因此，此时营养补充的关键之一就在于"清"。

炎夏的饮食应以清淡质软、易于消化为主，少吃高脂厚味及辛辣上火之物。清淡饮食能清热、防暑、敛汗、补液，还能增进食欲。多吃新鲜蔬菜瓜果，既可满足所需营养，又可预防中暑。主食以稀为宜，如绿豆粥、莲子粥、荷叶粥等。还可适当饮些清凉饮料，如酸梅汤、菊花茶等。同时，也不要饮烈性酒，不用过浓的调味品，忌食辛辣食物等。

饮食清淡还要特别注意少钠多钾。钠主要以盐的方式存在，摄入过多可能诱发诸如高血压、冠心病、中风等多种致命性疾病。一旦提高了人体细胞内的钾含量，削减钠的含量，不仅能降低上述诸病的发病概率，而且能纠正细胞变异，甚至促使癌细胞"改邪归正"。一日三餐吃淡一点，将每天的食盐量控制在6克以下，不仅是夏季的饮食原则，也适用于其他季节。

除了清淡以外，大暑饮食还应该吃点苦味食物。祖国医学认为，夏季人之所以常有精神萎靡、倦怠乏力的感觉，乃是源于夏令暑盛湿重，既伤肾气又困脾胃之故。而苦味食物可通过其补气固肾、健脾除湿的作用，达到平衡身体机能的目的。苦瓜、苦菜、蒲公英、莲子、百合等都是佳品，可供选择。

在这里教大家一道清补保健菜——冬瓜水鸭汤。准备老冬瓜1块（约800克，最好是冬瓜蒂那部分的），水鸭1只，扁豆、干莲蓬、灯芯草各适量。先将冬瓜连皮切成普通麻将大小的方块，其他材料洗干净。然后将这些材料一起放到锅里加水，大火把水烧开后收小火，煲两小时，加盐，即成。冬瓜水鸭汤具有利尿消肿、清热消毒的作用。

夏季不能暴饮暴食，就是不能吃得过饱，尤其晚餐更不应饱食。谚语说："少吃一口，活到九十九。"《黄帝内经·素问》指出："饮食有节""无使过之"。老人、小孩消化能力本来不强，夏季就更差，吃得过饱，消化不了，容易使脾胃受损，导致胃病。如果吃八成饱，食欲就会继续增强。

夏季要少吃生冷食物，少冷饮，特别是冰。老人脾胃消化吸收能力已逐渐衰退，小儿、儿童消化机能尚未充盈，在夏季又要受到暑热湿邪的侵侮，影响了脾胃的消化吸收功能，如吃生冷食物、喝冷饮，就会损害脾胃。生冷食物是寒性食物，寒与湿互结，就会使脾胃受损，导致泄泻、腹痛之症发生。

酷夏出汗多，多吃点醋，能提高胃酸浓度，帮助消化和吸收，促进食欲。醋还有很强的抑制细菌的能力，对伤寒、痢疾等肠道传染病有预防作用。夏天人易疲劳、困倦不适等，多吃点醋，很快会消除疲劳，保持充沛的精力。

酷暑也要动一动，守住阳气得健康

进入夏季，人们往往在酷热的侵袭下一动都不想动，即使那些喜欢运动的朋友，也会突然不知道该如何健身了。对此，养生专家指出，夏季更适合"轻运动"，而且运动量最好控制在半个小时左右为宜。此外，运动后还必须注重科学补水。

《黄帝内经》中说："生病起于过用"，如何不"过用"呢？就要有节制。所谓"轻运动"，就是体能消耗少、技术要求低、时间要求松的运动养生方式。选择适合自己的"轻运动"方式，我们可以避免因为过度运动对身体造成伤害。

例如，上下班的时候，大家可以不乘坐交通工具，而是采取步行的方式。只要时间控制在1小时内，没有让身体感觉过度疲惫，就可以了。除此之外，练瑜伽、健美操等也是不错的选择。

你可能会问，那么"轻"，能达到运动量吗？能起到锻炼的作用吗？要知道，在夏季的高温天气中，人体本身的热量消耗就很大，一旦健身时过量，很容易使人体的血糖偏低、抵抗力下降，严重的则会导致昏厥，所以夏季过量运动对健康反而不利。具体来讲，我们在夏季，应尽量避开在阳光下进行户外运动。对一般的普通人而言，每天坚持30~45分钟的运动就可以，30分钟的运动时间最佳。

再者，由于夏季气温高，人体消耗大，大量运动会加速体内水分流失，因此一定要注意对身体消耗的水分进行及时的补充，所以在运动前的半个小时，至少要喝两杯水。

如果户外运动时间超过半个小时，一定要带瓶水，最好是能够补充盐分的生理盐水或淡盐水。此外，运动后大量饮水，不但不利于血液循环系统、消化系统，还会给心脏增加负担。而且大量饮水还会导致出汗更多，而盐分也会进一步流失，并容易引发痉挛、抽筋。因此，运动后补水一定不可过量。

第四节
秋季"容平"：金秋最宜调和精气神

立秋养收，以顺应天地之气

立秋发生在每年的 8 月 8 日前后，预示着炎热的夏天即将过去，秋天即将来临。在甲骨文中，秋字是个象形文字，它的形状就像个蟋蟀，意思是秋虫鸣叫，禾谷成熟。秋字还有一种协防，就是在秋的旁边还有一个革命的革，意思是在秋天将捕获后的猎物宰杀剥皮后，放到火上烹饪食用。

秋季到了，万物就开始有所收敛了。当然，这种转变并非一百八十度的大转弯。虽然，立秋后，暑气退尽了，不过这个时候往往还会有"秋老虎"的余威。所以，即使民间，也还有"早上立了秋，晚上凉飕飕"和"立了秋，扇莫丢，当心中午热上头"的说法，可见，这时候从气候的角度来看，多会有一个暑气渐消的过渡期，呈现出继续热，到早晚冷，到整天都寒凉的情况。

狭义来讲，不同的季节，有不同的养生之道。比如，春季养生、夏天养长、秋天养收、冬天养藏。立秋后的秋天要养收，意思是说我们应该顺应天地的变化来收敛自己的精气神，为即将到来的冬天做准备。《黄帝内经》中关于秋季养生是这样论述的："秋三月，此谓容平，天气以急，地气以明。早卧早起，与鸡俱兴，使志安宁，以缓秋刑，收敛神气，使秋气平，无外其志，使肺气清。此秋气之应，养收之道也。"

秋三月是指农历七八九三个月，这个季节表现在天地之气上，特点是降大于升，收敛过于生发，天气下降，地气内敛，外现清明，所谓秋高气爽就是指的这个气象。秋季属金，在人体是属肺经，肺脏娇贵，十分怕燥，因此，秋季要滋养肺阴。人在秋季也要由夏季的散发状态转入收敛，应该早睡早起，与鸡同步，使肾之志安宁稳定，以缓和秋气的肃杀；令心之神气收敛内藏，使秋气得以平和。

那么，在现实生活中我们具体应该如何进行"养收"呢？

首先，在起居上要早睡早起。秋季，自然界的阳气由疏泄趋向收敛、闭藏，在起居方面要合理安排睡眠时间，早卧早起。晚上10点就睡觉，11点就能养肝胆之气，不然你的肝胆是养不起来的，尤其是嗜酒的男人一般肝胆都不好，再加上晚上睡觉晚，导致肝病惹上身。在这里要特别提醒老年朋友，随着年龄的增加，老年人的气血阴阳俱亏，会出现昼不精，夜不瞑的少寐现象。古代养生专家说，老人宜"遇有睡意则就枕"，也就是说什么时候困了什么时候就睡，这是符合养生原则的。

其次，精神上要使志安宁。肾藏志，顺应了秋收之气，就能使肾经不妄动。所以在秋季的时候人们的性生活要有所收敛。动物交媾都是春天和夏天最疯狂，秋天和冬天就非常少见，有些动物甚至干脆冬眠了，动物是最遵守自然法则的。而现在的人又怎么样呢？从来不遵守自然之法则而行事，所以耗损了身体的精气，从而导致疾病的发生。

从饮食调养上来看，秋天秋高气爽，气候干燥，应防"秋燥"，秋季的膳食应贯彻"少辛增酸"原则，尽可能少食葱、姜、蒜、韭菜等辛味之品，多食酸味果蔬。如雪梨、鸭梨，生食可清火，煮熟可滋阴、润肺而防燥。秋季易伤津液，故饮食还要以防燥护阴、滋阴润肺为基本准则。多食芝麻、核桃、糯米、蜂蜜、乳品等可以起到滋阴润肺、养血的作用。对年老胃弱的人，可采用晨起食粥法以益胃生津，如百合莲子粥、银耳冰糖粥、红枣糯米粥等都是益阴养胃佳品。初秋，又属长夏季节，此时湿热交蒸，人体脾胃内虚，抵抗力下降，而气候渐冷，这时饮食还要适当多食些温食，少食塞痛之物。

立秋贴秋膘，先喝粥温补一下

立秋那天，一些地方有"贴秋膘"的习俗，有的人认为，"贴秋膘"就是吃补药、补品，所以这类人不管自己的身体是什么情况，就把许多补药补品，如人参、鹿茸等集中起来突击食用，称之为"大补"；有的人则认为，夏天天气热，人们不思饮食，所以现在应该好好地吃几顿，把夏天的损失补回来。其实，这些补法都是不科学的，不但浪费财力物力，还对健康无益，甚至可能有损脾胃。

因为夏天气温高，所以人们胃肠功能普遍不好，多不思饮食，因此，日常中吃的大多是瓜果、粥类、汤类等清淡和易消化食品，脾胃活动功能亦减弱，秋凉后如果马上吃进大量猪、牛、羊、鸡等炖品，或其他一些难以消化的补品，就会加重脾胃的负担，甚至损害其正常消化功能。这就好像跑步一样，我们必须要先经过慢跑后才能逐渐加快，如果一下吃进大量难以消化的补品，胃肠势必马上加紧工作，才能赶上这突然的需要，势必会造成胃肠功能紊乱，无法消化，营养物质不但不能被人体所吸收利用，甚至还会引起疾病。

下面这五种滋补粥，正是健脾和胃的良方，大家可以根据自己的身体状况进行选择：

方一：菊花粥

菊花 60 克、米 100 克。先将菊花煎汤，再同米煮成粥。具有散风热、清时火、明目等功效，对秋季风型感冒、心烦口燥、目赤肿痛等有较好的治疗功效。同时对治疗心血管疾病也有较好防治。

方二：梨粥

梨 2 个，洗净后带核切碎加粳米 100 克，和水煮粥。梨具有良好的润燥作用，可作为秋令常食的保健食品。

方三：核桃粥

核桃肉 20 克、米 100 克。核桃肉洗净放入锅中，同米大火煮沸，转用文火熬煮至熟。常食核桃粥，有补肾健脑和抗衰老的作用。

方四：赤小豆粥

赤小豆 50 克、米 100 克、白糖少许。赤小豆和米同放锅中，大火煮开，改用文火熬煮，食用时，放入白糖即可，可清热、利尿、止渴。

方五：红枣小米粥

红枣 50 克、小米 150 克、白糖适量。红枣用水泡软洗净后，同米下锅大火煮开，然后用文火慢慢熬煮，待黏稠时，放白糖调匀即可。此粥香甜可口，补血安神，滋养肌肤。

这里，值得注意的是，对于胃肠功能衰退的老年人来说，喝粥更为适宜，比如老年人牙齿一般都不太好，而喝粥不用细嚼。但专家指出，为了健康，老年人不宜经常喝粥。因为粥毕竟以水为主，"干货"极少，在胃容量相同的情况下，同体积的粥在营养上距离馒头、米饭，还是差得不少。尤其是白粥，单靠各类谷物的搭配远远无法达到人体的需求量，老年人长期喝粥，必将导致营养不良。同时，水含量偏高的粥进入胃里后，会稀释胃酸，这对消化不利。

嫩藕胜太医——立秋时节的佳珍

秋令时节，正是鲜藕应市之时。鲜藕除了含有大量的碳水化合物外，蛋白质和各种维生素及矿物质也很丰富。其味道微甜而脆，十分爽口，是老幼妇孺、体弱多病者的上好食品和滋补佳珍。

莲藕含有丰富的维生素，尤其是维生素 K、维生素 C、铁和钾的量较高，它常被加工成藕粉、蜜饯、糖片等补品。莲藕的花、叶、柄、莲蓬的莲房、荷花的莲须都有很好的保健作用，可做药材。

中医认为，生藕性寒，甘凉入胃，可消瘀凉血、清烦热、止呕渴，适用于烦渴、酒醉、咯血、吐血等症，是除秋燥的佳品。而且妇女产后忌食生冷，唯独不忌藕，就是因为藕有很好的消瘀作用，故民间有"新采嫩藕胜太医"之说。熟藕，其性也由凉变温，有养胃滋阴，健脾益气的功效，是一种很好的食补佳品。而用藕加工制成的藕粉，既富有营养，又易于消化，有养血止血，调中开胃之功效。

下面，为大家推荐两款贴心药膳：

方一：鲜藕茶

准备鲜莲藕 250 克，红糖 20 克。先把洗净的莲藕切成薄片，放入锅中，加水适量，以中火煨煮半小时左右，再加入红糖拌匀即可。鲜藕茶的功效是清热去火、养胃益血。

方二：藕粉粥

准备藕粉 100 克，粳米 100 克，红糖适量。先将粳米淘洗干净，放入锅中加水煨煮，待粥将成时，放适量红糖和已经用冷开水拌匀的藕粉，最后搅拌成稠粥即可。藕粉粥具有安神补脑、健脾止血的功效。

莲藕的功效很多，它可养血生津、散瘀止血、清热除湿、健脾开胃。现代医学认为，莲藕含丰富的单宁酸，具有收缩血管和降低血压的功效，如果生食鲜藕或挤汁饮用，对咯血、尿血等症有辅助治疗作用；莲藕所含丰富的膳食纤维对治疗便秘，促进有害物质排出十分有益。

不仅如此，藕节也是一味著名的止血良药，其味甘、涩，性平，含丰富的鞣质、天门冬素，专治各种出血，如吐血、咯血、尿血、便血、子宫出血等症。民间常用藕节六七个，捣碎加适量红糖煎服，用于止血，疗效甚佳。由于藕性偏凉，所以产妇不宜过早食用，一般在产后 1~2 周后再吃藕可以逐淤。在烹制莲藕时要忌用铁器，以免导致食物发黑。

科学调养解"秋乏"

每年的 8 月 23 日左右是处暑节气，"处"有躲藏、终止的意思，处暑的意思就是暑天将近结束，民间也有"处暑寒来"的谚语。但此时天气还没有明显的转凉，晴天午后的炎热亦不亚于暑夏之季，但早晚比较凉爽。处暑以后，气温会逐渐下降，这时候人体容易出现的情况就是"秋乏"。也就是说，尽管睡眠不少，可人们在白天还是哈欠连天、昏昏欲睡，人也显得倦怠无力，毫无神采。这是怎么回事呢？

《黄帝内经》认为，秋乏的产生，与夏季气候环境对人的影响有关。盛夏季节，天气炎热，持续的高温使机体产生了一系列的生理变化。如大量出汗导致体内水盐代谢失调；胃液分泌减少，胃肠功能减弱，食欲不振；神经系统兴奋性增高，新陈代谢加速。人们在夏天由于缺乏充足的睡眠和足够的营养，过度消耗的能量没能得到及时补偿。

秋天到来后，随着天气转凉，日照时间逐日缩短，人体各系统也相应发生了变化。如出汗减少，水盐代谢恢复平衡，消化功能恢复常态，心血管系统的负担得到减轻，人体能量代谢相对恒定。这时机体进入了一个生理性的休整阶段。因为秋日气候凉爽，适宜睡眠，所以人们总有睡不够的感觉。

秋乏是机体在秋季的气候环境中得以恢复体力的保护性措施。补偿盛夏带给人体的超常消耗。所以这个节气的养生首先是要保证睡眠充足。

晚上尽量在 10 点以前就上床睡觉，并要早睡早起，中午最好要有一定的午休时间，以减轻困顿感。特别是老人一定要午休，因为老年人的气血阴阳俱亏，睡眠时间减少，睡眠质量下降，因此古代养生家认为老年人宜"遇有睡意则就枕"，就是只要感觉到困意就应该睡一会儿。

传统的中医养生还很讲究睡"子午觉"，就是在子时和午时一定要睡觉，子时是夜里 11 点到凌晨 1 点，午时是中午 11 点到下午 1 点，这时候对于人体来说，正是阴阳交合之时，在这两个时间段睡觉能很好地养阴养阳，功效加倍。其实，睡"子午觉"对老年人来说应该不成问题，但是对于工作繁忙、经常熬夜的上班族来说就有点困难，但是不管怎样，为了自己的健康着想，还是应该早点睡觉。

在饮食方面，处暑时依然应该保持饮食清淡，少吃油腻、辛辣及烧烤类食物，如辣椒、生姜、花椒、葱、桂皮等，多吃蔬菜水果，多喝水，多吃鸡蛋、瘦肉、鱼、乳制品和豆制品等。另外，"秋乏"与体液偏酸有关，多吃碱性食物能中和肌肉疲倦时产生的酸性物质，有助于消除疲劳。处暑后多吃些含维生素的碱性食物，如西红柿、茄子、马铃薯、葡萄和梨等，这些食物都能帮助人体克服疲倦。

为缓解秋乏，处暑时除了养成良好的生活习惯，还要加强锻炼，如登山、散步、做操等，以强健身心，减轻季节交替时身体的不适感。经常伸伸懒腰也可缓解秋乏，伸懒腰时人体的胸腔器官会对心、肺形成挤压，可以促进心脏的充分运动，使其提供更多的氧气供给各个组织器官。所以，即使在不疲劳的时候，有意识地伸几个懒腰，也会觉得舒服。

"少辛增酸"防秋燥

《黄帝内经》认为："春夏养阳，秋冬养阴。"秋天是养阴的时节，具体到处暑时节，该如何养阴呢？秋季有个非常重要的养阴原则，叫作"少辛增酸"，意思是用增酸的方式来收敛过旺的肺气，用少辛的方式来减少肺气的耗散。

所谓少辛，就要少吃一些辛味的食物，这是因为肺属金，通气于秋，肺气盛于秋。少吃辛味，是以防肺气太盛。中医认为，金克木，即肺气大盛可损伤肝的功能，故在秋天要"增酸"，以增加肝脏的功能，抵御过盛肺气之侵入。根据中医营养学的这一原则，在秋天一定要少吃一些辛味的葱、姜、蒜、韭、椒等辛味之品，而要多吃一些酸味的水果和蔬菜。

秋季常见的酸味水果主要有苹果、石榴、葡萄、杞果、阳桃等。在众多水果之中，苹果是最普遍又最平和的一种，但它的营养价值却不容小觑。中医认为它可生津润肺、健脾开胃，苹果富含果糖，并含有多种有机酸、果胶及微量元素。苹果果胶属于可溶性纤维，不但能促进胆固醇代谢，有效降低胆固醇水平，而且可以促进脂肪排出体外。苹果所含的微量元素钾能扩张血管，对高血压患者有益。生吃苹果，除了能获得以上效益，还能调理肠胃，因为它的纤维质丰富，有助排泄。

另一方面，因为苹果酸具有收敛作用，泄泻的人吃它也有好处。当然，泄泻者在食用时，最好将苹果蒸一下。方法很简单，将苹果洗净去皮后切成薄片，放入碗中加盖，隔水蒸熟，分2次食用。对脾虚纳呆，泄泻有很好的作用。

相对于其他水果，葡萄也是较为常见的酸味水果。它的性味甘、酸，鲜食酸甜适口，生津止渴，开胃消食。不过，因为葡萄性寒，所以一次不宜食用太多，成人每天不要超过200克，小儿则别超过50克。据《陆川本草》里记载："葡萄滋养强壮、补血、强心、利尿。治腰痛、胃痛、精神疲惫、血虚心跳。"当然，葡萄并非人人皆宜，脾胃虚弱者不宜多食，食多令人泻泄。

上面这些仅是以水果为例，来说明秋天常吃些酸味的食品大为有益，当然还有些蔬菜常吃也大有好处，比如西红柿、冬瓜、荸荠、大枣、银耳、百合等。总之，在秋天要适当多食些酸的，这样就能增加肝脏的功能，以防肺气太过而伤肝脏。

白露身不露，保暖防腹泻

白露，顾名思义，是气温渐凉，夜来草木上可见到露水的意思。白露是华北地区秋季到来的主要标志。俗话说："白露秋分夜，一夜冷一夜。"由于天气已凉，空气中的水汽每到夜晚常在树木花草上凝结成白色的露珠，鸟类也开始做过冬准备。然而在南方，尤其广州和珠三角一带此时仍是争秋夺暑之际。

由于进入了秋凉季节，气温逐渐下降，不要经常赤膊露身，以防凉气侵入体内。"白露身不露，寒露脚不露"。这是一条很好的养身之道。天气转凉后，还容易导致胃部抽搐，引起腹泻、恶心等症状，尤其是那些身体比较瘦平时胃就不太好的人，胃部的保暖非常重要。因为身体较瘦的人通常胃壁较薄，在气温变化的情况下更容易产生痉挛，轻者导致胃痛和消化不良，重者则可能产生呕吐和腹泻等情况。胃部受凉还会导致"肠易激综合征"，直接表现就是严重腹泻，导致疲劳和浑身无力，甚至会发生脱水等情况。

对比起来看，前面我们说的处暑，尽管已经立秋，进入了秋季时节，但仍然可以"潇洒"地露胳膊露腿的，一般而言也不会有什么大碍，但到了白露的时候，就要当心了，说不定一时疏忽就可能让你饱受感冒之苦，也因此，有俗话说"处暑十八盆，白露勿露身"。意思是说，处暑仍热，每天须用一盆水洗澡，过了十八天，到了白露，就不要赤膊裸体了，以免着凉。

白露季节一个重要的养生原则，就是不要穿过于暴露的衣服，不管是露背装还是露脐装都已经不合时宜了。通常情况下，白露是全年昼夜温差最大的一个节气。大家在出门的时候，最好也先看看天气预报，以便根据气温的变化，调整穿衣的厚薄。尤其是老年人，在早晨、夜间凉意甚浓时，更要多穿些衣服。防治白露着凉腹泻，不仅仅是因为此时较凉，更因此时昼夜温差增大，白天温度还比较高，夜间温度却已较低。老百姓讲究冬暖脊背夏暖肚，目的就是不要让腹部着凉。白露时节，地面的寒气也比较重，因此脚心也是比较容易被寒气侵犯的地方，所以这个时节还应当穿袜子防寒。

另外，白露时也要少吃生、凉食物，多吃熟食和暖食，尤其不要在早上就吃水果和喝凉水，避免肠胃受到过度刺激。不管是因为着凉引起的腹泻还是因为吃生凉食物引起的，急性腹泻在发展到一定程度后大部分都会自动停止，并逐渐恢复健康。一般而言，急性腹泻患者将肠道里的寒气排出后，大概持续两天，身体就会痊愈。不过，在这段时间内，患者应注意补水，可在水中或者粥中加入少许盐，以补充津液的耗损。当然，如果腹泻不见好转，还是应该及时就诊。

天气变凉，"秋冻"有讲究

白露过后，昼夜温差较大，气温也日趋下降。人们常说"春捂秋冻""秋冻"用在这一节气的穿衣而言是再合适不过了。讲究"秋冻"的原因是白露之后，人的毛孔就应该闭起来预防着凉，可如果过早就将厚衣服穿到身上，毛孔就会因为受热而开放，一旦降温寒气就很容易透过毛孔袭人。而适宜的凉爽刺激，有助于锻炼耐寒能力，在逐渐降低温度的环境中，经过一定时间的锻炼，能促进身体的物质代谢，增加产热，提高对低温的适应力。

从字面上来看，"秋冻"的意思并不难理解，但是究竟如何"冻"才合理，才健康，也是有很多学问的。

首先，秋冻要因人而异。年轻人血气方刚，对外界寒冷的适应及抵御能力都比较强，可以冻一冻；而老年人大多肾阳衰微，禁不起太冷的刺激；还有一部分慢性病患者，如心血管和哮喘病人，他们对寒凉的刺激更加敏感，稍不注意就会引起疾病发作。因此，这些人不仅不能"秋冻"，还应采取一些保暖措施。

其次，对身体的不同部位要区别对待。人体有4个部位无论哪个时节一定要注意保暖。第一个是腹部，上腹受凉容易引起胃部不适，甚至疼痛，特别是有胃病史的人更要加以注意；下腹受凉对女性伤害大，容易诱发痛经和月经不调等，经期妇女尤其要重视。有些女孩爱穿露肚皮的时装，建议秋冬季节最好不穿。第二个是脚部，脚是人体各部位中离心脏最远的地方，血液流经的路程最长，而脚部又汇集了全身的经脉，所以人们常说"脚冷，则冷全身"。全身若受寒，机体抵抗力就会下降，病邪就有可能乘虚而入。第三个是颈部，这个部位受凉，向下容易引起肺部症状的感冒；向上则会导致颈部血管收缩，不利于脑部供血。第四个是肩部，肩关节及其周围组织相对比较脆弱，容易受伤。

再次，三秋之冻各有不同。初秋，暑热未消，还时不时地有几场"秋老虎"光临，虽然气温开始下降，却并不寒冷。这时是开始秋冻的最佳时期，最适合耐寒锻炼，以增强机体适应寒冷气候的能力。仲秋，当是长衣衫上身时，所谓"农历二八月乱穿衣"，一定要注意加减衣服。晚秋，昼夜温差变化较大，切勿盲目受冻，不但对健康无益还有害，容易引发呼吸道和心血管疾病。

最后，要领悟"秋冻"内涵。对于"秋冻"的理解，不应只局限于未寒不忙添衣，还应从广义上去理解，诸如运动锻炼，也要讲求耐寒锻炼，增强机体适应寒冷气候的能力。不同年龄可选择不同的锻炼项目。无论何种活动，都应注意一个冻字，切勿锻炼至大汗淋漓的程度，当周身微热，尚未出汗，即可停止，以保证阴精的内敛，不使阳气外耗。

秋燥分温凉，疗法大不同

秋分之后，人会明显觉得秋高气爽，这是因为昼夜的温差逐渐增大，原来弥散在空气中的水蒸气也慢慢凝结成了露水降下，空气中的湿度明显减少。再加上，秋分在横扫落叶的时候也会带走空气中的水分，加速了湿度下降的过程。所以，秋分之后，人会觉得空气很干爽，产生秋高气爽的感觉。不过，如果秋爽过头，就会出现新的问题——秋燥。

秋燥会使人体感觉不适，出现鼻咽干燥、干咳少痰、皮肤干燥等症状，很多人的头发也会因为干燥出现分叉、脱落。值得注意的是，秋燥还有"凉燥""温燥"之分，不能一概而论。

一般而言，凉燥是感受秋凉燥气而发病，即秋燥之偏于寒者。外在表现为，初起头痛、身热、恶寒无汗、鼻鸣鼻塞，类似感受风寒，但本病有津气干燥的现象，如唇燥溢干、干咳连声、胸闷气逆、两胁窜痛、皮肤干痛、舌苔薄白而干等症，是肺受寒燥之邪、津液耗损而出现的寒燥症状。

凉燥多发生在秋分之后，此时可以多食用萝卜对付燥邪。中医认为，白萝卜性温，微辣，具有行气的功效，而且它还多汁，汁液因为它本身的行气作用四处游动，可以很好地"润"身体的"燥"。萝卜有很多吃法，可以煲汤，做菜。但是，脾胃虚弱者，大便稀者应减少食用。

温燥是感受秋季亢旱燥气而发病，是秋燥之偏于热者。临床上的表现初期为头痛身热、干咳无痰、咳痰多稀而黏、气逆而喘、咽喉干痛、鼻干唇燥、胸闷胁痛、心烦口渴、舌苔白薄而燥、舌边尖俱红等症，是肺受温燥之邪，肺津受灼而出现的燥热症状。

温燥多在秋分之前，对付这种秋燥，我们可以用梨预防燥邪对肺的伤害。梨可以清热解毒、润肺生津、止咳化痰。我们可以把梨洗净去核切片，加水煮沸 30 分钟，然后加少许冰糖煮成梨汤喝，酸酸甜甜，既过嘴瘾又可除秋燥。当然，也可以把梨、苹果、香蕉混在一起榨成果汁。

另外，再给大家介绍一道著名的防治秋燥的饮料——酸梅汤。准备乌梅 120 克，代代花 30 克，桂花 10 克，这些可在中药店购买。先煮开 2 升的水，将洗净后的乌梅放入沸水中，开锅后转为微火煮 1 个小时。当水熬得只剩下一升时，捞出乌梅，放入代代花和桂花，继续煮 3~5 分钟，闻到香气时加入适量的冰糖即可。酸梅汤冷却后，就可以适量饮用了，建议大家不要把酸梅汤冰镇，否则对脾胃不利。

喝水缓解秋燥有讲究

干燥是秋分后最主要的气候特点，空气中缺少水分，人体同样缺少水分。为了适应秋天这种干燥的特点，我们必须经常给自己的身体补充水分，以缓解干燥气候对于人体的伤害。

可能大家会觉得，干燥不就是缺水吗？那我们多喝水是否就可以缓解秋燥了？其实不然。有的人身体很干燥，于是不停地喝水，但是喝进去的水不是马上就排出体外，而是停留在肠胃中，走起路来都能听到里面的咣当声。所以这些人喝了很多水，却仍然不解渴。究其原因，就不得不说到水和体液的区别了。人喝进去的水必须经过消化转化后才能成为体液，如此才能解渴，缓解干燥。

"消"和"化"是两个过程，前者依靠胃来完成，后者则仰仗小肠的功能。人们喝进冰镇饮料后，胃需要先将冷饮"加热"，最起码也得与人的体温相同，然后经过胃的蠕动和消磨，再将水变成与人体体温相同的水。太凉的水势必会延长这一转换过程。胃的工作完成后，小肠再负责将这些水转化成人的体液，中医将此称为"泌别清浊"。所以，如果想快速将水变成人的津液就要喝热水，减轻胃肠的负担，"效率"自会提高。

除了热水这一原则外，对付秋燥不能只喝白开水，最佳饮食良方是："朝盐水，晚蜜汤。"换言之，喝白开水，水易流失，若在白开水中加入少许食盐，就能有效减少水分流失。白天喝点盐水，晚上则喝点蜜水，这既是补充人体水分的好方法，同时也可以防止因秋燥而引起的便秘，是秋天保养身体的饮食良方。

蜂蜜具有强健体魄、提高智力、增加血红蛋白、改善心肌等作用，久服可延年益寿，对神经衰弱、高血压、冠状动脉硬化、肺病等均有疗效。秋天经常服用蜂蜜，不仅有利于这些疾病的康复，还可以防止秋燥对于人体的伤害，起到润肺、养肺的作用，从而使人健康长寿。

秋燥时节，还应不吃或少吃辛辣烧烤之类的食品，这些食品包括辣椒、花椒、桂皮、生姜、葱及酒等，特别是生姜。这些食品属于热性，又在烹饪中失去不少水分，食后容易上火，加重秋燥对我们人体的危害。当然，将少量的葱、姜、辣椒作为调味品，问题并不大，但不要常吃、多吃。比如生姜，它可加速血液循环，同时具有刺激胃液分泌、兴奋肠道、促使消化的功能，还可减少胆结石的发生。所以它既有利亦有弊，不可多吃。尤其是在秋天最好少吃，因为秋天气候干燥、燥气伤肺，再吃辛辣的生姜，更容易伤害肺部，加剧人体失水、干燥。古代医书有记载："一年之内，秋不食姜；一日之内，夜不食姜。"

总之，秋分之际防秋燥，最好喝热水，并且遵循"晨饮淡盐水，晚喝蜂蜜水"的原则，如此便可安然度过"多事之秋"。

秋季皮肤干燥瘙痒，花椒水帮你来止痒

很多人到了秋冬季节就感到皮肤瘙痒，有的持续一个月就好了，可有的却要持续到次年的四五月份。《黄帝内经》中说："肺主皮毛"，所以如果皮肤出现粗糙、瘙痒等症状，多半是卫气或气血不足所致，即肺宣发的功能不能正常运转。此时可以选择一些具有润肺功能的食物，比如梨、蜂蜜、莲子、百合等，也可以用前文介绍过的喝水方式补充体液。

有时候瘙痒难忍，我们又该怎么办呢？在这里告诉大家一个小诀窍：取一些花椒加适量水煮10分钟左右，待温热后，用干净软布蘸花椒水轻轻擦瘙痒处，止痒效果很好。需要注意的是，在涂擦后涂上护肤乳液，以免皮肤被花椒水刺激。

事实上，花椒本身就是一种止痒的中药，在我国古代各种本

草典籍多有收录。花椒有温中散寒，燥湿止痛止痒的作用。现代研究也表明，花椒有杀菌、消毒、止痛、止痒、消肿等作用，对多种细菌，特别是皮肤表面的细菌有很好的抑制功效。因此，临床上常用于治疗湿疹、皮肤瘙痒症、神经性皮炎、脚气及外阴瘙痒等皮肤科疾病。

其实，皮肤瘙痒症最大的危害不在痒，而在于患者会忍不住不断搔抓，因而出现抓痕、血痂、色素沉着及苔藓样变化等继发损害。皮肤瘙痒症通常分为泛发性和局限性，前者发病之初瘙痒仅局限于一处，然后逐渐扩展至大部分身体或全身，后者则只发生于身体的某一部位，如肛门、阴囊、头部等。

有些瘙痒症状久治不愈，即使暂时缓解，过不久又复发，这时就应考虑到内脏和全身性疾病的可能。比如，瘙痒症状多发于冬季，且夜晚比白天严重，患者为孕期妇女或者曾有过口服避孕药的经历的，很可能是由于肝胆系统疾病引发的瘙痒，最好到正规医院进行一次此方面疾病的排查；如果出现全身性瘙痒，而且这种情况会在沐浴时加剧，面部出现潮红，呼吸较为急促时，可能是造血系统疾病引发的瘙痒；如果瘙痒症状发起的很突然，而且剧烈持久，最痒的部位不在四肢躯体而在鼻孔面部的话，就要千万当心。这种瘙痒很可能与恶性肿瘤有密切关系，一定要尽早到医院做肿瘤排查。

秋季燥气旺，莫让"秀发去无踪"

入秋之后，天气逐渐变冷，飞禽走兽的身上都会新长出纤细的绒毛。寒露之时，天气越发的寒凉，这些绒毛也会逐渐长粗变长，覆盖全身，起到御寒保暖的作用。古人在观察到这一现象后，将这种初生时纤细的绒毛称为秋毫，成语"明察秋毫""秋毫之末"等成语皆来源于此。人和动物一样，秋天阳气收敛，腠理闭合时，身体上也会慢慢长出新的体毛和头发。

《黄帝内经》养生智慧全书

头发的作用不容忽视，它是人体精血是否充盈的重要表现。中药中还有味叫作"血余炭"的药，其中的"血余"就是人的头发，"血余炭"是用人的头发烧灰碳化后制成的。所以说，头发也是观察人体健康的窗口，在秋季更要注意养护自己的秀发。

　　养护头发有个简单的方法，那就是每天按摩头皮。头皮上有很多经络、穴位和神经末梢，按摩头皮有利于头发的生长，防止头发变白、脱落。此外，按摩头皮能够通经活络，刺激末梢神经，增强脑的功能，提高工作效率。很多人把按摩想得很复杂，其实按摩很简单，可以在每日的早、晚，用双手手指按摩头皮，从额骨攒竹穴开始按摩，经神庭穴位、前顶穴位到后脑的脑户穴位，手指各按摩数十次，直至皮肤感到微微发热、发麻为止。

　　梳发也是按摩，但一定要有个限度。调查研究证明，如果连续梳刷50次，甚至100次以上，很容易因梳头过度增加头发负担，而使头发受损，不但不能达到按摩效果，反而更加刺激油脂腺，使发根过于油腻，发尾易于干枯、断裂。这里我们不妨也学学孙思邈的"发常梳"：将手掌互搓36下令掌心发热，然后从前额开始扫上去，经过后再扫回颈部。早晚做10次。

　　另外，平时洗发的时候也要注意，千万不要像搓衣服一样洗头发。正确的洗发步骤是，洗发前先用宽齿梳将头发梳开、理顺，用温水从头皮往下冲洗头发，洗发水挤在手心中，揉出泡沫后均匀抹在头发上，然后用十指指肚轻柔地按摩头皮几分钟，再用手指轻轻捋发丝，不要将头发盘起来或搓成一团，保持发丝垂顺。涂抹护发素时，不要在发根处重点"施肥"，不然，头发很容易出现油腻、头屑多等"消化不良"症状。其实头发不比植物，更何况植物的根吸收过多营养尚且会发育不良，在发根使用过量的护发素只会阻塞毛孔，给头发造成负担。发梢才是最易受损，需加强保护的部位，使用护发素时，应先涂抹在发梢处，然后逐渐向上均匀涂抹。

这些都是很简单的头发护理方法，也是最基本的头发护理要点。每一个渴望拥有美丽秀发的人都不能忽略，只有从最基础的做起，长期坚持下来，头发才会健康靓丽。

谨防心情燥凉，秋分远离"悲秋"情志

秋末冬初是一年中诱发精神疾病最多的时期，也是抑郁症的好发期。这个时节很容易心绪低落。这就是我们通常所说的"悲秋"。

为什么此时容易悲伤呢？原来这和生理因素是相关的。秋天内应于肺，悲忧最易伤肺；肺气脾气一虚，机体对外界病邪的抵抗力就下降，使秋天多变的气象诸要素更易入侵人体，从而致病。深秋至冬季是一年中诱发精神疾病最多的时期。对工作压力大的青年人要引起注意。

其次，"悲秋"与人体内激素变化导致的情绪感受密切相关。在大脑中有一个似豌豆大小的腺体——松果体，被称为人体的"生物钟"，它分泌的褪黑激素会使人情绪低落、悲哀伤感或昏昏欲睡。其分泌受昼夜自然规律的控制，秋天若光照不足，会使松果体分泌的褪黑激素明显增多。于是人体细胞极不活跃，新陈代谢相对减慢，人的情绪也就抑郁消沉、郁郁寡欢，科学家称之为"季节性情感障碍症"。

此外，秋燥会使得一些人上火，遇事容易急躁发火，影响心境和情绪。"悲秋"的初期表现是睡眠开始不太好，神经衰弱；经常烦躁不安，觉得生活有点无聊，每天无所事事，对什么都提不起兴趣；往往早晨起来觉得这一天很难过，下午则会好一些，晚上反而会平静下来。如果三个星期以内出现这种情况，还不至于导致疾病。若持续两三个月，则要找心理咨询师进行疏导。若超过三个月，则属于抑郁症，需要药物治疗。

"悲秋"，除了会造成心理障碍外，还会引发高血压、心脑血管疾病。特别是急性子的人，尤其要引起注意。兴奋型、敢为型

的人，往往做事比较急，每天目标定得很多，一早起来就忙忙碌碌，但始终处于做不完的状态。这样的人，不仅会在秋天出现心慌、多梦、失眠、情绪低落等症状，还可能会因之引发高血压。

为消除生理和心理上出现的问题，首先必须进行心理上的自我调节。此外，还要适当补充些碳水化合物，少吃些高脂类的食品，如蛋糕、奶酪等。肝气郁结者，可以服用些疏肝理气的药。要保持良好的睡眠习惯，做到静心。尽量多晒太阳，以抑制松果体分泌过多的褪黑激素。注意平衡饮食也可以避免"悲秋"。民间常通过吃南瓜子消火，这也有一定的道理。南瓜子助消化，可以泻火。多食芝麻、核桃、糯米、蜂蜜、乳品、梨、甘蔗等食物，可以起到滋阴、润肺、养血的作用。

其次，多进行户外体育锻炼，从初秋起即进行耐寒锻炼，以加强对季节变换、气候变化的适应能力。运动项目宜选择慢跑、户外散步、太极拳、跳舞等。

经常放松，让身心保持舒坦平和的状态。放松可以降低交感神经的冲动，平抚情绪、安定心神，更能有效帮助睡眠。打哈欠、伸懒腰、深呼吸等都是人体自动的放松机制，差别在于程度不同。

丰收的季节身体也要跟着"收获"

秋天，是收获的季节，人也要跟着"收获"。什么意思呢？人们忙活大半年，到了秋天终于有了成果，这时人该闲下来享受享受，补补身体，好好犒劳一下自己。中国有个成语叫"秋后算账"，最原始的意思和这个很相似。我们知道北方的农作物每年只耕作一次，所以秋后农作物收割后就有了经济收入，而在这一年中欠下的费用就可以在秋后算清了。现在北方的一些农村，农民常在一些小店购买生活用品而时经常到秋收后一起结算，这就称为秋后算账。

在电视上，我们经常看到某人被拖出去，然后"秋后问斩"，为什么古人对犯人执行死刑要选择秋冬季节？古人认为，春夏两季万木葱茏，正是植物和动物生长的季节，是一切生发的季节，这个时候是不能起杀心的，而秋冬季节是一片萧瑟的景象，为了顺应这个肃杀之气，古人就选择这个时候对犯人执行死刑。从《黄帝内经》中的东南西北方位图可以看出，春天是生发的，而秋天却是收敛的。

秋天在五行中属于西，西代表收敛，这个时候也是收钱的时候了。对人来说，秋天就是该进补，储备过冬所需能量的时候。

以前北方有个传统：秋风起就吃涮羊肉。为什么呢？因为羊肉是温性的，具有很好的滋补作用。到了秋冬时节，由于人的气血都到里面去了，吃一点羊肉、牛肉这些滋补的东西，就能够充分动运化，转化成你需要的气血，为冬天的收藏做准备。所以在秋天的时候，如果你吃一点滋补性强的东西，是有益的。

养肺防哮喘，重在"多事之秋"

秋风不仅吹黄了树叶，也带来了恼人的问题——哮喘。临床医学统计资料表明，在哮喘患者中，80%以上又在深秋时节发病或复发。那么，为何秋季哮喘复发呢？据专家分析，主要有以下两大因素：

1. 气道高反应

哮喘体质者到了秋天，呼吸道处于十分敏感的高反应状态，医学上称为"气道高反应"。在此基础上，患者气道如受到外界因素刺激，如吸入寒冷空气、刺激性气味、呼吸道病毒感染等，原有炎症反应加重，呼吸道阻力明显增高，便会诱发哮喘。

2. 尘螨与冷空气是诱因

夏季由于气温高，湿度大，藏匿在室内的尘螨繁殖加快，尘螨被吸入呼吸道，作为异体蛋白，可引起过敏。虽然秋季气温逐渐下降，尘螨大量死亡，空气中致敏成分逐渐下降，但是气道内炎症及高反应状态的消退需要很长时间。气温下降，可引起呼吸道黏膜内血管收缩，局部抵抗力降低，细菌、病毒容易乘虚而入，引起感染，诱发哮喘。因而每当冷空气来临，就会形成一个哮喘病发作高峰。

中医理论认为，哮喘最初多是由感冒引起，外邪犯肺，必先于表，如不用宣肺的辛温、辛凉解表药物医治，往往不能彻底治疗，使外邪不断传里未能透达，损伤肺气（破坏了气管内壁纤毛上皮），气机失调，以致肺气不能下行归肾，肾不能摄纳来自上部的肺气，所以由最初感冒症状的恶寒、流鼻涕、头痛、咳嗽发烧等"肺卫表证"的正常反应、抗病反应，而转入以喘为主"肺脾肾里症"状态的过敏反应、变态反应，即功能亢进的抗病反应，因此形成了哮喘。

科学研究发现，很多海水鱼含有一种叫组氨酸的物质，鱼死后，组氨酸受细菌的作用而转化为组胺，组胺是一种致敏原，对人体的毒性表现为血管扩张、荨麻疹，严重时诱发支气管哮喘、血压下降等。

要治疗哮喘必须着眼于恢复人体抗病能力，恢复支气管功能。恢复的办法，不能经常用扩张支气管的方法暂时止喘，因为长期扩张，支气管弹力消失，则支气管的正常"清除"和"防卫"功能更会减弱，痰越发不能排出，此时支气管不但达不到"清除"功能，反而会变为"痉挛"、哮喘症状更会加深。

哮喘患者自身也要注意减少诱发哮喘的因素，一旦确认相关的致敏物质，就应减少接触这些物质。例如不饲养宠物（或至少减少卧室内的皮屑，用致敏物质不能通过的覆盖物覆盖于床单和枕头，使之不接触粉尘），或者减少室内潮湿度，预防霉菌的生长。

忌食可诱发哮喘的食物,比如螃蟹、虾、生奶。平时饮食宜清淡,吃容易消化吸收的富含蛋白质的食物,少吃油腻、煎炸、生冷的食物或雪糕、冷饮寒食等。

尽量避免吸烟以及在有烟雾的环境内逗留。其他的室外和室内的致敏物质如机动车的废气、工作场所的致敏物也应该避免。

此外,哮喘虽然无法治愈,但可以预防,坚持规律性的预防诊疗是哮喘控制的关键。哮喘病人必须学会自我管理,和医生"并肩作战",制订一个渐进的管理方案,明确地诊断从而选择合适的药物,确定并避免导致哮喘发作的诱因,进行长期的监测,并不断调整哮喘的治疗方案。

对付痔疮,冷敷是个好方法

痔疮是发生在人体排泄口——肛门的一种疾病,痔疮是人类特有的常见病、多发病,它的生长、发展与人们的生活习惯、工作学习环境、行走劳累、饮食睡眠有很大关系。俗话说"十人九痔",实际上严格来说,当为"十人十痔"。人的一生中,只要正常生活,在肛门部不可能不产生一丝一毫的静脉淤积以及曲张,除非排泄物不经过肛门。

尤其到了秋季,天气干燥,这时如果再饮食不当,比如进食较多的辣椒等热性食物、过多饮酒,都容易引起便秘和痔疮的发作,出现肛周疼痛、肛裂、便鲜血的症状。因此,金秋季节,我们每个人都要学一点防治痔疮的知识。

痔疮最主要的症状是便血和脱出,大便时反复多次地出血,会使体内丢失大量的铁,引起缺铁性贫血。而用脚尖走路可以减轻痔疮的困扰,让身体进入健康的"良性轨道"。

具体做法如下:走路时,双脚后跟抬起,只用两脚尖走路。在家中早晚2次,每次各走100米左右。长期坚持下去有利于提肛收气,又能让肛门静脉瘀血难以形成痔疮。

对付痔疮,冷敷是个不错的方法。具体操作方法是:每天大便后，用毛巾或手指，蘸冷水敷或清洗肛门。因为冷水洗不但能清洁肛门，还能使肛门收缩，防止由于大便引起的肛门发胀和下垂。只要坚持这一种简单的方法，就能不得痔疮，得了痔疮的人坚持用这个方法也能减轻痛苦。

防治痔疮，妊娠后的妇女以及生活起居没有规律的人，如经常暴饮暴食、喜欢吃辛辣刺激的东西、长期酗酒的等，应格外注意。这类人每天应饮水2000~2500毫升，最好晨起洗漱过后就饮一杯白开水，这样可弥补一夜水分的消耗；或用少量蜂蜜兑水喝，这样既可润肠又可补水。平时还要多吃含膳食纤维的食物，如土豆、菠菜、芹菜、山药、莲藕、麦麸等，以预防或改善便秘。

第五节
冬季"闭藏"：天寒地冻最好是养阳

立冬要闭藏，老年人更要养阳护阳

立冬如何养生，首先来分析下这两个字的意思。"立"是建立、开始的意思，二十四节气中，四季的开始都被称为"立"。再来看"冬"这个字，《说文解字》上指出："冬，终也。"一年生的本草到了冬天可能会枯死，而动物们则会选择冬眠或者是迁徙来躲避严寒。人是万物之灵，不会像动物那样应对寒冷的冬季，而是通过主动地改善起居环境，来达到御寒、保温的目的。我们会在冬天穿上厚厚的羽绒服，烧上暖气，同时也会有意识地减少外出活动。

中医顺应自然界万物生长的规律，认为冬季是一年是闭藏的季节。《黄帝内经》中说："冬三月，此谓闭藏，水冰地坼，无扰乎阳。早卧晚起，必待日光。使志若伏若匿，若有私意，若已有得，去寒就温，无泄皮肤，使气亟夺。此冬气之应，养藏之道也。"这就是说，冬季天气寒冷，人体新陈代谢相对缓慢，阴精阳气均处于藏伏之中，此时应注意保存阳气，养精蓄锐。

尤其是老年人一般气血虚衰，冬季的起居更应早睡晚起，避寒就暖，绝不提倡"闻鸡起舞"，而应该和太阳一起起床。同时，由于寒冷，冬季需要歇冬、猫冬，有意识地减少外出。别看这个事情很简单，但却很关键。

人们常说"春困秋乏夏打盹，睡不醒的冬三月"，有些人一到冬天就一副无精打采的样子，这主要是因为冬天天气寒冷，自然界阳气不足，而人与自然界之间相对有一个平衡，人体内随之也会出现阳气不足。阳气不足人就会感到没有精神。所以为了守卫住身体的阳气，睡眠充足很重要。一般而言，成人每天不应少于8小时，青少年不少于10小时。不要熬夜，同样是睡8小时，但晚上11点前入睡和夜里3点睡效果肯定不同，后者更易感到疲劳。

闭藏的反义词是开泄，也就说冬天应该把自己包裹得严严实实，别冻着自己。尽量远离寒气，接近温气，不要让皮肤泄露于风寒之中，使已经收藏的阳气向外散失，特别是脚和腿。立冬那天有时候气温并不低，即便如此，我们也应该知道冬天来了，从而在生活中有意识地去防范。如果等到自己冷了，再去添加衣物，往往就已经迟了。其实，学习二十四节气养生知识，目的就是要先知先觉，在节气变化前，做好应对的准备。

除了以上几点，老年人还可根据自己的体质、爱好，安排一些安静闲逸的活动，如养鸟、养鱼、养花，或练习书法、绘画、棋艺等。如果进行室外锻炼，运动量应由小到大，逐渐增加，以感到身体热量外泄微汗为宜。适当的运动会让人感到全身轻松舒畅，精力旺盛，体力和脑力功能增强，食欲、睡眠良好。

初冬防冻疮，让手、脚、耳朵安全过冬

冻疮，是冬天困扰很多人的疾病，它往往是在不知不觉中发生的。一开始，局部皮肤发红或发紫有肿块，触之冰凉、发痒或刺痛，随后可出现水疱，最后破皮、糜烂或结痂。冻疮好像不能去"根"，往往会复发，年复一年。

在人们的想象中，发生冻疮的高峰，应该出现在冬季的严寒期内，而实际情况并非如此。手、脚受到冻伤，特别是脚的冻伤病人则多发生在秋末冬初天气还不太冷的时段。故此时被称为全年中第一冻伤高峰期。原因在于，抗寒能力较差或寒冷过敏型体质者，在气温骤降的情况下，血液要比一般人以更快的速度集中于内脏

器官，以保证机体正常工作，但手、脚、耳等边缘部位的血液却因急剧减少，供血不足，致使手、脚、耳等部位的皮肤和表层肌肉温度下降，这样就极容易导致冻疮的发生。所以，初冬是预防冻疮的最佳时机。

从秋末冬初开始就用冷水浸泡往年常长冻疮的部位，如手和脚。开始每天浸泡半小时，以后浸泡一小时。外出时，还要注意局部保暖，如天气寒冷时外出要使用口罩、手套、防风耳套、围巾等。鞋子也应穿得暖暖的，但不宜过紧。另外，到了秋末冬初的季节，可适当吃些牛肉、羊肉等温补食品以增强身体的耐寒能力。如果是中医诊断为阳虚内寒的人，可及早内服六味地黄丸之类的中成药物以做预防。

若已发生冻疮者，可采取下列措施：

一是用按摩法。因为按摩能促进手脚的血液循环，特别是微细血管的血液循环。使血不瘀滞，从而加速痊愈。具体做法是：

手按摩：两手合掌、反复搓摩，使其发热，然后左手紧握右手手背用力摩擦一下，接着右手紧握左手手背摩擦一下，这样反复相互共摩擦15~20次（一左一右为一次）。

脚心按摩：坐床上，屈膝，脚心相对，左手按右脚心，右手按左脚心，两手同时用力，反复按摩15~20次。

腿按摩：坐床上，腿伸直，两手紧抱左大腿根，用力向下擦到足踝，然后擦回大腿根，一下一上为一次，共擦15~20次，然后右腿同样做15~20次。

二是用食物外敷法。生姜15克，辣椒15克，白萝卜30克，水煎洗患处；鲜山药捣烂，涂擦于患处，干即更换，或加蓖麻子仁数粒，一同捣烂外敷更好；用醋煮热，趁热湿敷患处，每日三次。

以上办法是用于冻疮初起时。若是冻疮溃烂，可用鸡蛋、黄油外涂，每日2~3次；蜂蜜60克，加入猪油15克，调匀成膏，涂敷患处，每日2~3次。

三是热洗患处。在中药店买上祛风散寒、活血通络的中药，煎汤外洗，泡手泡脚。可以用炮附子 30 克，细辛 10 克，羌活 30 克，独活 30 克，苍术 50 克，当归 30 克，红花 20 克，煮上一脸盆水，中火熬上 20 分钟，稍微放凉一下就可以热洗患处。

小雪养好肾，来年阳气长

小雪时，已呈初冬景象，《黄帝内经》云："冬者，天地闭藏，天冰地坼。"冬日寒冷，而寒与肾相应，冬日最易耗伤肾的阳气。所以此时的保养宜以抗寒为中心，重在补肾，以闭藏为主导，以温补为大法。

俗话说："民以食为天。"那么，首先我们就来看看，在饮食方面，小雪之后应该怎么吃才有利于肾阳的保护。中医认为，小雪可适当食用如羊肉、狗肉等滋肾壮阳的食物，这对素体虚寒、阳气不振者尤其有益。对于肾之阴精亏少、阴阳渐衰的中老年人来讲，还可配食乌龟、甲鱼等护阴之品，以求阴阳平衡。另外，不少干果和坚果具有补肾养肾功效，如核桃、板栗、松子、榛子等，冬天食用正合时宜。

保护肾脏要多吃黑色食物，少吃刺激性食品及甜食。黑色食品能入肾强肾，冬宜食"黑"，可择食黑米、黑豆、黑芝麻、黑木耳、黑枣、蘑菇、海带、紫菜等食物。需要注意的是，咸味入肾，可致肾水更寒，寒凉之品则易损元阳，所以冬令饮食不能过咸，并忌寒凉。

在食补的同时，如果我们能改掉那些有损肾脏的坏习惯，那么就能产生事半功倍的效果。

首先，应停止暴饮暴食，暴饮暴食会加重肾脏负担，经常如此，有损肾脏，已有肾病者更应注意。其次要注意扁桃腺炎，扁桃体链球菌感染会导致急性肾炎，因此，扁桃体炎反复发作者，要考虑尽早手术根治。年纪大的人要注意不要经常憋尿，冬夜憋尿的习惯很不利于肾脏，因为尿液长时间滞留在膀胱，易造成细菌繁殖，使细菌通过膀胱、输尿管感染肾脏，造成肾盂肾炎。

此外，冬天还要经常叩齿，因为肾主骨，齿为骨之余，经常叩齿有益肾、坚肾的功效。肾在液为唾，所以平时不要随便吐唾液，特别在冬日要养成以舌抵上腭，待唾液满口后，慢慢咽下的习惯，这样是滋养肾精很好的方法。由于肾与膀胱互为表里，肾中精气有助于膀胱尿液的蒸腾汽化，老年人冬日养肾，具有缩尿之功，可减少夜尿频多的现象。而膀胱经脉行于背部，寒邪入侵，首当其冲，故冬天应注意背部保暖，以护肾阳。

手脚冰凉，小雪就要好好补肾了

一到冬天，许多人白天手脚冰凉，穿得再厚身上都暖和不起来；晚上睡觉，被子盖得比别人多，被窝却通宵冷冰冰的。这种怕冷的感觉让人一整个冬天都显得缩手缩脚，感冒不断，老病也易复发和加重。中医认为，怕冷是由于体内阳气虚弱所致，其实说白了就是肾虚。人体肾阴、肾阳是相互依存、相互制约的，不是一成不变的。到了冬天过度怕冷说明身体当中阳气不足，也就是我们说的肾阳不足。肾阳不足，人体就像没有汽油的汽车一样，无论外观怎样，也不能发挥功能。肾阳不足还会造成脾虚，脾气虚弱之后，消化食物的功能必定降低，我们体内没有足够的食物运化之血来滋养五脏六腑，致使肢体末端血流不畅、血运不足、失其温运，导致手脚冰冷。

如何补足肾阳呢？食疗对于改善阳气虚弱的状况能起到一定作用。如常用的大枣红糖汤对改善手脚冰凉的疗效颇佳。准备大枣10个、生姜5片、红糖适量，每晚煎茶喝就可。手脚冰凉的人，还可适当吃些羊肉、狗肉等，暖中补虚、开胃健脾、益肾养肝、御寒去湿，同时也要做好身体的保暖工作。

另外，调治手脚冰凉，还可以用疏通经络的方法，改善血液循环。如果经常按摩涌泉、劳宫、气冲、肾俞四穴，往往能起到较好的疗效。下面是按摩的具体方法：

揉搓涌泉穴：涌泉穴位于脚心部，用手掌快速揉搓，直到有热感为佳，每天早晚揉搓涌泉穴 100 下，接着揉搓各脚趾 100 下。中医学认为，人体诸多经脉都汇集于足底，与全身各脏腑、组织、器官都有密切关系。尤其是刺激涌泉穴，有益于补肾壮阳、强筋壮骨。坚持揉搓此穴会促使手脚冰凉症状减轻。

揉搓劳宫穴：劳宫穴位于手心部。一手握拳，揉搓另一只手的手心部，直到感到手心微热，再换另一只手，交替进行。

按揉气冲穴：气冲穴位于大腿根里侧，此穴下边有一根动脉。先按揉气冲穴，后按揉动脉，一松一按，交替进行，一直按揉到腿脚有热气下流的感觉为佳。

按揉、拍打肾俞穴：肾俞穴位于两边腰眼，轻轻用力，两边各拍打 100 余次。

肾阳虚的人还可以用中成药补肾，金匮肾气丸就是不错的选择。它具有温补肾阳的作用，实际上，我们所熟知的六味地黄丸就脱胎于金匮肾气丸，只是后者比前者多了附子和肉桂而已。尽管只是多了两味药，药方的性质却完全改变了。因为肉桂和附子属于热药，能够调和六味地黄丸中的寒气，所以金匮肾气丸才能够温补肾阳。总之，围绕着补足肾阳这一主题，只要合理安排自己的起居，并按照上述方法，手脚冰凉的情况就能得到很好的缓解。

冬食萝卜，保暖防寒又健胃

都说"冬吃萝卜夏吃姜，不劳医生开药方"。说的就是萝卜的养生妙用。为什么提倡冬天多吃萝卜呢？冬季气温低，所以人们经常待在室内，饮食上还常进补。进补加上运动少，人的体内易生热生痰，尤其是中老年人，症状就更明显。

《本草纲目》中记载，萝卜可消积滞、化痰、下气宽中、解毒，所以萝卜可以用来消解油腻、去除火气，又利脾胃、益中气。多吃一些萝卜，温中健脾，对健康大有裨益。

这里的萝卜是指大白萝卜。中医认为，冬天阳气向里向内，人的机体容易出现"阳气在里，胃中烦热"的情况，易生痰热，出现咳嗽、哮喘、胃部不适等症状。而白萝卜生吃具有止渴、清内热作用，熟食可消食健脾。随着气温的下降，人们的户外活动减少，热性食物进食较多，比如羊肉等，容易让人体产生内热而引起消化不良。此时多吃白萝卜，也有助于消化。此外，冬吃白萝卜还可保暖防寒，温中健胃。

如果每晚睡觉前吃30克白萝卜，不但能消食化积，清热解毒，还可延年益寿。一般情况下，儿童在冬季也应该多吃一些白萝卜。因为多数幼儿感冒时会出现喉干咽痛、反复咳嗽、有痰难吐等上呼吸道感染症状，多吃点白萝卜可滋养咽喉，化痰顺气。

萝卜含有各种水溶性维生素有钙、钾、镁较多，并含有胆碱、葫芦巴碱、淀粉酶、苷酶等。特别是它富含抗坏血酸和胆碱，能降低血脂和预防脂肪肝。萝卜含膳食纤维也较多，尤其是其中的木质素，能使大便通畅，从而使食物中的毒物提早排出，可起到防癌的作用。而且，萝卜含有能诱导人体产生干扰素的多种微量元素，可增强机体免疫力，并能抑制癌细胞的生长，对于防癌、抗癌有重要意义。近来有研究表明，萝卜中所含的微量元素和膳食纤维在生吃时才能发挥最好的效果。所以，冬天养生最好最简单的方法就是生吃白萝卜。

萝卜肉多汁浓，味道甘美，不仅能生吃，还有多种烹调方法。在餐桌上，摆上一碗萝卜炖羊肉，就是一家老小的养生大餐。萝卜炖羊肉，做起来很容易。先将羊肉去筋膜洗净切成小方块，将萝卜去皮切成滚刀块。将羊肉块放入开水锅中，用微火煮20分钟后放入萝卜块，加入少许食盐、料酒、味精，煮5分钟后，撒上香菜末即成。

不过需要注意的是，吃萝卜也有一些禁忌。现代医学研究证明，萝卜不能与橘子、柿子、梨、苹果、葡萄等水果同食，因为萝卜与这些水果一同摄入后，产生的一些成分作用相加形成硫氰酸，会抑制甲状腺，从而诱发或导致甲状腺肿。此外，萝卜性凉，脾胃虚寒者不宜多食。

大雪滋补得当，一年不受寒

俗话说"今年冬令进补，明年三春打虎"，这是在强调冬季进补对健康的益处，而传统中医也认为冬季进补有助于体内阳气的发生，能为下一年开春直至全年的身体健康打下基础。整个冬季都应该提倡进补，大雪时更应该进补。不过，进补也是要讲原则的，如果胡乱进补，不但不能强身健体，还会损害健康。

凡生病用药，必须辨证施治。不管是药补还是食补，都必须有所选择。因为任何一种药物和食物都有其特定的适应证，这是由药食本身所具有的性能、作用所决定的。即使是补药，在身体虚弱或者其他情况下，也可能变成毒药。那么，在大雪天食补的时候，到底有什么注意事项呢？

首先，大雪滋补不要随意服用，无须滥补。一个人如果身体很好，对寒冷有良好的适应能力，在冬季就不要刻意进补，过多进补不但对健康无益，反而会产生一系列副作用。如服用过多的人参，会出现烦躁、激动、失眠等"人参滥用综合征"。

其次，平素胃肠虚弱的人，在进补时应特别注意。药物入胃全靠胃肠的消化吸收，只有胃肠功能正常，才能发挥补药的应有作用。对于这类病人，可先服用些党参、白术、茯苓、陈皮之类调理胃肠的药物，使胃肠功能正常，再由少至多地进服补药，这样机体才能较好地消化吸收。

第三，在感冒或其患有其他急性病期间，应停服补品。尤其是有些体质虚弱的人，应该等急性病治愈后再继续进补，否则会使病症迁延难愈。

在滋补的同时，应坚持参加适当的体育运动，这样可以促进新陈代谢，加快全身血液循环，增强胃肠道对滋补品的消化吸收，使补药中的有效成分能够被机体很好地吸收。

另外，值得注意的是，现在的人们在选择补品的时候往往存在一个误区，那就是越贵重越好，其实不然，补品的价值和价格根本不成正比。只要合理搭配，对症进补，食物就能起到"贵重药"的效果。

大雪防风寒，重点部位进行重点呵护

大雪节气，气候寒冷，机体新陈代谢相对缓慢，体温调节能力与耐寒能力下降，人体易受寒发病，尤其是老年人与体质虚弱者更要注意防风避寒。因此，若想平安地度过寒冬，必须重视保暖，而头部、背部、足部则是保暖的重点。

《黄帝内经》认为，"头是诸阳之会"。体内阳气最容易从头部散发掉，所以，冬季如不重视头部保暖，很容易引发感冒、头痛、鼻炎、牙痛、三叉神经痛等，甚至引发严重的脑血管疾病。人的头部是大脑神经中枢的所在地，头为诸阳之会，因为头部的皮肤很薄，但血管粗、汗毛多，所以体内热能的散发量也很大。静止状态下不戴帽子的人，在环境温度为15℃时，从头部散失的热量约占人体总产热量的30%，4℃时约占50%，零下15℃时可高达75%，所以在寒冬季节如果一个人只是穿了保暖的衣服，却不戴帽子，那就好比热水瓶里灌满了热水，但不塞住瓶口一样，热气会源源不断地向外散发。体热从头部散发出去后，就会损害人的阳气，消耗机体的能量。如果头部长期暴露在外面接受寒冷的刺激，还会使头部血管收缩，头部肌肉紧张，引起高血压、脑出血、血管神经性头痛、伤风感冒、面神经麻痹等病症。

脖子在冬日保暖中也很重要，寒风很容易透过脖子将冬日的寒冷气流带给身体，从而易引起嗓子痛、发炎等症。而且，颈部还是气管的所在之地，很多发生在冬日的呼吸道疾病都是从嗓子不适开始的。因此，冬季尽量穿高领的衣服，出门带围巾。对于颈椎不好的人来说，冬季围上围巾显得更为重要。

除了头和脖子之外，后背也要注意保暖。祖国医学称"背为阳"，又是"阳脉之海"，是督脉经络循行的主干，总督人体一身的阳气。冬季里如背部保暖不好，则风寒极易从背部经络上的诸穴位侵入人体，损伤阳气，使阴阳平衡受到破坏，人体免疫能力下降，抗病能力减弱，诱发多种疾病或使原有病情加重及旧病复发。因此，在冬季里给自己加穿一件贴身的棉背心或毛背心以增强背部保暖，是必不可少的。

最后要说的保暖部位是脚，俗语说"寒从脚起"。现代医学认为，双脚远离心脏，血液供应不足，长时间下垂，血液循环不畅，皮下脂肪层薄，保温能力弱，容易发冷。脚部一旦受凉，便通过神经的反射作用，引起上呼吸道黏膜的血管收缩，血流量减少，抗病能力下降，以致隐藏在鼻咽部的病毒、细菌乘机大量繁殖，引发人体感冒或使气管炎、哮喘、关节炎、痛经、腰腿痛等旧病复发。因此，冬季要注意保持自己的鞋袜温暖干燥，并经常洗晒。平时要多走动以促进脚部血液循环。临睡前用热水洗脚后以手掌按摩脚心涌泉穴 5 分钟。

冬至日服膏方——亚健康群体最好的进补方式

从中医进补的角度来看，冬季进补可选择食补，也可选择药补，药补首推膏方。所谓"膏方"，是中医根据患者体质不同与病情的需要，选择多种药物组成方剂，经多次煎熬，浓缩成的膏剂。

中医认为，冬季是最好的膏方调理季节，因为冬季是精气藏于肾的季节，肾精充沛，就有扎实的物质基础，体质增强，活力增加，足以将亚健康状态逆转向健康状态。因此，尚处于亚健康状态的人可以让医生帮忙配一料膏方，服用一个冬天，为身体"加油"。

膏方的具体服法，一是要根据病人的病情决定；二是考虑病人的体质、应时的季节、气候、地理条件等因素，做到因人、因时、因地制宜。一般来说，服用膏方多由冬至即"一九"开始，至"九九"结束。下面，就从膏方的服用方式、服用时间和服用剂量上简单介绍一下。

膏方的服用方式

膏方主要有三种服用方法，一种是冲服，一种是调服，还有一种是噙化。

冲服很好理解，先取适量的膏滋，放在杯中，再将白开水冲入搅匀，等膏滋溶化后服下。如果方中用熟地、山萸肉、巴戟肉等滋腻药较多，并且配药中胶类剂量又较大，这时膏药因为黏稠不容易烊化，应该用开水炖烊后再服。根据病情需要，也可将温热的黄酒冲入服用。

调服主要是针对胶剂的服用方式，先将阿胶、鹿角胶等研成细末，再用适当的汤药或黄酒等，隔水炖热，调好和匀后服下。

噙化也称"含化"，顾名思义，就是将膏滋含在口中，让药慢慢在口中溶化，发挥药效，比如治疗慢性咽炎所用的青果膏等。

膏方的服用时间

膏方的服用时间，主要是依据它所调解的身体部位而定，病在四肢、上焦、下焦等处，服用时间也各有不同。

空腹服用。《本草经》谓："病在四肢血脉者宜空腹而在旦。"此时服用的优点在于能够让药物迅速入肠，并保持较高浓度而迅速发挥药效。滋腻补益药，宜空腹服，如果空腹服用时，肠胃感觉不适感，可以改在半饥半饱时服用。

饭前服用。饭前服药一般是指饭前 30~60 分钟，病在下焦，想要使药力迅速下达，可以在饭前服用。下焦是指脐以下的脏腑，包括肝、肾、大肠、小肠、膀胱。

与饭前服用相对的是饭后服药。病在上焦，欲使药力停留上焦较久者，一般在饭后 15~30 分钟时服药。上焦是指膈以上的部位，包括心和肺。

最后谈一下睡前服用。如果希望能睡个好觉，服用补心脾、安心神、镇静安眠的药物时，宜在睡前 15~30 分钟前服用。

膏方的服用剂量

服药剂量的多少，应根据膏方的性质、疾病的轻重以及病人体质强弱等情况而决定。一般每次服用膏方取常用汤匙1匙为准（合15~20毫升）。

药物分有毒无毒、峻烈缓和的不同。一般性质平和的膏方，用量可以稍大。凡有毒、峻烈的药物，用量宜小，并且应从小剂量开始，逐渐增加，以免中毒或耗伤正气。轻病、慢性病，剂量不必过重；重病、急性病，用量可适当增加。因为病轻药重，药力太过，反伤正气；病重药轻，药力不足，往往贻误病情。患者体质的强弱，性别的不同，在剂量上也应有差别。老年人的用药量应小于壮年；体质强的用量，可重于体质弱的病人。

希望每一个正在亚健康状态徘徊的人，都能通过在冬至日正确地服用膏方，重新找回健康的身体。

寒冷冬季，腊八粥打响"保胃"攻坚战

在民间，小寒时节素有吃腊八粥的习俗。其实，这是古人针对小寒时节人们滋补过多的情况而采取的养脾胃的措施，这不枉为小寒时节的保胃方略。

《燕京岁时记》中记载："腊八粥者，用黄米、白米、江米、小米、菱角米、栗子、豇豆、去皮枣泥等，合水煮熟，外用染红桃仁、杏仁、瓜子、花生、榛穰、松子及白糖、红糖、琐琐葡萄，以作点染。"上述食物均为甘温之品，有调脾胃、补中益气、补气养血、驱寒强身、生津止渴的功效。我国古人称"粥饭为世间第一补人之物"，认为吃粥可以延年益寿。李时珍在《本草纲目》中也说粥能"益气、生津、养脾胃、治虚寒"。

腊八粥的原料没有规定，所有的五谷杂粮都可以入粥。冬天喝腊八粥可畅胃气、生津液，温暖滋补，可以祛寒。所以，腊八粥不应该仅仅成为腊八节的节日食品，而应该成为老百姓冬季餐

桌上的不可或缺的美食。最早的腊八粥是红小豆和糯米来煮，后经演变，加之地方特色，逐渐丰富多彩起来。现在可以根据各人的口味和身体状况不同而做成各种各样的腊八粥。

方一：补脾健胃的薏米腊八粥

主要原料为粳米、糯米和薏米等。粳米含蛋白质、脂肪、碳水化合物、钙、磷、铁等成分，具有补中益气、养脾胃、和五脏、除烦止渴、益精等功用。糯米具有温脾益气的作用，适于脾胃功能低下者食用，对于虚寒泻痢、虚烦口渴、小便不利等有一定的辅助治疗作用。薏米具有健脾、补肺、清热、渗湿的功能，经常食用对慢性肠炎、消化不良等症也有良效。

方二：养心补肾的果仁腊八粥

主要原料为花生、核桃仁、莲子、枸杞、大枣、松子、栗子、粳米等。花生有"长生果"的美称，具有润肺、和胃、止咳、利尿、下乳等多种功效。核桃仁具有补肾纳气、益智健脑、强筋壮骨的作用，还能够增进食欲、乌须生发，核桃仁中所含的维生素 E 更是医药学界公认的抗衰老药物。对于经常失眠的患者，如果在粥里加点龙眼肉、酸枣仁，将会起到很好的养心安神作用。莲子可补气健脾；枸杞具有延年益寿的作用，对血脂也有辅助的调节作用，是老年人的食疗佳品；大枣也是一种益气养血、健脾的食疗佳品。对脾胃虚弱、血虚萎黄和肺虚咳嗽等症有一定疗效；松子仁能滋润心肺、通调大肠；栗子能补肾益气、治腰酸腿软。

方三：降糖降脂的燕麦腊八粥

主要原料是燕麦、大麦、黑豆、红豆、绿豆、奶花芸豆、粳米等。燕麦具有降低血中胆固醇浓度的作用，对于糖尿病以及糖尿病合并心血管疾病的患者很有好处。腊八粥中的各种豆，能使蛋白互补，而且纤维素含量较高。糖尿病人喝腊八粥最好不放糖，如果想吃甜食，可以放些甜菊糖、木糖醇甜味剂。

方四：滋阴益肾的黑米腊八粥

主要原料是黑米、枸杞、大枣、黑豆、糯米、葡萄干等。许多黑色食品都是绝好的美容食品。比如黑米，含有多种维生素和锌、铁、硒等营养物质。黑米能滋阴益肾、明目活血。黑豆蛋白质含量高、质量好，还含有丰富的不饱和脂肪酸和钙、铁、胡萝卜素及 B 族维生素。

冬练三九，小寒更要合理锻炼

小寒表示寒冷的程度，从字面上理解，大寒冷于小寒，但在气象记录中，小寒却比大寒冷，可以说是全年二十四节气中最冷的节气。俗话说"冬练三九"，小寒正处于三九天，是一年中天气最冷的时候，所以此时正是人们加强锻炼、提高身体素质的大好时节。但此时的锻炼也要讲究方式、方法。

第一，冬季晨练宜迟不宜早。冬天的寒气比较重，早上的时候更是如此，因为每天的最低气温一般出现在早上 5 时左右，而人体的阳气还没旺盛。此时外出锻炼，易受"风邪"侵害。"虚邪贼风，避之有时。"根据《黄帝内经》的养生法则，冬天人体需要吸收阳光补充自己的阳气。在太阳出来之前运动会损伤阳气，容易患伤风感冒，也易引发关节疼痛、胃痛等病症。所以说，冬季晨练宜迟不宜早。一般太阳出来半个小时后，晨寒才开始缓解，此时才应该开始锻炼。

第二，锻炼之前应做好充分的准备活动。因为冬天气温低，体表血管遇冷收缩，血流缓慢，肌肉的黏滞性增高，韧带的弹性和关节的灵活性降低，如准备活动不充分易发生运动损伤。准备活动可采用慢跑、拍打全身肌肉、活动上肢和下蹲等。尤其是冬泳下水前，预备活动更要充分，通过慢跑、全身按摩等方法，调动机体各部分的机能活动，提高中枢神经系统的兴奋性和反应能力。

第三，不要过于剧烈运动，避免大汗淋漓。《黄帝内经》认为冬季养生应"无泄皮肤",否则就会使阳气走失,不利于气闭藏,这就是说冬天里不宜剧烈运动,锻炼时运动量应由小到大,逐渐增加,尤其是跑步,不宜骤然间剧烈长跑,必须有一段时间小跑,活动肢体和关节,待机体适应后再加大运动量。通过锻炼,如果感到全身有劲,轻松舒畅,精神旺盛,体力和脑力功能增强,食欲、睡眠良好,就说明这段时间运动是恰当的。

第四,若遇到大风、大雾等天气,则不适宜进行露天锻炼。而且,老年人在冬天不应起得过早,最好在日出后出门锻炼。锻炼时的衣着,既要保暖防冻,又要轻便舒适,有利于活动。最初活动时由于气温较低,应多穿些衣服,待做些准备活动,身体暖和后,再脱掉厚重的衣物进行锻炼。锻炼后要及时加穿衣服,避免寒邪入侵。

肺燥流鼻血,蒜泥外敷涌泉穴

冬天因为寒冷,不少人喜欢吃热气腾腾的火锅,尤其是在温暖的屋子里,这就很容易形成肺燥,从而出现流鼻血的现象。

为何肺燥就会流鼻血呢?《黄帝内经》认为,肺开窍于鼻,也就是说当肺脏出现问题的时候通常会通过鼻子表现出来。《外科正宗》卷四说:"鼻中出血,乃肺经火旺,迫血妄行,而从鼻窍出。"这句话的意思是,流鼻血的原因是肺中有火,迫使血液逆行,从鼻腔中流了出来。而肺火多是因燥而起,燥邪侵袭人体后多损伤津液,引起身体的"大火"。冬天阳气本来内藏,我们的饮食或居住环境又让肺中有了燥热,那鼻血自然就会流出来。

经常性的流鼻血可以用蒜泥外敷涌泉穴的方法,涌泉穴就是人足底的前脚心位置,使用时最好用独头蒜。如果是右侧流鼻血就贴在左侧足底的涌泉穴,相反左侧流鼻血,就贴在右侧足底。因为大蒜乃辛辣之物,敷在涌泉穴上能够引热下行,热不攻于上了,鼻血就会很快止住。如果感到足底有刺痛的感觉,就可以将蒜泥揭下来。

用蒜泥的方法是一种比较偏急性处理的方法,如果频繁流鼻血，一方面要及时地去医院治疗，另一方面可以通过足部的反射区，找到鼻子和肺的反射区，再加上肝、脾的反射区一起刺激，这样就会减轻流鼻血的现象。

在治疗的时候需要有几个方面进行注意，一方面是一定要"左病右治"或者是"右病左治"，因为这是跟经络的走行有关系的，如果不按照这样的规则就会失去效果。另一方面是出血的时候不要头向后方仰，或者是仰卧，这是一种非常错误的做法。最后就是一定要把蒜捣成蒜泥，这样能让大蒜的作用充分发挥出来。如果用温水浸泡双脚后再贴敷蒜泥会使效果更加明显。

此外，在清晨洗脸的时候，我们不妨用毛巾多揉揉嘴唇、鼻翼两侧的皮肤，因为在这附近有很多的穴位，经常按摩能够很好地保护鼻子健康。总之，只要能多采用一些有效的方法，流鼻血完全可以祛除。

冬日遭到寒湿袭击，蒸汽疗法就是你的反击武器

每到季节转换的时候，总有很多人会患上感冒，这其中不乏看似身强力壮的男人们。当别人感冒了，如何增强自己的抵抗力，使自己免于传染呢？答案很简单——煮醋！对于煮醋，大家应该都不陌生，在感冒的多发季节，家里的长者总会在屋里煮上半小时到一个小时的醋，虽然到处都弥漫着酸酸的味道的确不好受，但是想想感冒后的痛苦感觉，这一时的醋味还是可以忍受的。实际上，煮醋就属于蒸汽疗法，它既能对空间进行消毒防病，又能起到治疗作用。

中药与水所形成的蒸汽通过温热和药气作用在人的皮肤上，使人的毛窍疏通，活血通络，人的气血畅通，五脏的气机就会变得和顺，身体自然也就越发地健康了。中医上认为不通则痛，蒸汽疗法正是"通"之法，从某一角度而言，通也是补之义。外用药和内服药的功能是一样的，所以蒸汽疗法对人的健康作用，同所选的药方有直接的关系。也就是说，如果希望发散风寒，可以

用辛温解表的方药；如果想达到通络的作用，可以用活血化瘀之药。总之，大家可以根据实际需要，辩证地用药。另外，我们的鼻子可以吸收药气，也能达到同样的作用，尤其可用一些芳香类的药品。

如果身体因为寒湿侵袭而引发疾病，大家可以把蒸汽疗法当作"反击武器"，帮你祛除身体之内的寒湿之气。下面就介绍两个蒸汽方法：

方一：发汗解表方

生姜、葱白，或羌活、苍术、生姜、明矾，或紫苏，或生姜、陈皮、苍耳、薄荷。上述诸药亦可合而用之。各药剂量30~60克。

凡是因为风寒外感而出现头痛、身痛，不出汗者，皆可以采用此疗法，蒸汽1~2次出汗之后，擦干皮肤，即可以安然入睡。

方二：风湿痹痛方

海风藤、豨莶草、防风、秦艽、桑枝、松节、木瓜、白芷、细辛、川芎、当归、羌活、续断。除细辛10克，其余药各30~50克。

凡是周身筋肉、关节、肩背、腰腿各部风湿或寒痹痛，麻木者，皆可以采用此疗法。全身多处疼痛可蒸全身，某一局部、肢体疼痛，则只蒸局部。

需要注意的是，蒸汽疗法适用于脏腑虚寒、慢性气虚虚弱、经脉寒凝气质血安等症，如果有出血倾向、皮肤溃烂、肿瘤、孕妇以及湿热病等，都应该禁用蒸汽疗法。

第四章

《黄帝内经》呼吸调气法

第一节
人活一口气，一呼一吸谓之道

气是我们身体的"主宰"

中医理论著作繁多，理论体系庞大，但没有哪一本书里没有谈到"气"的。"气"历来受到医家的重视，有所谓"人活一口气"之说。《内经》认为气是构成人体的最基本物质，如《素问·宝命全形论》中就提出："人以天地之气生，四时之法成""天地合气，命之曰人"。张景岳也认为："人之有生，全赖此气"，由此可见"气"在医家眼里的地位。

气是我们身体的"主宰"，《仁斋直指方》中指出："人以气为主，……阴阳之所以升降者，气也；血脉之所以流行者，亦气也。营卫之所以转运者，气也；五脏六腑之所以升降者，亦此气也。盛则盈，衰则虚，顺则平，逆则病"，进一步说明了气是构成人体和维持人体生命活动的物质基础，并且提出：由于气活力很强，总是处在不断运动之中，所以对人体的生命活动具有重要的推动、温煦、防御、固摄、气化以及营养作用等。

1. 推动作用

气具有激发和推动的作用。《灵枢·脉度》说："气不得无行也，如水之流，……其流溢之气，内溉脏腑，外濡腠理"，可见气是以"如水之流"的形式运行于机体之内的。人体的气，是不断运动着的具有很强活力的精微物质，它流行于全身各脏腑、经络等组织器官，无处不到，无处不有，能激发和促进人体的生长发育；改善脏腑经络等组织器官的生理功能，推动血液的生成、输布和排泄等。如果气的推动作用减弱了，就会影响人体的正常生长、发育，或出现早衰、脏腑的生理功能减退、血液和津液生成不足等等一系列病理变化。

2. 温煦作用

指阳气所化生热、温煦人体的作用。气是人体热量的来源，特别是血和津液等液态物质，要靠气的温煦作用，以进行正常的循环运行。所以《难经》说："气主煦之"，气的这一功能在人体内有着重要的生理意义：人的体温需要气的温煦作用来维持；各脏腑、经络等组织器官的生理功能需要在气的温煦作用下进行；血和津液等液态物质需要在气的温煦下才能正常循行。

我们知道"气有余便是火""气不足便是寒"，其中医上的原理就是温煦人体的气是人身的阳气，阳气气化就能生热，所以阳气越多，生热越多，阳气不足，生热就少。

3. 防御作用

气有卫护肌肤，防御邪气的作用。气一方面可以抵御外邪的入侵，另一方面还可把"邪"驱出体外。当气的防御功能正常时，邪气不易侵入，或虽有侵入，也不易发病，即使发病，也易于治愈。当气的防御功能减弱时，机体抵抗邪气的能力就会下降，一方面机体易染疾病，另一方面患病后则难愈。所以气的防御功能与疾病的发生、发展等都有着密切的关系。

4. 固摄作用

气对体内的液态物质具有固护统摄和控制作用，表现在以下几个方面：（1）固摄血液：保证血液在脉中正常循行，防止血溢出脉外；（2）固摄体液：控制尿液、唾液、胃液、肠液等的分泌量、排泄量，防止体液丢失；（3）固摄精液、防止妄泄：气不摄血，可导致各种出血；气不摄津，可导致自汗、多尿、小便失禁、流涎、泛吐清水、泄下滑脱；气不固精，可出现遗精、滑精、早泄等。

5. 气化作用

气化，就是通过气的运动而产生的各种变化。即：精、气、血、津液的新陈代谢以及相互转化。简单说来气化过程就是人体新陈代谢的过程。如果气的气化功能失常，就会影响整个物质代谢过程，如食物的消化吸收，气、血、津液的生成、输布，汗液、尿液和粪便的排泄等，最终形成各种代谢异常的病变。

6. 营养作用

气的营养作用主要指由脾胃运化食物而化生的水谷精气的作用。此气与津液结合成为血液，可以凝聚成人体的脏腑经络和各种器官，也可以被消耗从而产生人体生命活动所必需的动力。

正如《难经·八难》中所说："气者，人之根本也。"正是由于气的这些不可替代的作用，它才被称作身体的"主宰"。

万变不离其宗，详解气的家族成员

气在宇宙中有两种形态：一是弥漫而剧烈运动的状态，由于细小、弥散、加上不停的运动，难以直接察知，称作"无形"。二是凝聚的状态，细小而弥散的气集中、凝聚在一起，就成为看得见、摸得着的实体，称作"有形"。"有形""无形"之气聚散不一、变化无常，我们怎么才能正确地把握它们，从而为我们的身体健康服务呢？

正所谓万变不离其宗，气的大家族里有几个稳固的"家族成员"，这里我们就来详细了解一下。

我们首先来看看人体之气产生的源泉。人体之气来源于禀受父母的先天精气、食物中的营养物质——即水谷之精气，简称"谷气"和存在于自然界中的清气。这三者通过肺、脾胃和肾等脏腑的综合作用结合而生成人体之气。这种人体之气由于其主要组成部分、分布部位和功能特点的不同，产生了不同的名称，主要有元气、宗气、营气、卫气等。

1. 元气

元气又称"原气""真气"，是人体最基本、最重要的气，中医学认为元气是人体生命活动的原动力。它以肾所藏的精气为主，依赖于肾中精气而化生。《难经·三十六难》说："命门者……原气之所系也"，明确地指出了元气根于肾的"命门"。

人肾中的精气以受之于父母的先天之精气为基础，又依赖于后天水谷精气的培育而壮大。即《灵枢·刺节真邪》所说："真气者，所受于天，与谷气并而充身者也"。其中后天精气的培育作用十分重要，却易被忽略。《景岳全书·论脾》说："故人之自生至老，凡先天之有不足者，但得后天培养之力，则补天之功，亦可居其强半，此脾胃之气所关于人生者不小。"可以看出元气的盛衰并不完全取决于先天禀赋，它与脾胃运化水谷精气的功能强弱也密切相关。

元气的作用是多方面的，它通过经络运行于人体全身，五脏六腑得到元气的推动激发，从而发挥各自的功能。其主要功能可以概括为：推动人体的生长和发育，激发和温煦各个脏腑、经络等组织器官的生理活动等。

机体的元气充沛，各脏腑、经络等组织器官的活力就旺盛，人体就强健而少病。反之，如果由于先天禀赋不足或者后天失调，导致元气生成不足或损耗太过，就会形成元气虚衰，脏腑机能低下，从而产生种种病变。因此，元气是否充沛，乃是人体健康与否的重要保证。

2. 宗气

宗有本始之意，所以在《灵枢·五味》中宗气又被称为"大气"。《医门法律·大气论》中也说："大气，即宗气之别名。宗者，尊也，主也，十二经脉奉之为尊主也。"

宗气是积于胸中的后天宗始之气，宗气在胸中积聚之处，称为"气海"，即《灵枢·五味》所言："其大气之搏而不行者，积于胸中，命曰气海。"

肺从自然界吸入的清气和脾胃从饮食中运化而生成的水谷精气相互结合，生成宗气。因此宗气的盛衰与肺的呼吸功能、脾胃的运化功能正常与否关系密切。

那宗气又有什么功能呢？《灵枢·邪客》说："宗气积于胸中，出于喉咙，以贯心脉而行呼吸焉。"即说宗气的主要功能有两方面：一是"走息道以行呼吸"，凡语言、声音、呼吸的强弱，都与宗气的盛衰有关。二是"贯心脉以行气血"，凡气血的运行、肢体的寒温和活动能力、视听的感觉能力、心搏的强弱及其节律等，皆与宗气的盛衰有关。

3.营气

营气由于富于营养，所以又被称为"荣气"。它是与血共同运行于脉中的气，能循脉上下，营运于全身。所以与血液的关系极为密切，可分而不可离，故常常将"营血"并称。

营气主要由水谷精气中的精华部分所化生，主要有营养全身和化生血液两个方面的作用。（1）营气为脏腑、经络等组织器官的生理活动提供营养，所以可以"营养全身"。（2）由于营气与血液共行于脉上，可算血液的组成部分，所以它可以"生化血液"。

4.卫气

卫气是运行于脉外之气，属阳，是人体阳气的一部分，所以又被称为"卫阳"。它主要由水谷的精气化生而成，其特性是"慓疾滑利"，即活动能力特别强，流动很迅速。《素问·痹论》中说："卫者，……不能入于脉也，故循皮肤之中，分肉之间，熏于肓膜，散于胸腹。"即说卫气不受脉管的约束，运行于皮肤、分肉之间，熏于肓膜，散于胸腹。

卫气的生理功能主要有三个方面：（1）护卫肌表，防御外邪的入侵。（2）温养脏腑、肌肉、皮毛等。（3）调节、控制腠理的开合、汗液的排泄，以维持体温的相对恒定等。

需要注意的是营气和卫气虽然均以水谷精气为其主要生成来源，但是"营在脉中""卫在脉外"（《灵枢·营卫生会》），营主内守而属于阴，卫主外卫而属于阳，两者的运行只有协调顺畅才能维持正常的腠理开合以及体温，有效防御外邪入侵。

当然，除此之外人体还有"脏腑之气""经络之气"等，它们和全身的气一样，是精气清气、水谷之气经肺、脾、肾共同作用而化生的，可转化为推动和维持脏腑经络进行生理活动的能量，也都十分重要。

一呼一吸中蕴涵的张弛养生之道

呼吸是我们每时每刻都在进行的事，人离不开呼吸就像鱼儿离不开水，但是很少有人了解呼吸中的张弛之道。

经常坐办公室的人到下午通常会感觉头晕、乏力，嗜睡，很多人认为这是因为经历了一上午的工作，劳累所致，其实这里面就有呼吸方式的原因。现代人基本都是用胸式呼吸法，每次的换气量都非常小，身体在正常的呼吸频率下根本吸收不到足够的氧气，体内的二氧化碳也不能完全排出，因此二氧化碳越积越多，氧气越来越少，无法满足大脑需求，人就会疲惫、嗜睡。

那么，什么是正确的呼吸方式，在呼吸中如何做到张弛有致呢？这就需要我们在平时有意识地注意并调整呼吸。

常见的呼吸方式主要有两种：胸式呼吸和腹式呼吸。我们常做的呼吸就是胸式呼吸，但是在胸式呼吸时只有肺的上半部肺泡在工作，占全肺 4/5 的中下肺叶的肺泡却在"休息"。这样长年累月下去，中下肺叶得不到锻炼，长期废用，易使肺叶老化，进而引发疾病，所以胸式呼吸并不利于肺部的健康。

腹式深呼吸可以弥补胸式呼吸的不足，是健肺的好方法。所谓腹式呼吸法是指吸气时让腹部凸起，吐气时压缩腹部使之凹入的呼吸法。常做腹式深呼吸运动，可使机体获得充足的氧，也能满足大脑对氧的需求，使人精力充沛。腹式呼吸运动还对胃肠道有极好的调节作用，许多中老年人大腹便便，极易引起心脑血管病、糖尿病等，使健康受到损害，缩短自己的寿命。如能坚持做腹式深呼吸，既可锻炼腹肌，消除堆积在腹部的脂肪，又能防范多种代谢性疾病的发生。

　　在古人看来，一呼一吸 6.4 秒，这样才是人体经气与自然界阴阳气化相应的最佳节奏。而现在的人，呼吸速度比最佳节奏要快 1 倍，一呼一吸只需 3.33 秒，原因在于社会因素的重大影响。由于社会环境的影响，人与人之间关系的复杂化，生活节奏不断加快，紧迫感日甚，导致今人的呼吸节奏比古人快 1 倍。

　　所以现代人应该尽量减慢呼吸节奏与天地同步，把注意力集中在下腹部，使腹部随着呼吸的进行隆起和收缩。呼气的时候腹部隆起到顶点，吸气时也收缩到极点，这样自然就会把呼吸放慢。起落一开始要用点力。这样的慢呼吸每天至少要做两遍，每遍 60 次，开始会有点不习惯，经常练习就会变成一种很自然的呼吸方式。

　　慢呼吸时要做到四个字：深、长、匀、细。深，深呼吸，就是一呼一吸都要到头；长，时间要拉长，要放慢；匀，要匀称，出气呼气要均匀；细，就是要细微，不能粗猛。

　　慢呼吸时还要讲究："吸入一大片，呼出一条线。"吸进去的是自然环境中的清气，要吸入一大片；呼出来的是体内的浊气，要慢慢呼出，呼出一条线。另外值得注意的是，慢呼吸也要用鼻子呼吸，不能用嘴呼吸；否则就不能保证吸入的是自然界的清气，反而会对人体造成污染和损害。

"气沉丹田"——平衡身体才能健康

我们经常从一些人嘴里听到"气沉丹田"的说法，比如唱歌的、吹管乐器的、练武术的、练气功的，他们讲到此处总是滔滔不绝，听者却往往一头雾水。我们知道，他们所说的丹田是指人身上的某个位置，但是具体在哪里呢？常听到的说法有"肚脐里面""肚脐到命门之间""前七后三""前三后七""脐下三分""脐下一寸二""脐下一寸三""脐下三指"，甚至还有人说是在"膀胱的后面"或"小肠的下面"，这些说法都不准确。

可以肯定的是，丹田位于人体小腹中的某一块地方，但是我们很难"准确"地说出人体丹田所在的具体位置。因为每一个人腰围大小和胖瘦程度都不一样，当吸入空气向小腹中着力时，腹中反压力点的位置也就不一样，所以每个人的丹田的精确位置就难免有所差异。此外，有些人的内脏可能会有下垂现象，如果按"前七后三"或"前三后七"的方法确定丹田位置，很难做到没有偏差。例如一些肥胖症患者，他们的肚子比较大，如果按"前三后七"来测量，那么他"前三"的位置就是肚皮里的脂肪。脂肪位置肯定不是丹田，因为脂肪里没有血液流通，空气就无法进入，那还练什么气呢？如果说是"脐下三指"是丹田，那么胖子脐下三指处也是脂肪，而瘦子脐下三指处则全是肠子，丹田肯定也不是肠子。所以，我们所说的丹田只是一种大体感觉上的位置，而不是某个具体的部位。

世人公认的说法是："气沉丹田"只是人的一种感觉、一种意念。一些歌唱家、管乐演奏家可能会告诉你，当你将吸入的空气用力向下挤压，感觉到空气被集中于肚脐以下小腹处的一点，这就叫"气沉丹田"。他们还经常借助热力学理论作为"气沉丹田"的科学理论根据："气体压缩、体积缩小的过程中，要放出热量。"所以，当"气沉丹田"时，小腹处就会有发热的感觉。热力学理论认为，气体压缩到一定程度就会转化为液体，如液态氮、液态氧就是氮气和氧气压缩而成的。所以有人认为"气沉丹田"时就可能产生津液。当然，这一点还未得到人体科学研究的证明。液体经过加热后会发生蒸发及气化，所以气体压缩过程产生的热量又会促进液体的气化。因此人们在"气沉丹田"时，腰腹就会感觉到气体向四面膨胀，觉得非常充实、饱满、有力。腰腹肌肉在膨胀时产生的反弹力的交汇点，就是丹田的位置。歌唱家将这个交汇点的力所产生的能量在大脑皮层的有效控制下着力于发声器，就能发出悦耳的声音。

人体是一个平衡体。如果从头顶中间的"百会"穴到下体的"会阴"穴画一条直线，就可以看到，左右耳、左右眼、左右鼻孔、嘴唇、左右手、左右脚及躯干，都是左右对称的。我们把这条直线称作"中脉"。中脉同时也是人体前后的平衡线。中医学认为，如果气血沿着中脉运行而不偏斜，人的身体就是健康的。同时，人体上下也是平衡的，中心点是与肚脐相齐的地方，也就是人们常系腰带的地方。我们可以从肚脐向体内画一条水平的直线，中医称这条为"带胀"。"带胀"与"中脉"的相交点，就是人体的重心所在。

所谓的"气沉丹田"，就是把自己的注意力集中在人体重心位置，训练对自身重心的感觉，从而达到机体平衡。根据中医学观点，人体内外平衡是健康长寿之本，平衡则健康长寿，失衡就会生病死亡，达到了平衡就拥有了健康。

从免费的空气里呼吸出无价的生命

每个人从呱呱坠地开始就必须呼吸，不呼吸人就会死亡。生命离不开呼吸，就像鱼离不开水一样。

呼吸用到的主要器官是肺。肺不停地做一张一缩的运动，缩的时候，把身体内的浊气从鼻孔里呼出来；张的时候，把空气从鼻孔里吸进去。这一呼一吸，叫作鼻息。生理学上称这种呼吸为外呼吸。我们通过吸气，从空气中摄取氧气给予血液，通过呼气，把血液中的二氧化碳释放到空气中。氧气和二氧化碳的交换是在肺里面完成的。

人在进行外呼吸的同时，也进行着内呼吸。血液从心脏发动，由动脉管输出，把从肺里吸收来的氧气运送到身体的每一个角落，分配给全身的各部分组织，供它们使用；同时又接受各部分组织释放出来的二氧化碳，由静脉管输回心脏，再由肺动脉输送到肺部，把二氧化碳释放出来，同时再吸收氧气，由肺静脉输回心脏，如此周而复始。这个过程称为血液循环。生理学上把人体各组织细胞之间的气体交换，称为内呼吸。由此可见，呼吸的主要功能，就在于保证身体内氧的供给，并排出过多的二氧化碳。

人体内这种微妙的、有条不紊的呼吸运动，需要很多器官的协调活动才能实现，其中至关重要的，就是高级神经中枢和呼吸中枢的调节作用。

许多人以为维持生命最重要的是饮食，因为人如果不吃不喝，就会饥渴，甚至死亡。但是我们可以肯定地说，比饮食更重要的是呼吸。生命对呼吸的需求远远比饮食要急迫。人若不吃不喝，还可以支撑几天，但若是不呼吸，几分钟就会丧命。所以，呼吸对于生命的重要性，是不言而喻的。

只不过，饮食需要用金钱去购买，要得到金钱，人就必须付出劳动。而空气则是免费的，人可以从大自然中随时随地、无穷无尽地获取，所以人们就往往忽略了它的存在，它与饮食相比也就显得不那么重要了。但是，假如有一天，我们的空气被严重地污染，人类迫切需要新鲜空气的时候，就会意识到呼吸的重要性了。所以，空气虽然是免费的，我们也不要随便糟蹋。只有保护好我们的大气层，我们才能够自由地呼吸，健康地生活。

呼吸也有"忌口"——不正确的呼吸方法危害健康

呼吸对于生命至关重要，是人生存的基础，每个人都时时刻刻在进行着有规律的呼吸。你可以几天不喝水不进食而不会死去，但是几分钟不呼吸就可能丧命。同时，呼吸又是人的本能，它是如此自然，以至于我们每个人都对它习以为常，甚至忘记了它的存在。只有在有意识地去感受，或者生病的时候才会注意到它。

但是，虽然每个人都在呼吸，是不是每个人都会呼吸呢？实际上，全世界大约有四分之一以上的人没有意识到他们不会正确地进行呼吸。呼吸看似平常，其实也是要讲究方法的。许多疾病都是不正确的呼吸方法引起的。只有在此时，人们才会意识到空气是多么宝贵，呼吸是多么重要。因此，每个人都应该认真审视一下自己的呼吸方式是不是正确的。

常见的不正确的呼吸方式有哪些呢？

1. 呼吸频率过快

正常人完成一次呼吸的时间是6秒钟左右。如果除了剧烈运动的情况之外，在平静的状态下也出现过快的呼吸频率，高于正常值，这就是不正常的呼吸了。哮喘病人和感冒发烧者的呼吸就属于不正常呼吸。呼吸频率过快容易诱发头痛、疲倦、焦虑、失眠、肠易激综合征甚至冠心病等慢性疾病。因此，每个人都应该有意识地控制自己的呼吸频率，改掉错误的呼吸方式。

2. 胸部浅式呼吸

无论空气是通过嘴还是鼻子进入人体肺部，都是依靠胸廓和膈肌的运动来自然完成呼吸的，这种呼吸叫作"浅式呼吸"。绝大部分人都是采用此种方式进行呼吸的，因为它看起来是很正常的、很自然的呼吸，所以没有多少人感到有什么不对。但是，从某些生活现象，我们可以看到它的潜在危害性。尤其当人处于兴奋、紧张、气愤或激动时，就更多地使用胸部浅式呼吸。这时候，人的胸廓会剧烈地起伏，使自己处于一种不必要的紧张状态，时间一长就会造成胸肌疲劳，引起身体不适甚至疼痛。所以，胸部浅式呼吸实际上是一种错误的呼吸方式。

3. 呼气时间短

有些人经常感到吸气量不足,主要表现有气短、提不起气、上气不接下气、胸闷、全身乏力。这是因为没有呼出足量的气,是胸部浅式呼吸造成的,这对身体的危害是极大的。呼吸应是平缓而有节奏的机体运动,正常情况下呼与吸的时间是一致的,每呼出一口气和吸入一口气的时间大约相等。所以,呼气时间短,吸气时间也就短,那么吸气量自然就少。

第二节
最好的医生是自己，最简单的良方是呼吸

学习婴儿好榜样——胎息是最完美的呼吸方法

儿童的气血状况可以用"充满生机，欣欣向荣"八个字来形容。而少数养气有成的人，到了老年也能修到鹤发童颜的境界。这两者都是养生之人所羡慕的状态，那他们究竟有什么"秘诀"呢？

这一切的奥秘就在"呼吸"。想要获得健康，最直接的途径就是提升人体的呼吸效率，保持气血旺盛。

我们先来看看胎儿是如何呼吸的。胎儿在母亲子宫里的时候，由于尚未启动呼吸系统，这时的呼吸方式称为"胎息"，也称之为"内呼吸"。古人认为，胎儿通过脐带而禀受母气，以供其生长发育之需；母气在胎儿体内循环弥散，从脐带出入而起到吐故纳新作用，构成了胎儿特殊的呼吸代谢方式，即为"胎息"，以与出生后口鼻之"外呼吸"方式相对。脐部作为胎息的枢纽，遂有"命蒂""祖窍"之称。由于胎儿出生之后，脐带剪断，"胎之一息，无复再守"，外呼吸替代内呼吸，从而形成了"虽有呼吸往来，不得与元始祖气相通"的格局。

胎儿虽然经由脐带与母亲相连而得到营养及氧气，但是胎儿的器官、细胞运作所需要的能量还是必须由自己摄取。"胎息"即是不经过呼吸系统的作用，直接由全身穴位及细胞与外界沟通而得到能量，这就是唐代道士施肩吾所说的"天人同一气，彼此

感而通；阳自空中来，抱我主人翁"现象，老子也说："专气致柔，能婴儿乎？"婴儿无忧无虑，脑波与大自然能量的频率和谐共振，能够全身聚气而且柔顺和畅。

于是人们仿效胎儿的呼吸，发明了"胎息法"。胎息法是通过呼吸锻炼和意念控制来增强和蓄积体内阳气，从而达到修养心身、强健祛病目的的一种静功法。胎息法并非一朝一夕就能练成的。初学行气，必须从浅开始，并且要持之以恒，才能最终练到胎息的境界。初学行气的具体方法是：以鼻吸气入内，能吸多少就吸多少，然后闭气，心中默数从一到一百二十，然后将气从口中缓缓呼出，这样鼻吸气→闭气→口呼气→鼻吸气，反复不已，并逐渐延长闭气的时间，心中默数的数目逐渐增大，最终可默数到上千，即可出现养生的效果。

当然这种行气方法的一个重要诀窍是吸气多，呼气少，呼吸时极其轻微，不能使自己听见一点呼吸的声音，有一个方法可以检验呼吸是否合乎标准，即用一根鸿毛放在口鼻前，吐气时鸿毛不动，说明呼吸轻微，合乎要求。这种呼吸方法也就是现在气功锻炼中的基本呼吸方法。这样经过长期坚持不懈的练习，就能逐渐达到胎息状态。

对于很多人来说，刚开始练习静功"胎息"时，最不容易做到的就是排除杂念。这时候就需要你进一步坚持下来，久而久之，杂念自然会减少，心平气和，呼吸均匀，情绪稳定，自然舒适。收功后就会感觉到一种美感，好像刚刚沐浴过一样，心情畅快，充满活力。

一呼一吸谓之气——最有效的 5 种呼吸补气法

人呼吸是我们体内每时每刻都在进行的事，即使是在睡觉的时候，我们体内的呼吸系统依然在不知疲倦地工作着。在我们看来，呼吸是再正常不过的事，人只要活着就离不开呼吸，殊不知，呼吸对人体健康的影响也很大。正确的呼吸方法对于人体健康是非常有益的，下面就为大家介绍 5 种最简单有效的呼吸保健法。

1. 腹式呼吸法

所谓腹式呼吸法是指吸气时腹部凸起，吐气时压缩腹部使之凹入的呼吸法。常做腹式深呼吸运动，可使机体获得充足的氧，也能满足大脑对氧的需求，使人精力充沛。腹式呼吸运动还对胃肠道有极好的调节作用，许多中老年人大腹便便，极易引起心脑血管病、糖尿病等，使健康受损，缩短寿命。如坚持做腹式深呼吸，既可锻炼腹肌，消除堆积在腹部的脂肪，又能防范多种代谢性疾病的发生。

腹式深呼吸简单易学，站、立、坐、卧皆可，随时可行，但以躺在床上为好。仰卧于床上，松开腰带，放松肢体，思想集中，排除杂念，也可说是进入气功态。由鼻慢慢吸气，鼓起肚皮，每口气坚持 10 ～ 15 秒钟，再徐徐呼出，每分钟呼吸 4 次。做腹式深呼吸时间长短由个人掌握，也可与胸式呼吸相结合，这便是呼吸系统的交替运动。如能长年坚持每天做腹式深呼吸，就会收到"无心插柳柳成荫"的强身延龄的奇效。

需要注意的是，在锻炼深腹式呼吸的初期，切忌急于求成地去追求呼吸的深长细缓，不要过于注意自己的呼吸，以防止出现胸闷气短、呼吸不畅、憋气等不良反应。也不要机械地任意延长呼气时间而缩短吸气时间，防止因为肺换气过度而出现头昏、头痛、疲乏等症状，甚至发生呼吸性碱中毒或酸中毒。

2. "五十营"呼吸养气法

五十营是《黄帝内经》强调的准则。营，就是周的意思，一营就是一周。五十营就是五十周，指人气在一昼一夜间运行五十周，即 50 个周期。人气就是指人的经气，具体指营卫之气。人气的循行与天体（日、月）运行息息相关，所以人的摄生一定要按五十营的阴阳气化消长规律进行。古人强调"五十营"的呼吸方式，要求把呼吸节奏掌握在一周 270 息（一呼一吸为一"息"），这是一种深长而缓慢的呼吸形式，经过换算相当于一呼一吸 6.4 秒，这样才是人体经气与自然界阴阳气化相应的最佳节奏。这就是"五十营"摄生的精髓所在。

这种呼吸保健法就是要人们尽量减慢呼吸节奏与天地同步。把呼吸放慢，并不是说要一大口气一大口气地呼吸，而是渐渐学习不在意呼吸本身，把注意力集中在下腹部，使腹部随着呼吸的进行隆起和收缩。吸气的时候腹部隆起到顶点，呼气时也收缩到极点，这样自然就会把呼吸放慢。起落一开始要用点力。这样的慢呼吸每天至少要做两遍，每遍 60 次，开始会有点不习惯，经常练习就会变成一种很自然的呼吸方式。

在练习过程中一定要做到 4 个字：深、长、匀、细。深，深呼吸，就是一呼一吸都要到头；长，时间要拉长，要放慢；匀，要匀称，出气呼气要均匀；细，就是要细微，不能粗猛。

另外需要注意的是：一定要用鼻子呼吸，不能用嘴呼吸。否则就不能保证吸入的是自然界的清气，反而会对人体造成污染和损害。

3. 行动呼吸法

行动呼吸法是胸式呼吸之一，它可以使整个肺部都充满空气，大大增加肺活量，同时大大增强心脏功能，使人的心情变得开朗、愉悦。尤其是在感到孤独、悲伤、绝望的时候，做这个练习可以尽快摆脱烦恼，重塑自信。

行动呼吸法的练习方法：

第一步：挺身直立，双脚打开比肩略宽一点，双手自然下垂；

第二步：张大嘴，呼气，同时嘴里发出"啊——啊"的声音；

第三步：强呼气 8 秒钟时间，然后呼出体内所有空气；

第四步：吸气 4 秒钟，吸到充满胸部并向左右扩展；

第五步：重复上述动作 3 次。

负面情绪是健康快乐的大敌，当你感觉心情不好又无人倾诉的时候，试试行动呼吸法吧，它是你心灵的归宿，可以让你重塑健康与自信。

4.清凉呼吸法

这是一种针对现代人爱上火的现象而使用的一种呼吸保健法。

清凉呼吸法的练习方法：

第一步：采取坐姿，将舌头伸出嘴唇少许；

第二步：舌头卷起，形如一只管子；

第三步：通过卷起的舌头和嘴吸入空气，发出"嘶嘶"的声音；

第四步：尽可能地长地悬息（保息、止息），以自己能够接受的程度为宜；

第五步：通过两个鼻孔缓缓地呼气。

每天清晨做清凉呼吸法 15～30 次就可以很好地缓解冬季的上火情况。

清凉呼吸法可以净化血液、生津止渴、缓解饥饿感，它能使身体的系统冷却下来，消除慢性的消化不良、脾大；也可以消除许多慢性疾病的炎症、高热，结核，肝胆疾病，多痰，毒素的不良影响，清除蛇毒等等。

5.镇静呼吸法

人在紧张的时候，交感神经异常活跃，使全身处于一个兴奋的状态，从而减退了大脑的思考力，往往会做出不冷静的判断和错误的决定。用镇静呼吸法，加力在腰与拇指上，去除上半身的紧张，由此来控制呼吸，心自然就平静下来了。

镇静呼吸法的练习方法：

第一步：伸出左手，5 个手指伸直，掌心向上；

第二步：用右手拇指按住左手掌心，其余 4 指握住左手手臂；

第三步：慢慢呼气，意念集中在拇指上，边呼气边加大拇指向下的按压力量，双眼注视右手拇指，此过程持续 6 秒钟；

第四步：慢慢地深吸气，缓缓地撤去右手拇指上的力量，此过程持续 6 秒钟；

第五步：左右手互换，重复 3 次。

三级呼吸法——用呼吸补养先天真气

呼吸和饮食是维持人的生命的两个重要因素，呼吸停止了生命也就结束了，当然也就无所谓饮食了。所以呼吸对人的生命起着最重要的作用。

当然，呼吸是人先天的本能，每个人从出生那一刻起就会呼吸，也是承接父母所给的先天真气的自然功能。虽然每个活着的人都会呼吸，但是人在后天的生活、工作、思虑、繁衍中是要消耗先天真气的。那么，这些消耗掉的真气该如何补回来呢？这就需要用到形意拳经中所说的"以后天补先天"的功法，即以后天之气补养先天真气。

补养先天真气除了要靠饮食的营养以外，还要靠正确的呼吸方法。因此，后天如何呼吸，就成为关系到人体健康的最重要内容。三级呼吸法，是经过无数道家的研究和实践而总结出的一种有效的呼吸方法，至今仍广泛流传。

下面我们就来介绍一下三级呼吸法的锻炼方法。

首先要选好时间与练功地点。因为冬季天气寒冷，容易伤风感冒，所以不宜在室外练习，应选在室内。每天起床后，要把窗子打开让空气流通 10~15 分钟，然后再把窗子关上，接着就可以开始练习了。春季、夏季和初秋季节可以在室外练习，但要找一个清静而且空气新鲜的地方。当然，遇到刮风下雨天气，也得回到室内。

练习的具体方法是：自然站立，两脚与肩同宽，双手自然下垂，等到心平气静之后，就可以开始练习了。练习时一定要注意，呼和吸的次序很重要，因为先呼后吸为之补，先吸后呼为之泄，所以一定要先呼后吸。呼气时要把一口气分成三次呼出，第一口气呼出上焦中肺部的脏气，第二口气呼出中焦胃部的脏气，第三口气呼出下焦腹部的脏气。呼气时嘴要微微张开，把气呼到外面，但在这三次呼气的间隔中，不可以再吸气，要一口接着一口连续往外呼。通过三次呼气，把五脏六腑中的脏气全部呼出以后，才能开始吸气。吸气时必须用鼻子吸，不可以用嘴，同样要一口气分成三次吸进体内。第一口气要吸满上焦的肺部，第二口气要吸满中焦的胃部，第三口气要吸满下焦腹部，之后再紧跟着咽下一口唾沫，并用意念将气沉于丹田之中，即收功。

在练习过程中，一定要注意"重在意念"。有气喘病的老年朋友在练习时不可以呼出太多的气，要适可而止，掌握好度。健康人练习时呼吸的次数也不可以过多，每天练习一次，每次一至两遍就可以了。

胸式呼吸——培养良好的呼吸习惯

胸式呼吸是人们日常的自然呼吸方式，虽然我们每天都在进行胸式呼吸，但这并不是每个人都懂得如何正确地呼吸。因为它太平常了，所以我们也就很少去关注它，甚至忘记了它的存在。就像不良的坐姿一样，不良的日常呼吸方式也会影响身体健康，不过这同样也是可以通过练习改正的。练习胸式呼吸，就是为了让我们以科学的态度和方法重新把握日常呼吸，改善自然呼吸的质量，使我们的身体更加健康。人的一生要呼吸数亿次，所以这绝不是什么小事，而是关系到一生健康的大事。

所谓胸式呼吸，顾名思义就是用胸部呼吸，吸气和呼气都出自胸腔。所以，胸式呼吸的操作要点首先是将呼吸的支点放在胸部。具体的操作就是吸气时胸部膨出，呼气时胸部回缩。

确定呼吸支点对于呼吸锻炼很重要，不同的呼吸支点对身心的影响是不同的，有些特定的呼吸支点还可能有特殊的治疗功效。人的主要呼吸器官是肺，而肺位于胸部，所以，将胸式呼吸的呼吸支点放在胸部，是符合人的自然生理结构的。

不管是站式还是坐式，都要收腹，挺胸，抬头，使胸部自然舒展，头颈挺直。如果是站式，双手要自然下垂。如果是坐式，那么双手可自然放在大腿上。姿势既要端正又要自然。

呼吸时要用鼻子，不要用嘴。同时要注意保持吸气与呼气的均匀、流畅。

吸气时，胸部缓缓膨出，直至气体充满胸腔，但并不是要百分之百吸满，吸到自然终止即可，不要过度用力。如果百分之百吸满，胸腔就会形成气息望滞，从而影响呼吸的自然过程。

呼气时，胸部缓缓回缩，直到胸腔的气息完全呼出。但也不是要百分之百呼干净，胸腔里多少要留一点余气。如果呼气太过，就会影响呼气与吸气的转换，出现头晕、胸部不适等不良反应。

在练习过程中，要处理好吸气与呼气之间以及两次呼吸之间的停顿，让这两种停顿自然出现和结束，不要故意缩短和延长。自然呼吸状态下，通常呼和吸的转折非常明显，但时间较短，而两次呼吸之间的停顿则稍长些。另外，呼和吸转换的节奏，以及两次呼吸之间连接的节奏均应该大致保持平稳。

练习的时候可以用手表计时，看看自己日常呼吸的次数是多少。成年男性一般为每分钟 12~16 次，女性则要快一些。但每个人之间的差异会很明显，通常情况下，身体健康状态较好的人每分钟呼吸的次数较少。

理想的练习场地是室外空气新鲜、灰尘少、花草树木较多的地方。如果在城市里，应避开早晚上下班时间，因为那两段时间汽车尾气较多，空气不够清新。一般说来，市郊公园的空气质量较好，街心公园空气质量较差，因为街心公园经常被车辆环绕。如果不能到郊外，也可以选择居住小区内的绿地，这里的空气质量比街心公园要好一些。如果要在室内锻炼，那么应该打开窗子通风，让室内的空气保持清新。每日可练习 15 分钟左右，练习的周期应不少于 100 天。最好在日常生活中养成有益于健康的胸式呼吸习惯。

鼻吸鼻呼——最正确的气息出入方式

人的呼吸在口鼻的出入方式上通常有鼻吸鼻呼、鼻吸口呼、口吸口呼、口鼻同时呼吸四种。这四种口鼻呼吸出入方式针对不同情况下的呼吸需要，各有各的用途。但就日常呼吸而言，只有鼻吸鼻呼是正确的，最为可取。

鼻吸口呼是吹奏乐器的人最常用的气息出入方式。因为呼出的气要用作乐器发音的动力，这是鼻子无法办到的。吹奏时需要嘴唇来帮助控制气流的粗细和力度，所以只能用口。在跑步的时候，我们也常常需要鼻吸口呼，因为口的排气能力比鼻子强。跑步时机体的耗氧量大，需要多吸多呼，让鼻子专门负责吸气，口专门负责呼气，这样的分工可以大大提高呼吸的效率，以适应增加呼吸量的要求。有的时候生活中也需要鼻吸口呼，例如唉声叹气的时候，因为叹气的时候呼气量比较大。

口吸口呼与口鼻同时呼吸区别不大，都是急促的或突发的气息出入方式。口吸口呼不够用时，口鼻就一同参与，性质相同，只是程度上有一些差别，口鼻同时呼吸比口吸口呼更为剧烈。人们跑步累得气喘吁吁、上气不接下气的时候就会采用这样的呼吸方式。当我们遇到什么出人意料的事情时，往往会倒吸一口凉气，这里所谓的"倒吸"，就是口鼻同时吸气。口吸口呼、口鼻同时呼吸的气息出入量都很大，但呼吸的位置一般都很浅，呼吸的支点往往只到达喉头，而没有到达胸腔。这两种气息出入方式主要是为了应急，平时很少用到。另外，在鼻子不通时，例如感冒的时候，我们就不得不使用口吸口呼。

鼻吸鼻呼是日常生活中最常用到的气息出入方式。这种气息的出入方式平稳、柔和不易察觉，而且符合大自然对于人类身体结构的设计，因为鼻子的主要功能就是气息出入。口虽然也可以帮助气息出入，但那是辅助性的，只是为了在鼻子不够用或受到干扰时临时应急。大自然让鼻作为气息出入的门户，是经过了精心的设计的，并非偶然。鼻孔中长有鼻毛，交织成网；鼻腔内部覆盖着潮湿的鼻黏膜，可以有效地阻止空气中的细小灰尘以及细菌、病毒等致病因素进入体内。而且，鼻腔中的温度与人体内的温度十分接近，在比较寒冷的天气里，鼻腔可以将吸入的空气"预热"，减轻冷空气对人体的刺激。这一点对于居住在寒冷地区或去寒冷地区旅行的人来说尤其重要。鼻呼吸的这些优越性，是口呼吸所不具备的。所以，在日常生活中，我们应该提倡鼻吸鼻呼的呼吸方式。

胸腹联合式呼吸——大肺活量的秘密

人们在进行需要大肺活量的工作时，就会用到胸腹联合式呼吸的方式，平常人在做剧烈运动或需要呼喊发声时也会采用这种呼吸方式。胸腹联合式呼吸很像人们所说的深呼吸，不同的是，深呼吸有很大的随意性，没有统一的规范；而胸腹联合式呼吸是建立在科学训练的基础上的，需要通过学习才能把握。

与胸式呼吸相比，胸腹联合式呼吸最重要的操作特点是呼吸支点下移，它是胸式呼吸的扩展和延伸。由于胸腹联合式呼吸往往是刻意为之，意识控制性较高，所以不如胸式呼吸来得自然。

胸腹联合式呼吸的呼吸支点，即吸气和呼气的出发点与归宿点都在腹部，比胸式呼吸的支点偏下。呼吸支点在腹与在胸的感觉是不同的。胸部的呼吸支点感觉上比较散，可以是在胸腔的下部或者整个胸部；而腹部的呼吸支点比较集中，一般是在下腹中部，但确切的位置因人而异，可能略高或略低一些。

胸腹联合式呼吸要求的身体姿势与胸式呼吸表面上区别不大，但内在的感觉有所不同。由于呼吸支点下移了，为使气息上下通达，呼吸支点以上的躯体会本能地挺直，但是与胸式呼吸相比，这种变化并不明显。练习胸腹联合式呼吸时，最后采用站立姿势，但坐姿也可以。不管是立还是坐，都要把握好内在作用力的变化。

胸腹联合式呼吸不需要太急促，用鼻子吸气就可以了，吸气要缓慢、均匀、深入。

胸腹联合式呼吸有三种操作方式。第一种方式是先膨出胸腔，再膨出腹腔。先吸气进入胸腔，等气息充满胸腔再进一步吸气，使气息向下运行，随之缓缓膨出腹部，直至感到腹腔也充满气息。这种吸气的方法实际上是先做胸式呼吸，再延伸到腹，是将呼吸支点向下转移。第二种是先膨出腹腔，再膨出胸腔。呼吸的支点一开始就放在腹部，吸气时先充满腹腔，先让腹腔膨出，然后继续吸气，让胸腔也逐渐膨出。这个过程中，呼吸支点向上转移。第三种方式是胸腔与腹腔同步膨出。这种方式是胸腹联合式呼吸的成熟方式，是在熟练使用第一或第二种方式的基础上自然发展而来的。这种方式吸入的气息更为平稳、柔和，胸腹之气从一开始就融为一体。

练习胸腹联合式呼吸时，可以始终鼻吸鼻呼，但也可以根据情境的需要选择鼻吸口呼。在用口呼气的时候，要在自然呼气的基础上放慢速度。因为在同样的时间内，口呼出的气息通常要多于鼻吸入的气息，所以要放慢口呼的速度才能适应鼻吸的速度，使呼吸的节奏保持平稳。

由于胸腹联合式呼吸的吸气与呼气的时间相对较长，初学者容易出现呼吸节奏的失衡。一般有两种情况，一种是吸气与呼气的节奏失衡，另一种是两次呼吸之间的节奏失衡。前者一般是由于呼气过快，造成呼气的时间短于吸气；后者则是因为呼气与吸气都过于缓慢，导致过度换气，为了弥补过度换气而形成的轻度缺氧，呼吸的速度会反应性地加快，造成整个呼吸的节奏快慢不一。要避免呼吸节奏失衡，除了要注意气息出入的均衡之外，吸气和呼气都应留有余地，不要太过。

与练习胸式呼吸的要求相同，也要找空气新鲜的地方。因为胸腹联合式呼吸节奏较慢，所以需要的时间相对较长，每天练习应不少于 20 分钟，周期不少于 100 天。

停闭呼吸——掌控生命的节奏

停闭呼吸，是在呼吸过程中包含有屏息的呼吸方式。所谓屏息，就是呼气或吸气之后的短暂停顿。停闭呼吸的关键在于调整呼吸的节奏。

停闭呼吸有多种。因为呼吸节奏变化的操作余地很大，所以调整呼吸节奏的方法就有很多。下面我们就来介绍三种常用的停闭呼吸方式：吸—停—呼、吸—呼—停、吸—停—吸—呼。

停闭呼吸的关键操作就是屏息。"吸—停—呼"式的停闭呼吸，是将屏息放在了吸气之后。吸气之后不接着呼气，相当于延长了吸气的节拍，也就是延长了吸气的时相。吸气时兴奋交感神经，而呼气时兴奋副交感神经，延长了吸气的时相，也就相当于延长了交感神经兴奋的时间。而交感神经兴奋会引起心率加快、血压升高、情绪容易激动等生理和心理反应。根据中医理论的阴阳学说，这些反应属于阳的范畴，所以延长交感神经兴奋的时间就相当于补阳。

同理，"吸—呼—停"式停闭呼吸有养阴作用。因为，在呼气之后屏息相当于延长了呼气的时相，从而延长了副交感神经兴奋的时间。副交感神经兴奋有降低血压和心率、稳定情绪等作用，这些身心反应属于阴阳学说中阴的范畴。

那么，"吸—停—吸—呼"式停闭呼吸又该如何解释呢？仍从呼吸的总体节奏考虑，"吸—停—吸—呼"的实际操作效果相当于两吸一呼。因为这里的屏息放在两次吸气之间，第一次吸气之后没有跟着呼气，不是完整的呼吸过程，不构成一次呼吸。按照上述吸气补阳、呼气养阴的理论，"吸—停—吸—呼"式停闭呼吸具有加强的补阳作用。因为它用两次吸气加上一次呼气，相当于两次兴奋交感神经，一次兴奋副交感神经，补两次阳，养一次阴，总的来说就是加强的补阳作用。"吸—停—呼"只补一次阳，而"吸—停—吸—呼"是补了两次阳，所以"吸—停—吸—呼"式停闭呼吸的补阳效力要大于"吸—停—呼"式停闭呼吸。

练习停闭呼吸，采用站、坐、卧等姿势皆可，但卧式较优，因为停闭呼吸主要是把握呼吸节奏的变化，相关的身体活动比其他呼吸方法少。所以卧式不但可以胜任，而且比较省力。除了仰卧之外，还可以采取侧卧姿势，左侧卧右侧卧都行，双腿弯曲并拢，两膝叠加．两小腿前后分开，两脚都放在床上。上侧的手轻放在大腿上，下侧的手放在耳边。仰卧式的双手可以自然放在身体两侧。

停闭呼吸一般采用自然呼吸方式，因为停闭呼吸的操作主要是控制屏息，调整节奏，并不把注意力放在吸气或呼气上。既然是自然呼吸，那么可以采用胸式呼吸，也可以采用胸腹联合式呼吸。做卧式练习时一般采用胸腹联合式呼吸，因为卧姿时胸部运动受到一定限制，更适合胸腹联合式呼吸。也可以采用顺腹式呼吸方式，尤其是用于治疗一些内脏疾病时。顺腹式呼吸可以加大横膈膜的运动幅度，在做停闭呼吸的同时能够对内脏起到一定的按摩作用。

停闭呼吸的气息出入量较小，鼻吸鼻呼足够用，所以不需要其他气息出入方式。当然，特殊情况下可以用鼻吸口呼。

屏息持续时间不能过长。"吸—停—呼"或"吸—呼—停"式停闭呼吸的屏息时间1~3秒，而"吸—停—吸—呼"式停闭呼吸的屏息时间一般还不到1秒。从相对时间长度，"吸—停—呼"或"吸—呼—停"式停闭呼吸时屏息的时间与吸气、呼气相等，而"吸—停—吸—呼"式停闭呼吸中的屏息时间比吸气或呼气的时间短。

练习时在室外或室内都可以。但由于主要姿势是卧式，可以多在室内练习，但要注意保持室内的空气新鲜。卧式时床不能太软，有点硬度比较好，太软的话身体姿势容易变形，影响停闭呼吸的正常操作。枕头的高矮要适宜，大致与肩同高，以使侧卧时头部呈水平状态。每日可练习20~40分钟。因为停闭呼吸锻炼气息出入量较小，运动量不大，而且特定呼吸节奏的形成需要较长时间，所以可适当多练。

五步鼻息法，心情转换式

生活在一个人与人交往日益密切的社会里，这时候发生情绪问题、心情不好该怎么办？发泄吗？很难找到一个让自己能够彻底发泄的时间与场所倾诉吗？又不想把这些消极的情绪带给身边的亲朋好友。总之，就连处理心情不好也排在了工作之后，没有时间、没有精力和耐心去调整自己的心理状态。这时候，放松心情将会帮助你恢复好心情。

下面就介绍一套行之有效、方便易行的方法，还你一个轻松愉悦的好心情。这套方法被称为五步鼻吸放松法，它能够很好地帮助你调节心情，特别是当你心里不愉快，又没有其他发泄方法的时候，这个方法，能让你不依靠他人，方便快捷地帮助你完成情绪的调整。开始之前，你可以选择任何你喜欢的姿势，如坐在凳子上，或者自然站立都可以。

第一步：鼻吸气，让身体按原有姿势保持不动，尽量放松；然后用嘴呼气，同时发出"哈——"的声音，这时候，仍然保持身体不动，并且让自己的身体随着呼气吐音慢慢放松，感觉放松的过程从胸部开始一直到慢慢延续到下腹部，然后将以上动作重复3次。

第二步：鼻吸气，然后合拢唇齿，将放置在身体两侧的手臂向上抬起，一直到头部上方停止，保持掌心斜相对，如环抱状，此时，保持身体其他部分静止不动，并尽量放松；然后再鼻呼气，同样合拢唇齿，呼气的同时弯曲双肘，两手臂从身体前面往下移动，一直下移让自己能按住小腹前，保持两手的指尖相对，然后保持身体的自然放松，再将手臂还原到身体两侧，这套动作仍然重复3次。要注意，在做整套动作时，都应该保持平缓的速度进行，切不可用太大力，或过急过躁，时刻注意放松自己的身体。

第三步：先放松全身，用鼻吸气，吸气的同时将头微微仰起，身体的其他部位静止不动；然后再用嘴呼气，并发出"哈——"音，然后慢慢将头颈放松还原，并感觉自己身体的背面随着自己慢慢呼气吐音而逐渐放松下来，一直放松到尾闾骨，整套动作重复3次。

第四步：鼻吸气，在吸气的时候将头微微仰起，将放置在两侧的手臂慢慢抬起，保持掌心向下一直抬起到头的两侧上方，身体其他部位尽量放松不动；然后嘴呼气，并发出"哈——"的声音，让头和手臂随着呼气慢慢还原，同时感觉到自己的上肢和侧面伴随着呼气吐音和动作逐渐放松下来，整个动作重复3次。

第五步：鼻吸气，吸气的同时将头仰起，同时腰部下沉，尽量将尾骨高高翘起，将放置在身侧的两手臂从身体前方慢慢向上提起，膝盖微屈；然后嘴呼气，口吐"哈——"的声音，吐气的同时将身体慢慢还原，手臂重新落至身体两侧，感觉自己整个身体，尤其是腿部随着呼气吐音和还原动作在逐渐放松，整套动作重复3次。

被坏心情困扰的你再也不用担心郁结于心的难受怎样发出，做完上述的五套动作，你会发现好心情重新又回到了自己身上，你又可以精神愉悦地开始工作了。

第三节

气功调息法，长命绝学随身带——中国气功与呼吸养生

"先天之气"和"后天之气"

练功家特别重视"先天之气"和"后天之气"的锻炼。

所谓"先天之气"，是指婴儿出生之前的"气"。这种"气"，按其来源又可分为两种：一种是有生之初的一点"精气"，也叫"元精"（"元精"指人生之初的一点"精气"，在这里可以理解为男女的生殖细胞，即男性的精子和女性的卵子），这是胎儿形成、生长和发育的基础；另一种是胎儿在母体孕育期间所获得的器官功能，亦即"元气"。这两者由于都是得自"先天"，所以称为"先天之气"。

所谓"后之天气"，是指婴儿出生之后的"气"。这种"气"按其来源也可分为两种：一种是天空之气，即空气，也就是由肺所呼吸的气，中医也叫"天气"；另一种是来自饮食水谷里的营养，中医称为"水谷之气"，由于这种"气"是来源于地上的，所以也叫"地气"。因为这两种"气"都是来自"后天"，所以叫"后天之气"。"天气"与"地气"，在体内相互作用，起着充养身体的作用。

"先天之气"与"后天之气"的关系是非常密切的，两者相互依赖、相互影响、相互作用，构成人体的"真气"，成为人体

生命活动的动力。"先天之气"是人体生命活动的基础和动力。"后天之气"是充养身体以进行生命活动的物质来源。所以，"先天之气"有赖于"后天之气"的充养，"后天之气"有赖于先天之气的推动。两者虽有本末之分，但又不可缺少。人之主气，务必充沛。气虚则病虚劳，气尽则生命终止。

因此，练功家对先天之气和后天之气的锻炼是并重的。练功家也有出于对先天之气或后天之气锻炼的侧重不同，而把气功分为"先天功"和"后天功"的。所谓"先天功"，是着重于"元气"（"肾气"和"命门动气"）的锻炼；所谓"后天功"，则是着重于"肺气"和"胃气"（呼吸功能与消化功能）的锻炼。

气功中对气的锻炼有多种方法。有些着重先天之气的锻炼，如"意守丹田法""意守气海法""意守命门法""胎息法"等。这些都是属于体内意守的方法，主要是锻炼"内气"或"丹田气"的。另一类则是着重后天之气的锻炼，如"静呼吸法""深呼吸法"及各种特定的"腹式呼吸法"等。这些方法主要是通过呼吸功能的锻炼，用以改善和增强呼吸功能和消化功能的。

气功调息有四相：风相、喘相、气相、息相

古人认为，练功呼吸的气息有四种形态，例如：《大安般守意经》中说："吸有四事，一为风，二为喘，三为气，四为息。有声为风，无音为气，出入为息，气出不尽为喘也。"《童蒙止观》还对此作了进一步说明："云何为风相？坐时则鼻中息出入觉有声，是风相也。云何为喘相？坐时息虽无声，而出入结滞不通，是喘相也。云何为气相？坐时息虽无声，亦不结滞，而出入不细，是气相也。云何为息相？不声、不结、不粗，出入绵绵，若存若亡，资神安稳，情抱悦豫，此是息相也。"

练功所要求的呼吸气息形态大都是最后一种，即息相，前三种一般都要避免。因为"守风则散，守喘则结，守气则劳，守息则定"。只有"出入绵绵，若存若亡"的息相，才有益于进入高层次气功境界。

但其他三种形态的气息在某些气功功法中也采用，例如新气功疗法中就选用风呼吸法，有些武术气功中也用气呼吸法。

出入气息的息相用现代语言来描述就是深、长、柔、细，微弱而绵绵不绝的呼吸。这里绵绵不绝的意思是吸气与呼气之间的转折没有痕迹，如同高手拉提琴换弓时琴音不间断一样。这个转折如果有痕迹，呼和吸之间就必然有间断，气息就不可能绵绵不绝了。古人检测这种形态的气息出入时，将一根羽毛放在鼻孔前，以"鸿毛可以不动"为准。按现代研究，已知平常人每分钟呼吸是16~20次，而练静功时可以减到每分钟1~2次，甚至数分钟1次，但此时的呼吸次数减少并不闭气，即每次呼吸之间没有停顿，仅是呼与吸的时间均已大大延长。

日常人们的呼吸气息大约在风相与气相之间，要想把呼吸调为息相，需要有一个锻炼过程。在此调息操作过程中，要以"勿忘勿助"为原则，既要主动去调整呼吸、使其向深、长、柔、细，绵绵不绝的方向变化，有不可故意憋气，勉强去做，须用意不用力。练功过程中出现的胸闷、头晕、劳累等不适，多与呼吸气息的操作不当有关。

待调息有了一定基础之后，气息的调控过程就有可能由有意识变为下意识。此时，意识对呼吸已并不专门予以注意，只是跟随即可。也有人称有意识控制呼吸的过程为"调息"，而对无意识非主动控制的呼吸，则称为"息调"。

"气血冲和，万病不生"

在中医里，有一种说法叫"气血冲和，万病不生"，也就是说如果人体内的气血能够达到一种和谐、通畅、有序的冲和平衡状态，人就能保持精力充沛，身心舒畅，体魄强健，益寿延年。

在中医学上，"气"是个非常重要的概念，因为它被视为人体的生长发育、脏腑运转、体内物质运输、传递和排泄的基本推动能源。俗话讲的"断气"就是表明一个机体的死亡，没了气就没了命，所以《庄子·知北游》里有"人之生也，气之聚也，聚则为生，散则为死"的说法。

关于气，我们生活里的日常语言就更多了，受气、生气、没力气、中气不足等。如果我们身体上的"气"不好好工作，我们的身体就会生病，表现出各种症状，如气滞、气郁、气逆、气陷等。

气滞——就是气的运动不畅，最典型的症状就是胀痛。根据气滞的部位不同，出现的胀痛部位也就不同了。比如，月经引起的小腹胀痛，这是典型的气滞引起的妇科疾病。

气郁——指的是气结聚在内，不能通行周身。如果气郁结在内，不能正常运动，我们人体脏腑的运转、物质的运输和排泄就会出现一定程度的障碍。如有的人总是胸闷憋气，这就是气运行不畅所导致的。所以，在平时一定要适当地进行体育锻炼，这样才能保证气血的正常运行。

气逆——指的是体内的气上升太过、下降不及给人体造成的疾病。气在人体中的运动是升降有序的，上升作用能保证将体内的营养物质运输到头部，维持各脏器在体内的位置；下降则使进入人体的物质能自上而下地依次传递，并能将各种代谢物向下汇集，通过大小便排出体外。如果上升作用过强就会使头部过度充血，出现头昏脑涨、头痛易怒、两肋胀痛，甚至昏迷、口角歪斜等症；下降作用过弱则会导致饮食传递失常，出现泛酸、恶心、呕吐等症。

气陷——和气逆正好相反，这种情况是指人体内的气上升不足或下降太过。上升不足则会导致头部缺血、缺氧或脏腑不能固定在原来的位置，出现头晕、健忘、精神不振等症；下降太过则会导致食物的传递过快或代谢物的过渡排出，从而出现腹泻、小便频繁等症。

上面讲了人体内的重要能源"气"，那接下来就要讲一讲"血"。

血对人体最重要的作用就是滋养，它携带的营养成分和氧气是人体各组织器官进行生命活动的物质基础。血对人体来说非常重要，血充足，则人面色红润，肌肤饱满丰盈，毛发润滑有光泽。

因为血是将气的效能传递到全身各脏器的最好载体，所以中医上又称"血为气之母"，认为"血能载气"。

如果"血"亏损或者运行失常就会导致各种不适，比如失眠、健忘、烦躁、惊悸、面色无华等，长此以往必将导致更严重的疾病。

健身气功作为古代的养生智慧精华，通过调节呼吸吐纳并与身体姿势配合，能够调节人体气血运行，使人体阴阳相济，脏腑和谐。在各种健身气功中，都会根据功法的本同变化来导引气的运行及呼吸的变化。

如练习十二段锦，随着形体动作的变化，采取不同的呼吸方式。在练习初期，注意采取自然呼吸的方法，使意气相随，气引全身，方便练习者掌握动作要领。而熟练之后，特别是一些着重调理的动作，则需要配合各种呼吸方式变化配合，以达到引动奇迹升降开合，起到气行周身，强化脏腑的功能。

同时，健身气功对身体动作的导引也会促进人体气血运行。《灵枢·邪客篇》说："营气者，泌其津液，注之于脉，化以为血。"就是说，形体导引气经过脾胃转输于肺中，进入脉道，成为血液组成部分，并随血液营养全身。

上下相随——呼吸与动作的配合

健身气功讲究以意引气，以气引行，上下相随，配合呼吸。可见呼吸在健身气功中的作用非常重要，练习者要将呼吸与动作联系起来，这样才能起到最好的效果。

在健身气功中练习者会经常运用到以下 4 种呼吸方法：

1. 自然呼吸法，也就是完全不去控制自己的呼吸，让呼吸按照个体的生理机能自然完成，并不用自身的意念做过多的控制。自然呼吸会让练习者的呼吸自然顺畅，柔和均匀，但是这种呼吸一般很难达到健身气功中身体运动对于呼吸的要求。

2. 顺呼吸法，在向内吸气的时候，练习者的膈肌下降，腹部向外突出；在向外呼气的时候，练习者的膈肌上升，腹部向内凹陷。

在采用深呼吸法时，练习者要有意操控自己的膈肌。顺呼吸法可以增强练习者的呼吸深度，吸入更多的氧气，同时随着腹部运动起到按摩脏腑的作用。

3.逆呼吸法，在向内吸气时，练习者的膈肌上升，腹部向内凹陷；而向外呼气时，练习者的膈肌下降，腹部向外突出。练习者同样要向顺呼吸法一样操纵自己的呼吸，只不过操纵的方式与顺呼吸法相反。逆呼吸法同样会起到顺呼吸法的作用，但是比顺呼吸法的强度要大很多。

4.吐字发声法，练习者用鼻子吸气，用口呼气。这种呼吸方法主要运用于六字诀。吐字发声法主要通过不同的发音来调节气息的运动。

练习者在配合动作之前，要首先熟悉这4种呼吸方法，并且了解呼吸方法的特点以及作用，之后再在练习健身气功的过程中加以运用。

在健身气功中，如果是像六字诀这样以调节呼吸为主的健身气功，那么练习者就可以主要通过呼吸吐纳中特定的口型发出不同的声音，从而达到调整和控制身体内部气息运动的目的，同时也会对脏腑气机平衡进行一定调节。在练习这类健身气功的过程中，练习者要注意动作导引与呼吸吐纳、吐气发声之间的协调配合，呼吸要做到柔和舒缓，尽量不去破坏自身的呼吸，而且吐气发声时气息要达到匀细柔长。如果是像易筋经这样以动作导引为主的健康气功，练习者应该在导引的过程中，随着动作的不断变化配合呼吸的变化，依照动作的要求调节自身的呼吸。但是，练习者需要注意适度，不要为了追求配合动作而导致气息不顺或者出现呼吸困难等问题。

在练习健身气功的过程中，练习者应该注意到呼吸与动作的协调配合。练习者要了解到健身气功的动作本身就有调节练习者呼吸的功能。练习者只要让自己的呼吸不断地去适应功法动作的变化，使动作姿势能够连贯流畅地运转，练习者的呼吸自然可以正常通畅。

动作舒缓，呼吸深长——五禽戏的调息法

据说华佗年轻时去公宜山采药，爬到半山腰时发现了一个洞穴，他很好奇，正想进去，忽然听到里面有人在谈论医道，他就站在洞外听。他听得入了神，听着听着，听见那两个人谈起了华佗，这可把他吓坏了，他正要转身离开，忽然听见一个人叫道："华生既已来了，何不入内一叙？"华佗只好硬着头皮走进去，原来是两位白发长须的仙人。他们向华佗传授一套健身功法：模仿虎、鹿、熊、猿、鹤的姿态去运动，这就是著名的"五禽戏"。

五禽戏的内容主要包括虎戏、鹿戏、熊戏、猿戏、鸟戏。

1.虎戏：自然站式，俯身，两手按地，用力使身躯前耸并配合吸气。当前耸至极后稍停，然后身躯后缩并呼气，如此三次。继而两手先左后右向前挪动，同时两脚向后退移，以极力拉伸腰身，接着抬头面朝天，再低头向前平视。最后，如虎行般以四肢前爬七步，后退七步。

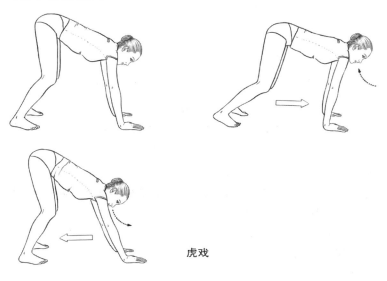

虎戏

2. 鹿戏：接上四肢着地势，吸气，头颈向右转、双目向右侧后视，当右转至极后稍停，呼气、头颈回转，当转至朝地时再吸气，并继续向左转，一如前法。如此左转三次，右转两次，最后恢复如起势。然后，抬左腿向后挺伸，稍停后放下左腿，抬右腿。如此左腿后伸 3 次，右腿 2 次。

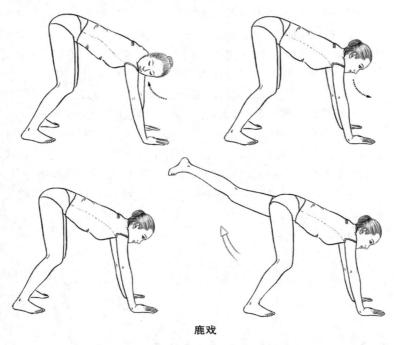

鹿戏

3. 熊戏：仰卧式，两腿屈膝拱起，两脚离床面，两手抱膝下，头颈用力向上，使肩背离开床面，略停，先以左肩侧滚落床面，当左肩一触床面立即复头颈用力向上，肩离床面，略停后再以右肩侧滚落，复起。如此左右交替各 7 次，然后起身，两脚着床面成蹲式，两手分按同侧脚旁，接着如熊行走般，抬左脚和右手掌离床面。当左脚、右手掌回落后即抬起右脚和左手掌。如此左右交替，身躯亦随之左右摆动，片刻而止。

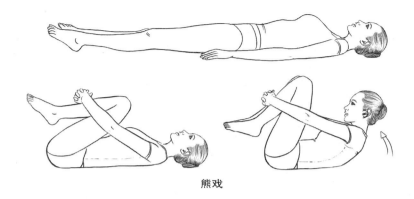

熊戏

4. 猿戏：择一牢固横竿，略高于自身，站立手指可触及高度，如猿攀物般以双手抓握横竿，使两脚悬空，作引体向上 7 次。接着先以左脚背勾住横竿、放下两手，头身随之向下倒悬，略停后换右脚如法勾竿倒悬，如此左右交替各 7 次。

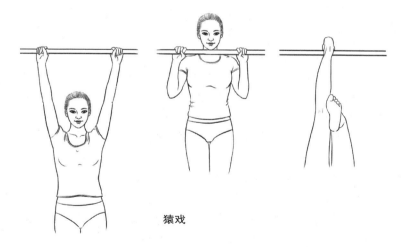

猿戏

5. 鸟戏：自然站式。吸气时跷起左腿，两臂侧平举，扬起眉毛，鼓足气力，如鸟展翅欲飞状。呼气时，左腿回落地面，两臂回落腿侧。接着跷右腿如法操作。如此左右交替各 7 次，然后坐下。屈右腿，

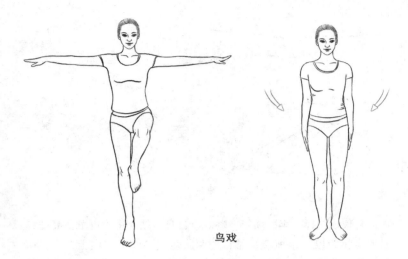

鸟戏

两手抱膝下，拉腿膝近胸，稍停后两手换抱左膝下如法操作，如此左右交替 7 次。最后，两臂如鸟理翅般伸缩各 7 次。

五禽戏是讲究形神合一的健身气功。它的呼吸方式非常有特点，就是要做到深长缓慢。因为动作要和呼吸方式配合起来，所以，五禽戏的动作是舒展缓慢的。同时，舒展缓慢的动作也可以帮助不太熟练的练习者慢慢地适应动作要与呼吸相配合的练功状况。这里，"调息"就是调整呼吸的意思。呼吸对于五禽戏功法动作的完成有着举足轻重的作用。在五禽戏当中主要有起势调息、引气归元和每两戏之间的侧举调息等。调息的目的是通过有意识地调整呼吸节奏，对练习者头脑中散乱的念头加以控制，使练习者的心神和气息紧紧地相依在一起，从而可以做到凝神定志。

1. 起势调息。这是五禽戏的预备势。做这个动作是为了调整呼吸、使练习者放松身心，尽快进入练功状态。进入练功状态比较慢的习练者，可以采用将意念守住呼吸或者守住劳宫穴的办法，目不斜视，心中没有其他杂事，然后将手臂动作与呼吸相配合，从而可以达到调整呼吸节奏的目的。如果能使呼吸达到细、匀、深、长，绵绵若存的状态，就能很快取得效果。

2. 引气归元。这是五禽戏的收势。此时，练习者已经做完了整套五禽戏，练功者会感到有一定的运动强度和运动量。然后练习者在练功意境中经过了五禽之间的一系列转换，所以在结束时要尽快回归到起始的自然放松状态。而通过引气归元的动作，就会把意念集中到丹田，然后再以动作配合呼吸，调匀气息，并且让肌肉、关节放松下来，这样就可以收功了。

3. 侧举调息。与起势调息和引气归元不同，侧举调息是出现在每两戏之间的，目的是在动作之间起到过渡作用，并推动五禽意境之间的转换，以此来调整呼吸、放松身体、承接下一式动作。所以，侧举调息的时候要心神宁静、全身放松、呼吸绵长。

身心放松，呼吸自然——易筋经的呼吸法

易筋经是一种内外兼练的导引、强身法，以强身壮力为主要目的的锻炼方法。其中，"易"指变易、活动；"筋"，泛指筋脉、筋骨；"经"，指常道、规范，连起来就是"活动肌肉、锻炼筋骨、调理经络、通畅气血"。

易筋经分为动功和静功两种，静功的练法，由于经历代传授，逐渐失真。目前人们练习的易筋经基本都是动功功法，采用站式，共十二式，每一式的呼吸都有讲究。下面为大家简单介绍一下。

预备式：身体正直站立，两脚并拢，手臂下垂于身体两侧。下颌微收，唇齿闭合，舌头自然平贴在上颚。百会虚领，双眼目视前方。

第一式：韦驮献杵

两臂曲肘，慢慢平举到胸前，作抱球势，屈腕立掌，指头向上，掌心相对。肩、肘、腕应在同一平面上，结合呼吸，做8~20次。

第二式：横担降魔杵

两足分开，脚掌踏实，膝盖微松；双手自胸前慢慢外展，至两侧平举；立掌，掌心向外；两目前视；吸气时胸部扩张，臂向后挺；

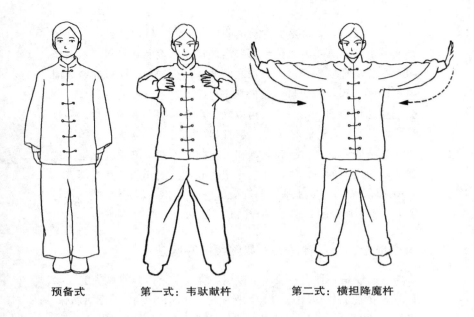

预备式　　　　　　　第一式：韦驮献杵　　　　　第二式：横担降魔杵

呼气时，指尖内翘，掌向外撑。做 8~20 次。

第三式：掌托天门

两脚分开，脚尖着地，脚跟提起；掌心向上，举过头顶；沉肩曲肘，仰头，眼观掌背。舌舔上腭，鼻息调匀。吸气时，两手上托，两腿下蹬；呼气时，全身放松，两掌向前下翻。收势，两掌变拳，拳背向前，缓缓收至腰部，拳心向上，脚跟着地。做 8~20 次。

第四式：摘星换斗势

右脚稍向右前方移动，与左脚形成斜八字；屈膝，提右脚跟，身向下沉，右虚步。右手高举伸直，掌心向下，头微右斜，双目仰视右手心；左臂曲肘，置于背后。吸气时，头往上顶，双肩后挺；呼气时，全身放松，再左右两侧交换姿势锻炼。做 5~10 次。

第五式：倒拽九牛尾势

右脚前跨一步，屈膝成右弓步。右手握拳，举到前上方，双目观拳; 左手握拳; 左臂屈肘, 斜垂于背后。吸气时, 两拳紧握内收, 右拳收至右肩, 左拳垂至背后; 呼气时, 两拳两臂放松还原为本势预备动作。再身体后转, 成左弓步, 左右手交替进行。随呼吸反复 5~10 次。

第六式: 出爪亮翅势

两脚开立, 两臂向前平举, 立掌, 掌心向前, 十指用力分开, 虎口相对, 两眼平视前方, 脚跟提起。两掌缓缓分开, 上肢平举, 立掌, 掌心向外, 脚跟着地。吸气时, 两掌用暗劲伸探, 手指向后翘; 呼气时, 臂掌放松。做 8~12 次。

第七式: 九鬼拔马刀势

脚尖相接, 脚跟成八字形; 两臂向前成叉掌立于胸前。左手屈肘由下往后, 成勾手置于身后, 指尖向上; 右手由肩上屈肘后伸, 拉住左手指。足趾抓地, 身体前倾, 如拔刀一样。吸气时, 双手拉紧, 呼气时放松。左右交换。做 5~10 次。

第八式: 三盘落地势

左脚左跨一步, 屈膝成马步。上体挺直, 双手叉腰, 再屈肘翻掌向上, 小臂平举; 稍停, 双手翻掌向下, 小臂伸直放松。动作随呼吸进行, 吸气时, 如托物状; 呼气时, 如放物状, 反复 5~10 次。

第九式: 青龙探爪势

双脚分立, 双手成仰拳护腰。右手向左前方伸探, 五指捏成勾手, 上体左转。腰部自左至右转动, 右手随之自左至右水平划圈, 手划至前上方时, 上体前倾, 同时呼气; 划至身体左侧时, 上体伸直, 同时吸气。左右交换, 动作相反。做 5~10 次。

第十式: 卧虎扑食势

右脚右跨一大步, 屈右膝下蹲, 成右弓左仆腿势; 上体前倾, 双手撑地, 头微抬起, 眼观前下方。吸气时两臂伸直, 上身抬高

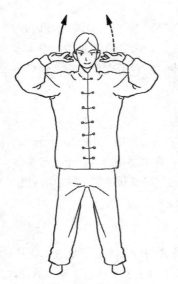 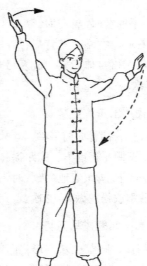

第三式：掌托天门　　　　第四式：摘星换斗势

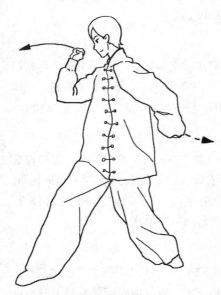 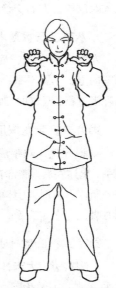

第五式：倒拽九牛尾势　　　第六式：出爪亮翅势

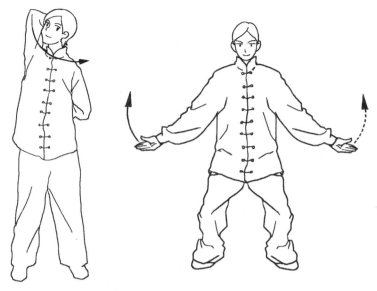

第七式：九鬼拔马刀势

第八式：三盘落地势

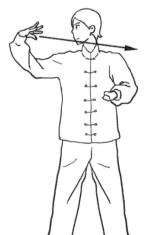

第九式：青龙探爪势

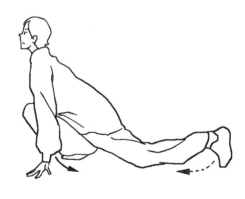

第十式：卧虎扑食势

并尽量前探；呼气时，同时屈肘，胸部下落，上身后收，蓄势待发。如此反复，5~10次后换左弓右仆脚势进行，动作如前。

第十一式：打躬势

两脚开立，脚尖内扣。双手仰掌缓缓向左右而上，用力合抱头后部，手指弹敲小脑后片刻。配合呼吸做屈体动作：吸气时，身体挺直，目向前视；呼气时，直膝俯身弯腰，两手用力使头探于膝间作打躬状，勿使脚跟离地。做8~20次。

第十二式：工尾势

两腿开立，双手仰掌由胸前徐徐上举至头顶，目视掌而移，身立正直；十指交叉，旋腕反掌上托，掌以向上，仰身，腰向后弯，目上视；然后上体前屈，双臂下垂，推掌至地，昂首瞪目。呼气时，屈体下弯，脚跟稍微离地；吸气时，上身立起，脚跟着地；如此反复21次。收功：直立，两臂左右侧举，屈伸7次。

自然呼吸有助于帮助练习者进入"松""静"的放松状态。练习者身体紧绷，时常忘记动作等是时有发生，如此往往会出现

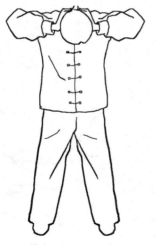

第十一式：打躬势

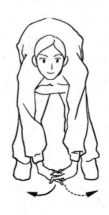

第十二式：工尾势

身心紧张的现象。因此，习练者要注意舒缓自己的紧张情绪，调整呼吸，慢慢地自然能做到身心放松，沉静合一的状态。

根据现代科学的观点来说，人体身心放松之后能够对大脑皮层和皮层下自主神经中枢及心血管系统起到有益的调节作用，并且能够按摩脏器，进而纠正机体的异常反应，调控自身生理机能。

同时，"身心放松"与"呼吸自然"还是不可孤立，是互相协调、相互促进的。以"气"来说，根据中医观点，人体正常生命活动的维持离不开气。只要真气充盈，就能保证经络畅通，五脏六腑得养，四肢百骸得润。而如果真气运行不畅，血液无法在经络里畅通而行，就不能够滋养身心。练功者要想达到气运畅通，必须做到心情清净安闲，排除杂念妄想，用这种"静"来促进"松"。练习易筋经时，身体放松又能促进心意宁静，更利于气机运行。

总之，在练习易筋经时，一定要注意身心放松、呼吸自然。进入身心合一的状态才能够养心、安神、调形、易筋。

呼吸吐纳，自然为好——八段锦的呼吸法

八段锦，中国古代流传下来的一种气功功法，体势动作古朴高雅，共由八节组成，故名"八段锦"，是我国古代劳动人民在养身、防病治病的实践中经验的总结和结晶，也是中国武术文化的一大重要组成部分。呼吸是八段锦功法中必不可少的一环。八段锦讲究形体、呼吸和意念的统一。

八段锦大体可分为坐式和站式两大类，坐式八段锦包括宁神静坐、手抱昆仑、指敲玉枕、微摆天柱、手摩精门、左右辘轳、托按攀足和任督运转八组动作。下面我们简单了解一下站式八段锦的基本动作与呼吸方法。

第一式：双手托天理三焦

两足分立，与肩同宽，含胸收腹，腰脊放松。头正平视，口齿轻闭，宁神调息，气沉丹田。双手自体侧缓缓举至头顶，转掌

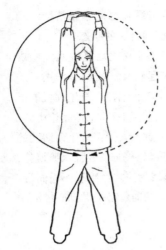

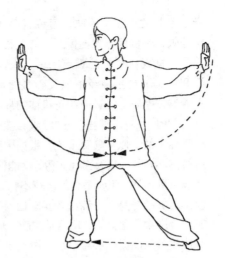

第一式：双手托天理三焦 　　　　　　　第二式：左右开弓似射雕

心向上，用力向上托举，脚跟随双手的托举而起落。托举六次后，双手转掌心朝下，沿体前缓缓按至小腹，还原。

第二式：左右开弓似射雕

左脚坐跨一步，蹲成马步，双手虚握于两髋外侧，自胸前向上划弧提于与乳平高处。右手向右拉至与右乳平高；左手捏剑诀，向左侧伸出，转头向左，视线通过左手示指凝视远方。稍停，随即将身体上起，顺势将两手向下划弧收回胸前，并同时收回左腿，还原成自然站立。左右调换练习六次。

第三式：调理脾胃须单举

自然站立，左手缓缓自体侧上举至头，翻转掌心向上，向左外方用力举托，同时右手下按附应。如此数次后，左手沿体前缓缓下落，还原至体侧。右手动作同左手，方向相反。连续数次。

第四式：五劳七伤往后瞧

两足分立，与肩同宽，双手自然下垂，宁神调息，气沉丹田。

　　　　《黄帝内经》养生智慧全书

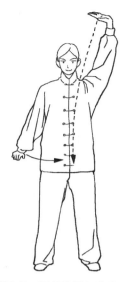

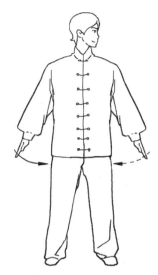

第三式：调理脾胃须单举　　　　　第四式：五劳七伤往后瞧

头部微微向左转动，两眼目视左后方，稍停顿后，缓缓转正，再缓缓转向右侧，目视右后方稍停顿，转正。如此六次。

第五式：摇头摆尾去心火

两足横开，双膝下蹲，成"骑马步"。上体正下，稍向前探，两目平视，双手反按在膝盖上，双肘外撑。以腰为轴，头脊要正，将躯干划弧摇转至左前方，左臂弯曲，右臂绷直，肘臂外撑，头与左膝呈一垂线，臀部向右下方撑劲，目视右足尖；稍停，随即向相反方向，划弧摇至右前方。反复六次。

第六式：两手攀足固肾腰

两足平开，与肩同宽。两臂平举自体侧缓缓抬起至头顶上方转掌心朝上，向上作托举劲。稍停，两腿绷直，以腰为轴，身体前俯，双手顺势攀足，稍停，将身体缓缓直起，双手右势起于头顶之上，两臂伸直，掌心向前，再自身体两侧缓缓下落于体侧。

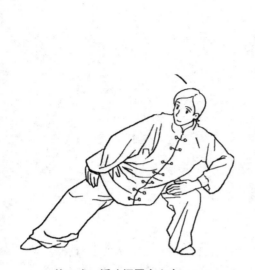

第五式：摇头摆尾去心火

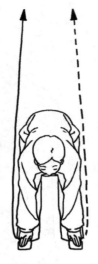

第六式：两手攀足固肾腰

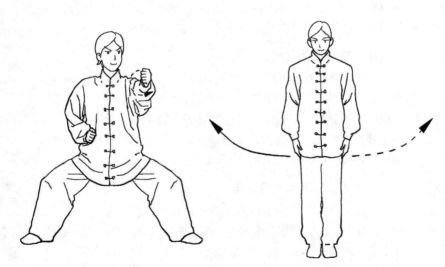

第七式：攒拳怒目增力气

第八式：背后七颠把病消

第七式：攒拳怒目增力气

两足横开，两膝下蹲，呈"骑马步"。双手握拳，拳眼向下。左拳向前击出，头稍向左转，两眼通过左拳凝视远方，右拳同时后拉。随后，收回左拳，击出右拳。反复六次。

第八式：背后七颠把病消

两脚并拢，两腿直立、身体放松，两手臂自然下垂，手指并拢，掌指向前。随后双手平掌下按，顺势将两脚跟向上提起，稍停，将两脚跟下落着地。反复六次。

在练习八段锦的过程中，自然的"呼吸吐纳"是十分重要的。所谓"呼吸吐纳"是呼吸的概念性术语，是指呼出体内废气，吸进清新的氧气。它是许多功法中必不可少的环节。呼吸吐纳解决的是气血平和、沟通经络的问题。只有呼吸平和了，练习者的动作才会熟练，才能使身体相关部位的肌肉和关节受到刺激，才能缓解气血阻滞的情况。同时，熟练的动作配合恰当的呼吸方式可以使经络畅通，全身血脉流动的循环加快。

对于八段锦功法的练习者而言，起步阶段，自然呼吸是最好的。因为练习者开始对于功法过程中的呼吸方法并不熟悉，如果强行练习，会使得自身出现呼吸气促，气血阻滞的情况，原来的健身目的就适得其反了。

当练习者初步熟悉后，可以根据功法中的呼吸方法进行练习，必须要注意的一点是呼吸必须和动作结合起来。

八段锦的呼吸方法是，采用逆腹式呼吸，同时配合提肛呼吸。具体操作是，吸气时提肛、收腹、负责呼吸的膈肌上升，呼气时膈肌下降、松腹、松肛。呼吸与动作结合时是动作一起一落，呼吸一吸一呼；动作一开一合，呼吸一吸一呼；动作一蓄一发，呼吸一吸一呼；在每一段主体动作中的松紧与动静变化的交替处，采用闭气。

因为每个人都存在个体差异，所以功法的动作幅度也有大小、长短之别。练习者要注意的是，用方法进行呼吸时，不要生搬硬套，要"顺其自然"。如果遇到气息不通畅的时候要注意调节。这样，经过一段时间的训练之后，练习者就能将动作与呼吸结合起来，练气功来才能灵活自如。

站桩功：导气下行，缓解慢性病

"要把骨髓洗，先从站桩起"，站桩是一种姿势，这种姿势能调动全身的气机，促进气血的流通。站桩既能保养心神，又能锻炼形骸；既能健强脑力，又能增长体力。可能很多人会认为，你说的站桩不就是蹲马步嘛，谁不会啊，哪有这么神奇啊。蹲马步是站桩的一种，站桩还有很多种类。大家可别小瞧了这个站桩，"万动不如一静，万练不如一站"。

人在年轻之时，一般下焦比较实，上焦比较虚，上焦是指心与肺，下焦是指肝与肾。上虚下实，元阳充足，头目清醒，人就充满了活力。这就像晴朗的天空一样，天上风轻云淡，地面绿树成荫。然而，到了老年，人会渐渐地变为下焦虚，上焦实。上虚下实，头轻脚重，人就会神清气爽；下虚上实，头重脚轻，人就会昏昏沉沉。所以，中医认为上虚下实是身体健康的标志，上实下虚则是病态的表现。

人为什么会上实下虚呢？这是因为气的流动不通畅了，气都集中在了上部，不下降了，上面当然实了，下面当然虚了。天地是个大宇宙，人体是个小宇宙，人体的法则遵循天地的法则。天地之间清气上扬，浊气下沉，人体之内也应该清气上升，浊气下降；人体之内上虚下实，天地之间也应该上虚下实。如果下面的地虚了，森林被乱砍滥伐，水土流失，那么，上面的天就变实了，沙尘暴会笼罩天空。

那么如何来改善这一状况呢？国家的政策是植树造林，让下面先实起来，下面实了，上面自然就虚了。中医养生的道理也一样，要让上焦的心肺之气降下来，先要让下面的肝肾之气充实起来。

　　《黄帝内经》养生智慧全书

方法之一就是站桩。站桩站桩，关键是一个桩字，桩就是要让身体的下半部分稳定下来，要有生根之感。你一动不动地站在那里，头顶天，脚踏地，身体先有了根，体内的气才会自动地慢慢回归原位，该上升的上升，该下降的下降，清气上升，浊气下降，时间一长，身体就恢复到上虚下实的状态。这就好比一杯浑浊的水，你越搅动，它越浑浊，你让它静止不动，轻的东西就会往上浮，重的东西就会往下沉，不一会儿，你就能看见一杯清澈见底的水。

　　站桩时曲肘抬臂、屈膝下蹲，其目的就是让身体重心下降，使下面充实，下面充实了，肾精就会充实，肾精充实了，宗气运行通畅，心肺之气下降，肝肾之气上升，这样一来，人就进入了上虚下实的状态，就能健康长寿。《黄帝内经》对站桩有具体的论述："把握阴阳，呼吸精气，独立守神，骨肉若一，故能寿蔽天地……"

　　千百年来的实践证明，站桩是补充元气最好的方法之一。元气充满以后，人就会身强力壮，具有抵抗一切疾病的能力。许多身体健康的人长期站桩，他们都享有高寿。而一些体弱多病之人，通过站桩，一样从中获益。站桩不仅可以疏通经络，调和气血，使阴阳相交，加速新陈代谢，还可以加强各脏器、器官以至细胞的功能，对许多慢性病都有很好的疗效，如高血压、心脏病、糖尿病、肥胖症、高脂血症、痛风等。

　　在这里给大家介绍的是一种最基本的站桩补气法。在练习站桩前，应排空大小便，并把衣扣腰带松开，而且饭前、饭后一小时不宜练习。

　　（1）脚：两脚呈内"八字"形站立，两手抬至胸前，两脚站得不能太宽，脚跟比肩稍宽一些，脚尖和肩宽度差不多。

　　（2）头：头要正，百会上领，下颌微收。口微微闭，舌抵上腭，神情平静。目光平视，自然呼吸，全身放松。使周身上下气机平衡、和畅。

　　（3）手：手指自然舒张，中间仿佛有一个气球，两手要小心翼翼地捧着它、抱着它，两臂圆撑，和身体环抱成半圆形，手的位置开始时可以放低一点，以后再慢慢上升，但两手高不过肩，低不过脐。

（4）肩：肩部放松，不能绷紧，不能端肩膀。肩膀要很自然地耷拉着，往下松。这时锁骨、胸部有点沉，所以肩下松时还要往两侧外撑。有的人站桩时间一长就身上流汗，两手冰凉，原因就是肩肘没放松，气运行受阻。因此，在练习站桩前要把肩膀抖搂抖搂，放松地前后转一转。

（5）膝：膝盖微屈，膝盖不能过足尖，大腿根部空虚，呈似坐非坐状态。

（6）身体：上身挺直，不能塌腰翘臀。胸部微含，把背拉直。腹部放松微回收。会阴上提，尾闾下垂指向地面。会阴往上提，气就能往上升，配合着百会上领，这样上下气机连成了整体，气机平衡，内蕴充足，才能显现出"站如松"的挺拔英俊、内气浑厚的姿态。体内气机充足、通畅了，身形自己会往下矮。下矮时膝盖不能过脚尖，这样站桩既出功夫又长力气。但是一定要注意尾闾下垂，否则体内的气只上不下，气机上涌，失去平衡会导致血压升高。

常打太极拳，松活筋骨又延年

太极拳适合任何年龄、性别、体形的人练习，它对人体健康的促进作用是综合而全面的。长期坚持练习太极拳，对于防病抗衰、益寿延年有着不可估量的作用。著名中医吉良晨说："太极拳是个宝。养生保健，我向人们首推太极拳。"

练太极拳，必须懂得很多基本功，做到"放松""气道通畅"。肺主一身之气，肺气调则周身气行，故练功必须令肺气顺，不可使气道结滞，所以说练拳不可闭气、使力，要以放松、沉气为主，并配合呼吸、开合等。这些要求使得练太极拳的人们在练拳过程中注意放松并调整呼吸，每次练习后心情舒畅、精神饱满，而且身体微微出汗，促进体内新陈代谢，起到祛病强身的健身功效。具体而言，太极拳有以下功效：

（1）腰为一身之主宰，两足有力，下盘稳固，虚实变化，皆由腰转动，故曰："命意源头在腰际。"练太极拳时，腰的转动幅度大，带动胃、肠、肝、胆、胰做大幅度转动。同时，深、长、细、匀的呼吸，横膈肌活动范围的扩大，对于肝、胆起到按摩作用，可以消除肝脏瘀血，可改善肝功能。同时，加强胃肠的蠕动，促进消化液的分泌，进而改善整个消化系统，对治疗胃肠方面的慢性疾病，效果非常明显。

（2）太极拳是哮喘患者治疗和康复的最好方法之一。用太极拳治疗哮喘时，锻炼者两臂、手腕、肩、背、腹等全身肌肉都放松，柔和的动作会使人感到轻松愉快、心情舒畅，从而使哮喘病人情绪稳定；神经系统的兴奋和抑制过程得到很好的调节，有助于减轻或避免哮喘发作。常打太极拳对保持肺组织的弹性、胸廓的活动度、肺的通气功能，以及氧与二氧化碳的代谢功能均有积极的影响。

（3）太极拳加大人体下部运动量，有利于避免上盛下衰的"现代病"。人一旦年过四十，肝肾易亏，犹如根枯而叶黄。浇水灌肥应从根部着手，滋肝补肾，乃是养生保健的秘诀。除了服用一些食品和药品外，重要的是加强人体丹田部位和下肢的运动。因为人体丹田与命门之间（即小腹部位），正是人体吸收的各种营养转化为精血最关键、最根本的部位，所以增强小腹、腰、裆部位及下肢运动正是促进人体消化吸收和气血循环运行的最基本的环节。腰脊和腿部强健，自然血脉流畅，精神旺盛，长久不衰，从而消除或避免"上盛下衰"诸症。

所谓"上盛下衰"是中医术语，指的是老人肝肾两亏、阴虚阳浮而出现的血压升高、心虚失眠、畏寒怕冷、四肢发凉、食滞便秘等综合征。患者看上去红光满面，并无病容，但因下元虚亏，两脚发软，走路时间一长，足后跟痛，膝关节发硬，腰酸背疼，浑身乏力。

此外，练太极拳还有利于人的心理健康，能够消除烦闷、焦虑、孤独和忧郁，对有心理障碍的人来说是一味难得的良药。

老年人练气功可减少疾病的发生

无论是预防还是治疗，或者只是日常的保健，比起有毒副作用的药物来讲，气功不失为老年人的首选。

1.练气功能延缓人体脏器的衰老

人到中年脏器开始衰老，人到老年脏器老化或发生病变，其中一个主要原因是血液循环受阻。例如胆固醇高、血脂高、血液黏稠度高、血管粥样硬化等均可造成动脉硬化、血循环不畅等，这些都属于祖国医学中气滞血瘀的范围。练气功可以降低人的血液黏稠度、降低胆固醇、血脂，可以增强人体内脏的功能，延缓人体脏器的衰老。

2.练气功能提高人的免疫能力

练气功到一定程度，口中津液增加，唾液中含多种免疫细胞，能增强人的免疫力。经过科研检测发现，练气功的人与不练气功的人相比，血液中各种免疫细胞增加，人体免疫能力增强。这些实验可以证明，人通过练气功能减少感冒、感染和老年疾病发生是有科学根据的。

3.练气功能通经络排病气

不少练气功者都有过气冲病灶的反应，例如有头痛的患者，练功中气通经络时会感到病处有胀、跳等感觉，经络通时有人会明显感到一股暖流沿经络走向通过，从此头痛症消失了。长期练功的没有疾病的人在用仪器（经络探测仪）测试时比不练气功者或有病的人经络要畅通得多，这说明练功可以使经络更畅通。有病的人经络不畅通的部分多，通过练功可以逐步使经络逐渐畅通，这样人就会痊愈。

第五章

《黄帝内经》对症养五脏六腑

第一节
善调五脏六腑，抓住养生的重点

五脏有神明，相生亦相克

前面我们提到了五行五脏的相对应关系，也说到了这种对应关系在中医养生上的运用价值。其实，除了在各脏器间存在这种五行相生克的关系，在身心互动方面，这种五行关系同样具有运用价值。比如，木是肝，肝的神明是"魂"，火是心，心的神明是"神"。木生火，木如果强大的话，也就是肝气很旺的话，那么这个人头脑就很清楚，人就很有理智，所以一个人有没有理智跟他的肝好不好有关系。一个人有没有志向和智慧要看他的肾好不好，有些人没有远大的志向，实际上说明他的肾精不足。在中医里，魄是肺的神，神就是精气足的外在表现。而魄力就关系到肾。在中医看来，我们的力量都来源于腰、肾，所以有魄力指的是肺和肾两个脏器的精气都非常足，所以做事才能气壮山河，才能出大手笔。

腑脏顺安工程的核心部分就是中医学中的脏腑经络学说，因为人是一个有机的整体，五脏六腑之间各有专司，又互相依存、相互制约、相互协调。而且在五脏与形体外窍之间，五脏与情志活动之间都有密切的联系。所以五脏之健康与脏腑之间生理功能的平衡协调，是维持人体内外环境相对恒定的关键所在。同时保持良好的情志状态又能稳定五脏六腑的正常活动，不同的情志异常，会导致相应的脏器气血运行异常，最终引起病理反应。现代医学也证实了生气、暴怒这些情绪的变化，会引起人体内分泌的相应反应，进而给机体带来影响。

脏腑平衡，激发人体自我修复潜能

在中医看来，人体是一个完整的小天地，它自成一套系统，有自己的硬件设施、故障诊断系统和自我修复系统等。如果把人体比喻成一部机器，当它的某些部位或者零件被破坏时，它可以自动调整各种功能对受到损害的部位或零件进行修复，这就是人体神奇的自愈力。

自愈力就是人体的自我修复能力。举一个最简单的例子，切菜的时候，不小心把手划了一个小口，运行到此处的血液就会溢出。由于血液运行出现局部中断，就有更多的血液运行于此，由此促使伤口附近细胞迅速增生，直至伤口愈合。增生的细胞会在伤口愈合处留下一个疤痕。整个过程不需要任何药物，这就是人体自愈能力的一个最直观的表现。

这也体现了中医的一个治病理念："三分治、七分养"。中医不主张过分依赖药物，因为药物不过是依赖某一方面的偏性来调动人体的元气，来帮助身体恢复健康。但是，人体的元气是有限的，如果总是透支，总有一天就没有了。而我们要活下去，依靠的就是体内的元气，元气没有了，再好的药也没用了。所以，生病了不用慌张，人体有自愈的能力，我们可以充分地相信它，用自愈力把疾病打败。

但是，这并不意味着人体有了自愈力，我们就可以完全放心了，生病了不找医生、不吃药、不打针，而且该吃冷饮时吃冷饮、该熬夜时熬夜，如果这样的话，病怕是永远都好不了。应该怎么做呢？我们应该配合人体自愈力开展工作，每天按时吃饭，早睡早起，适当地锻炼，保持愉悦的心情。使人体的五脏六腑、经络、气血的功能得到正常的发挥，这样才能保证体内的元气充足，只有元气充足了，病才能痊愈。

在决定元气的这几个方面里，协调五脏六腑的平衡尤为重要。脏腑之间具有互相支持和协同作战能力，从而使得全身阴阳协调，维持整体的健康状态。比如肝属木主升，肺属金主降，它们间的协调运用使人体气机有升有降，达到平衡。如果其中一个功能失调，人体气机的升降就会失去平衡，导致阴阳不调、清气不升、浊气不降，人体就会生病。因此，可以说五脏六腑的协调能力决定了人体自我修复潜能的大小。

那么我们应该如何来协调五脏六腑使它们达到平衡状态呢？可以从两方面入手，一是"扶正"，二是"纠偏"。"扶正"就是扶正固本，养成健康的生活习惯，饮食有度、起居有常，也就是中医所说的"饮食法地道，居处法天道"。顺应大自然的规律去生活，使邪气不内侵，维护脏腑的本性不受破坏。"纠偏"就是当脏腑间偶有失和，要及时予以调整，以纠其偏差，五脏六腑在运作中难免会出现一些小毛病，如果不及时调节，最终可能酿成大的疾病。人体是一个和谐的整体，内在脏腑的问题都会表现在身体表面，我们要时常关照自己的身体，以便及时发现问题，利用饮食调节或经络按摩等手段，把"开小差"的脏腑重新纳入正常的运作轨道上来。"邪去正自安"，只要在疾病的早期及时控制，祛除致病因素，就算脏腑稍受损伤，也可以依靠自愈能力重新达到平衡状态。

如果把人体比喻成一个国家，自愈力就好比这个国家的国防军。国家要强大，必须使自己的国防军先强大，如果单纯依靠外来军队（吃药、打针）来帮助你打败敌人（疾病），很可能会导致亡国的悲剧出现。要强大人体的自愈力，也要从人体内部着手，协调五脏六腑的功能，只有脏腑达到了平衡，人体才能释放真正意义的自愈潜能，从而达到祛病、治病的目的。

养好脏腑气血，长寿并非难事

"福如东海长流水，寿比南山不老松"常常是人们相互之间最美好的祝愿。从古代帝王的长生不老梦到现代人对健康的孜孜以求，长寿堪称是一个比钻石更久远的话题。虽然如今我们知道了长生不老是不可能的，但"尽天年而去"还是我们一直追寻的目标。那么长寿究竟由什么来决定呢？

《黄帝内经》中有"寿夭论"："人之寿夭各不同，或夭或寿，寿者身心健康，年益寿延；夭者形神不保，病多寿折。"其中还提出，五脏六腑的气血盛衰是决定人之寿夭的根本因素，人体衰老的进程与脏腑强弱状况直接相关。人体衰老的征象是脏腑机能衰退的表现。在《素问·上古天真论》和《灵枢·天年》等篇中都有论述，如齿发脱落、筋骨懈惰、健忘、耳目失聪属于肝肾衰退；肺萎无力、身体沉重是由脾胃功能衰退导致的。总而言之，是五脏六腑的衰竭导致了衰老的发生与发展。而在五脏衰竭中，尤以脾肾衰竭为主。

肾为人体的"先天之本"，肾气作用于生命过程的始终，人体的生长发育生殖衰老与肾气的盛衰呈正相关性，肾气的强弱制约着人体脏腑气血的盛衰变化，决定个体生命的衰老速度。因此，衰老多表现为齿、骨、发、耳等肾所主形体官窍的衰退，这正是肾精衰竭的征象。

与肾精衰竭同等重要的是脾胃的衰竭。脾胃同居中焦，是气血化源、气机升降的枢纽，同为人的"后天之本"。因此，《黄帝内经》认为脾胃之气衰竭也是影响人体寿命的重要原因。脾胃机能减退，则肾气无以补益，脏腑无以充养，机体气血衰少，抗病能力下降，则会产生各种疾病，加速人体衰老。

由此可见，五脏六腑既是人的"先天之本"，又是人的"后天之本"。脏腑的气血状况对人如此重要，那么它们的盛衰又是由什么决定的呢？中医认为主要受到先天和后天两个因素的影响。

首先是人的先天禀赋。它可以直接影响到脏腑的气血强弱。每个人都是由父母之精阴阳交感结合而生，要受到父母的精气强弱的影响。而且妊娠阶段是胎儿脏腑组织发育的时期，母体营养状况、情志状况、外感邪气等都可能通过气血影响胎儿。因此，女性在孕育胎儿的过程中一定要多加注意，饮食的平衡、心情的平舒等都要保证，以免给孩子的将来造成影响。

其次是后天的调养。即使你的"先天之本"不够强，后天加以调养一样能够长寿。中医讲养生就是一种健康的生活习惯，衣食住行等都要"法于阴阳、合于术数"，也就是要"饮食有节、起居有常、不妄作劳"等，只要能够顺应自然规律去养护脏腑，就能够保证脏气安定、神气内守而不外泄，气血强盛终尽天年。

从梦境中查脏腑的兴衰

我们都知道周公解梦，就是根据梦的内容来推测未知的事，这是不是迷信我们暂且不论，但是根据梦的内容来判断身体状况是古已有之的，只不过往往不被人们重视。

在中国的传统文化中，梦被称作"五脏的附体"，能够反映脏器的虚实盛衰。《黄帝内经》中就有关于梦对健康的预兆意义的论述，大意是：如果肺气虚，就会梦见白色怪物，见人就杀；如果肾气虚，就会梦见船沉，人浮水中，心生恐惧；如果肝气虚，则会梦见草木阴森，人伏在树下不敢起来；如果心气虚，多会梦见被火烧灼；如果脾气虚，则会梦见吃不饱饭；如果阴气盛，就会梦见在大水中惊恐逃窜；如果阳气盛，则会梦见大火烧身；如果阴阳都盛，则会梦见刀光之灾；饥饿时，会梦见食物；吃得太饱，就会梦见扔东西，等等。

中医则认为：七情分属于五脏，怒为肝志，思为脾志，悲（忧）为肺志，恐（惊）为肾志。因此，梦怒即为肝气盛，梦恐为肾气虚，梦哭为肺气虚，梦笑为心气盛，梦歌为脾气盛。西方医学在梦对健康的预兆意义方面也有研究，认为：梦是大脑部分高级神经活动在睡眠状态下的持续，可分为生理性（良性梦）及病理性（噩梦）两大类。良性梦是白天的所思所想在大脑皮层上留下的痕迹，可起到平衡心理、缓解压力的作用。噩梦往往是体内潜伏性病灶产生的信息，是疾病向大脑发出的信号，对人体的健康有一定的预报作用。最近的研究表明：心绞痛发作前，病人会噩梦不断，还伴有呼吸加快、心率增速、血压升高及情绪激动等反应；心血管性疾病（诸如冠心病、心肌梗死等）发作前病人也多惊恐噩梦；有消化系统疾病的患者则常常梦见大快朵颐；精神疾病患者则经常在梦中哭泣，还会梦游，等等。

梦对健康的预兆却是有科学依据的。早晨醒来，如果对晚上的梦还有印象，不妨对应做身体相关脏腑的检查或自测，可能会有意想不到的发现。由此可见，身体是多么富有灵性，它对自己的变化了如指掌，即使人们个体无法及时了解这些变化，它也会通过疲劳、疼痛等感觉来提醒大家，而且对于一些不易察觉的疾病，它还会在梦中与大家交流，用一种近似幻觉的形式告诉大家，哪个部位需要你的关注。

五脏养护绝招——五音应五脏

让五脏听音乐？是不是从来没有听说过？其实这不是现代的新生事物，中医的经典著作《黄帝内经》两千多年前就提出了"五音疗疾"的理论。《左传》中说，音乐像药物一样有味道，可以使人百病不生、健康长寿。古代贵族宫廷配备乐队歌者，不纯为了娱乐，还有一项重要作用是用音乐舒神静性、颐养身心。

古代的音乐有五个音：宫、商、角、徵、羽。从中医五行理论来看，这五音分别对应土（宫）、金（商）、木（角）、火（徵）、水（羽），而五行与五脏相对应：脾主土、肺主金、肝主木、心主火、肾主水。中医认为"百病生于气"，情志对人的健康有很大影响，音乐可以感染、调理情绪，进而影响身体。在聆听音乐的过程中，曲调、情志、脏气共鸣互动，可以达到动荡血脉、通畅精神和心脉的作用。这就是"五音疗疾"的基本原理。

另外，在繁体字中，樂、藥、療三字同源，由此也可看出音乐与药物、治疗具有天然的联系。音乐可以舒体悦心、流通气血、宣导经络，与药物治疗一样，对人体有调治的作用。音乐还有归经、升降浮沉、寒热温凉等功能，符合中草药的各种特性。演奏音乐需要使用不同的配器、节奏、力度、和声等，彼此配伍，如同中药处方中有君臣佐使的区别一样。

用音乐治疗，也有正治、反治。让情绪兴奋者听平和忧伤的乐曲，让情绪低落的人听欢快轻松的乐曲是最常用的方法，这属于反治。正治就是让乐曲与情绪同步，帮听者宣泄过多的不良情绪，例如以如泣如诉的乐曲带走悲伤、以快节奏的音乐发泄过度兴奋的情绪等。

1.心气要平和，就听《紫竹调》

心脏是我们身体里的"君主之官"，掌控着精神和血液循环，它需要一刻不停地搏动，这完全符合心属火的特性。然而，现实生活的压力、不断减少的睡眠……这些无一不在伤害我们的心脏，很容易造成心脏系统的不适，导致失眠、心慌、心胸憋闷、胸痛、烦躁、舌尖部溃疡等疾病。

在五音中，徵音属心，相当于简谱中的"5"。徵调式乐曲热烈欢快，活泼轻松，构成层次分明、性情欢畅的气氛，具有"火"的特性，可入心。

适合心的最佳曲目是《紫竹调》。在这首曲子中，运用属于火的徵音和属于水的羽音配合很独特，补水可以使心火不至于过旺，补火又可使水气不至于过凉，利于心脏的功能运转。

欣赏《紫竹调》的最佳时间是在晚上9点到11点之间。中医最讲究睡子午觉，所以一定要在子时之前就让心气平和下来，然后平静入睡，过早过晚听都不太合适。

2.肝气要练达，就听《胡笳十八拍》

肝比较喜欢爽朗、豁达。我们如果长期被一些烦恼的事情所困扰，肝就会使体内本该流动的气处于停滞状态，时间一长，就会逐渐消耗肝的能量，产生抑郁、易怒、乳房胀痛、口苦、痛经、舌边部溃疡、眼部干涩、胆小、容易受惊吓等种种不适。

在五音中，角音属肝，相当于简谱中的"3"。角调式乐曲有大地回春、万物萌生、生机盎然的旋律，曲调亲切爽朗，有"木"之特性，可入肝。

最适合肝的乐曲是《胡笳十八拍》。肝顺需要木气练达，这首曲子中属于金的商音元素稍重，刚好可以克制体内过多的木气，同时曲中婉转地配上了较为合适的属于水的羽音，水又可以很好地滋养木气，使之柔软、顺畅。

欣赏这首乐曲应该在晚上7点到11点之间，这是一天中阴气最重的时间，一来可以克制旺盛的肝气，以免过多的肝气演变成火，另外可以利用这个时间旺盛的阴气来养肝，使之平衡、正常。

欣赏乐曲的过程中，还可以准备一杯绿茶，里面少放一些白茶，起到梳顺肝气的作用。

3.脾气要温和，就听《十面埋伏》

中医认为，脾胃为后天之本，我们吃的食物都要经过脾胃的消化吸收，才能转化成能量供应给各个脏器。暴饮暴食、五味过重、思虑过度等都会让我们的脾胃承受过重的负担，而出现腹胀、便稀、肥胖、口唇溃疡、面黄、月经量少色淡、疲乏、胃或子宫下垂等症。

在五音中，宫音属脾，相当于简谱中的"1"。宫调式乐曲风格悠扬沉静，淳厚庄重，如"土"般宽厚结实，可入脾。

适合脾的乐曲是《十面埋伏》。脾气需要温和，这首曲子中运用了比较频促的徵音和宫音，能够很好地刺激我们的脾胃，使之在乐曲的刺激下，有节奏地对食物进行消化、吸收。

欣赏这首曲子可以在进餐时以及餐后一小时内，沏上一杯黄茶，略加少量红茶相伴，可以温和地调节脾胃功能，效果不错。

4.肺气要滋润，就听《阳春白雪》

我们的生命一时一刻都离不开呼吸，肺就是管理呼吸的器官，全身的血液里携带的氧气都要通过肺对外进行气体交换，然后输送到全身各处。正因为肺和外界接触频繁，所以污染的空气、各种灰尘、致病细菌等会引发很多肺部疾病，常见的咽部溃疡疼痛、咳嗽、鼻塞、气喘、容易感冒、易出汗等，都属于肺的问题。

在五音中，商音属肺，相当于简谱中的"2"。商调式乐曲风格高亢悲壮、铿锵雄伟，具有"金"之特性，可入肺。

适合肺的最佳曲目是《阳春白雪》。肺气需要滋润，这首曲子曲调高昂，包括属于土的宫音和属于火的徵音，一个助长肺气，一个平衡肺气，再加上属于肺的商音，可以通过音乐把你的肺从里到外彻底梳理一遍。

欣赏这首曲子可以在下午3点到7点之间，太阳在这个时间段里开始西下，归于西方金气最重的地方，体内的肺气在这个时段是比较旺盛的，随着曲子的旋律，一呼一吸之间，可以彻底滋润肺气。沏上一杯白茶，里面少放一些红茶和黄茶，可以起到生补肺气，同时清除肺中杂质的效果。

5. 肾气要蕴藏，就听《梅花三弄》

肾为先天之本，我们先天的元气和后天的精气都要储存在肾中，一旦身体中的哪个器官缺少足够的能量，就要从肾里往外调。由于现代人不健康的生活习惯，大多数人的肾总是处于虚的状态。常见的肾部疾病包括面色暗、尿频、腰酸、性欲低、五更泻等。

在五音中，羽音属肾，相当于简谱中的"6"。羽调式乐曲风格清纯，凄切哀怨，苍凉柔润，行云流水，具有"水"之特性，可入肾。

适合肾的最佳曲目是《梅花三弄》。肾气需要蕴藏，这首曲子中舒缓合宜的五音搭配，不经意间运用了五行互生的原理，反复、逐一地将产生的能量源源不断输送到肾中。一曲听罢，神清气爽，倍感轻松。

欣赏这首乐曲应该在上午7点到11之间。这段时间是气温持续走高，体内的肾气也处于上升阶段，此时可以用属金的商音和属水的羽音搭配比较融洽的曲子促使肾中精气隆盛。欣赏乐曲时，可以备上一杯黑茶，水里面少放一些白茶，起到五行相生的效果。

五脏护养第一功法——五行掌

五行掌是山西五台山流传下来的养生祛病功法，其原理就是中医五脏五行相对应理论。五行掌包括预备活动和推、拓、扑、捏、摸五种功法，可根据病症选练相应功法，也可按顺序全套练习。五行掌动静兼练、刚柔相济、虚实变换、松紧相辅、运动全面。具体功法如下：

首先要做功前预备活动。要宽衣松带，全身放松；轻轻叩齿36次，舌在口内搅动36次；分3次吞津，以意念送至脐下丹田处；以手指梳头数次，双掌相对搓热，然后干洗面36次。五种功法的做法是：

1. 推法

属木，与肝相应，默念"嘘"字。站立，两足平行，与肩同宽，两膝微屈，两臂下垂，屈腕，掌心向上，指尖相对，靠近小腹；以鼻缓缓吸气，意念暗示清气从两足大趾沿大腿内侧的肝经上升至两胁；与此同时，两手如托物状，缓缓上移，至胸前与肩平行时吸气尽；随呼气默念"嘘"字，暗示浊气尽出，清气由两胁沿肝经降至足大趾；同时反掌，掌心向前，指尖向上，随呼气双手缓缓向左前方推出，左脚随之向左前方迈出一步，呈弓步，重心在前屈的左腿上，右腿伸直；至呼气尽时反掌，掌心向上，指尖相对，向下收回到小腹前，同样伸左腿屈右膝，重心后移至右腿上，再开始吸气，如此反复5~10次，收回左腿；再换右脚向右前方迈出一步，并重复5~10次。

做推法时，动作宜缓慢，配合柔和自然的呼吸，目光注视双手，屈腕稍用力，使指尖有麻酥酥的得气感，意念暗示气血沿肝经循行路线升降，吸气时大趾微微上翘，容易得气。

2. 拓法

属火，与心相应，默念"呵"字。预备姿势及动作基本同推法，但吸气时暗示清气从小指内侧沿心经路线至胸中；呼气时默念"呵"

字，暗示浊气尽出，清气沿心经散至小指，同时，推出的双掌如拓碑帖状，由左向右缓缓移动，至呼气尽时，直腰双腿下蹲，掌心向上，指尖相对，双手向下收至小腹前；再开始吸气如初，并重复5~10次；收回左腿，再出右腿，从右向左拓，也重复5~10次。

做拓法呼气时，除默念"呵"字外，要意守掌心劳宫穴和小指尖内侧的少冲穴，并使手指伸直用力上翘，以产生酥麻的气感，腰要正直，躯干随双手左右升降做圆运动。

3. 扑法

属土，与脾相应，默念"呼"字。预备姿势同推法；随吸气左腿屈膝，尽量上抬大腿，足尖向下，暗示清气从足大趾内侧沿腿内侧的脾经上升至腹部；同时左手屈肘，掌心向上，五指并拢自然微屈，以肘为轴，从小腹右侧向上、向左画弧运动，至与视线平时，吸气尽，掌心转向面部。

随呼气默念"呼"字，暗示浊气尽出，清气沿大腿内侧的脾经下降；同时左脚向前迈出一步，左掌转向前方，向左、向下画圆，降至小腹前，又反掌向上，叠于右手背下；再吸气时，换右手右腿，动作同开始，如此交替做5~10次，再后退做5~10次。做扑法时，手、眼、头、腿、呼吸、意念要配合好。

4. 捏法

属金，与肺相应，默念"丝"字。左脚向左前方迈一大步，呈弓步，左臂向左前方伸，掌心向上，五指收拢如捏球状；右臂抬起，向后屈肘垂腕，掌心向下，五指亦如捏物状，屈肘40度左右，手置胸前，使肩、肘、手相平；随吸气，伸左腿，屈右腿，重心右移，臀向后坐；左臂屈肘收回，右臂在左臂上方向左前方伸出，两掌相对经过后，双双反掌，左掌向下，右掌向上；同时，暗示清气从拇指经臂内前缘的肺经吸入肺中；随呼气，左臂向前伸出，右臂屈肘收回，腿也呈前弓后箭，重心移向左前方，同开始动作；同时默念"丝"字，暗示浊气尽出，清气沿肺经散至拇指；如此反复5~10次后，再换右臂右腿向右前方迈出，也往复 5~10 次。

做捏法时，动作应缓慢轻柔，身躯前后移动，而胸腰则左右扭转，以扩大肺活量。

5. 摸法

属水，与肾相应，默念"吹"字。左脚向左前方迈一大步，呈前弓后箭步，两臂自然下垂，肘微屈，掌心向下，指尖向前，置于小腹左前方平脐；随吸气，双手由左向右、向后收回，做画圆的抚摸动作，收至右下腹时吸气尽；同时左腿伸直，右膝屈曲，重心后移至右腿上，左足尖微微上翘，足跟着地，暗示清气从足心涌泉穴沿大腿内侧的肾经上升至腰部两肾；随呼气默念"吹"字，暗示浊气尽出，清气沿肾经降至涌泉穴；同时双手向左，向前摸出，意守掌心，手指微微上翘，以产生气感；同时屈左膝，伸右腿，重心前移至右腿上；呼气尽时，再开始做前面的动作；如此反复做 5~10 次，再换右腿向右前方迈出，亦做 5~10 次。

做摸法时，双掌与地面平行画圆，如磨豆腐一般，高不过脐，腰部随呼吸及双掌动作转圈，躯干要保持正直，这可加强对肾俞等穴的意守。

以上动作虽然简单，却能使脊椎和上下肢各关节都得到充分活动，使五脏六腑得到保养。因此，五行掌既可用于五脏保健，也可用于康复医疗，其应用范围是很广的，可作为辨证施功的基本功法。

第二节

心脏养生：心平病不欺，养心则寿长

心为五脏之首，养护君主之官

《黄帝内经》把人体的五脏六腑命名为十二官，而心为君主之官。网上曾流行这样一段俏皮话：人体的五脏中，肾有两个，坏了一个还有一个；肝脏、肺脏也都有两叶；唯独心只有一个，昼夜不停地工作，至为宝贵，也最辛苦。

《黄帝内经》对心脏是这样描述的："心者，君主之官。神明出焉。故主明则下安，主不明，则一十二官危。"君主，是古代国家元首的称谓，有统帅、高于一切的意思，是一个国家的最高统治者，是全体国民的主宰者。把心称为君主，就是肯定了心在五脏六腑中的重要性。

现代医学认为，人的精神、意识、思维活动属于大脑的生理功能，是大脑对外界客观事物的反映。但是，中医学从整体观念出发，认为人体的精神、意识、思维活动是各脏腑生理活动的反映，因此把神分为五个方面，分别与五脏相应。故《黄帝内经·素问》说："心藏神、肺藏魄、肝藏魂、脾藏意、肾藏志。"人体的精神、意识、思维活动，虽然与五脏都有关系，但主要还是归属于心的生理功能。

所谓"心藏神"，是指精神、思维、意识活动及这些活动所反映的聪明智慧，它们都是由心所主持的。心主神明的功能正常，则精神健旺，神志清楚；反之，则神志异常，出现惊悸、健忘、失眠、癫狂等症候，也可引起其他脏腑的功能紊乱。另外，心主神明还说明，心是人的生命活动的主宰，统帅各个脏器，使之相互协调，共同完成各种复杂的生理活动，以维持人的生命活动，如果心发生病变，则其他脏腑的生理活动也会出现紊乱而产生各种疾病。因此，以君主之官比喻心的重要作用与地位是一点儿也不为过的。

心的第二大功能就是主管血脉，它包括主血和主脉两个方面。全身的血，都在脉中运行，依赖于心脏的推动作用而输送到全身。脉，即血脉，是气血流行的通道，又称为"血之府"。心脏是血液循环的动力器官，它推动血液在脉管内按一定方向流动，从而运行周身，维持各脏腑组织器官的正常生理活动。中医学把心脏的正常搏动、推动血液循环的这一动力和物质，称之为心气。另外，心与血脉相连，心脏所主之血，称之为心血，心血除参与血液循环、营养各脏腑组织器官之外，又为神志活动提供物质能量，同时贯注到心脏本身的脉管，维持心脏的功能活动。因此，心气旺盛、心血充盈、脉道通利，心主血脉的功能才能正常，血液才能在脉管内正常运行。

在生活中，人们常用"心腹之患"形容问题的严重性，却不明白为什么古人要将心与腹部联系起来。所谓"心"，即指心脏，对应手少阴心经，属里；"腹"就是指小肠，为腑，对应手太阳小肠经，属表。"心腹之患"就是说，互为表里的小肠经与心经，它们都是一个整体，谁出现了问题都是很严重的。

总之，在中医理论中，心对于人体，就如同君主在国中处于主宰地位，如果心能保持正常，身体其他器官也就能有条不紊地发挥其作用；如果心里充满着各种嗜欲杂念，身体的其他器官也要受影响，各个器官也就会失去各自应有的作用。因此，我们一定要好好保护我们的心脏。

望面部，知心脏

一个人心气旺盛，脸色就好看，所以要知道一个人的心脏好不好，看他的脸就行。《黄帝内经》认为："心，其华在面。"心系统功能的强弱是通过面色来反映的，因为我们头面部的血脉极其丰富，全身血气都上注于面，所以心的精气盛衰及其生理功能是否正常，都可以通过面部的色泽变化显露出来。一个人心气旺盛，面色就会红润、有光泽，但是有些人属于"面若桃花"，不管在什么情况下，脸都是红的，而且红得不正常，这就不是心气旺盛了，而是心气不收敛造成的，是病态的面色。

如果是心气不足，就会面色灰暗或苍白，人显得很没精神。这种情况可以通过经常搓脸来改善，《黄帝内经·灵枢·邪气藏府病形》说："十二经脉，三百六十五络，其血气皆上于面而走空窍。"这是说面部聚集着大量穴位，它是足三阳经的起点和手三阳经的终点，经常搓脸就是在按摩这些经脉和穴位，使其气血畅通、循环无碍，人就可以变得脸色红润。

中医还认为"目为心之使"，就是说如果人的心神散了，眼神也会散，就会出现重影或者看不见东西的情况。所以，如果眼睛出现了问题，一定要赶快去医院检查一下，因为这可能不光是眼睛的问题，而是心脏出了问题。

另外，《黄帝内经·灵枢·五阅五使》中说："舌者，心之官也。"也就是说心开窍于舌，心的精气盛衰及其功能变化可以从舌的变化上显现出来。因此，一个人如果出现口舌生疮、口腔溃疡等症状，中医会认为是人的心火过旺，除了口烂、舌疮外，还会出现小便短赤、灼热疼痛等小肠热证，这叫作"心移热于小肠"。因为心与小肠相表里，如果小肠实热，也会顺经上于心，出现心烦、舌尖溃疡等症状。因此，当出现这些情况时，在治疗上既要清泻心火，又要利小便以清利小肠之热，给邪以出路，相互兼顾，才能有成效。

了解了心脏的重要性，大家一定要学会通过身体表面的一些变化来及时发现心脏的问题，这些判断方法如果你自己不能确定，那就要多去医院请教医生，或者隔一段时间做个体检，一旦心脏出现了问题就要及时治疗，千万不能大意。

防止心脏早衰，太渊是个好帮手

"心衰"在医学上是"心功能衰竭"的简称，也叫作"心功能不全"。大家都知道，心脏是人体的发动机，如果这里出了问题，那后果一般会比较严重，甚至还会导致死亡。随着人年纪越来越大，心脏也像一个用久了的机器一样，开始出现问题，血液运行也慢了。如何让心脏强壮起来，防止心衰呢？

在人的手腕上有一个穴位叫作"太渊""渊"字给人的感觉就是很深的地方，其实太渊肺经的原穴，也是身体气血深藏的位置。太渊穴的位置就是手腕脉搏跳动的位置，也就是医生把脉的地方。正因为它的特殊位置，太渊穴还具有了一个很重要的作用——调节心脏。

中医有一个观点是说血液就通行在脉之中，而心是主宰血液的，所以脉可以反映出心脏的功能。太渊穴恰好处于腕口脉搏的地方，因此能够很好地反映心脏的功能强弱。当然反过来，太渊穴也是能够调节心脏的最好的位置。在医学上确实也发现，太渊穴有预防心衰的作用。

老年人一般都会起得很早，天还没有亮的时候就醒了，一般在这个时间也是最好的感受心脏功能的时间。将右手搭在左手上，在手腕的位置自己来感觉心脏的跳动节律，如果有不规律的情况发生的话，太渊穴就是最佳的解决方案。直接在床上就按摩一段时间，等到心率平稳了，再进行日常的活动。

因为心衰的原因是心脏的功能太弱了，也就是气血过于亏虚。如果能从气血深藏的地方开始刺激，就会让气血的运行变快，上行供给其他的器官组织。如果年纪大了心脏出现了不适，比如说走路、跑步，或者其他的运动，上气不接下气了，就可以立刻坐下来，用手刺激一下太渊穴，提升一下气血，保持身体长久的活力。

心衰假如到了严重的时候，就没有什么有效的措施治疗了，即便是去了医院大多数情况也是束手无策。所以大家最好在身体还健康的情况，就开始对心脏做一些保健的活动，平时在足部的反射区多按压一下心脏的反射区，在手上多按大鱼际。如果可以的话，每天能够按摩膻中穴也是养护心脏的不错方法。膻中穴就位于人体两乳头的中点，也就是俗话所说的心口窝的地方。它是人体气的枢纽，也就说膻中穴对心脏的鼓动力量是非常强的。

天天拉伸运动，调理冠心病

冠心病，冠状动脉粥样硬化性心脏病的简称，是危害人类健康的头号杀手。一个人的血管发生了严重粥样硬化或者痉挛，那么就可以导致给心脏输送营养物质的通道变狭窄甚至堵塞，其严重后果是导致心肌缺血、缺氧或梗死，因此又被称为缺血性心脏病。

这种病专门欺负中老年人，尤其是人到了 40 岁以后，发病的概率更高。冠心病病人中男性多于女性，脑力劳动者多于体力劳动者，城市多于农村，而且发病率随年龄的增长而增高，是中老年人最常见的一种心血管疾病。

冠心病是一种不可逆的慢性病，一旦戴上这顶"帽子"，就要做好长期"作战"的准备。但是，冠心病患者一样可以带病延年，关键是在合理用药的基础上，注意自我调节。一般来说，对于冠心病患者，可以多练习拉伸运动进行调理，下面介绍的这套动作就可以作为冠心病患者的日常保健运动。

（1）预备时保持身体直立，两臂自然下垂，两脚分开与肩宽。

（2）两臂伸直，从体前缓缓上举与肩平，掌心向下，同时吸气。接着恢复初始状态成预备式，同时呼气，重复做 8 次。

（3）两臂屈肘于体侧，掌心朝上，右手向前伸出，掌心转向下，再向外做平面画圈，同时右腿成弓步，接着掌心逐渐转朝上回到预备式。如此左右交替进行 10 次。

（4）两臂由体侧举到头上，接着两手缓缓放于头顶百会穴，同时吸气，两手再由百会穴沿头经面部于身体前侧缓缓落下，反复进行 10 次，恢复初始状态成预备式。

（5）左腿前跨成弓步，右腿在后伸直，身体前倾，两臂向前伸直。接着身体向后倾，左腿伸直，右腿成后弓步，两臂向后拉，两肘屈曲，像摇橹一样。反复做 8 次。接着以右腿前跨成弓步，左腿在后伸直，重复做同样的动作摇橹动作。反复 8 次、恢复初始状态成预备式。

（6）上身向左侧屈，右臂上提，同时吸气，恢复初始状态时呼气。接着上身向右侧屈，左臂上提，同时吸气，恢复初始状态时呼气。交替进行 8 次。

（7）两臂平举展开，左腿屈曲提起，接着两臂与左腿同时放松下落成预备式。再将两臂平举展开，右腿屈曲提起，接着同时落下。交替做 8 次，恢复初始状态成预备式。

（8）右足向前跨出一步，身体重心随其前移，左足尖踮起同时两臂上举，掌心相对，展体吸气，接着恢复初始状态呼气。再将左足向前跨出一步，身体重心随其前移，右足尖踮起，同时两臂上举，掌心相对，展体吸气，接着恢复初始状态呼气。交替进行 8 次，恢复初始状态成预备式。

（9）左右腿交替屈曲上抬，做原地高抬腿踏步。重复做 2 分钟后停止。

心阴虚了，给心俞拔罐、按摩

现代社会竞争压力越来越大，很多人为了保住"饭碗"，不得不放弃休息时间而拼命工作，又没有时间锻炼身体，从而使身体健康状况越来越差，常常感到心慌、心烦、头晕耳鸣、工作时不能集中精力、睡眠质量也很差，这些都是典型的亚健康状态。而在中医看来，亚健康的根源就是心阴不足，也就是心阴虚了。

在五行中，心属火，火属阳，五脏又属阴，所以心是阴中之阳。在心阴心阳中，心阴的力量更为薄弱，也就更容易受到侵袭。现代人在工作和生活的重压下，极易耗费心血。血属阴，心血就是心阴，所以，心血耗费的多了，就会导致一些"虚热"症状。

气为血之帅，血为气之母，血在经络中的流通要靠气的推动，而气也要靠血来当它的运载工具，二者是相辅相成、不可分割的。所以，当心血阴虚的时候，气就没有可以搭载的工具了，不能运行到全身各处，出现诸如心慌、气短等症状也就不奇怪了。另外，"心主神明"，在心气血两虚的情况下，心脏的功能必然会下降，那么它就没有足够的力量去控制人的精神意志了，人也就相应出现精神恍惚、注意力不集中等症状。

所以，当出现心阴虚的症状时，一定要注意补心血。在人体的经穴中，补心血的最佳穴位是心俞。

心俞位于人体背部，当第五胸椎棘突下，左右旁开二指宽处（或左右约 1.5 寸），是足太阳膀胱经上的重要穴位，还是心的背腧穴，具有宽胸理气、宁心安神、通调气血的功效。因此，当心血阴虚时，每天晚上坚持在两侧心俞穴上拔罐 10 分钟，就可以补足心神气血，也就不会有心慌意乱、精神恍惚的症状发生了。

如果家中没有火罐，也可以尝试按摩的方法：患者脱掉上衣后，趴在平板床上，双下肢并拢，双上肢放入肩平横线上。家属可利用双手大拇指直接点压该穴位，患者自觉局部有酸、麻、胀感觉时，家属开始以顺时针方向按摩，坚持每分钟按摩 80 次，坚持每日按摩 2~3 次，一般按摩 5 次左右，可起到明显疗效，再按摩 2~3 天可起到治疗效果。

最后，还要注意加强锻炼，内外结合，才能更好更快地恢复健康活力。

家中常备"急救三宝"，防止心火上炎

《黄帝内经》认为，心为君主之官，地位高于脑，主神明。这里所谓的神明，就是指人的精神、思维、意识活动及这些活动所反映的聪明智慧。心主神明这一功能正常，精神就会健旺，神志就会清楚；反之，则神志出现异常，惊悸、健忘、失眠、癫狂等症也会出现，或者引起其他脏腑的功能紊乱。

心火一动，一般是急症，若未能急救，就有生命危险，如突发性的脑出血、脑血栓等。那么，当这种危机的病症出现时，我们该如何是好呢？

从中医角度，对付这些急症，可以服用"急救三宝"，即安宫牛黄丸、紫雪丹和至宝丹。

1. 安宫牛黄丸

安宫牛黄丸含有牛黄、麝香、黄连、朱砂、珍珠等中药材。"非典"时期很多病人高热昏迷，就是用安宫牛黄丸来解救的，适用于高热不退、神志昏迷不清的患者。

2. 紫雪丹

此丹历史最悠久，药性为大寒，药店比较常见。紫雪丹适用于伴有惊厥、烦躁、手脚抽搐、常发出响声的患者。

3. 至宝丹

该方对昏迷伴发热、神志不清但不声不响的患者更适用，但因芳香辛燥之药较多，有耗阴劫液之弊，凡中风昏厥属肝阳上亢者禁用。

上述"急救三宝"，过去主要治疗感染性和传染性疾病，一般都有发热、昏迷出现，现在也广泛用在脑损伤、脑血管意外伤，但必须有明显的热象，至少舌头要很红，舌苔要黄。只要符合标准，不管是脑出血、脑血栓，还是因为煤气中毒、外伤导致的昏迷，都可以服用。而且，及时吃安宫牛黄丸，还可抑制细胞死亡。

此外，"心"火旺盛者，大多会失眠，对此，建议这类患者在家中常备一些安神的中药，例如牛黄清心丸、天王补心丹及解郁安神颗粒等。

第三节
肾脏养生：肾气闭藏够，修复先天之本

藏精纳气都靠肾，给生命提供原动力

肾，俗称"腰子"，作为人体一个重要的器官，是人体赖以调节有关神经，内分泌免疫等系统的物质基础。肾是人体调节中心，人体的生命之源，主管着生长发育，衰老死亡的全过程。

《黄帝内经》说："肾者，作强之官，技巧出焉。"这就是在肯定肾的创造力。"作强之官""强"，从弓，就是弓箭，要拉弓箭首先要有力气。"强"就是特别有力，也就是肾气足的表现，其实我们的力量都是从肾来，肾气足是人体力量的来源。"技巧出焉"是什么意思？技巧，就是父精母血运化胎儿，这个技巧是你无法想象的，是由父精母血来决定的，是天地造化而来的。

肾的功能主要有四个方面：主藏精，主水液代谢，主纳气，主骨生髓。

1.肾藏精，主生长发育和生殖

肾的第一大功能是藏精。精分为先天之精和后天之精，肾主要是藏先天的精气。精是什么？精是维持生命的最基本的物质。这种物质基本上是呈液态的，所以精为水，肾精又叫肾水。肾还主管一个人的生殖之精，是主生殖能力和生育能力的，肾气的强盛可以决定生殖能力的强弱。

《内经·上古天真论》云："女子……七七，任脉虚，太冲脉衰少，天癸竭，地道不通，故形坏而无子也。丈夫八岁，肾气实，发长齿更；……五八，肾气衰，发堕齿槁；……而天地之精气皆竭矣。"在整个生命过程中的生、长、壮、老的各个阶段，其生理状态的不同，决定于肾中精气的盛衰。故《素问》说："肾者主蛰，封藏之本，精之处也。"平素应注意维护肾中精气的充盛，维护机体的健康状态。

中医学认为，当生殖器官发育渐趋成熟时，肾中精气充盛，此时产生一种叫天癸的物质，它可以促进人体生殖器官发育成熟和维持人体生殖功能。

2.肾主管水液代谢

《素问·逆调论》："肾者水脏，主津液。"这里的津液主要指水液。《医宗必读·水肿胀满论》说："肾水主五液，凡五气所化之液，悉属于肾。"中医学认为人体水液代谢主要与肺、脾、肾有关，其中肾为最关键。肾虚，气化作用失常，可发生遗尿、小便失禁、夜尿增多、尿少、水肿等。尤其是慢性肾脏病的发生发展与肾密切相关。

3.肾主纳气

肾的第二大功能是纳气，也就是接收气。《医碥》中记载："气根于肾，亦归于肾，故曰肾纳气，其息深深。"《类证治裁·喘证》中说："肺为气之主，肾为气之根。肺主出气，肾主纳气，阴阳相交，呼吸乃和。若出纳升降失常，斯喘作矣。"气是从口鼻吸入到肺，所以肺主气。肺主的是呼气，肾主的是纳气，肺所接收的气最后都要下达到肾。临床上出现呼吸浅表，或呼多吸少，动则气短等病理表现时，称为"肾不纳气"。

4.肾主骨生髓

《素问·痿论》说："肾主身之骨髓"。《病机沙篆》指出："血之源在于肾。"《侣山堂类辨》认为："肾为水脏，主藏精而化血"。这里髓包括骨髓、脊髓、脑髓。老年人常发生骨质疏松，就与肾虚，骨骼失养有关。中医认为血液的生成，其物质基础是"精"和"气"，精包括水谷精微和肾精，气是指自然之清气。慢性肾衰患者常出现肾性贫血，就与肾虚密切相关。

中医学认为，肾是先天之本，也就是一个人生命的本钱，人体肾中精气是构成人体的基本物质，与人体生命过程有着密切的关系。人体每时每刻都在进行新陈代谢。肾脏将这些有害物质通过尿排出体外，以调节机体水、电解质和酸碱平衡，保持生命活动的正常进行。所以要保持健康、延缓衰老，应保护好肾脏功能。

要养肾先护腰，委中穴解除腰背痛

中医认为"腰为肾之府"，按西医解剖学的理论，肾在腰的两侧，在这一位置出现腰酸等症状，首先就应考虑肾虚、肾气不足。

"肾藏精生髓，髓聚而为脑"，肾虚会导致髓海不足，脑失所养，出现头晕、耳鸣的症状。肾藏精，肾精化生出肾阴和肾阳，相互依存、相互制约，对五脏六腑起滋养和温煦的作用。如果这一平衡遭到破坏或某一方衰退，就会发生病变，男性会出现性功能问题，如早泄、滑精等，严重者甚至会影响生育。

此外，肾脏和骨骼的关系很明显，很多激素都需要通过肾脏合成。临床上，有一些男性因为腰部外伤而影响性功能和生育能力，因此，对男性来说，护腰就是保护男性的根本。腰部是不可以受寒的，男性朋友可以经常把两手搓热，捂在腰眼上，这对保护腰部健康非常有益。对于女性来说，更要注意腰部保暖，少穿一些低腰的衣服。

关于腰痛病，中医有一个治疗原则，叫"腰背委中求"。委中穴是治疗腰背疼痛的要穴，属足太阳膀胱经。委中穴位于膝关节后侧，也就是腘窝处，腿屈曲时腘窝横纹的中点。取穴时，采取仰卧的姿势。

中医学认为，委中穴具有舒筋通络、散瘀活血、清热解毒之功效。刺激委中穴可用于治疗腰脊强痛、风湿痹痛、小便不利以及头痛身热、呕吐泄泻、咽喉疼痛等病症。刺激委中穴的具体方法是：

（1）用两手拇指端按压两侧委中穴，力度以稍感酸痛为宜，一压一松为1次，连做10~20次。

（2）两手握空拳，有节奏地叩击该穴，连做20~40次。

（3）用两手拇指指端置于两侧委中穴处，顺、逆时针方向各揉10次。

（4）摩手至热，用两手掌面上下来回擦本穴，连做30次。

此外，膀胱经最活跃的时候为下午3点到5点，在这段时间刺激委中效果更好。

踮脚百步走——养肾护肾的小绝招

有句俗话叫"饭后百步走，活到九十九"，意思是说，吃过饭后出去走上百十步，可以使人长寿。对于性功能不强的中年男性来讲，如果饭后走路的时候能够踮起脚尖，用不了半月，就会收到奇特的效果。

当我们踮起脚尖走路的时候，是前脚掌用力，更确切地讲，是前脚掌内侧、足大拇指在起着支撑作用。而足内侧有三条经络经过此处，它们分别是足少阴肾经、足厥阴肝经和足太阴脾经，因此，踮脚走路可以按摩足三阴，驭气上行，通过足少阴肾经温补肾阳，起到改善性功能的作用。

脚尖是肝、脾、肾经的"大本营"，经常踮脚走路，就能把经络全都打通。

打个比方说，从肾脏到脚尖有一条连线，这就是足少阴肾经，如果拉一拉线的一头（脚尖），线的另一头（肾脏）就会受到刺激，从而起到补肾壮阳的作用。

当然，踮起脚尖走路有一定难度，很多人在刚开始练习时都会感到非常累，全身也很紧张。只要掌握技巧并坚持上一段时间，就会习惯了。怎么做呢？每天踮起脚走上半小时，中间可以走走停停、停停走走，累了就休息。总之，能达到刺激穴位的目的就行。

最后要提醒大家的是，踮着脚尖走路对全身的协调性要求比较高，患有高血压、骨质疏松的中老年朋友还是不要试了。

肾虚不是男人病，女人也要补肾

提到肾虚，人们往往会认为这是一种男人病。其实这是完全错误的观点，女性也容易患上肾虚，女性肾虚会造成性冷淡、不孕、出现月经失调以及白带清稀、胎动易滑等症状。肾气的盛衰还关系到女性体内分泌系统的储备，而内分泌的损耗，如同灯油耗尽，生机将灭。可以说，肾精的耗损是导致女性早衰的根源。因此，保护肾精，加强肾精的储备是延缓衰老的第一要义。

肾精是五脏六腑精气的根本，肾精的耗损影响着整个人体。有研究人员做过估测，即夫妻双方性生活一次，其心率加速，呼吸增快，气血大动，所消耗的能量相当于一昼夜家用电器包括空调、电冰箱、电视机、电灯等消耗量的总和。可见，性生活虽然是一种生理行为，但对人体能量的消耗实在是惊人的，亦说明节欲保精是何等的重要！而且女性跟男性比较，阳气较弱，如果工作与家庭的压力过大、饮食不注意预防寒凉，或是长期处在冷气设备的工作环境中，更容易患肾虚，致使早衰老。

肾虚一般多见于更年期女性，表现为失眠多梦、烦躁易怒、脱发、口干咽燥、黑眼圈与黄褐斑等"肾阴虚"的症状，可多吃鱼、鸭、黑木耳、黑芝麻、核桃、虫草等。

下面为大家推荐两道食疗菜肴：

《黄帝内经》养生智慧全书

方一：鹿茸枸杞猪腰汤

准备鹿茸10克，枸杞子25克，猪腰2个（去内膜，切碎）。将切好的猪腰放入锅中，加生姜小炒至熟，与鹿茸、枸杞子放入锅内隔水炖熟，调味即成（进食时可加半匙白酒）。每星期可食用一两次。

鹿茸枸杞猪腰汤具有补肾阳的作用，适于因肾阳亏损而造成的头晕、耳鸣、疲倦无力、怕冷等。

方二：冬虫夏草淮山鸭汤

准备虫草15克，淮山20克，鸭1只。先将鸭和虫草、淮山放入锅内隔水炖熟，调味即可。每星期可食用一两次。

冬虫夏草淮山鸭汤具有滋阴补肾的作用，适用于因肾阴不足而导致的失眠、耳鸣、腰膝酸痛、口干咽燥等。

总之，肾虚了就要补，而且从饮食上进行温补较为合适。除了上面介绍的两种药膳之外，平时肾虚的人，可以多吃点儿蚕豆等豆类食品。因为很多豆子的外形同肾相似，这是中医取类比象的方法；还应多吃些黑色、紫色食物，如桑葚、黑芝麻、黑木耳等；《黄帝内经》讲："肾开窍于耳"，所以多按摩耳朵对肾脏也是有好处的。

自制玉米须饮料，快速消除肾病水肿

一早起床，如果你发现自己的头面部出现了水肿，这时候最好赶紧去医院检查一下，因为很多肾病在发病之初都是以水肿开始的。肾脏是人体排出水分的重要器官，如果肾脏出现了问题，水分就不能正常排出体外，滞留在体内引起水肿。水肿的程度可以分为轻重两类，轻者可能仅有体重的增加或者早晨起床眼睑稍有水肿，重者全身可见明显水肿。

有的人在得了肾病之后，脸部会出现水肿，不管是在日常生活中还是生意场上都严重影响着个人形象；有的人会出现脚背水肿，以至于不得不穿很宽松的鞋子；有的人全身水肿，不得不因为整日鼓起来的身体而重新购置衣物。总之，这种肾病水肿令人苦不堪言，给人们的身体和心理都造成了伤害。

面对肾病水肿，玉米须是一个好帮手。实际上，大多数人对玉米须的印象并不好，人们在收获玉米的时候，常常将须毛当作废物丢弃。殊不知，这些看似令人讨厌的玉米须实际上还是一种"良药"，它能够利尿、降压、利胆、止血、降糖，特别是对于各种病因引起的水肿效果很好。

玉米须到底怎么做？很简单，取干玉米须100克，加水1200毫升，小火煎煮半小时，约得500毫升，过滤后，一日之内，分4次喝完，坚持3~6个月，即可见效。

玉米须饮料也可以作为急性肾风的饮食疗法，帮助患者缩短病程，减少痛苦，方法如下：玉米须50克，加水600毫升；煎至20分钟，即可饮用。

当然，大家也可以根据自己的实际需要，灵活制作玉米须饮料。比如，可以每天早晨将玉米须洗净后放入水杯中，直接加热水，像泡茶一样将玉米须冲好。如果不喜欢玉米须的味道，还可以在水中放三五朵小菊花，这样玉米须饮料中就多了点菊花的清香味道。

玉米须价格低廉，大家平常如果遇见了可以将其留住，晒干贮存。除了治疗肾病引起的水肿之外，它还可以治疗以下疾病：

慢性胆囊炎：玉米须200克，银花10克，五味子10克，水煎服，每日1剂。

胆结石：玉米须100克，大枣50克，茵陈60克，水煎。食枣，饮汤，每日1剂，分两次服。可清热利湿，利胆排石。

糖尿病：玉米须100克，水煎服；或玉米须30克，猪胰200克，水煎服，每日1剂。

高血压：玉米须100克，夏枯草30克，菊花30克，水煎服，每日1剂。

第四节

肺脏养生：防病养正气，必先养肺气

肺为"相傅之官"，负责一切大小事物

肺是进行气体交换的器官，如果没有肺，人体的呼吸就无法完成。肺就像是一个对外交流的使者，吐故纳新，保持身体的活力和新鲜。《素问·灵兰秘典论》中认为："肺者，相傅之官，治节出焉。"肺的作用就像是宰相一样，协助皇帝，起到治理调节的作用。

一般来说，肺有以下三大功能，即肺主气，主肃降，主皮毛。

肺的第一大功能是主气，主全身之气。肺不仅是呼吸器官，还可以把呼吸之气转化为全身的一种正气、清气而输布全身。《黄帝内经》提到"肺朝百脉，主治节"。百脉都朝向于肺，因为肺是皇帝之下，万人之上，它是通过气来调节治理全身的。

肺的第二大功能是主肃降。肺居在西边，就像秋天，秋风扫落叶，落叶簌簌而下。因此肺在人身当中，起到肃降的作用，即可以肃降人的气机。肺是肺循环的重要场所，它可以把人的气机肃降到全身，也可以把人体内的体液肃降和宣发到全身各处，肺气的肃降是跟它的宣发功能结合在一起的，所以它又能通调水道，起到肺循环的作用。

肺的第三大功能是主皮毛。人全身表皮都有毛孔，毛孔又叫气门，是气出入的地方，都由肺直接来主管。呼吸主要是通过鼻子，

所以肺又开窍于鼻。

肺的三大功能决定了它在身体中的地位是宰相。肺脏好不好，同样可以在人体外表观察出来：肺气健全，则皮肤致密，毫毛润泽。若肺功能失常日久，则肌肤干燥，面容憔悴而苍白，皮毛憔悴枯槁。

中医提出"笑能清肺"，笑能使胸廓扩张，肺活量增大，胸肌伸展，能宣发肺气、调节人体气机的升降、消除疲劳、驱除抑郁、解除胸闷、恢复体力，使肺气下降、与肾气相通，并增加食欲。清晨锻炼，若能开怀大笑，可使肺吸入足量的大自然中的"清气"，呼出废气，加快血液循环，从而达到心肺气血调和，保持人的情绪稳定。

要养护肺，应注重饮食，多吃蒜。中医认为大蒜味辛、性温，可健胃、杀菌、散寒，适合于肺病患者食用。饮食养肺还应多吃玉米、黄豆、黑豆、冬瓜、番茄、藕、甘薯、猪皮、贝、梨等，但要按照个人体质、肠胃功能酌量选用。此外，养肺要少抽烟，注意作息，保持洁净的居室环境等。

每天坚持跑步、散步、打太极拳、做健身操等运动，以增强体质，提高肺脏的抗病能力。

同时，应注意保持周围空气的清新，因为肺的主要生理功能是进行体内外气体交换，吸清呼浊，即吸入氧气，呼出二氧化碳，保证机体对氧的需求，所以日常生活中肺的养生保健最重要的是周围空气的清新。不管是家里还是单位，多开窗通风，保持干净，不要让垃圾长时间在屋里滞留。

疏通肺气，中医有绝招

"肺气"与人体健康有很大的关系。中医上认为咳嗽、咯痰、气喘等，都是肺气上逆的症状。咯血为肺热、肺（阴）虚或肺络受伤的表现；鼻塞流涕，鼻出血等都应从肺考虑；喉痒、声沙哑或喉鸣等也应从肺考虑；眼睑或面部水肿，手足四肢肿，也可能由于肺气壅塞不能通调水道引起。

接下来，我们为大家介绍三种操作简单的护肺妙法，在你闲暇的时候，不妨一试。

1. 摩喉护肺法

端坐，仰头，颈部伸直，用手沿咽喉部向下按摩，直到胸部。双手交替按摩 30 次为 1 遍，可连续做 2~3 遍。这种方法可以利咽喉，有止咳化痰的功效。

2. 深吸气护肺法

每日睡前或晨起，平卧床上，进行腹式呼吸，深吸气，再吐气，反复做 20~30 次，这样有助于锻炼肺部的生理功能。

3. 捶背护肺法

端坐，腰背自然直立，双目微闭放松，两手握成空拳，反捶脊背中央及两侧，各捶 3~4 遍。捶背时，要闭气不息，同时叩齿 5~10 次，并缓缓吞咽津液数次。捶背时要从下向上，再从上到下，沿脊背捶打，如此算 1 遍。先捶背中央，再捶左右两侧。这种方法可以疏导肺气，通脊背经脉，预防感冒，同时，有健肺养肺之功效。

同时，中医在调理"肺气"、治疗肺部疾病方面颇具特色，既可直接治疗又可间接治疗。直接治疗有宣肺、肃肺、清肺、泻肺、温肺、润肺、补肺、敛肺八法，间接治疗是则通过五脏生克关系进行。

例如：清肺法主要用清泻肺热的药物祛除肺中实热，如白茅根、天花粉、芦根等；润肺法主要用润肺生津的药物来防止燥热损伤肺阴，多用沙参、玉竹、百合等；补肺法则是补益肺气，改善呼吸功能，提高肺的免疫防御屏障，也就是扶正祛邪。常用的药物有人参、太子参、黄芪、山药等。

其实通过清肺、润肺等方法改善肺的功能，祛除病因最终就是为了要达到补肺的功效，祛除了病因，肺的功能自然能恢复，加强了肺自身的功能，致病因素也能自然而然祛除，这是相辅相成的。

除了药物治疗外，中医学者还建议人们平日应该加强锻炼，改善卫生环境，防止空气污染，顺应季节，注意饮食养生，多吃清肺、润肺、补肺的食物，如百合、无花果、甘蔗、苹果、马蹄、桂圆等，以达到保护肺功能，预防和抵御呼吸系统疾病的目的。

懂得呼吸的学问，好好养肺

乌龟为什么能成为动物界的长寿冠军呢？这主要是因为它的呼吸节律每分钟仅两次，这样就减少了身体内部能量的消耗，而我们人类平均的呼吸却是每分钟15次左右，所以如果我们想要长寿，即使做不到像乌龟那样呼吸，也应该学会正确的呼吸。

人的呼吸形式分为胸式呼吸和腹式呼吸两种。平时我们所做的呼吸就是胸式呼吸，但是胸式呼吸不利于肺部的健康，这是因为在胸式呼吸时只有肺的上半部肺泡在工作，中下肺叶的肺泡虽然占全肺4/5，却在"休息"。这样长年累月地下去，中下肺叶因为得不到锻炼，容易使肺叶老化，进而引发疾病。

腹式深呼吸却可以弥补胸式呼吸的缺陷，可以说是健肺的好方法。腹式呼吸法是指当我们吸气时让腹部凸起，吐气时压缩腹部使之凹入。常做这种腹式深呼吸运动，能够令机体获得充足的氧气，同时还能满足大脑对氧的需求，让人精力充沛。

人的呼吸潜力很大，不过如果出现气喘就说明人的呼吸潜力可能已经不多了。如果去医院检查肺功能也有所下降，就更应该积极用腹式呼吸法养肺了。大家需要注意的是，在锻炼腹式深呼吸的初期，切忌急于求成地去追求呼吸的深长细缓，不要过于注意自己的呼吸，以防止出现胸闷气短、呼吸不畅、憋气等不良反应。

不能机械地去任意延长呼气时间而缩短吸气时间，防止因为肺换气过度而出现头昏、头痛、疲乏等症状，甚至发生呼吸性碱中毒或酸中毒。

肺脏功能弱，小心呼吸系统疾病

有一些人的肺脏功能比较弱，一方面会使呼吸变得困难，面色发紫；另一方面会让身体变得敏感异常，无论是感冒还是过敏都极容易受影响。所以一些有哮喘的人群会很难受，鼻塞、咳痰、咳嗽、喘不上气都是经常发生的事情。下面就为你介绍几种常见的呼吸系统疾病，告诉你发生这样的问题时，自己应该怎么办。

1. 气管炎

气管炎是由于感染或非感染因素引起的气管、支气管黏膜炎性变化，黏液分泌增多，临床上以长期咳嗽、咳痰或伴有喘息为主要特征。本病多在冬季发作，春暖后缓解，且病程缓慢，故不为人们注意。如果反复发作，则变成慢性支气管炎，甚至会并发哮喘，也就是人们常说的慢喘支。

慢性支气管炎常为病毒感染，继之合并细菌感染。其主要临床表现为慢性或反复性咳嗽、咳痰，冬季加重，夏季缓解，持续两年以上。由于慢性支气管炎的影响，病人的体质减弱，免疫力逐渐下降，遇寒冷天气或天气变化，容易患感冒，而感冒又会诱发慢性支气管炎的急性发作，形成恶性循环。目前虽然不乏控制感染的药物，由于患者免疫力低下和合并病毒感染，疗效虽有，却不够彻底。

从中医学理论来看，慢性支气管炎主要和肺、脾、肾、肝等内脏功能失调有关，而风寒等外邪是导致慢性支气管炎急性发作或加重的因素之一。因此，慢性支气管炎的治疗应以增强体质，提高机体免疫力，调节各脏腑功能为主。长期运用手部按摩防治慢性支气管炎可显著改善症状，减少或减轻该病的发作。当然对于急性发作者，或合并哮喘，或合并明显的心肺病变，应以药物治疗为主，手部按摩为辅。

按摩选穴：太渊、鱼际、阴郄、中泉等；反射区：肾、输尿管、膀胱、肺、胸腺淋巴结、扁桃体、上身淋巴结、下身淋巴结、甲状旁腺、心、肝、脾、胃、鼻等。按摩方法：按揉上述反射区100~200次，拿捏上述穴位各50次，掐按心肺穴、颈肩穴各100次。每天按摩2次，早晚各1次，1个月为1疗程。

症状平复后患者应坚持每天至少按摩1次，并做适当身体锻炼，如内养功、简化太极拳，就是比较适宜的方法。还要做到起居有常，饮食有节，寒温适宜，居处要安静整洁，空气清新，勿处潮湿阴冷之地，戒烟酒、清心寡欲。

2. 哮喘

气管炎固然令人心烦，而哮喘也是令人头痛的。有这样一句话，叫作："内科不治喘，外科不治癣"，似乎哮喘就是无法根治的顽症。那么现在就来看看，呼吸系统不好都会有什么样的表现，然后对于这些人应该做哪些保健的活动。

在足部的反射区中，脚底中趾接近三分之二的位置是支气管的反射区，接下来就是肺反射区，这两个地方是观察哮喘的重要地方。一般呼吸系统不好的人，尤其是有哮喘的人，这些地方都不平整，就好像有沙子一样，总会摸到疙疙瘩瘩的地方。而且脚底的纹路也特别的明显粗大。所以发现这样的人，基本可以确定他会气短、气呛，咳痰的现象也比别人多。

很多肺呼吸功能差的人都会出现一些症状，例如大便不好，不是便秘就是便溏，还有人耳朵的脏东西比较多，像白色的爆皮。这些症状看着跟肺脏没什么关系，但是内在的原因确实是肺的毛病引起的。身体的这些地方反过来也会使肺脏的功能受到影响，身体积累了太多的有害物质，必然会使免疫力等下降，那么哮喘也就很容易发生了。

哮喘的治疗一般都会比较麻烦，很少有能彻底祛除的。有些人没办法只能通过喷药来缓解症状，甚至是激素，最后药物无法控制就变成使用呼吸机来维持呼吸。所以哮喘是非常需要耐心和毅力来解决的问题。

首先对足部的肺、气管、支气管的反射区要经常梳理，每天都要在肺的反射区刮压一百次以上，然后再刮中趾下的支气管反射区，这时需要倒过来向上，把支气管和肺的反射区都进行刮压，然后再进行大脚趾、第二脚趾之间的胸部淋巴、食道、气管反射区的刺激，这样身体的呼吸系统就没有被遗漏的地方了。

除了刺激呼吸系统的反射区之外，还应该加强肾的反射区推按。在中医中认为肺主呼吸而肾主纳气，想要维持呼吸的深度，让肺脏更加强壮有力，就应该同时兼顾肾的功能。所以肾的反射区也需要做。对于消化不好的人，出现便秘、便溏等状况的，就要再做一下脾胃的反射区，这样身体内的毒素减少了，肺的影响也会减轻。

清嗓子——排出肺内浊气

也许大多人有这样的感受：早上起床后，总觉得嗓子不舒服，好像有什么东西堵着，上不去下不来，这时候用力咳嗽两下，清清嗓子，把晚上积存在呼吸道中的"垃圾"清理出来，顿时会觉得神清气爽起来。

主动咳嗽可以排出体内的污浊之气，是一种很好的养生方式。早上，经过了一昼夜的代谢，体内堆积了太多的浊气，此时如果我们能抽点时间，选择一个空气清新的地方，进行深呼吸运动，在深呼吸的时候，缓缓地把手抬起，然后主动咳嗽，同时把手慢慢放下，让气流通过口鼻，把浊气推出，反复做 10 遍。每做完一次后，记着正常换气一次，每天重复地做，便能把肺部的浊气清除。如果你觉得麻烦，就大吼几声，效果也不错。

这里要提醒大家的是，生病时一咳嗽有些人就服用止咳药，这种做法利大于弊。咳嗽是人体排出体内垃圾的一种方式。我们身体内肺泡的薄膜就像纱窗一样，每隔一段时间就会布满灰尘、污物，如不及时清洗，灰尘和污物就会越积越多，从而影响通风效果。同理，我们体内的肺泡是气体交换的重要场所，当肺泡的薄膜布满了灰尘或污物时，我们的身体就会做出保护性反应，通过咳嗽来振动肺部，使停留在肺泡薄膜上的灰尘和污物脱离，这些"垃圾"脱落后就会和人体的体液结合成痰。在我们的呼吸道内膜表面上，有许多细小的肉眼看不见的纤毛，它们会把"垃圾"运送到咽喉，然后排出体外。如果一咳嗽就吃止咳药，这虽然能暂时缓解咳嗽的症状，但是却会导致大量的灰尘和污物滞留在肺部，当这些"垃圾"越积越多的时候，肺的功能就会受到影响，损害健康。

排出体内浊气的方式除了主动咳嗽外，还可以打喷嚏。这时有人可能就说了，打喷嚏也不是我能控制得了的，有时候想打都打不出来。别急，《黄帝内经》里有招帮助你，"哕，以草刺鼻，嚏，嚏而已"。这是说打嗝不止，可用草来刺激鼻孔，一打喷嚏，打嗝就止住了。这会你知道该怎么打喷嚏了吧，如果找不到草，我们可以用其他的东西代替，用手纸搓成细捻或把吸管铰成细丝，捅鼻孔取嚏就可以了。

打喷嚏是一种简单的养生方式，但打喷嚏可不是一件小事。喷嚏从肾来，打喷嚏是肾阳振奋的表现。过敏性鼻炎一个劲儿地打喷嚏是肾在使劲地想把寒邪攻出去的缘故。寒邪散不出去，肾又有一定的能力来攻击这个邪气，就表现为拼命打喷嚏，所以打喷嚏是件好事，是阴阳合利的象，是肾在使劲干活的象，这说明肾还有劲儿。《黄帝内经》里有"阳气合利，满于心，出于鼻，为嚏"，就是说打喷嚏是调肾气上来想把寒邪攻出去。所以如果感冒初期就出现打喷嚏的症状，说明身体尚可；如果连喷嚏都没打就感冒了，说明身体很虚。但是老打喷嚏也会消耗肾气，所以要用药物帮助肾气去攻除寒邪。

第五节

肝脏养生：调理全身气机，总领健康全局

肝是大将军，调理全身气机

　　《素问·灵兰秘典论》讲道："肝者，将军之官，谋虑出焉。"说得直白些，肝脏相当于一个国家的将军，将军是主管军队，是力量的象征。清代医学家周学海在《读医随笔》中说：医者善于调肝，乃善治百病。由此，我们可以看出肝对人体健康具有总领全局的重要意义。

　　为什么说肝能够调理全身气机呢？这与肝的疏泄功能有关。所为疏泄，即传输、疏通、发泄。肝脏属木，主生发。它把人体内部的气机生发、疏泄出来，使气息畅通无阻。气机如果得不到疏泄，就是"气闭"，气闭就会引起很多的病理变化，譬如出现水肿、瘀血、女子闭经等。肝可起到疏泄气机的功能，如果肝气郁结，就要疏肝理气。此外，肝还有疏泄情志的功能。人都有七情六欲、七情五志，也就是喜、怒、哀、乐这些情绪，这些情志的抒发也靠肝脏。肝还疏泄"水谷精微"，就是人们吃进去的食物变成营养物质，肝把它们传输到全身。

　　肝的第二个功能就是藏血，"肝主藏血"。当人体活动的时候，机体的血流量增加，肝脏就排出贮藏的血液，以供机体活动的需要；当人体在休息和睡眠时，机体需要血液量减少，多余的血液则贮藏于肝脏。故《黄帝内经》有"人卧血归肝"之说。肝藏血还表

现在调整月经方面，血液除了供应机体营养的需要外，其余部分，在女子则下注血海成为月经，因此女子月经正常与否，与"肝藏血、司血海"的功能密切相关，肝有血海之称，妇科有女子以肝为先天之说。若肝血不足，血液不溶筋则肢体麻木；血虚生风则头摇震颤；若藏血障碍，还可出现衄血、呕血、月经量过多等症。

肝还有一个功能是"主筋"，筋也就是筋膜，包括人体上的韧带、肌腱、筋膜和关节。筋性坚韧刚劲，对骨节肌肉等运动器官有约束和保护作用。筋膜正常的屈伸运动，需要肝血的濡养。肝血充足则筋力劲强，使肢体的筋和筋膜得到充分的濡养，肢体关节才能运动灵活，强健有力；肝血虚衰亏损，不能供给筋和筋膜以充足的营养，那么筋的活动能力就会减退，筋力疲惫，屈伸困难。肝体阴而用阳，所以筋的功能与肝阴肝血的关系尤为密切。年老体衰的人，动作迟钝、运动失灵，就是因为肝血衰少，筋膜失其所养。许多筋的病变都与肝的功能有关，如肝血不足，血不养筋，或者热邪炽盛烧伤了肝的阴血，就会引起肝风内动，发生肢体麻木、屈伸不利、筋脉拘急，严重者会出现四肢抽搐、牙关紧闭、手足震颤、角弓反张等症状。

正是由于肝脏具有如此重要的作用，因此一旦这个"大将军"出现了问题，便严重影响人体其他器官的健康。

女人以肝为天，养肝最当先

不知道女性朋友们有没有这种经历，突然无缘无故地脸色发黄，心情郁闷，看谁都不顺眼，总想找茬吵架。

女人是以肝为天的。在五脏中，肝主藏血，主疏泄，性喜条达。它的功用就在于保持全身气机的流畅，调节人体精、气、神、血、水的正常运转。一代名医朱丹溪在《丹溪心法》中说，若肝之疏泄失职，气机不调，血行不畅，血液瘀滞于面部，则面色青，或出现黄褐斑。肝血不足，面部皮肤缺少血液滋养，则面色无华，暗淡无光，两目干涩，视物不清。如果长期处于肝郁状态，还会引起乳腺增生等乳腺疾病，朱丹溪明确描述乳腺增生病就是忧愁郁闷、朝夕积累、脾气消阻、肝气横逆所造成的。

所以，女人一定要养护好自己的肝，这样才能让自己时刻保持美丽的面容，优雅的姿态，健康的身心。

在这里为大家介绍一款"银杞菊花粥"，它可以养肝、补血、明目、润肤。其做法为：银耳、菊花10克，糯米60克。同放锅内，加水适量煮粥，粥熟后调入适量蜂蜜服食。

另外，还有养肝护肝五项基本法则，经常"肝郁"的你要牢记：

（1）多饮水少饮酒。人体容易因空气干燥而缺水，多喝水可补充体液，增进血液循环，促进新陈代谢。多喝水还有利于消化吸收和排出废物，减少代谢产物和毒素对肝脏的损害。而少量饮酒有利于通经、活血、化瘀和肝脏阳气之升发。但不能贪杯过量，因为肝脏代谢酒精的能力是有限的，多饮必伤肝。

（2）服饰宽松。宽松衣带，披散头发，形体得以舒展，气血不致淤积。肝气血顺畅，身体必然强健。

（3）心情舒畅。由于肝喜疏恶郁，故生气发怒易导致肝脏气血瘀滞不畅而成疾。首先要学会制怒，尽力做到心平气和、乐观开朗，使肝火熄灭，肝气正常生发、顺调。

（4）饮食平衡。食物中的蛋白质、碳水化合物、脂肪、维生素、矿物质等要保持相应的比例；同时保持五味不偏；尽量少吃辛辣食品，多吃新鲜蔬菜、水果；不暴饮暴食或饥饱不均。

（5）适量运动。做适量的运动，如散步、踏青、打球、打太极拳等，既能使人体气血通畅，促进吐故纳新，强身健体，又可怡情养肝，达到护肝保健的目的。

肝开窍于目，久视伤肝血

在《黄帝内经》中有"五劳"：久视伤血，久卧伤气，久坐伤肉，久立伤骨，久行伤筋。其中，"久视伤血"是指"肝开窍于目"而"肝受血而能视"。在日常生活中，电视作为一种大众化的传播媒体，已深入千家万户，适量掌握信息可以使人开阔眼界、增长知识，但过于沉湎电视会给我们的健康带来麻烦。很多人由于白天工作，便有晚上看电视的习惯，甚至到了夜里一两点都不睡觉，而这样的做法非常伤肝血。

事实上，不仅是看电视，看书、看报纸也一样，如果人们习惯于长时间全神贯注地看书读报，而且也不配合适当的休息与身体活动，或没有得到睡眠等因素的调节，久而久之，可导致血虚证等。精、气、神全力贯注的"视"，本身也是一种艰苦的劳动。在日常学习、工作和生活中，由于久视而缺乏活动常会出现面白无华或萎黄或自觉头晕眼花等血虚证，实是"久视伤血"之理也。

那么，我们应该如何应对呢？当然就是要"适视养血"了。如果我们适当地看些有益的书籍、画报、电视以及山水风景等，可以使自己的精神愉快，心情舒畅，脾胃健运，食欲旺盛，血液生化也就充盛，这就是"适视养血"的道理。对于电视谜们来说，看电视必须要有节制，不能长时间地看电视，尤其不能超过晚上 1 点。持续看电视 1 小时，需要让眼睛休息、看远处 10 分钟左右。每天看电视时间累计不宜超过 4 小时。

另外，为了养护肝脏，晚上一定要早睡。中医讲"卧则血归于肝""肝开窍于目"，人睡觉的第一个动作就是闭眼睛。肝脏在人体脏腑中就好像一个阀门一样，当人闭上眼睛的时候就等于关闭了阀门，全身的气血就会归于肝脏，由肝来完成养血的任务。所以，平时生活我们就应该尽可能地让眼睛多休息，可以闭目养神几分钟，也可以向远处眺望一下，或者放下手中的工作，做做眼保健操。既花不了多长时间，又放松了眼睛，养护了肝脏。

春日养肝，食物滋养为上策

肝脏在五行中对应"木"，而春季为草木繁荣的季节，与肝气相应。肝在春季也最旺盛，此时也是肝病的多发时期，所以这个季节，养护好肝脏，才能保养好身体。

在诸多养肝方法中，食物滋养最为普遍，也是上上策。总体而言，此时最重要的是饮食要清淡，尽量少吃或不吃辛辣、刺激性食物，这些食物会损伤肝气，直接影响到肝。如生姜、辣椒这些东西要尽量少吃，要多吃新鲜蔬菜、水果；养成不暴饮暴食或饥饱不匀的好习惯。养肝血，则可以吃枸杞、当归、阿胶这些东西。

中医有一句话："春令进补有诀窍，养肝明目是首要。"丹参黄豆汤是养肝的不错选择，即把丹参洗净放砂锅中，黄豆洗净用凉水浸泡 1 小时，捞出倒入锅内加水适量煲汤，至黄豆烂，拣出丹参，加蜂蜜调味更好。当然猪肝枸杞子汤和枸杞红枣鸡蛋汤效果也不错。

下面，我们再具体地向大家介绍一下春季养肝的几种方法。

1. 以脏补脏鸡为先

鸡肝味甘而温，补血养肝，为食补养肝之佳品，较其他动物肝脏补肝的作用更强，且可温胃。具体用法是：取新鲜鸡肝 3 只，大米 100 克，同煮为粥服食。可治中老年人肝血不足、饮食不佳、眼睛干涩或流泪。此外，老年人肢体麻木者，也可用鸡肝 5 只，天麻 20 克，两味同蒸服，每日一次，服用半月，便可见效。

2. 以味补肝首选醋

醋味酸而入肝，具有平肝散瘀、解毒抑菌等作用。肝阳偏亢的高血压老年患者，每日可食醋 40 毫升，加温水冲淡后饮服；也可用食醋泡鸡蛋或醋泡黄豆，食蛋或豆，疗效颇佳。平素因气闷而肝痛者，可用食醋 40 毫升、柴胡粉 10 克冲服，能迅速止痛。

3. 以血补肝食鸭血

鸭血性平，营养丰富，肝主藏血，以血补血是中医常用的治疗方法。取鸭血 100 克、鲫鱼 100 克、白米 100 克同煮粥服食，可养肝血，辅治贫血，同时这也是肝癌患者的保肝佳肴之一。

4.疏肝养血菠菜佳

菠菜为春天的应时蔬菜，它具有滋阴润燥、疏肝养血等作用，对肝气不舒及并发胃病的辅助治疗常有很好的疗效。

养肝还有一条很重要的原则，就是多饮水、少饮酒。因为肝脏代谢酒精的能力是有限的，所以多喝酒必伤肝。同时要保持五味不偏，食物中的蛋白质、碳水化合物、脂肪、维生素、矿物质等要保持相应的比例。因此，不偏食不偏饮也很重要。

治肝炎、除黄疸，中医自有良方

大部分人在找中医看病的时候，总是让医生号号脉，心里才踏实些，否则就认为不专业。其实，很多病从望诊中就能判断出个大概，比如当人的肤色和眼睛发黄时，就要考虑病毒性肝炎的可能性了。男人和女人都可能患上肝炎，但是由于男人常喝酒、抽烟，而肝是解毒的，所以慢性病毒性的肝炎多见于青壮年的男性。

因湿热中阻引起的肝炎，除了常见的身目发黄，小便黄赤之外，伸出舌头，还可看见舌苔也是黄腻的；他们在吃饭时看见油炸或油量多的食物，就会恶心；嘴里发苦，肚子胀闷，还会有右胁胀痛等症状。为什么肝炎有时会导致人的肤色变得发黄呢？这跟胆汁有关系，胆汁是肝之精气所化生，汇集于胆，以助食物的消化。如果肝脏功能出现了问题，胆汁不走正常的道路，而是走皮肤，那就会发为黄疸。

对于急性肝炎引起的皮肤发黄现象，可以用鲜毛茛外敷治疗。

将 10 克鲜毛茛茎根洗净，捣成糊状，敷于列缺穴或内关穴，外用纱布包扎，6~8 小时候后，出现皮肤发红，局部灼痛时，将敷药去掉，再用消毒纱布包扎，24 小时后揭开，若局部起水疱，则用针刺破水疱，并消毒包扎，7~10 日用药 1 次。

这个办法退黄效果明显。毛茛又称为毛芹菜、起泡草，产于全国各地。从药性上看，它性辛温，有毒，外用发泡攻毒止痛，一般不作内用。大家在用的时候需要采集新鲜的毛茛，夏秋季节可在公园、植物园或者爬山时注意观察，田野、路边、沟边、山坡杂草丛中都是毛茛喜欢的地方。毛茛的样子比较好认，它的叶片很像动物的脚，所以还有人称它为"三角虎""老虎脚迹"等，有 3 个深裂，叶子边缘有疏生锯齿，在其 20~60 厘米的茎上还有伸展的白色柔毛。如果开花，花为黄色，大多数有 5 片花瓣，也有 6~8 朵的。

对于慢性肝炎活动期，可以用草河车汤调治。草河车 30 克，青皮 12 克，苏木 6 克。每日一贴，水煎服，分两次服用。原方为宋孝志老中医的验方，适用于现代医学所诊断的慢性肝炎活动期或单项转氨酶增高。不过，大家在服用时，请在专业医生的指导下使用。

得了肝病都会出现胁痛的症状，《黄帝内经》中说"肝喜条达，又主藏血"，肝病的发生与气不条达、血不畅通，以及肝经郁热都有一定的关系，而草和车汤基于清热解毒，理气活血的原则而定。首先草和车能够清热解毒，利湿消肿，把它当作主药，用量一般较大；青皮有发散温通的作用，入肝胆两经后，能够疏肝破气，缓解两胁疼痛，还能防止草和车的太过苦凉；苏木也是入肝经的，主要的作用在于活血化瘀，通经止痛，不过量用得太多反倒有破血作用，所以方中一般用 6 克为宜。

除了上面说的外敷、内服之药，平时更重要的是日常预防调理。比如，在饮食上宜清淡，不宜喝酒，吃些不干净的食物，更不能放纵自己吃辛热肥甘之物。黄疸病人还要注意好好休息，晚上十点多就该躺在床上睡觉，心情要保持舒畅。做不到这些，就算病情好转或痊愈，也有可能因为不良的生活习惯重新患病。

第六节
脾脏养生：气血生化方，脾健底气足

脾为"谏议之官"，主管统血和肌肉

脾在人体中的地位非常重要。《黄帝内经·素问》的遗篇《刺法论》中说："脾者，谏议之官，知周出焉"，意思是说，脾能够知道方方面面的问题都出在哪儿，即"知周"，然后通过自己的作用来把这个问题改善掉。脾在中央，所以它的主要服务对象是心肺。如果对照现代社会，谏议之官就相当于检察院系统，负责看各方出现什么问题，然后再把这些问题传达给中央。

中医还认为："脾为后天之本"，我们怎么理解这个"后天之本"呢？你不妨想一想土地。虽然现在人们的生活水平提高了，有汽车、电脑、高楼等，但是这些不是人类生存所必需的，没有这些人类照样生活了几千年，那么什么才是人类不可或缺的呢？那就是土地，离开了土地，人类将面临毁灭。在中医理论中，脾属土，它就是人的后天之本，是人体存活下去的根本。

在中医理论里，脾属脏，位于中焦，在膈之下，和胃相表里。脾的主要功能包括以下几个方面：

1.脾主运化

一是运化水谷的精微。饮食入胃，经过胃的腐熟后，由脾来消化吸收，将其精微部分，通过经络，上输于肺。再由心肺输布于全身，以供各个组织器官的需要。一是运化水液。水液入胃，

也是通过脾的运化功能而输布全身的。若脾运化水谷精微的功能失常，则气血的化源不足，易出现肌肉消瘦、四肢倦怠、腹胀便溏，甚至引起气血衰弱等症。若脾运化水液的功能失常，可导致水液潴留，聚湿成饮，湿聚生痰或水肿等症。

2.脾统血

血液在脉道正常运行，除依赖心脏的推动、肝脏的调节，又有赖于脾气的统摄控制，使之循经运行不至溢于脉外。所以脾气充足，则血不妄行。若脾气虚弱，气不摄血而溢于脉外，即所谓"脾不统血"，可出现月经过多、崩漏、便血、皮下出血等慢性出血疾患。

3.脾主肌肉和四肢

人体的肌肉、四肢依靠气血津液等物质来营养，而这些营养物质的来源又有赖于脾。因此，脾气健运，营养充足，则肌肉丰满壮实，四肢活动有力。反之，如果脾气衰弱，营养缺乏，人体的肌肉就会出现问题，比如，会出现痿症，即肌肉无力的症状或者重肌无力等。

脾对食物的消化和吸收起着十分重要的作用，因此几乎所有的胃肠道疾病都可出现或伴有脾虚，包括脾气虚、脾阳虚、中气下陷、脾不统血等证型。中医脾虚症是指中医所称之脾脏虚弱而引起的病症，其病情虽较繁杂，主要有呕吐、泄泻、水肿、出血、经闭、带下、四肢逆冷、小儿多涎等。

所以，我们要按时吃早饭，保证食物的供给，按时作息，性情开朗，这样脾的功能才能正常，不会出现脾虚证。脾的功能正常，全身的能量供给都能得到保证，那人体就处于一个健康状态了。

脾运化好不好，观察嘴唇就知道

《黄帝内经》认为："脾开窍于口，其华在唇，在也涎"，所以我们想要观察脾脏的运化功能是否正常，可以通过整个唇部的外在表现来判断。如果一个人的嘴唇红润，饱满，说明他的脾胃功能很好，否则就说明脾的运化能力出现了问题。有的女孩儿一年四季嘴唇都很干，不得不随身携带着润唇膏，但是这些都是表面功夫，如果不把脾养护好，润泽的唇部只能是一个遥远的梦想。我们知道，脾是负责运化精微的，当它将这些营养物质吸收并运送到全身各处去时，全身的皮肤都会变得很滋润，口唇自然也不例外。

在生活中，很多小孩子特别爱流口水，如果年龄很小那也算是正常现象，但是假如已经七八岁了还在流口水，就说明孩子脾虚。原因有两个：一是因为脾主肌肉，因为脾虚，所以嘴角不紧，不能抑制口水外流。二是口水属于涎液，也属于水谷精微的物质，如果脾出了问题，水谷精微不能很好地运化吸收，就会出现流口水的现象。当然，也并不是说，所有爱流口水的人都是因为脾虚，我们还得根据实际情况辨证施治。如果孩子的唾液特别多、很黏稠，而且口中还伴着苦味，则说明是脾热，这时候父母一定不要让孩子吃辛辣的食物，牛羊肉也要尽量少吃，但可以让孩子吃一些清脾热的药物，如栀子、连翘等。

还有的人嘴唇里特别容易长口疮，遇到这种情况，大多数人都会认为这是"上火了"。其实，在一定程度上而言，这也是脾热的一种表现。如果出现了上火的症状，我们应该多喝水，多吃蔬菜，即便不吃药，几天后口疮也会好。

脾虚五更泻，摩腹法轻松补虚

五更是指天刚刚露出一点光亮的时候，此时大部分人都沉浸在自己的美梦中。但有一些人，却不得不睁着惺忪的眼睛，忍着腹痛急匆匆地冲入厕所。中医上将这种腹泻称为"五更泻"，多发生于脾虚肾虚之人。得了五更泻，人会快速地瘦下去，严重影响到人的身体健康，也不利于工作。

中医说"脾主运化"，一是说脾能将水谷精微送到全身各处，二是说脾能将人体的代谢垃圾送至排泄系统。所以人要是出现了腹泻，说明脾的气力虚弱，影响到了运化能力。如果脾虚的时间长了，还会累及到肾。《张氏医通》里就说："五更泻，是肾虚也。"

既然是脾虚肾虚，那当然就需要补了。怎么补呢？大家都有这样的体会，如果腹泻完了，腹部会很不舒服，我们常会自然而然地用手去按揉肚子，肚子也会感到暖烘烘的。其实，摩腹法就是一个很好的补脾虚，防治五更泻的好方法、

具体来说，可以用右手的劳宫穴（手心眼），正对着神阙穴（肚脐），以此为中心，顺着揉 36 下，再反着揉 36 下。揉完之后，还要在肚脐上的中脘穴、肚脐左右的天枢穴上，用大拇指重点按一下。

《黄帝内经》里说腹部是"五脏六腑之宫城，阴阳气血之发源"，有规律性地按摩能够促进腹部气血运行，改善此处的脾胃肠等脏腑的功能。重点按的几个穴位，也很有讲究。中脘穴（肚脐上四横指处）是胃经中气血最充足的地方，能调理一切脾胃类疾病。天枢穴（肚脐旁三横指处）是大肠经的募穴，能强化人体对食物中营养与糟粕的消化与分配。如果能长期坚持揉肚子，按穴位，自然能增强脾胃功能，帮助补充后天之本，缓解腹泻的症状。

这套动作虽然简单，但是天长日久坚持做，就会出现让人惊奇的效果。既巩固了先天之本，又培育了后天之本，身体才能一直保持着健康。

脾虚中气不足，党参来补气

党参其实是我们比较常用的传统补益药物。生活中一些中气不足或者肺气虚的人群，很适合食用党参。听到这儿，你可能有点儿疑惑，怎么判断自己是中气不足或是肺气虚呢？告诉大家一个简单的办法：所谓的中气不足其实就是脾气虚，多是感觉四肢无力，没有胃口不爱吃东西，大便糖稀，舌头上也多有齿痕；肺气不足的人，常感觉气短，稍微活动一下就会喘个不停，说话时自觉没有力气，声音低沉。

在古时人参和党参是不分的，所以《本草纲目》中有人参而无党参的介绍，后来在清代《本草从新》开始正式将它们分为两

种药。一些急症、重症的人适合用人参补气，而轻症、慢性疾病的人则可以用党参代替人参。正因党参的药力比人参薄弱，所以更适合大家的日常保健使用。在作为药用煎汤的时候，党参的使用量每天宜在6~15克左右，想要代替人参的功效时，可用人参量的四倍。

人年纪大了之后，脾胃气血不足，常感觉四肢无力，这时候就可以用党参煮粥或者煲汤。

煮粥的时候，需要先把党参切成大段，然后洗净泡上10~20分钟，泡过的水不要扔掉，放入锅中煮沸。然后再将党参也放入锅中，20分钟左右后将洗净的小米也放入锅中，等水再次煮开后，转成小火直到粥成。

煲汤的办法也比较简单，可以用党参搭配当归、生地一起炖骨头汤喝，每周喝一次，对身体的补益作用不错。也可以在煲鸡汤、猪肚汤等各种肉汤的时候放上些党参，让汤的味道更鲜美，滋补的功效也更好。

除了以上这些之外，大家还可以用党参泡水、泡酒喝，也可用党参水来洗脚。总之，党参在使用的时候，方法是多样的，总有一种是适合你的，大家可以根据自己的需要选择。

补中益气汤——调理脾胃的名方

中医认为，气是维持人体生命活动的基本物质。气的来源主要有两个，一个是肺从自然界吸入的清气，另一个则是脾胃所化生的水谷精微之气。明代医学家李时珍认为，人体的元气有赖于脾胃之滋生，脾胃生理功能正常，人体元气就能得到滋养而充实，身体才会健康。因此，古人有"内伤脾胃，百病由生"的说法，即一个人如果脾胃不好，阳气就会不足，各种疾病也就随之而来。

宋金时期著名医学家李东垣是"补土派"（五行中"胃"对应"土"）的代表人物，他以"人以脾胃中元气为本"的原则，结合当时人们由于饮食不节、起居不时、寒温失所导致的胃气亏乏的现状，创制了调理脾胃的代表方剂——补中益气汤。方药组成如下：

组成：黄芪 1.5 克，甘草 1.5 克（炙），人参 0.9 克（去芦），当归身 0.3 克（酒焙干或晒干），橘皮 0.6~0.9 克、升麻 0.6~0.9 克（不去白），柴胡 0.6~0.9 克，白术 0.9 克。

用法：上药切碎，用水 300 毫升，煎至 150 毫升，去滓，空腹时稍热服。

功用：补中益气，升阳举陷。

主治：脾胃气虚，少气懒言，四肢无力，困倦少食，饮食乏味，不耐劳累，动则气短；或气虚发热，气高而喘，身热而烦，渴喜热饮，其脉洪大，按之无力，皮肤不任风寒，而生寒热头痛；或气虚下陷，久泻脱肛。

对于补中益气汤，当代国医大师张镜人先生颇有研究，他指出：方中黄芪补中益气、升阳固表为君；人参、白术、甘草甘温益气，补益脾胃为臣；陈皮调理气机，当归补血和营为佐；升麻、柴胡协同参、芪升举清阳为使。综合全方，一则补气健脾，使后天生化有源，脾胃气虚诸证自可痊愈；一则升提中气，恢复中焦升降之功能，使下脱、下垂之证自复其位。另外，张老还指出，补中益气汤的适应指征为脾胃气虚，凡因脾胃气虚而导致的各类疾患，均能适用，一般作汤剂加减。使用药物的分量，也可相应提高。一般用量为：黄芪、党参、白术、当归各 9 克，升麻、柴胡、陈皮各 5 克，炙甘草 3 克，加生姜二片，红枣 5 枚，或制丸剂，缓缓图功。

第七节

胆腑养生：阳气好生发，外邪不入侵

养胆，保护人体阳气生发的起点和动力

《黄帝内经》里说："胆者，中正之官，决断出焉。凡十一脏，取决于胆也。"什么是"中正"呢？比如说，左是阴右是阳，胆就在中间，它就是交通阴阳的枢纽，保持着人体内部的平衡。胆功能正常，我们的身体就健康；胆功能出了问题，人就显得虚弱不堪了。

为什么五脏六腑为什么取决于胆？为什么不是取决于心，取决于肺，取决于肝、肾、脾？按一般人的想法，应该是心脏第一，可《黄帝内经》为什么把胆提到那么高的位置呢？

《黄帝内经·素问·本输》称"胆者，中精之府"，内藏清净之液，即胆汁，胆汁是苦的，具有杀菌消毒的作用。在人体各内部循环系统里，由心脏带领各系统进行运转，胆是调动刺激各内脏的活动，胆气升，五脏旺，没有胆囊的刺激、督促、监督、鞭策，身体内部系统的运转速度、效率会慢慢降低，有的系统可能还会捣乱。虽然是心主神明，没有胆做监督，心也慢慢地变糊涂，先出现偶尔听力下降的现象，到后来心的领导能力会越来越弱，内部的各个系统会各自为政，各个元神（或叫脏神：魂、魄、意、志）等开始占山为王，各管自己而不接受统一协调的命令，甚至会互相克制而互相残杀，就会出现一些内脏及所控制的

领域很强大。另外，内脏及其领域就被克制住了，此时潜伏的疾病开始在弱小的地方发作了，内战一打，身体内部的抵抗能力下降了，身体外部的各种病毒也开始进军了，"侵略"战争开始了。由此而论，"凡十一脏，取决于胆也"便不是一句空话了。

胆有两大功能，一个是胆主决断，调情志，一是胆藏精汁，主疏泄。

1.胆藏精汁，主疏泄

胆汁在肝的疏泄作用下进入胆囊、浓缩；同时，又在肝胆二气的疏泄作用下流入小肠，对食物作进一步的消化吸收。因此，胆汁疏泄正常，对脾胃、小肠的功能活动都十分有益。相反，如果胆失疏泄，胆汁藏泄功能发生障碍，就会影响到脾胃，使小肠的消化吸收功能失常，主要表现为食欲不振，厌油腻食物，腹胀、便溏，或胁下胀满疼痛等症。如胆汁上逆，会出现口苦，呕吐黄绿苦水等；如果胆汁外溢，会导致巩膜和肌肤发黄而产生黄疸等症。

人在子时前入睡最宜养胆。而且子时一阳生，此时入睡，有利于协调平衡人体的阴阳。

2.胆主决断，调情志

《黄帝内经》认为，胆的生理功能，与人体情志活动密切相关，主要表现为对事物的决断及勇怯方面。胆气豪壮者，剧烈的精神刺激对其所造成的影响不大，且恢复也较快。所以说，气以胆壮，邪不可干。如果胆的功能失常，就会出现情志方面的变化。胆气虚弱的人，在受到精神刺激的不良影响时，易生疾病，表现为胆怯易惊、善恐、失眠、多梦等精神情志病变。

一般来说，人们对事物的判断和对行动的决心，都是从胆发出来的。俗话说，"胆有多清，脑有多清。"如果胆不清了，头脑自然一片混乱，头脑不清自然无法做决断；胆清了，头脑也清醒，决断也容易做了。

胆对人体有如此大的功效，但现在很少有人知道如何保养，所以胆结石等胆道疾病出现在很多人的身上。那么该怎样保养，预防胆道类疾病呢，北周医家姚僧垣认为保养胆脏就要注重饮食、保持快乐的心境。在饮食上要尽量少吃油腻的食物，更不能因为早上赶着上班或者赖床而不吃早餐。因为在空腹的时候，胆汁容易郁积，极有可能引起结石症状。饮食偏荤喜甜者，也因脂肪和胆固醇摄入多，易形成胆结石。另外，还要调节情志、保持心情舒畅。中医认为，情绪的过度压抑和过度亢奋均属神志不畅，而两种极端的性格都可导致胆囊炎或者胆石症。

胆气顺畅，情志养生必不可少

《黄帝内经》中讲肝胆相照，就是肝和胆互为表里。解决胆的问题须从肝入手，以达到提纲挈领的目的。从中医来看，胆病主要表现为胁肋疼痛，胃脘胀满，攻撑作痛，嗳气频繁，大便不畅，每因情志因素而疼痛发作，舌苔薄白，脉弦，当以疏肝理气为治。

在现实生活中，往往有两种人容易在胆上出问题：

第一种人，火爆脾气，遇火就着，容易和人争吵，抬杠，这类人经常肝火旺盛，肝火上冲。

第二种人，内向，好脾气，不爱与人交流，遇事闷在肚子里，经常处于压抑郁闷的状态，久而久之，形成了肝气郁结。

情志养生就是要通过自己的修养、自己的爱好、自己的锻炼改变不健康的行为方式和不健康的情绪，针对两种不同的类型，选择适合自己的调整方法。

对于第一种人，需要降燥、制怒，多去大自然，舒缓自己的情绪，多听听轻音乐，养些花草鱼虫，在欣赏中陶冶自己的情操，使过盛的肝火疏泄。在饮食上，第一种人应该多吃酸、苦的食物，以配合情志养生。

对于第二种人，需要适当的张扬来发泄自己的情绪，多与人沟通，多与人交流。内向的人往往通过运动、尤其是无氧运动可以改善自己的郁闷情绪，可以踢球、单杠、双杠、哑铃、爬山等。也需要多去大自然，看看蓝天白云，看看鸟飞，听听虫鸣，使自己郁结的肝气得到舒解。在饮食上，第二种人可以多吃些香的、辣的，以帮助刺激自己的情绪。

总之，养生的首要任务就是情志养生，通过情志养生许多疾病可以得到预防，对于肝胆来说尤其如此。

找对反射区，帮助胆囊排石

胆结石发作的时候会非常的疼，可以用死去活来来形容，家属却又只能在旁边眼看着遭罪，没有任何的办法。其实，我们是可以通过一些刺激来缓解发作时的疼痛的，甚至可以促进排石的功能。

在选择方法排石之前，最好能确定胆囊的结石大概有多大。如果结石的直径在半厘米以上，就要注意了。因为胆中管的内经差不多半厘米，如果超过这个长度，胆结石过大，就会导致结石卡在胆中管上。这样的后果更加麻烦，所以一定要先检查，确定结石的大小，再决定用什么方法。

一般来讲，在人体的足部反射区做按摩刺激的动作是有助于排石的。先重点做脑垂体的反射区，再按揉脾的反射区，然后是上身淋巴、下身淋巴的反射区，最后是肝胆的反射区。这样的按摩没有什么特殊之处，只是一般的按摩刺激，每天进行20分钟的按摩还是很有好处的。

我们也可以采用排石的药物进行治疗。例如中药中的金钱草，这是一味能够促进排石的药物，所以要尽量发挥药物的优势。先用金钱草泡水喝，这样就相当于在喝排石药。另一方面是将金钱草捣碎，制成糊状，直接贴敷在足底的胆的反射区上，这样排石的效果就会直接传达到胆囊，帮助胆囊排石。

对于胆结石可能到医院会是采取手术的方法，有一些人也获益了。但是手术也是在治标，并且无形中增加了治疗的痛苦和成本。所以关键还是要将胆的功能激活，这样胆汁正常分泌，也不会出现淤积。这就好像一根排水的管子，需要定时地敲打一下，让管子四壁产生的垃圾物质随着流动的液体被带走，而保护胆囊也是同样的道理。

在平时要多注意饮食的保护，尤其是早晨要吃早餐。然后每天晚上都用温热的水泡脚，这是一个很好的习惯，可以激活足底的反射区，即便是还没按揉也会产生效果。

最后值得注意的是，如果结石的直径太大就不适宜以上的这些方法，一定要到医院就诊。作为平时的预防，反射区刺激等方法，就完全可以胜任了。

按摩胆经，远离颈部囊肿

生活中，不少人脖子的某一侧长有可见且可触摸到的肿块，即我们常说的囊肿，可能两年、甚至几年都不掉下，去医院普遍采取抽去囊中积液的方法，可不久后又会复发。很多人都不解，吃得很好、睡得很好，为什么脖子会有无缘无故的囊肿呢？其实，颈侧部是足少阳胆经经过的区域，那里的囊肿，多是郁火之故。而这里的郁火，多是由于生气的缘故，尤其那些步入更年期的女性，发火更是家常便饭。

既然我们知道了囊肿是郁火所致，那我们就可以有的放矢地治疗了。足少阳胆经是人体十二经脉之一，简称胆经。中医认为，经常按摩疏通胆经，就可以及时把人体的闷气郁火疏散出去，无形中化解了许多潜藏的疾病。所以，闲暇之余，自己或让家人帮忙按摩一下胆经，时间可以自己控制，舒服为主，不仅可以治疗脖子囊肿，还有利于散火。

此外，虽然怒是人之本性，也是人的正常情志之一，但这种情绪大损肝脏，危害健康。因此，我们在养生的过程中，要学会控制自己的情绪，保持良好的心态，这才是健康的前提。

第八节

胃腑养生：吸收食物能量，补足后天之本

胃是人体能量的发源地

《黄帝内经·素问·刺法论》曰："胃为仓廪之官，五味出焉。"仓廪：仓，谷藏也；廪，发放。仓廪，即管理财物并按时发放的官员，可以说，我们身体所需要的全部能量，都来自于胃的提炼、转化。

胃上承食道，下接十二指肠，是一个中空的由肌肉组成的容器。金朝医学家说："胃者，脾之腑也……人之根本。胃气壮则五脏六腑皆壮也。"在中医理论中，胃被称为"水谷之海"，它最主要的功能便是接纳腐熟的水谷。可以说，在食物消化的过程中，胃的作用是至关重要的，所以中医将它与脾一起，合称为"后天之本"，于是也就有了"五脏六腑皆禀气于胃"，胃气强则五脏功能也就旺盛的说法。

所谓"胃气"，在中医理论中泛指以胃肠为主的消化功能。在中医经典著作《黄帝内经》中有这样的记载："有胃气则生，无胃气则死。"也就是说，胃气决定着人的生与死。对正常人来说，胃气充足是机体健康的体现；对病人而言，胃气则影响到康复能力。

那么，如何判断一个人有无胃气呢？这就要看一个人是否有饥饿感。

婴儿饿了，就哇哇地哭，这就是饥饿感；小孩子饿了，就闹着要吃饭，这就是饥饿感；成年人早晨起来想吃东西，这就是饥饿感；

病人病好点了，就有吃东西的欲望，这就是饥饿感。人能有饥饿感，就说明这个人是正常人、健康人，这也说明此人的胃气很好。

胃气是人赖以生存的根气，只可养，不可伤。因此在诊断上要审察胃气，在治疗上要顾盼胃气，在养生上要调摄胃气。胃气强壮，则气血冲旺，五脏和调，精力充沛，病邪难侵，可祛病延年。

《黄帝内经》认为，胃以降为顺，就是胃在人体中具有肃降的功能。胃气是应该往下行、往下降的，如果胃气不往下降，就会影响睡眠，导致失眠，这就叫作"胃不和则卧不安"。与此同时，胃还有一个重要的功能——生血。"血变于胃"，胃将人体吸纳的精华变成血，母亲的乳汁其实就是血的变现，血是由食物的精华变成的，在抚养孩子的时候，母亲的血又变成了乳汁。

另外，胃还和我们的情绪关系密切。虽然我们看不见自己的胃，但它每时每刻都反映着我们的情绪变化。当你处于兴奋、愉悦、高兴的情绪状态时，胃的各种功能发挥正常甚至超常，消化液分泌增加、胃肠运动加强、食欲大增。如果你处于生气、忧伤、精神压力很大的消极情绪状态，就会使胃液酸度和胃蛋白酶含量增高，胃黏膜充血、糜烂并形成溃疡。在你悲伤或恐惧的时刻，胃的情形更糟——胃黏膜会变白、胃液分泌量减少、胃液酸度和胃蛋白酶含量下降，导致消化不良。因此，我们要想养护我们的胃，最好先从情绪开始。

养好胃，给身体"加油"

胃是一个特殊的器官，酸甜苦辣、荤素五谷，都要在胃里消化，而胃又是一个颇为娇嫩的器官，不注意保养便可能出现问题。例如饮食不规律，饥一顿，饱一顿，加之酒泡、烟熏、毒侵、细菌炎症的侵袭或者服用伤胃的药物，就会打乱胃的消化规律，产生消化障碍，出现胃胀、胃痛、反酸、消化不良等初期浅表性胃炎症状。

初期的浅表性胃炎如果得不到有效治疗，再加上病菌的反复感染，而饮食规律又不能恢复，就可能会发生萎缩性胃炎。慢性萎缩性胃炎再不注意保养和治疗，就可能演变为癌症。由此可见，胃病患者特别是为"老胃病"长期困扰的患者尤须注意调养保健，才不会让病情变得更加严重。

俗语说胃病"三分治，七分养"，胃病属于慢性病，短期内不可能治好，最好的治病良方就是靠"养"。从以上诱发胃病的这些病因来分析，如果可以改变不健康的生活方式，调整饮食习惯，改善情绪等，就能起到缓解胃病的作用。

尽管胃病的种类较多，它的致病因素也比较复杂，不过胃病常常跟饮食关系最为密切。因此胃病的日常调养应以饮食调养为主。

平时应当注意食用有营养的食物。高蛋白食物及高维生素食物可以多吃些，保证身体所需的各种营养素充足。如果有贫血和营养不良，则应在饮食中多增加富含蛋白质和血红素铁的食物，如瘦肉、鸡、鱼、肝、腰等内脏。每天吃饭时还可以吃 2~3 个新鲜山楂，以便刺激胃液的分泌。如果胃酸分泌过多时，可喝牛奶、豆浆、吃馒头或面包以中和胃酸，当胃酸分泌减少时，可用浓缩的肉汤、鸡汤、带酸味的水果或果汁，刺激胃液的分泌，帮助消化，要避免引起腹部胀气和含纤维较多的食物，如豆类、豆制品、蔗糖、芹菜、韭菜等。

当患有萎缩性胃炎时，宜饮酸奶，因酸奶中的磷脂类物质会紧紧地吸附在胃壁上，对胃黏膜起到保护作用，使已受伤的胃黏膜得到修复。酸奶中特有的成分乳糖分解代谢所产生的乳酸，葡萄糖醛酸能增加胃内的酸度，抑制有害菌分解蛋白质产生毒素，同时使胃免遭毒素的侵蚀，有利于胃炎的治疗和恢复。

少吃味精、酸辣及过咸食物。当以清淡食物为主，过量味重、酸辣之品会刺激胃酸分泌，加重病情。但少量的生姜和胡椒可暖胃并增强胃黏膜的保护作用。

少吃太油腻或煎炸食品。饮食当尽量选择易消化的食物为主，可适量进食肉类，但炒煮一定要熟，烹饪蔬菜不要半生。

少吃冰冻和过烫食物。为避免对胃过度刺激，饮食要温度适中，喝汤或饮水均不宜过热。

少吃含酸量多的水果。胃酸分泌过多的病人，注意不要吃杨梅、青梅、李子、柠檬等含酸量较多的水果。否则，可使病情加重，并严重妨碍溃疡的正常愈合。

另外，有胃病的人还应该戒烟、酒、咖啡、浓茶、碳酸性饮品（汽水）、酸辣等，这些都是最伤胃的。胃的脾性喜燥恶寒，因而冷饮和雪糕也必须戒，食物以热为好，这对于任何人都是一个考验，特别是在酷暑时节。有两种饮料应该多喝，一是牛奶，二是热水。牛奶可以形成一层胃的保护膜，每天早上起床后先喝一杯牛奶，再吃东西，是再好不过的。多喝水，特别是热水，因为人在大部分情况下会把缺水误认为是饥饿。

胃的常见问题：胃灼热、泛酸、消化不良

吃的不合适了，消化系统出了问题，常常会出现胃灼热、泛酸、消化不良。这些都是非常普通的消化不适的症状，那么当最开始出现这些症状的时候，绝大多数的人都不会很重视，认为就是没吃好，慢慢消化下去了就好了，没有必要当回事。殊不知消化的疾病就是在这些不注意中养成的。像一些胃溃疡、胃炎、十二指肠溃疡都是从这些地方造成的，所以应当及时的防治。

1. 胃灼热

对于一般的胃灼热，很容易引发食道的问题，像慢性的食道溃疡。因为胃灼热的位置比较靠上，一般都是食道出了问题，而相应的胃的问题会小一些。所以很多人没有注意，经常吃过凉的、过热的和很坚硬的东西，慢慢地使食道出现了损伤，就会感到胃灼热比较明显。

治疗胃灼热其实方法也比较简单，可采用反射区的方法，最好的就是在耳朵的反射点选取食道的地方进行刺激。可以用磁珠的方法，单纯的刺激食道。如果没有磁珠，那么就改用王不留行籽，

这时可以在耳朵的食道、胃、贲门的反射点进行刺激。

通过耳朵的反射可以很好地减轻胃灼热的症状，然后在饮食上多加注意就不会再出现这种难受的情况了。

2. 泛酸

泛酸的问题就是胃的毛病了，一般经常出现泛酸的人患胃溃疡的概率比较大。如果胃的功能非常不好，就会容易恶心、泛酸。这时候需要选取跟胃相关的一些地方进行治疗。首先就是在身体的前面，正中线的位置，分别有三个穴位，是上脘、中脘、下脘，它们的位置在肚子的上边，胸骨的下方。双手自然并拢，用五指同时在这个区域触摸，如果感到有疙瘩或者很凉的地方，那就是胃很差，经常泛酸的表现。这时只要在这个区域中，选择最疼的地方，用双手小鱼际的地方反复按揉，顺时针按揉后再逆时针按揉，做几十次后就会感到胃部是很舒服的。

对于泛酸另外一个非常重要的穴位就是梁门穴，这个穴位就相当于身体中央通路，最大的作用就是治疗胃部的不适，当然泛酸也包括在其中。寻找梁门穴也有非常简便的方法，那就是在人体的乳头和脐中的位置做连线，平行于中脘的地方就是梁门。刺激梁门穴可以修复胃部的黏膜，这样就使泛酸的现象减少了。

3. 消化不良

消化不良大致分成两种情况，一种是吃的不合适了导致的短时间消化不良，另一种是长期的消化不良，吃什么都吸收不了。这两种情况看似是不一样的，但是分析起来都是因为人体的小肠出现了问题，所以导致吃不下什么东西，吃进去的东西无法消化大便溏泄。所以抓住这个最关键的点就很容易解决消化不良的问题了。

在足部选择小肠和心脏的反射区，每天进行半个小时的刺激按摩，这样小肠的功能就可以得到恢复，当然消化不良的情况就得到调理了。一定有人会问，难道治疗消化不良就这么简单吗。

其实消化不良还有其他的一些消化系统的疾病，最关键就是慢慢的调理，方法都很简单，关键就是需要时间，让受伤害的脏器逐步的恢复到正常的水平，这里面当然也包括饮食上的调养。

胃灼热、泛酸、消化不良都可以算是消化系统出现不适的初期表现，还没有出现明显的疼痛。那么就要从轻微的时候开始入手，不要等到真的引起了大病症，即便是吃药也很少吸收到体内，当然效果也会大打折扣。

刺激背部，解决食欲不振

每个人都想吃嘛嘛香，但是很多人常常觉得吃到嘴中的食物没有味道，也经常会感到到了应该吃饭的时候却没有胃口。简单地说这都是食欲不振，这种食欲不振说麻烦不算麻烦，因为它不痛不痒，只是不想吃饭，也没有感到饥饿；但长期如此就会非常麻烦，初期只是在看着别人的胃口大开，轮到自己却只能吃进去很少的东西，长期下去就会感到身体缺乏营养，疲劳消瘦都可能出现。

食欲不振一方面就是因为现在的生活水平提高了，物质也非常的丰富，那么相应的营养就存在过盛的现象，而且现代人普遍缺乏运动，经常坐在一处动也不动。这样就使脾胃的功能一点一点地被蚕食，身体的精气也逐渐地下降。

另外一种情况是由于情绪引起的，有很多人都是因为出现了极不愉快的事情，或者是悲伤忧郁过度，使身体非常的压抑，这样脾胃的功能也受到抑制，体内的阳气也无法振奋起来。

这两方面的原因有一个一箭双雕的方法可以解决，那就是对背部的刺激。因为人体的背部最中央的位置是督脉的走行位置，而督脉就是统领身体所有阳气、阳经的领袖。另外在督脉旁边是十二经脉的膀胱经，这里面有各个脏器的腧穴，通过对脾胃的腧穴刺激，就可以达到振奋脾胃的作用。

具体的方法既可以是捏脊，也可以通过拔罐走罐的方法，当然也可以推背。以推背为例，操作的时候双手五指自然并拢，从上到下沿着整个后背稍稍用力地推按，每次推十分钟。而拔罐的时候，尽量从上至下，沿着整条膀胱经先进行走罐，这样就有类似刮痧的效果，然后头几次在背上的腧穴从大椎至长强都尽量拔到，之后重点在脾胃和肝的位置。

捏脊也可以改善消化不好的状况，但是因为成人的背部比较紧实，捏的时候会感到明显的疼痛，如果是相对比较瘦的人，背部的脂肪很少，就要尽量采用其他的方法，以免疼痛太大导致治疗无法进行。

对于食欲不振的情况，无论是哪种原因引起的，都应该适当的增加每天的活动量。这样一方面能促进一些多余热量的消耗，使饥饿感更强，另一方面可以使身体内气血津液的运行加快，改善代谢瘀滞的现象。

胃口不好，醋泡生姜来护胃

中国有一句俗话：饭不香，嚼生姜。医学典籍中关于生姜的记载也有很多，它能够醒脑提神，促进血液循环。对于男人而言，姜还是助阳之品，自古就有"男子不可白日无姜"的说法。其实，早在春秋时期，孔子就在论语中提出"不撤姜食，不多食"的养生思想。在那个颠沛流离的战乱年代，孔子竟然能够活到73岁的高龄，这与他重视生姜不无关系。日常饮食中，我们也常在炒菜的时候，把姜丝当作调味品放入菜中。有时候，也用生姜调理身体。比如，当人因为风寒而觉得寒冷时，通常会吃两片生姜，帮助散发体表处的寒气；人年纪大了容易没有胃口，这时候吃上几片姜，能够改善食欲，增加饭量。尤其是当人患有胃溃疡、肠炎等病时，吃点姜还能改善恶心、呕吐的症状。总之，生姜能够健脾胃，脾胃健康，身体的气血生化充足，脏器的功能也就能维持在一个正常的状态。但是，吃姜也有很多讲究，"醋泡生姜"就是其中比较有效的一种养生法。

先准备好适量的姜，切成片放入醋坛中浸泡一周。每天早晨吃上两三片即可，不要多吃。

醋有活血、止痛的作用，用醋泡上后，能够防止姜过辣，吃起来口感较好。吃姜的时候有两个注意事项：一是吃姜的量，一是吃姜的时间。

吃姜可不是越多越好，每天吃上两三片就行。因为姜性温，适量的姜能够帮助刺激消化功能，如果吃得太多，就会刺激胃壁，导致胃热。

吃姜的时间应该遵照"一年之内，秋不食姜；一日之内，夜不食姜"的原则，最宜在早晨和夏天吃。早晨和夏天都是阳气生发的时候，这时吃温性的姜既能开胃助脾，还能帮助体内的阳气生发。而晚上和秋天都是阳气收敛的时候，如果吃姜就会影响阳气内敛，不利于身体健康。虽说如此，如果我们碰到特殊情况，还是要灵活地把握。比如，晚上出门遇到了风寒，也可以喝点姜糖水，帮助驱散体内寒气。

另外，阴虚燥热体质的人不宜长时间吃姜，当你属于手脚心发热、经常口感、爱喝水，心烦易怒，睡眠质量差的群体时，如果吃姜会增加阴虚的症状。还有一些患有胆囊炎、糖尿病、痔疮、肺炎等病的人也不宜长期食姜。

姜除了可以用醋泡着吃之外，还有一些其他的吃法。现任中医药研究院副院长的苏凤哲先生，在其博客中介绍了下面五种办法，大家可以根据自己的需要，酌情采用。

凉拌子姜：子姜30~60克，切成细丝，加醋、盐适量拌食；也可以再加适量白糖、芝麻油。它具有开胃和中，止呕的作用。

生姜饴糖汤：生姜30~60克，饴糖30克。加水煎成浓汤，趁着温热慢慢喝。它有温肺化痰、止咳的作用，可用于虚寒性咳嗽咯痰。

紫苏生姜汤：紫苏叶30克，生姜9克，加水煎汤后服用。它具有发汗、解表散寒的作用，可用于风寒型感冒。

姜糖水：生姜9克，红糖适量，加水煎汤饮。可用于伤风感冒，或冒雨涉水之后。

姜糖茶：生姜9克，红糖适量，红茶适量，直接用开水冲泡当茶饮。可用于冬季御寒，尤其是四肢冰凉的人最宜饮用。

晕车的根源在胃，膈俞穴和核桃就能解决

生活中有些人坐上汽车后没多久就觉得头晕，上腹部不舒服、恶心、出冷汗，甚至呕吐；尤其当汽车急刹车、急转弯或突然启动时更厉害，下车休息片刻即可逐渐减轻或恢复。有的人这种晕车症状还可持续几天，真是痛苦不堪。这是怎么回事呢？

从中医角度讲，晕车的症状根源在胃。人坐在车上，车子在前进过程中必然会颠簸，人也不免随着摇晃。摇晃即震动，人体脏腑之中，胃为燥土，就仿佛那沙土地，受了震动就会有沙子滑落，所以脏腑之中，胃最怕震动。当胃受到震动后，本来应该在胃内安静蓄积的胃气沿经络直上于脑。而当人的脑部受到干扰，造成气积过多时，就会出现头昏脑涨的感觉。这时候你可以选择后背的膈俞穴进行按揉，可使眩晕快速缓解。膈俞穴在第7胸椎棘突下，督脉至阳穴旁开1.5寸。

除了这种方法之外，为了调治晕车症，还可以采用吃核桃的方法。每日取生核桃4颗，早晚各2颗，把核桃仁用水煮熟后吃，如果家里煮稀饭，也可以放进稀饭里煮熟吃。坚持3个月，晕车症状可明显改善。年轻人消化力强，可以一次多吃些，这样好得更快。核桃像脑，能补益脑气，使脑气填实大脑，并且使胃受震动后溢出的胃气不至于窜向大脑，这样，乘车时眩晕症状就不会再出现了。

一般经常晕车的人会在乘车前备有晕车药，但是，需提醒大家的是，不到万不得已，最好不要服用晕车药。因为晕车药之所以能抗晕车，是因为它把胃受震动而溢出的气分散掉了，这是很伤胃气的，同时也给人体健康埋下了其他隐患。所以，经络疗法和食疗法才是治疗晕车最稳妥的方法。

第九节
肠道养生：辨糟粕精华，神清也气爽

大肠健康才能顺利排出糟粕

大肠是人体消化系统的重要组成部分，为消化道的下段，成人大肠全长约 1.5 米，起自回肠，包括盲肠、升结肠、横结肠、降结肠、乙状结肠和直肠六部分。全程形似方框，围绕在空肠、回肠的周围。大肠在外形上与小肠有明显的不同，一般大肠口径较粗，肠壁较薄。

《黄帝内经·素问·灵兰秘典论》曰："大肠者，传道之官，变化出焉。"大肠的这一功能是胃的降浊功能的延伸，同时与肺的肃降有关。水谷化为血，血里边更加精致的东西一旦被吸收就成为津液。液不一定在脾胃处被消化吸收的彻底，有一部分要经过大肠和小肠的进一步吸收和分泌，分出清和浊，清为液，由小肠吸收，浊为糟粕，由大肠传导出去。把精华的液渗透出来，就是"津"。大肠就像管理道路运输一样，能够传达糟粕，也能传达津液，所以称之为"传道之官"。

大肠的功能，是将体内的垃圾排出体外。如果大肠在排出垃圾的过程中，不能充分发挥自己的功能，那么滞留在肠内的垃圾就会在肠内腐烂、发臭，制造出大量的有害物与有害气体和毒素。与此同时，我们的大肠还有相当的分泌功能，能够分泌出一些物质，起到保护黏膜和润滑粪便的作用。

一般来讲，现代人的饮食纤维素不足，因此大大减少了肠的蠕动，使肠运动低下，容易便秘。如果体内产生毒素物质，就会在大肠壁上引发大肠炎等各种疾病。另外，由于现代人的饮食在加工过程中，营养大量流失，使得机体免疫力下降，有害细菌、病毒等就会感染大肠，也会引发肠炎、肠无力等各种疾病。

小肠负责泌别清浊，照顾好小肠很重要

小肠具有泌别清浊的功能。泌别清浊是指小肠在对胃初步消化的食物进行进一步消化的同时，随之进行的分清别浊的功能。小肠的"泌别清浊"功能有三个方面：一是将小肠消化后的食物分为清、浊两个部分；二是将水谷精微吸收，把糟粕部分排入大肠；三是小肠在吸收水谷精微的同时也吸收了大量的水液并将无用水液泌渗入膀胱而为尿。从这些我们可以看出，小肠在食物的消化过程中起着十分重要的作用。如果小肠出现问题的话，不但会引起消化功能失常，产生腹胀、腹痛等症状，还可能会影响到大小便的排泄，如小便短少，大便稀溏等。因此，要想保证食物较好地消化吸收，就要照顾好我们的小肠。

小肠不仅具有吸收功能，而且还具有分泌功能——它能分泌小肠液。小肠的分泌功能主要是由小肠壁黏膜内的腺体（十二指肠腺和肠腺）完成的。正常人每天分泌1~3升小肠液。小肠液的成分比较复杂，主要含有多种消化酶、脱落的肠上皮细胞以及微生物等。所含有的各种消化酶中，有肠激活酶、淀粉酶、肽酶、脂肪酶以及蔗糖酶、麦芽糖酶和乳糖酶等，这些酶对于将各种营养成分进一步分解为最终可吸收的产物具有重要作用。

小肠液的分泌受多种因素的调节，其中食团以及其消化产物对肠黏膜的局部刺激（包括机械性刺激和化学性刺激），可引起小肠液的分泌，这些刺激是通过肠壁内神经丛的局部反射而引起肠腺分泌的。小肠液的作用主要是进一步分解糖、脂肪、蛋白质，使它们成为可吸收的物质。大量的小肠液，可以稀释消化产物，使其渗透压下降，从而有利于吸收的进行。

小肠泌别清浊的功能决定了小肠经的治疗范围。《黄帝内经·灵枢·经脉篇》说，小肠经是"主液所生病者"。"液"包括月经、乳汁、白带、精液以及现代医学所称的腺液，如胃液、胰腺、前列腺和滑膜分泌的滑液等，所以凡与"液"有关的疾病，都可以先从小肠经来寻找解决办法。

自做揉腹功，保养大小肠

我国宋代的大诗人陆游非常喜欢按摩，并从中受益不少，他坚持"饭后自做揉腹功"，他认为饭后频摩腹可以有助消化。揉腹不仅可以保养大小肠，而且对多种疾病如高血压、冠心病、肺心病、糖尿病、便秘及肾炎等均有良好的辅助治疗效果。

此外揉腹可以调和气血，增加腹肌和肠平滑肌的血流量，增加胃肠内壁肌肉的张力及淋巴系统功能，使胃肠等脏器的分泌功能活跃，明显改善大小肠蠕动功能，从而加强对食物的消化、吸收和排泄，防止和消除便秘。

腹部按揉操作方法：

一般选择在夜间入睡前和起床前进行。排空小便，取仰卧位，双膝屈曲，全身放松，左手按在腹部，手心对着肚脐，右手叠放在左手上。先按顺时针方向绕脐揉腹 50 次，再逆时针方向按揉 50 次。

值得注意的是，揉腹不宜在过饱或过饥的情况下进行，如有胃肠穿孔、腹部急性炎症及恶性肿瘤时，最好不要揉腹。揉腹时如出现腹内温热感、饥饿感或有便意及肠鸣、排气等都属正常现象，无需担心。揉腹运动必须持之以恒，方可取得健身强体的效果。

早晚喝酸奶，提升肠动力

一位健康、显得年轻、充满活力的人，身体一定是无毒素堆积的。除了皮肤、肝脏、气血运行的通道等是毒浊容易滞留、堆积的地方，肠道更是毒素在人体里藏身的好处所。通常，我们的肠道中共生着无数的菌落。它们主要分为三大类：双歧杆菌、乳酸杆菌等帮助人体维持健康的菌体；大肠杆菌、大肠球菌等在特殊情况下对人体有害，正常情况下对人体有益的菌类；葡萄球菌、绿脓杆菌属于始终都在危害人体的病菌。它们各自的量比较均衡的时候，便可以在我们的肠道里和平共处，帮助人体合成维生素，促进肠动力以提高人体消化吸收的功能。但是，当它们的含量失衡的时候，即有害细菌占优势，有益细菌越来越少，就会导致肠道内垃圾堆积，毒素累积，进而影响人的容颜和健康。

而酸奶富含益生菌，可增加肠道内双歧杆菌、乳酸菌的数量。乳酸菌是肠道清道夫，它能在肠内定居，使肠道菌群的构成发生有益变化，促进体内消化酶的分泌和肠道蠕动，清除肠道垃圾、抑制腐败菌的繁殖。双歧杆菌则具有维护肠道正常细菌菌群平衡，在肠道内合成维生素、氨基酸，抑制病原菌的生长，防止便秘，抗肿瘤，提高机体对钙离子的吸收，降低血液中胆固醇水平，提高消化率，增强人体免疫机能等多种功效。同时，酸奶中还含有多种酶，可以促进人体对食物的消化和吸收。可以毫不夸张地说，酸奶就是我们提升肠动力的宝，有了它的帮忙，肠道内的垃圾和毒素想滞留都难。每天早晚来一杯酸奶，肠动力十足，身体对营养的消化吸收、对毒素的排泄就会非常顺畅。身体清爽了，气色、肌肤、身材和精神状态当然也就能处于良好的状态了。

还有一点也很重要，酸奶由纯牛奶发酵而成，发酵的过程使酸奶更易消化和吸收，发酵后产生的乳酸，可有效地提高钙、磷在人体中的利用率，所以酸奶中的钙磷更容易被人体吸收。

虽然酸奶对人有种种好处，不过它的饮用数量和时间是比较有学问的。正常情况下，每天饮用 1~2 杯酸奶（250~500 克）为好，早晚各一杯比较理想。同时，在饮用酸奶的过程中还要注意四个方面：

1. 空腹不宜喝酸奶

通常，人的胃液酸碱度在 1~3 之间，空腹时的 pH 值在 2 以下，而酸奶中活性乳酸菌生长的酸碱度值在 5.4 以上。如果在空腹时喝酸奶，乳酸菌就会很容易被胃酸杀死，其营养价值和保健作用就会大大降低。如果在饭后喝酸奶，这时胃液被稀释，pH 值上升到 3~5，这种环境很适合乳酸菌的生长，特别是在饭后 2 小时内饮用酸奶，效果最佳。

2. 酸奶不能加热喝

酸奶一经蒸煮加热后，所含的大量活性乳酸菌会被杀死，其物理性状也会发生改变，产生分离沉淀，酸奶特有的口味和口感都会消失。酸奶最有价值的东西就是酸奶里的乳酸菌，它不仅可以分解牛奶中的乳糖，从而产生乳酸，使肠道的酸性增加，且有抑制腐败菌生长和减弱腐败菌在肠道中产生毒素的作用，如果把酸奶进行加热处理，酸奶中的乳酸菌会被杀死，其营养价值和保健功能便会降低，因此饮用酸奶不能加热。夏季饮用宜现买现喝，冬季可在室温条件下放置一段时间后再饮用。

3. 不能用酸奶服药

用酸奶代替开水服药是不正确的习惯，应加以改正。特别是不能用酸奶服用氯霉素、红霉素、磺胺等抗生素及服用治疗腹泻的一些药物，因为这些药物同样也会破坏或杀死酸奶中的乳酸菌。

酸奶是国际卫生组织推荐的六大健康食品之一，还具有"长寿食品"的美誉。每天喝上两杯酸奶，肠动力足了，吸收、消化、排泄样样无阻，你将轻松地收获美丽与活力。

推拿、按摩，缓解便秘的困扰

现在便秘的人很多，因为整天坐办公室的人多了，运动减少；现在人们吃得好了，吃粗粮的机会较少；有的人工作紧张、压力大，导致排便不规律……这些原因都会导致便秘。

市场上流行着很多通便药物和保健品，通便的效果都很明显，一般吃上几回就能达到轻微腹泻的效果，大家就会觉得效果很好，很明显。但是这些药物很多都含有大黄、番泻叶等，而大黄、番泻叶中都含有一种叫作"蒽醌"的东西，这是一种致泻的成分，看似通便效果不错，但它会让肠子里越来越干，使人对药物形成依赖，只有吃药才能通便，开始可能吃一次就能顺畅一天，慢慢地要吃两次、三次才管用，到最后吃药都不管用了。这时候，肠道就完全失去了自己排便的能力。所以，药物通便只能偶尔为之，如果是长期的便秘，一定要找医生对症治疗，还要在生活上、饮食上多下功夫。

一般人便秘是由于生活习惯不科学造成的，只要把饮食、作息调整好、多喝水、吃些粗粮、经常运动、睡前做腹部按摩，再配合一些自我疗法，就可以缓解。

1. 按摩腹部

（1）摩腹

仰卧于床上，用右手或双手叠加按于腹部，按顺时针做环形而有节律的抚摸，力量适度，动作流畅，时间 3~5 分钟。

（2）掌揉中脘穴

仰卧于床上，左手的掌心紧贴于中脘穴上，将右手掌心重叠在左手背上，适当用力，揉按 1 分钟。

（3）推肋部

仰卧于床上，两手掌放在体侧，然后用掌根从上向下推两侧肋部，反复做 1 分钟。

（4）按揉关元穴

仰卧于床上，将一手中指指腹放在关元穴上，适当用力按揉 1 分钟。

（5）提拿腹肌

仰卧于床上，两手同时提拿腹部肌肉 1 分钟。

2. 按摩腰骶

（1）推擦腰骶部

坐于床上，两手五指并拢，以掌根贴于同侧的腰骶部，适当用力自上而下推擦数次，至腰骶部发热为度。

（2）按揉肾俞穴

坐于床上，两手叉腰，两拇指按于两侧肾俞穴上，适当用力按揉1分钟。

以上的自我按摩法能调理肠胃功能，锻炼腹肌张力，增强体质，尤其适用于慢性便秘者。但必须坚持早晚各按摩一遍，手法应轻快、灵活，以腹部按摩为主。

得了痔疮不再愁，长强穴来解决

俗话说"十人九痔"，虽然这一说法太过夸张，但患有痔疮的人的确有很多。现代人得痔疮有很大的比例是因为便秘造成的，另外，坐久了也会使肛门局部的血液循环阻滞，易引起痔疮。

痔疮发作时让很多人非常困扰，因为多数人将痔疮看作是一件难以启齿的事情，即便发作了也自己忍着，除非真到了无法忍受时才会去医院治疗。可是痔疮即便是到了医院治疗，效果也不明显。有的采用了手术治疗，没多久就又复发了。所以就造成了对痔疮一忍再忍，忍不了了还要继续忍的局面。

其实针对痔疮有一个非常重要的穴位——长强穴。长强穴是人体督脉的第一个穴位，督脉是从下至上穿行在背部中央的，统领人体的阳气。长强穴就在后背的正下方，是尾骨与肛门之间的中点，也就是俗称的尾巴尖与肛门的连线中间位置。整个脉络的阳气都是从长强穴位发起的。为什么长强穴就可以治疗痔疮呢？主要有两个重要的原因：一方面是因为长强对人体的阳气有很强的刺激作用，当人体的阳气振奋了，各个部位的循环也会加速，代谢提速了，痔疮也就根治了。还有一方面就是长强是离肛门最近的一个穴位，刺激长强就会迅速刺激到肛门周围的组织，痔疮的疼痛就可以明显的降低，其至消失。

对长强穴进行刺激的时候要借助推拿按摩的方法，因为"长强为纯阳初始"，当局部的阳气没有振奋的时候，可以用手法来刺激强壮它。

具体来讲，每天晚上在睡觉前，可以趴在床上，因为这个穴位自我的按摩很难做到，所以需要家人适当帮忙。按摩前先把双手搓热，沿着腰椎向长强穴的方向进行推按，一边推一边搓。反复的推按要达到一百次以上，这样就会对长强以及肛门周围产生足够的作用。最好再用艾灸的方法在穴位处进行一段时间的作用，例如每天一刻钟，让长强穴感到温热，逐渐的身体的气血升降也就顺畅了，痔疮慢慢就会好起来。

学学按摩，止泻效果很不错

腹泻，就是俗称的拉肚子，这是一个常见的临床症状，是指排便次数增多。大便稀薄，甚至泻出如水样而言。腹泻超过 2 个月的称为慢性腹泻。

俗话说，好汉爷架不住三泡稀。意思就是说身体再好的人，经常腹泻也会对身体健康产生很大的影响。很多人都认为腹泻算不上什么大病，可能很快就好了，或者说有一点腹泻也是可以承受的。其实腹泻对身体的损伤也是不小的，严重的腹泻可以引起脱水，对老年人和儿童来讲，腹泻更是会引起很多不良的反应。

所以一旦出现了腹泻的情况首先要找到为什么会引起腹泻，是因为吃了不容易消化的东西，还是因为贪凉。如果是因为这两个原因引起的，首先要避免再吃难消化的食物，或者是注意胃肠的保暖。其次就要在足底的反射区寻找治疗腹泻的地方，一般当趴在床上的时候，两个脚的脚后跟会直接露出来，然后在脚跟中间又靠近里面的位置，就是腹泻的地方。用一个比较细又比较硬的东西充当探具，一下一下地点按足跟的区域，直到出现一个非常疼的地方，一般在按压几十次的时候就会感觉肚子没有以前那种感觉了，腹泻也开始减缓了，根本用不着去那么多次卫生间了。这个地方就是人体的止泻点。一般来说人体的止泻点会比任何药物都管用，它直接到达有问题的地方，在内部起效，所以多进行几次一定会止住腹泻的。

除了通过反射区的方法，还有几个非常有效的方式。一是摩腹，这个需要从左下腹开始，逆时针进行缓慢的按摩，直到腹部能感到暖暖的温热感，再继续摩挲。按摩的时候能保持手掌有一定的柔软性，让手掌跟随手腕不断的移动，同时力量会慢慢地渗透进腹部的肌肤。然后进行穴位的按压，可选取比较重要的足三里、天枢，还有气海和关元。足三里是治疗腹泻一个比较重要的穴位，因为它的功能作用比较多，所以现在也把足三里作为一个养生保健的穴位。在遇见腹泻的时候，按压足三里是能够让腹泻很快止住的。像关元就有温阳的作用，受凉而引起的腹泻它最有效果，气海能够补气，对于老年人的习惯性腹泻，气海的作用比较好。而天枢就是大肠经的总枢纽，无论是胃肠道出现了腹泻还是便秘，都可选用天枢穴。

到了夏季，吃凉的东西和生的东西就会比较多，这时候就要特别保护自己的胃肠，不要因为不注意而让不卫生的东西进入口中，俗话说病从口入，最要当心的就是饮食上需要注意，否则就会反复出现腹泻等现象。

需要注意的是，在腹泻期间忌食含淀粉（山芋之类）和脂肪过多的食物，忌一切生冷刺激与不易消化的食品。患者应注意保暖，不要过度疲劳，饮食生活要有规律。

第十节

膀胱养生：藏津液司气化，驱除体内之毒

小便排出全靠膀胱气化的功劳

《黄帝内经·素问·灵兰秘典论》曰："膀胱者，州都之官，津液藏焉，气化则能出矣。"这句话提示了膀胱的三个特点：其一，与肾相表里，肾为先天之根，故为都；二，人体水分泻下之前停留于此，水来土囤，故有州意；三，人体水分由火之气化于此，如同大地清气上升为云，云遇寒降下为水，完成天地相交。

膀胱位于小腹的中央，为贮存和排泄尿液的主要器官。膀胱与肾通过经脉相互络属，互为表里。膀胱经为足太阳经，它统领着人体的阳气，中医认为，小便通畅是膀胱经经气充足的具体表现。尿液由津液在肾的气化作用下生成，下输到膀胱，通过膀胱之气的固摄作用，使尿液暂时贮存于膀胱，此为膀胱"藏津液"的功能，当膀胱尿液积存到一定量时，便产生尿意，然后可以将尿液排出体外，而膀胱的排尿功能，是其气化作用的结果，所以说"气化才能出"。

另外，膀胱还是人体最大的排毒通道，而其他诸如大肠排便、毛孔发汗、脚气排湿毒、气管排痰浊，以及涕泪、痘疹、呕秽等虽也是排毒的途径，但都是局部分段而行，最后也要并归膀胱。所以，要想祛除体内之毒，膀胱必须畅通无阻。

一般来说，在日常生活中养护膀胱要注重以下五大原则：

1. 男士排尿时的注意事项

男士排尿时，尽量把裤子褪得足够低，以免压迫尿道，阻碍尿流。阴囊处是尿道最宽也最有可能积存尿液的地方，所以在排尿结束之前，最好在阴囊下面轻轻地压一压，使可能残存的尿液都排出来。

2. 不要憋尿

如果尿液潴留过多，超过膀胱的储量，便会向输尿管回流，时间长了可能导致尿毒症，膀胱的括约肌也会因此变得松弛。其次，尿液长时间不能排泄，对盆腔也是个不良刺激，长期反复，会使盆腔器官功能紊乱，造成抵抗力下降。对于一些老年男性来说，随着身体各器官的不断衰退，经常憋尿会导致前列腺肥大，容易引发排尿困难。

3. 这样避孕损害膀胱

有的男士为了达到避孕效果，射精前用手指压住会阴部的尿道，不让精液射出。那精液流到哪里去了呢？精液发生倒流进入膀胱了，在房事后第一次排尿时会在尿液中发现有白色混浊物，就是精液。经常这样做除会造成性功能障碍外，还容易发生逆行射精现象，就是即使不压迫尿道，也会无精液射出。精液经常流入膀胱，会使尿道和膀胱产生憋胀和灼热等不适感，并容易引起尿道炎症。

4. 戒烟

研究表明，香烟中含有尼古丁、焦油、烟草特异性亚硝胺等多种毒性致癌物质，经常大量吸烟的人，尿中致癌物质的浓度比较高。

5. 多饮水

饮水量的多少，直接影响膀胱内尿液的浓度，对膀胱癌的发生有重要影响。饮水量少者膀胱中的尿液必然减少，而致癌物质从肾脏排泄到膀胱后，在尿液中的浓度也相对较高。这些高浓度的致癌物质会对膀胱黏膜造成强烈的刺激。同时，饮水量少者，排尿间隔时间必然延长，这就给细菌（如大肠杆菌）在膀胱内繁殖创造了有利条件。膀胱癌患者，大多数是平时不喜欢饮水、饮茶的人。

膀胱经畅通无阻，才能驱除体内之毒

随着人们对养生知识的了解越来越多，以及现代人生活质量的提高，人们对排毒这一问题越来越重视。毒素进入人体内，如不能及时排出去，就会给身体埋下健康隐患。现在的人们也正在利用一切办法进行排毒，如吃各种各样的保健品，去洗肠，甚至洗血，听起来就很恐怖，为了排毒，可谓是"八仙过海，各显其能"。

其实，在我们每个人的身体内部，就有一套属于自己的排毒系统，只要把它利用好了，毒素也就能够顺利排出去了。在这套排毒系统中，足太阳膀胱经的作用最为明显。

膀胱经是人体经脉中最长的一条，它起于内眼角的睛明穴，止于足小趾尖至阴穴，交于肾经，循行经过头、颈、背部、腿足部，左右对称，每侧 67 个穴位，是十四经中穴位最多的一条经，共有一条主线，三条分支。

正因为如此，膀胱经也就成了人体最大的排毒通道。我们不妨打个比喻，膀胱经就好比一个城市形形色色的排污管道，集合各个企业、民宅的污水，最后汇集去膀胱（污水储存站）排出。所以，要想去驱除体内之毒，膀胱经必须畅通无阻。

在臀下殷门穴至委中穴这段膀胱经至关重要。因为此处是查看体内淤积毒素程度的重要途径，有两条膀胱经通路在此经过，此处聚毒最多。若聚毒难散，体内必生淤积肿物；若此处常通，则癌症不生，恶疾难成。所以此处实安身立命之所，不可不知。而委中穴是膀胱经上的要穴，此穴可泄而不可补，可针而不可灸。因为这个穴位是泄毒的出口。所以它通常成为刺血的首选。

那有什么简单易行的方法可以帮助打通这段经络呢？

（1）每天晚上按摩双脚的涌泉穴，同时还要搓腰和后背，有热感最好。

（2）每天让其他人用双手拇指和示指，捏住后背脊柱两侧的肌肉，尽可能从高的地方向臀部方向推按，推到尾骨后，十指并拢，按住脊柱向再上推回起始位置。重复上述动作几遍。

（3）每天让其他人帮忙用双手拍打背后的两侧肌肉，并沿着肌肉拍打到臀部，再从臀部拍打到大腿的中间线一直到足后跟。这种方法不但能够壮足太阳经，还能提升全身的阳气，强壮肾脏。

如果膀胱经通畅了，外寒难以侵入，内毒又能及时排出，身体自然就会更健康。大家不妨采用上述方式，长期坚持就可以打通我们的膀胱经。

保护膀胱，远离憋尿的不良习惯

几乎每个人都有过憋尿的难受经历，或因为工作太忙放不下，或者因为上厕所不方便，还有的人因为留恋打牌或下棋而不肯离开"战场"。从医学健康角度分析，憋尿是一种不宜提倡的不良生活行为，对人体健康有百害而无一利。要想照顾好自己的膀胱，就不要长时间的憋尿。

正常的排尿不仅能够将身体内的代谢产物排出，对于泌尿系统也有自净作用。如果憋尿，膀胱就会因此而胀大，膀胱壁上的血管被压迫，膀胱黏膜缺血，抵抗力降低，细菌就会乘虚而入，大肆生长繁殖，人们就容易患上膀胱炎、尿道炎等泌尿系统疾病，严重时还会影响到肾功能。

对于女性而言，憋尿还会对生殖器官产生许多不利影响。因为女人的生殖器官与膀胱都位于盆腔内，子宫就处在膀胱的后面。如果憋尿令膀胱充盈，就会压迫到子宫，令子宫向后倾斜。经常憋尿的女人，子宫长时间后倾则难以复位。医生将子宫后位分为三度，如果膀胱压迫子宫后倾为二度，就会妨碍经血流出，出现严重的痛经症状；如果发生三度后倾，还会因为子宫体压迫骶骨前面的神经丛而引起腰骶部疼痛，并可引起性交痛。

同时，憋尿还会引起生理和心理上的紧张，如果是高血压患者会出现血压升高的现象，冠心病患者则会出现心律失常甚至心绞痛，这些反应对于有心脑血管疾病的人来说无异于火上浇油。而且那些前列腺肥大的患者，如果长时间憋尿，本来已经肥大的前列腺更是苦不堪言。

此外，憋尿还会令尿液中的有毒物质无法及时排出体外，延长尿液中致癌物质对膀胱的作用时间，容易诱发膀胱癌的发生。因此，憋尿是极不好的习惯。平时，我们要保持正确健康的生活方式，多喝水，适时排尿。一般而言，成人每天需要排尿4~6次，大多在日间，每次尿量200~400毫升，建议大家每隔两三个小时，抽出一点时间，适时排尿，以利膀胱健康。

泌尿结石缠身，三大排石法让你不再受折磨

泌尿系结石的发病率有着明显的性别差异，不管是上尿路结石还是下尿路结石，都是男性患者多于女性患者。一般情况下，泌尿结石的男女发病率之比为2：1至3：1。如果没有明显代谢紊乱或者泌尿系统异常的特发性尿路结石患者中，男女发病率的差异甚至还会高达到4：1至5：1。目前认为，男人之所以多发泌尿系统结石，与男人的尿路结构、饮食习惯、雄激素增加尿中草酸形成的作用等有很大关系。

根据结石形成部位的不同，可以将其分为肾结石、输尿管结石、膀胱结石、尿道结石等。针对泌尿系结石，有很多的应对之策，在这里我们主要为大家介绍三种不同结石的简便疗法。

1. 泌尿系统结石的艾灸之法

泌尿系结石的形成以气虚为主，与肝、脾、肾三脏的关系密切。肝主疏泄，如果肝郁气滞，就会使升降失司，三焦气化不利，水液代谢失调，致使尿中杂质凝结成石。脾主运化，脾失健运则内

生寒湿，寒湿郁久化热，结于下焦，尿液受湿热煎熬，逐渐形成结石。另外，肾主水，司二便，肾气不足则开阖失司，以致形成结石。

泌尿系结石的形成往往是由这三脏相互影响导致的，而并非只是其中一个器官。因此，在治疗上应当统筹兼顾，不可偏废一隅。

调治时常以中封、蠡沟为主穴，以天枢、水道、归来、关元、三阴交、水泉等为配穴。主穴中封、蠡沟都是足厥阴肝经的穴位，有疏肝利气，通结、止痛、利尿的作用。配穴天枢、水道是多气多血的足阳明胃经腧穴，天枢可疏调肠腹，理气消滞；水道则主治小腹胀痛，痛引阴中，有通利水道之功。关元是任脉的穴位，可补肾益气；三阴交为脾经的腧穴，可健脾补肾、调气利水；水泉为足少阴肾经的郄穴，有扶正祛邪、通窍利水的功效。

这些穴位相互配伍，可共同达到培补脾肾、通利水道、散结止痛之目的。在治疗过程当中，主穴必用，配穴可酌情选取，每次根据辨证选择一两个。在刺激手法上，一般采用毫针手法：施用龙虎交战手法，先补阳数 9 次，后泻阴数 6 次，使之得气，感应强烈但不伤正气。留针 20~30 分钟，每日或隔日治疗 1 次。对于家庭治疗，建议使用艾灸法，也可收到不错的效果。对于处于

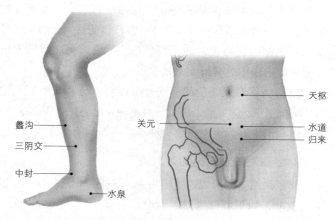

泌尿系结石艾灸常用穴位

蠡沟
三阴交
中封
水泉

关元
天枢
水道
归来

疼痛潜伏期,或结石已经排出的患者,也可在平常多按摩这些穴位,加强调理,以顺利排石,或使结石不再生。一般结石在1厘米之内,用此法较易成功。若结石较大,位置较高,或并发严重感染者,则应考虑外科治疗,不可单纯依赖针灸,以免延误病情。

2. 尿道结石引起的肾绞痛,适用拔罐法

肾绞痛又称为肾、输尿管绞痛,通常是因为尿道结石令肾盂、输尿管平滑肌发生痉挛或管腔的机型部分梗阻造成的。疼痛发生时非常突然,而且疼痛剧烈,痛感一般从男人的侧腰部开始沿着输尿管向下腹部、腹股沟、大腿内侧、睾丸放射,有时几分钟就停止,有时却数十分钟甚至数小时不等。这种疼痛可以用拔罐法进行紧急处理。具体方法如下:

疼痛位置偏上者,在背部的对应位置拔罐,对应点在罐内靠近上沿。

疼痛位置较低着,直接在下腹部的痛点处拔罐。

如果家中没有正规火罐临时也可以用杯子等操作,止痛的效果比较好。而且用拔火罐的办法,比较简便易行,适合大家在家中操作。等止痛后,应该尽快去医院做细致的检查,及早治愈。

3. 运动、叩击疗法,排出结石

如果因下焦实热引起的结石,并且结石在十二肋下缘,骶棘肌外缘的腰上三角处,可以用叩击加运动疗法。

双手握拳,向后叩击肾区,每次5~10分钟,每天进行三次。

这样做的目的是为了帮助结石能够尽快移到肾盂,如果本身是上肾盂结石或者当结石已经进入肾盂时,应增强运动,比如跑步、跳跃、打球、体操等促使结石下移,排出体外。

不管是通过手术取石还是自我调治,大家都应该注意保证充分地饮水,以每日排尿量超过2000毫升为宜,饮用水最好饮用含矿物质少的磁化水。此外,泌尿结石与饮食关系非常密切。所以,患有结石症的人,应该结合自己的尿沉渣检查和过去排出结石的

成分分析，制定自己的食疗方案。比如，含钙类结石者要避免过多食用高钙食物，如牛奶及钙乳类食品；草酸钙结石者要少食富含草酸钙的食物，如菠菜、西红柿、芹菜等。

预防尿失禁，艾灸、运动有奇招

我们都知道，尿裤子这样的事情通常在小孩子的身上比较多见。但你能否想象，这种现象发生在大人身上呢？生活中，有的老年人在打喷嚏、咳嗽、大笑或腹部用力时，尿液就会不由自主地从尿道溢出，这难言的尴尬给人带来了很大的困扰。

其实这种现象在医学上称为尿失禁。有关调查表明，65岁以上的老年人中尿失禁的发生率高达10%。尿失禁虽不能致命，却会严重地影响患者的生活质量，比如日常生活和社交活动。许多患者为此不敢参加社会活动，甚至不敢走亲戚，不敢串门，给许多老年人带来了身体上的痛苦和心理上的压力，严重影响了老年人的身心健康。

中医认为，老年人之所以会出现尿失禁的情况，主要是因为老年人的肾气随着年龄的增长日益虚弱，引起中气下陷所致。虽然病在膀胱，却涉及脾、肺、肾及肝。因此，在治疗时应以补益肾气、提升中气为主，同时调理各个脏腑的功能。

中医常用艾灸足三里、肾俞、三阴交、关元、中极等穴位来治疗老年尿失禁。这是因为，在人体经络系统中，关元为人身元气之根，补之可固摄下元；三阴交是足太阴、厥阴、少阴的交会穴，交通肝、脾、肾三脏，补之能统补脾、肝、肾；关元与三阴交两穴配合，旨在调摄膀胱气机；任脉为阴脉之海，中极为任脉与肾经交会穴，与关元合用可补肾培元、益精气、壮元阳；足三里为机体强壮要穴，具有益气养血、健脾补虚、扶正培元之功。把这几个穴位综合起来运用，就可以补肾气、调水道，从而使疾病自愈。

具体操作方法：点燃艾条，在以上诸穴位轮换熏，每个穴位处感到灼热难忍时换穴再灸，一般一次需要半小时。一日一次，连续灸一周，如果症状消失，可继续灸几日以稳定治疗效果。

此外，为配合穴位疗法，老年人还可以每天坚持进行功能训练，以使穴位疗法达到事半功倍的效果。

（1）间断排尿练习。即在每次排尿过程中，病人控制暂停排尿 3~5 秒钟后再继续将尿液排出。

（2）提肛练习。病人取立、坐或侧卧位，与呼吸运动相配合。深吸气时，慢慢收缩尿道口和肛门，此时病人感到尿道口和肛门紧闭，并有使肛门向上提的感觉，接着屏气 5 秒钟，然后呼气时慢慢放松尿道口和肛门。这样每次连续收缩、放松练习 10 下，每天练习 3 次。 上述两种练习方法都是对盆底肌和尿道括约肌的收缩练习，从而增强了膀胱和尿道括约肌的收缩力，不至于腹部压力一升高就出现尿失禁。患者在进行上述练习时一定要持之以恒，一般要练习 3~6 个月才能见效。

当然，尿失禁重在预防，老年人要保持乐观、豁达的心情，学会调节情绪；注意卫生，防止尿道感染；保持有规律的性生活，可降低压力性尿失禁发生率；加强体育锻炼，积极治疗各种慢性疾病；注意饮食清淡，多食含纤维丰富的食物，防止因便秘而引起的腹压增高。

第十一节

三焦养生：调气血养精津，
当好健康的总指挥

三焦为"决渎之官"，管理水道和主气

三焦是人体气血运行的要道，也是六腑中最大的脏腑。《类经》中说："三焦者，确有一腑，盖脏腑之外，躯壳之内，包罗脏腑，一腔之大腑也。"所谓"包罗脏腑"，即包覆各脏腑的外膜，可以保护脏腑，为油脂体膜，故称为"焦"。三焦油膜可以完整包覆整个体腔，显然比五脏六腑还要大，所以又叫大腑。其存在形式又与其他脏腑完全不同，又叫"孤腑"。

那三焦是指哪三焦呢？三焦可分为上焦、中焦、下焦。

上焦如雾。上焦为横膈以上，包括心、肺、胸、头面部及上肢。《黄帝内经·灵枢·营卫生会》说"上焦如雾"。上焦心、肺敷布气血，就像雾露弥漫的样子灌溉并温养全身脏腑组织。此外，上焦还可受纳水谷精微，故又称"上焦主纳"。

中焦如沤。中焦是指膈以下、脐以上的部位，包括脾、胃、肝、胆等脏腑。《灵枢·营卫生会》认为"中焦如沤"。"沤"，音 òu，指长时间浸泡。"如沤"是形容中焦脾胃腐熟、运化水谷，需要像沤田一样，才能进而化生气血。因中焦脾胃能化生水谷精微与气血，所以又称"中焦主化"。

下焦如渎。下焦是指胃以下部位，包括大肠、小肠、肾、膀

胱和下肢等。但由于肝、肾同源，肝与肾在生理、病理上相互联系，故又将肝、肾都归属于下焦。《黄帝内经·灵枢·营卫生会》认为"下焦如渎"。"渎"，音 dú，是形容下焦肾与膀胱排泄水液的作用犹如沟渠，使水浊不断外流的状态。下焦还主司二便的排泄，故称"下焦主出"。

在中医里面，三焦最主要的两项功能就是通行元气和通调水道。中医称肾为先天之本，脾胃是后天之本。我们人体的元气是发源于肾的，它由先天之精转化而来，又靠后天之精的滋养，是人体之本，生命活动的原动力。而元气在人体里面主要是靠三焦来输送到五脏六腑，充养于全身各处，以此来激发和推动各个脏腑组织的正常工作。说得通俗点，三焦、元气、脏腑的关系就像现代的房屋买卖关系，三焦是房屋中介，没有中介的话，元气就到不了脏腑组织那里。三焦还通百脉，人体的一切经脉都有气血灌注，而三焦是气的统帅，换句话说，经脉必然通气血，通气血就必然与三焦相通。我们如果每天坚持亥时睡觉的话，全身百脉都能得到很好的休息和调养，这样，气血旺盛，经脉通畅，病从何来？

三焦还有通调水道的功能，这个功能很重要，重要在哪里呢？我们全身的津液（水）的输布和代谢由它来管理，津液滋养着我们全身上下内外的脏腑组织和器官，也是我们体内废物的代谢载体，比如汗液、尿液，要是身体里面水液的代谢不正常了，人不能正常地排尿、排便了，这个人的整体状态肯定非常差。

遭遇内分泌失调，从三焦经寻找出路

对于内分泌失调，女性朋友也许并不陌生：你脸上长斑了、出痘了，朋友会告诉你内分泌失调；你最近情绪不好，脾气暴躁，老公会说你内分泌失调；你最近工作不在状态、心不在焉、丢三落四，同事会说你内分泌失调；月经不调、乳房肿块、妇科肿瘤，医生会告诉你是内分泌失调所致……

随着年龄的增长，身体状况开始出现下滑，很多以前不曾遇到的问题，比如面部黄褐斑、痤疮粉刺、乳房肿块、子宫肌瘤等问题相继出现。乳房肿块有可能转化为乳腺癌，而子宫肌瘤的患病率也高达20%，女性有可能因此切除部分或整个子宫而导致不孕，甚至发生癌变……内分泌失调导致的疾病和症状不仅如此，还可能导致肌肤干燥、皮肤暗淡无光、皮肤过敏、皱纹早现、月经紊乱、带下异常、乳房松弛、局部肥胖、失眠多梦、情绪波动、烦躁忧虑、燥热不安、疑神疑鬼、疲乏无力或对性生活淡漠甚则厌恶、无性高潮、夫妻关系紧张等。可见内分泌失调不仅仅影响容貌，还时刻威胁着女性健康。在最近的医学调查中显示，内分泌失调导致的上述疾病，正在向低龄化发展，少女也已成为内分泌失调的威胁对象。

如果你正在为内分泌失调而倍感焦虑不安、不妨揉揉自己的三焦经，治疗的效果通常会让你喜出望外。

三焦经从手走头，起于无名指指甲角的关冲穴，止于眉毛外端的丝竹空，左右各23个穴位。三焦经属火，焦字本身就是"火烧"的意思。由此看来此经"火气"不小。三焦经与胆经是同名经，二者都是少阳经，上下相通，所以肝胆郁结的"火气"也常常会由三焦经而出，于是三焦经便成了身体的"出气筒"。三焦经直通头面，所以此经的症状多表现在头部和面部，如头痛、耳鸣、耳聋、咽肿、喉痛、眼睛红赤、面部肿痛等。三焦经的症状多与情志有关，且多发于脾气暴躁之人，打通此经，可以疏泄"火气"，因此可以说三焦经是"暴脾气"人群的保护神。及早打通此经，还可预防"更年期综合征"。此经穴位多在腕、臂、肘、肩，"经脉所过，主治所及"，所以对风湿性关节炎也有特效。下面我们就挑选几个自己容易操作的穴位试一试。

液门（荥水穴）：津液之门，在无名指、小指缝间。此穴最善治津液亏少之症，如口干舌燥、眼涩无泪。"荥主身热"，液门还能解头面烘热、头痛目赤、齿龈肿痛、暴怒引发的耳聋诸症，此穴还善治手臂红肿、烦躁不眠、眼皮沉重难睁、大腿酸痛疲劳诸症。

中渚（腧木穴）：此穴在手背侧，四、五掌骨间。腧主"体重节痛"。木气通于肝，肝主筋，所以此穴最能舒筋止痛，腰膝痛、肩膀痛、臂肘痛、手腕痛、坐骨神经痛，都是中渚穴的适应证。此穴还可治偏头痛、牙痛、耳痛、胃脘痛、急性扁桃体炎等。此外，四肢麻木、腿脚抽筋、脸抽眼跳等肝风内动之症，都可掐按中渚来调治。

外关（络穴）：此穴非常好找，在腕背横纹上 2 寸。外关即与外界相通的门户。胸中郁结之气可由此排出，外感风寒或风热可由此消散。此穴络心包经，因此外关可以引心包经血液以通经活络，

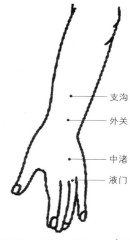

支沟
外关
中渚
液门

液门、中渚、外关、支沟四穴的位置

可治落枕、肩周炎、感冒、中耳炎、痄腮、结膜炎等。此穴还能疏肝利胆，散郁解忧，可治月经不调、心烦头痛、厌食口苦、胸胁胀满、五心烦热、失眠急躁等症。若脚踝扭伤，用力点按外关穴，可即时缓解症状。平日多揉外关穴，还可以防治太阳穴附近长黄褐斑和鱼尾纹，以及青少年的假性近视。外关穴功效众多，且又是防止衰老的要穴，不可小视。

支沟穴：此穴在外关上 1 寸，所以与外关穴的功用较为类似。也可疏肝解郁、化解风寒，但同时还善治急性头痛、急性腰扭伤、胆囊炎、胆石症、小儿抽动症。古书皆言其善治便秘，但其特效是治疗"肋间神经痛"，俗称"岔气"。当岔气时，用拇指重力点按支沟穴，即时见效。

三焦经当令，性爱的黄金时刻

21 点到 23 点（亥时），这段时间是三焦经在我们体内当令。什么是"三焦"呢？"焦"字的意思是用小火烤小鸟，因此，三

焦无论是指人体上中下，还是里中外，都是指生命处于一团温暖的气息中，中国人形容它为氤氲。

中医把这氤氲交融的状态归属于少阳，故而"亥"这个字就像一男子搂抱一怀孕女子。《说文解字》的第一个字是"一"，最后一个字就是"亥"，如果说"一"在古代文化中代表先天的混沌，那么"亥"字则表示又回到初始的混沌状态，生命的轮回重又开始。人类的生命与生活，也会沿着其本来的秩序运动和发展，结束的时刻也是重新开始的时刻。这个时刻人们应该安眠，让身体得到休息和休整，并从这种彻底的休整中孕育新的生机。也就是说，三焦通百脉，人进入睡眠状态，百脉休养生息。

亥时是阴阳和合的时段，这个时候是性爱的黄金时刻，其实也就是通过男女的交合配合身体完成阴阳和合的这个过程，达到"三交通泰"。中医一直都是讲究保精色忌，房事不能过度，但是身体健康的情况下，和谐的性爱会令人身心欢愉，激发生机，只有益处没有害处。不过人的身体在非常健康的状态下，神清气爽、全身通泰，性事反而没有太大的吸引力了，反而是经常有性欲的人，身体比较虚弱。这与我们现代流行的观点是不同的，现在我们经常看到有宣传补肾的药品都明示或暗示，使用了该药品会让你重振雄风之类的，这是一种误导，只是把人们的注意力转移到性爱的欢愉上了，岂不知这样是对身体很大的伤害。大家要注意，千万不要为了那一时的快乐，无节制地透支身体，离疾病越来越近。

西医认为性爱的最佳时间是在22：30，我们传统的中医认为最好是在22：00，西医没有给出明确的理由，中医的理由是为了达到阴阳和合，但为什么比西医认为的要早半个小时呢？这是因为下一个时辰就是胆经当令，应该是熟睡养阳的时候，如果22：30进行性爱，很可能到胆经当令的时候人体还处于兴奋状态，会睡不着，而22：00进行性爱，到下一个时辰开始的时候，人体就已经处于熟睡状态了，可以养住阳气。

中医不是孤立地看问题，头痛医头、脚痛医脚，而是认为天地、阴阳、万物之间都是相互联系的整体，需要互相配合，才能和谐，所以人什么时候该睡觉，什么时候该吃饭，什么时候过性生活都是有讲究的，不能随着性子乱来，否则就会伤害身体。

协调任督二脉，让三焦气血畅通

三焦是全身气机运行的枢纽，我们可以通过调理任督二脉的方式，疏通三焦气血。任督二脉大家想必已经不陌生了，即便是没有接触过中医经络的人，也都能在武侠电视或小说中见识过这两条经脉的重要性。故事中的武林人士一旦打通了任督二脉，功力一下就翻了几番，瞬间成为一等一的高手。

任脉和督脉的确是存在的，它们虽然不像小说和电影中具有那么大的威力，但是对于调节身体的阴阳之气其作用至关重要。任脉循行于腹部正中，腹为阴，说明任脉对一身阴经脉气具有总揽、总任的作用。督脉沿着人的背部的正中分布，而背部为阳，督脉调节全身诸阳经经气。

任督二脉都有调节全身气血的作用，而三焦又是身体气机运行的枢纽，所以这三者在气血运行方面有密切的关系。它们的功能协调一致，人体的气血才能正常的运行，人才能拥有健康的体魄。

这里给大家介绍一个调三焦通气血的方法，一共有四步，具体如下：

（1）揉摩中脘穴。

中脘穴位于肚脐直上 4 寸，既可以采用揉的方式，也可以摩中脘。揉的时候，双掌重叠或单掌压在穴位上，缓慢做圆周运动。摩的时候需用掌心或四指摩中脘，5~10 分钟。

（2）震颤关元穴。

关元穴位于肚脐正中下面 3 寸处。震颤时，将双手交叉重叠放在关元穴上，稍微用些力气，然后两手快速地、小幅度地上下推动、颤动。

（3）敲打带脉穴。

以肚脐为中心画一横线，以腋下起点划一条竖线，两条线的交点就是带脉穴。躺在床上，用手轻捶自己的左右腰部，100下以上就可以。不过准妈妈可千万不能这么做。

（4）推任脉。

左右手掌重叠放在身体前面的正中线上，从胸骨的上窝中央开始往下推，沿着任脉一直推到下腹部的关元穴。

值得注意的是，这套动作比较简单，大家可以随时练习，不过一定不要将顺序弄颠倒了。因为这四个动作的顺序是按三焦的前后来进行的。

第六章

《黄帝内经》阴阳一调百病消

第一节
万病只有一个原因：阴阳不调

阴阳为万物生存法则

明代杰出医学家汪机说："阴阳之道，天地之常道。术数者，保生之大伦，故修养者必谨先之。"因此，我们想养生，要治病，达到良好的效果，就必须先从阴阳开始。那么，究竟什么是阴，什么是阳呢？

阴阳的观念，很早就出现了。

史书记载，在周幽王时，有一次发生地震，百姓恐慌不已。幽王向大臣询问地震的原因，大臣伯阳甫解释说，是因为天地之气失序，"阳伏而不能出，阴迫而不能蒸"。意思是说，地下的阳气伏在阴气的下面，被阴气所逼迫，想出出不来，两股力量争斗，所以发生地震。

可见，当时阴阳的概念已经被用来解释自然现象。其实，阴阳的原始意义很朴素，所谓山之南、水之北为阳，山之北、水之南为阴，其根据就是日光的向背——面向太阳的一面为阳，背对太阳的一面为阴。

后来，阴阳从早先描写具体状态的概念逐渐延伸成一种概括性的概念。例如，高的地方容易照到阳光，照到阳光的地方总是温暖、明亮、生命旺盛……这些就都属于阳。反之则属于阴。概括地说，凡是积极的，运动的，热烈的……就属于阳；凡是消沉的，静止的，

　　　　《黄帝内经》养生智慧全书

冷凝的……就属于阴。

万事万物都有阴阳，那么人也不例外。如：体表与内脏相对，体表在外为阳，内脏在里为阴；内脏之中，位置高（以膈肌为界线）的心、肺为阳，位置低的肝、脾、肾为阴；脏与腑相对，腑的功能通达、运动为阳，脏的功能收藏、沉静为阴……

阴阳还可以概括人的生理功能。人体的物质基础（血肉筋骨）属阴，而生理功能活动（如心要跳动、肺要呼吸）属阳，二者互相依存，协调运作。生理功能活动（阳）的发生，必然要消耗一定的营养物质（阴），而营养物质（阴）的吸收产生，又必须依赖于脏腑的机能活动（阳）。

正常情况下，人体中的各种阴与阳之间保持着相对的平衡协调状态，如《黄帝内经》所说的："阴平阳秘"。但是，一旦由于某种原因，导致阴阳的平衡被打乱，疾病就发生了。疾病的实质就是人体内阴阳的失衡。

既然疾病是由于阴阳失衡引起，那么治疗疾病也应围绕调整阴阳来进行，目标是恢复阴阳的平衡协调。《素问·阴阳应象大论》说："阴阳者天地之道也，万物之纲纪，在变化之父母，生杀之本始，神明之府也，故治病必求于本。"意思是说，阴阳是一切事物的根本法则，事物的生成和毁灭都是来自于这个根本法则，所以要想治好病，就必须从这个根本问题——阴阳上求得解决。养生这也是这个道理，必须从阴阳上着手，通过各种方法维护人体的阴阳平衡。

要想寿命长，阴阳平衡是关键

阴阳是一切事物的根本，世界万物孤阳不生，独阴不长。这也是《黄帝内经·素问·阴阳应象大论》里说的"阴阳者天地之道也，万物之纲纪，在变化之父母，生杀之本始，神明之府也，故治病必求于本"。

任何事物的生成和毁灭都是来自于阴阳平衡这个根本，《黄帝内经》强调顺四时养生，强调日出而作、日落而息，强调合理饮食、适量运动、不过度劳累等，都是为了让身体处在阴阳平衡这个状态。

中医学上认为，"阴"代表储存的能源，身体上的血、津液、骨、肉，性别中的雌性等都属于阴的范围。"阳"代表能源的消耗，它是可以通过人体表面看到的生命活力，无形的气、卫、火，性别中的雄性等都属于阳，而"阳"的这种生命活力靠的是内在因素的推动，也就是"阴"的存储。

在我们国家，西北的温度要较东南低得多，为什么会出现这样大的差别呢？《黄帝内经·素问》中说："西北方阴也，东南方阳也。"阳就是用，就是释放，阴就是体，就是收藏。从地域上讲，整个西北方向以收藏为主，整个东南方向以释放为主，所以就产生了温度上的差异。

"阴阳"的收藏也相当于人体内部的新陈代谢，是吸收和释放的过程。阴的收藏是合成代谢，而阳是分解代谢。总结起来就是"阴成形""阳化气"，比如我们吃的食物就是属"阴"，食物进入体内就会被消化吸收，供养生命活动的需求，这就是"阴成形"的过程，是一个同化外界物质的向内的过程；而人吃饱后会感觉精力充沛，整个人显得很有活力、很精神，做事的时候思维也比较敏捷，这就是"阳化气"的过程，即消耗体内有形物质而释放能量的过程。

阴阳就好比是收入和支出，我们不可能只存不花，也不能只花不存，要让二者找到利益的平衡点。养生也是这个道理，一个人必须注意养收、养藏，储存能量，还得要耗散适度、适量，这样才能让身体处在阴阳平衡的状态，才能不生病。

亚健康是轻度阴阳失衡

"亚健康"这个概念越来越多地出现在人们的生活中，那么，什么样的身体状态是亚健康呢？按照医学界的说法，亚健康是"介于健康与疾病之间的一种生理功能低下的状态"。实际上就是我们常说的"慢性疲劳综合征"。因为其表现复杂多样，现在国际上还没有一个具体的标准化诊断参数。

一般来说，如果你没有什么明显的病症，但又长时间处于以下一种或几种状态中，注意亚健康已向你发出警报了：失眠、乏力、无食欲、易疲劳、心悸、抵抗力差、易激怒、经常性感冒或口腔溃疡、便秘等。处在高度紧张工作、学习状态的人应当特别注意这些症状。

亚健康状态下，人体虽然没有发病，但身体或器官中已经有危害因子或危害因素的存在，这些危害因子或危害因素，就像是埋伏在人体中的定时炸弹，随时可能爆炸；或是潜伏在身体中的毒瘤，缓慢地侵害着机体，如不及时清除，就可导致发病。

其实，亚健康和疾病都属于人体内部的阴阳失衡状态，只不过亚健康是轻度阴阳失衡，而疾病是重度的阴阳失衡。但是，如果身体内的"阴阳"长期处于不平衡状态，就会从量变发展到质变，也就是说身体就会从亚健康状态转化成生病状态，这时候再加以调治，就有一定难度了。

按中医的理论，"正气存内，邪不可干，邪之所凑，其气必虚"，就是说在正常的状态下，如果阴阳处在一个很平衡的状态，即使遇见了大风大雨等异常的气候变化，也不会得病。但如果外受风、寒、暑、湿、燥、火，内受喜、怒、忧、思、悲、恐、惊，让人体自身的正常状态被打破，这些伺机而动的致病因子就可能从 10 个变成 100 个，100 个变成 1000 个……当它达到一定数量时，就可能侵害人体健康了，而此时人体正处于亚健康状况，防御水平很低没办法抵抗，自然就生病了。

所以，当我们意识到自己亚健康了，就一定要及时调整自己的阴阳平衡，使身体恢复到健康状态，防止疾病的发生。

阳常有余，阴常不足

"阳常有余，阴常不足"是元代名医朱丹溪对人体阴阳认识的基本观点，在中国传统养生史上占有重要地位。此观点是他运用"天人相应"的理论，通过分析天地、日月的状况，人体生命发生发展的过程和生理特点以及情欲无涯的一般倾向而得出的结论。

朱丹溪认为，世界万物都有阴阳的两面，太为阳，地为阴，日为阳，月为阴。天大于地，太阳始终如一，而月亮却有阴晴圆缺，从这个自然界来说，就是"阳盛阴衰"的体现，人是自然界的一部分，当然也存在着这种状况。

朱丹溪还认为："人受天地之气以生，天之阳气为气，地之阴气为血"，故气常有余，血常不足，在人的生命过程中，只有青壮年时期阴精相对充盛，但青壮年时期在人生之中十分常短促，故人之以生多处于阳有余阴不足的状态。为什么青壮年时期阴精相对充足呢？阴气难成，因为只有在男十六女十四精成经通后阴气才形成，阴气易亏，"四十阴气自半"，男六十四、女四十九，便精绝经断，从这个时候开始，人的阴精也就越来越少，所以，"阴气之成，止供给得三十年之视听言动已先亏矣"，这是时间上相对的"阴不足"。

不仅如此，人还往往受到外界诸多因素的影响，如相火妄动就可引起疾病，而情欲过度，色欲过度，饮食厚味，都可引起相火妄动，损耗阴精。"阴不足、阳常有余"的理论直到现在也具有重大的意义，"阴"是我们生命活动的根本和基础，所以不要透支它，农村长大的人，比城市长大的人可以经得起更长时间的透支，这是由于农村长大的人，在幼年时期睡眠较早，身体储存的能源较多，现代的孩子，比上一代都晚睡，将来可透支的能量必定较少，生大病的机会一定也比较多比较早。

另外，现在为生活和工作奔波的人，由于大量消耗身体的能量，人体中的血气只能够维持日常工作或活动需要，一般的疾病侵入时，人体并不抵抗，疾病长驱直入，由于没有抵抗的战事，因此也没有任何不舒服的疾病症状，但是会在人体的肤色、体形及五官上留下痕迹，有经验的医生能够识别出来，许多人都觉得自己非常健康，有无穷的体力，每天忙到三更半夜，尽情透支体力也不会生病，这种现象就是典型的阴虚，透支阴而不自知，等到大病来侵时悔之晚矣。

所以，在日常生活中，我们要多储蓄能源，好好保护我们的"阴"，不要以为精神好、身体壮，就随意消耗，其实很多时候我们都在透支而不自知。

疾病分阴阳，防治各有方

天地有阴阳之分，人体有阴阳之分，疾病同样有阴阳之分，阴性疾病和阳性疾病的发病原因不同、症状不同，防治也应该有所不同。

1. 阴性疾病的预防

阴性疾病一般发病慢，治疗也比较慢，需要经过长期的调理才能痊愈。这种病主要由寒气引起，而寒气主要是从腰腿以下侵入人体，人在受到寒气侵袭的时候，就会肢体蜷缩，禁锢以及手脚僵硬，伸屈不畅。

根据阴性疾病的起因，其预防应着眼于保暖人体的下半部，尤其是脚部做起，所以说"人老从脚而始"。从现在医学来看，天冷时，人的胃肠消化功能就会比较脆弱，同样食物在低温环境下也会比较容易变凉，因此一些原来就患有肠胃疾病的人，症状会变得多发而更加严重。即使是以前没有肠胃疾病的人，这个时候也很容易免疫力低下，胃痛发作，或者腰部受凉，导致腰肌劳损、腰椎间盘突出症等。

所以，预防阴性疾病首先要注意保暖，坚持每天用热水泡脚，然后用手指搓揉脚跟、脚掌、脚趾和脚背，非常容易手脚冰凉的人或者关节炎患者，还可以在睡觉时将脚垫高，以改善血液循环。

2. 阳性疾病的预防

阳性疾病与阴性疾病恰恰相反，阳性疾病往往属于急性病，发病快，治愈也比较快。这种病主要由热气引起，而热气多是通过人体上半部侵入人体的，表现为肢体舒张、肿胀、活动迟缓、筋骨不适等症状。所以,夏天的时候,应该注意给头部降温,保持头部的清醒。特别是高温天气运动劳作后,头部血管扩张,一定不要用冷水冲洗,否则可能会引发颅内血管功能异常,出现头晕、眼黑、呕吐等症状,严重的话,还可能导致颅内大出血。所以,应该"以热治热",及时用热毛巾擦汗促进皮肤透气。

中医认为,人体就像自然界,无论体内阴气过盛还是阳气过盛,都会导致疾病,所以要想健康,阴阳调和就非常重要。所以应该把人体的阴阳调和作为一个重要的养生法则,坚持合理的生活习惯,调摄精神、饮食、起居、运动等各个方面,这样才能够强身健体、预防百病。

第二节
阴阳是个总纲，寒热左右健康

阳胜则热，阴胜则寒

传统中医认为，疾病发生、发展的过程，就是正邪抗争，各有胜负的过程。这一过程可以用阴阳盛衰来解释。所谓阴阳偏衰，是指阴或阳低于正常水平的失衡，如果阴阳一方低于正常水平，而另一方保持正常水平，或双方都不同程度地低于正常水平，身体就会表现出虚症。《黄帝内经》说"阳胜则热，阴胜则寒"。阴阳两字虽然看起来很玄，但是最终会落实到寒热上。

如果一个人身上的内阴能量多了，自然就会感到寒冷，而如果内阳的能量多了，则会感到燥热。所以，要想不生病应该调和阴阳，而阴阳平衡则要从寒热开始。身体阴阳失衡后，会表现出各种症状来，主要有以下两种：

1. 阳胜则热

阳胜，指阳邪致病，导致机体机能亢奋，体内阳气绝对亢盛的病理变化。阳主动，主升而为热，所以阳偏胜时，多见机体的机能活动亢奋、代谢亢进，机体反应性增强，热量过剩的病理状态。

阳胜表现为阳证，也就是阳多阴少，一般表现的症状是：口渴、发热、脉搏跳动快等，这类症状，又称为热证。

2. 阴胜则寒

阴胜，是指阴邪致病，导致机体机能障碍，体内阴气绝对亢盛的病理变化。阴胜多由感受寒湿阴邪，或过食生冷，寒湿中阻，阳不制阴而致阴寒内盛。

阴胜表现为阴证，也就是阴多阳少，一般表现的症状是：口不渴、不发热、手足冷、脉搏跳动慢等，这类症状又称为寒证。

因此，要想保持身体健康不生病，就要保持体内阴阳的平衡。一个人身体的各个方面只有保持恰到好处的平衡，生命才会显得有活力，生理机能才会很好，心理承受力会很高。

感冒分寒热，及时祛邪别拖延

从小到大，感冒是我们常患的疾病，在西医的眼中，人的感冒是由人体上呼吸道感染病毒、细菌等微生物引起的炎症。而中医却不这样认为，中医并不从病毒、细菌的角度立论，而是认为人之所以感冒是由人体感受外界风寒或风热等邪气而引起的。

1. 风寒感冒

当寒气侵入到我们体内时，我们会通过打喷嚏、流鼻涕等方式来排出体内寒气，但我们却时常服用药物来抑制身体的这种行为，导致体内的寒气越积越多，最终诱发严重的疾病。其实，在对付风寒感冒时，有一个非常简单而实用的方法，比吃任何药都管用，而且还可起到预防作用，这就是"取嚏法"，也就是人为地诱发打喷嚏这一排寒气的过程。

只需用平常的卫生纸纵向撕15厘米，用手搓成两个纸捻，要稍有点硬度；同时插入鼻孔，纸捻尖要贴着鼻内上壁，这样刺激性会较强。如果你已感受风寒，自然就会打喷嚏，喷嚏的多少取决于你感受风寒的程度。打了几个喷嚏后，头会略微出汗，这时风寒已经除去了，你的感冒症状也会得以好转。

还有些人有过敏症，如鼻敏感或花粉症之类，都是以往处理寒气不当、体内积压过多寒气所导致的，用"取嚏法"同样可以排出体内寒气。

此外，通过饮食调节也可以对付风寒感冒，一般来讲，风寒感冒者不宜多吃鸡鸭鱼肉等荤食，饮食应偏清淡，宜多吃发汗散寒食品，如辣椒、葱、生姜、大蒜、豆腐、鲜生姜加红糖水等。而在日常生活中常用的两样食物对预防和治疗感冒效果极佳：

　　（1）生姜。性温，味辛，具有散寒发汗、解表祛风作用，适宜风寒感冒者食用。民间常以生姜 3 片、红糖适量，开水冲泡，俗称生姜红糖茶，频频饮用，汗出即愈。

　　（2）葱白。性温，味辛，具有调节体温，使汗腺的排汗工作正常的作用，并可减少和预防伤风感冒的发生，适宜风寒型伤风感冒者食用。在民间，初起感冒时，常用葱白连同葱头与豆豉煎水喝。也可用细葱 2~3 茎，与生姜 1 片煎水代茶饮。身体虚弱或年老体弱之人，受凉感冒后，最适宜用葱白 3~5 茎，同大米煮成稀薄粥，频频食用。

　　2. 风热感冒

　　有人认为风寒感冒和风热感冒其实是感冒的两个阶段，任何一个人的感冒几乎都会经历这样的两个阶段.当处于风寒感冒阶段时，我们可以用取嚏法、生姜和葱白等治疗，而当处于风热感冒阶段时，这些方法就不管用了。原来，随着外邪的深入，人体内的抵抗力开始了与外邪进行更为激烈的斗争，身体的很多地方也成了战场，此时人也通常会表现出热证。比如，鼻涕发黄、咽喉肿痛、扁桃体发炎、咳嗽等。既然这种感冒是体内有"热"造成的，我们在调治时就应该用清内热的方法。

　　在日常生活中，人们经常用菊花茶来治疗风热感冒。菊花味甘苦，性微寒，归肺、肝、肾经，有散风清热、清肝明目和解毒消炎等作用。泡饮菊花茶时，最好用透明的玻璃杯，每次放上四五粒，再用沸水冲泡 2~3 分钟即可。待水七八成热时，可看到茶水渐渐酿成微黄色。每次喝时，不要一次喝完，要留下三分之一杯的茶水，再加上新茶水，泡上片刻，而后再喝。饮菊花茶时可在茶杯中放入几颗冰糖，这样喝起来味更甘。菊花茶其实不加其他茶叶，只将干燥后的菊花泡水或煮来喝就可以，冬天热饮、夏天冰饮都是很好的饮料。

此外，还可以熬制中药调治，比较简单的药物就是双黄连口服液，它由金银花、黄芩、连翘组成。如果风热感冒处理及时，基本可以在两天内解决病痛。

祛除寒湿，不让湿热伤了阳气

《黄帝内经》认为，万物之生由乎阳，万物之死亦由乎阳。如果人体没有阳气，体内就失去了新陈代谢的活力，不能供给能量和热量，生命就要停止，所谓"阳强则寿，阳衰则夭"，养生必须先养阳。但是，寒湿会阻滞阳气的运行，使血流不畅、肌肉疼痛、关节痉挛等。因为湿困脾胃，损伤脾阳，或患者平时脾肾阳虚而致水饮内停，所以多表现为畏寒肢冷、腹胀、泄泻或水肿等。所以，寒湿是最损伤人体阳气的。

张仲景在《伤寒杂病论》中将很多疾病都归因于寒邪入侵，在他生活的那个时代人们忍饥受冻，疾病以寒邪为主。而如今随着生活环境的改变，单纯的伤寒已经很少见了，多是寒邪与湿邪交织，在人体形成一股浊重之气，阻碍人体气机，导致生病。

在生活中，我们可能经常会注意到这样奇怪的现象，就是冬天很少见到着凉感冒的人，反而是夏天常有这样的病症发生。冬天气温低，受寒湿侵犯容易理解，而夏天这么热，怎么还会有寒湿呢？其实，这正是现代人不良的生活习惯造成的。

炎炎夏日，人们多待在空调房中，身体该出汗时却被空调冷气所阻，汗液发不出来就淤积在体内，导致体内湿邪堆积，造成阳气虚衰。尤其是到了七、八月份的长夏天气，湿气达到最盛。而人体五脏之脾最喜燥恶湿，长夏湿气过盛，就容易损伤脾脏。脾主运化，可以运化水液，运化水谷，把吃进去的粮食、水谷精微营养的物质以及水液输送给其他的脏器，起到一个传输官的作用。

脾的这种传输的作用对生命来说至关重要，故而中医把它称为人的"后天之本"。而体内湿气过重会导致脾脏功能得不到正常发挥，人体各器官也会因得不到及时充足的营养而出现问题，导致人体生病。

由此可知，祛除寒湿是养生保健不可缺少的功课之一。那么，怎样判断身体内是否有湿呢？方法其实很简单，观察自己的大便情况，一看便知。如果长期便溏，大便不成形。那么很有可能就是你的身体蕴含了太多的湿气。而长期便秘，则代表着体内的湿气已经很重了。因为湿气有黏腻性，过多的湿气就容易把粪便困在肠道内。

事实上，祛除寒湿最好的办法就是让身体温暖起来，因此，健康与温度有着密切的关系。众所周知，掌握人体生杀大权的是气血，而气血只有在温暖的环境里，才能在全身顺畅地流通。如果温度降低、血流减慢，就会出现滞涩、淤堵，甚至血液会凝固，那么人就将面临死亡，而且人的体温上升，不仅会增强人体的免疫力，还能在正常细胞不受影响的情况下大量杀死癌细胞。此外，温度过低，会使体内的寒湿加重，外在表现就是上火。

所以，要涵养我们身体内的阳气，就要远离寒湿，温暖身体。在中医养生学中，让身体温暖起来的办法有很多，《本草纲目》中就记载了很多可以养阳的食物，羊肉、狗肉、党参等，都是补益阳气的。另外安步当车，让身体动起来，为自己选择几项适合的运动；放弃淋浴，经常泡热水澡；养成睡前用热水泡脚的好习惯。这些方法也能让身体暖和起来，使人体阳气升发，免疫力提高。

内热也有虚实之分，调治需辨证

《黄帝内经》中认为阳盛则热。打个比喻，人体内的阴气好比是水，阳气则好比为火，正常情况下，人的体内水与火的比例是相等的，这时候人就是健康的，而内热就是水比火少了。

内热也是有虚实之分的：实热就是体内的火多了，而水没有少，这时候要做的就是想办法把多出来的火清掉；虚热是因为体内的水少了，而火并没有多，所以就要想办法把水补充回来。

　　拿高血压病人举例，一个年轻人如果因为生气或者其他情绪上的波动，很容易导致血压在一瞬间或者一段时间内异常升高，这就是由实热引起的。从中医术语上说，这是肝火上炎；而老年人的血压高，则是因为水少了，相对来讲火就增加了，我们一般管这叫阴虚阳亢，也就是虚热。

　　虽然说年轻人多实热，老人多虚热，但这不是绝对的：区分虚热和实热，可以遵循"劳损为虚、积郁为实"的原则。

　　"劳损为虚"，这里的劳损不只是体力上的，还包括长时间工作、思虑过多、疲劳过度，或者长期处于精神压力下，这样造成的问题都叫作劳损。劳损伤人的精血，这种情况造成的内热我们称之为虚热。

　　"积郁为实"，积郁是指一种情绪（悲伤、愤怒甚至是喜悦）被压抑在心中发泄不出来，久而久之就会上火，这种内热一般都属于实热。

　　所以说年轻人也不一定就是实热，如果是长期劳损造成的，也可能是虚热；而老年人如果平时身体十分健康，忽然上火了，也可能是实火。无论是实热还是虚热，热极都会化火，都会出现上火的情况，有的人一出现牙疼、痤疮、便秘这些上火症状就去买三黄片这类的降火药吃，如果是实火，那这些药还比较对症；但如果是虚火，吃这些药不但效果不好，还会适得其反：因为这些降火药一般都是苦寒的，能燥湿伤阴，虚火的人本来阴精不足，吃降火药只能使虚者更虚，阴越虚则火越大，形成恶性循环。尤其是老年人，一旦上火，一定要分清虚实，有些老年人用苦寒药久了，甚至会导致阴阳两虚。

　　　　　　　　《黄帝内经》养生智慧全书

寒气重不重，从手脚上判断

"百病寒为先"，寒气是导致许多疾病发生的关键。中医上有"一朝寒气一身病，一日不散十年痛"的说法。身体处于寒的状态，轻则感冒，胃寒胃痛，严重的还会手脚冰凉，脾肾阳虚。所以，那些经常手脚冰凉的人要注意了，体内寒气可能过重，一定要学会温煦自己的身体。

传统医学认为，头为诸阳之会，四肢为阳气之末。也就是说人的四肢是阳气灌溉的终点。如果手脚温热，就说明体内阳气比较充足。如果手脚温度不够，甚至有些人常年四肢冰凉，这就说明体内阳气不足，内有寒气。

医生用手感知出来的手脚的温热程度，一般分为手足不温、手足冰凉和手足厥冷三种程度。手足不温是指手脚的温度比正常温度低，感觉不暖和，这往往是阳气亏虚的先兆，可能有轻微的寒气；手足冰凉则是指手足温度明显降低，摸起来凉凉的，有时还伴有出汗症状，这就说明体内阳气已经明显亏虚，体内寒气很重了；而第三种程度手足厥冷则是指手脚温度极低，甚至有的人会连肘关节、膝关节之下都是冰凉的，这就是提示体内的阳气已经极度亏虚，寒气过重，往往会直接伴随着疾病的发生。

除了四肢寒冷之外，还有一些人手脚心容易发热，总想挨着凉的东西，但他们又特别怕冷，容易出虚汗，这也是体内有寒气的表现。因为体内阳气太虚，不能回纳，就浮散于外，使手脚出现了虚热的假象。

这里要特别说明的是，中医所说的手脚温度是指持续一段时间的温度，而不是指一时的温度状况。例如有的人腹疼时也会伴随手脚冰凉，但疼痛缓解后，手脚温度就会恢复正常，这类特殊情况，不是寒气所导致的。

第三节
只有阴阳平衡，气血才会畅通

气血像夫妻，和睦是关键

寒与热是阴阳的一种表现方式，另外一种表现方式则是气与血。气是人体的生命之本，人体内气包括三方面内容：一是来自于父母之精的先天之气，它是一身之气的根本；二是来源于食物的水谷之气，它可以通过脾胃的运化作用，长生源源不断的谷气；三是自然的清气，靠肺的呼吸功能和肾的纳气功能吸入人的体内。中医认为"气为血之帅，血为气之母"，血是气这个根本的依靠。

有人将气血的关系比作夫妻，气为阳，主动，扮演着丈夫的角色；血为阴，主静，扮演着妻子的角色。一个美满的家庭，夫妻和睦是关键，同样，对于身体而言，如果想要保持健康，气血平衡是关键。一旦气虚或者血虚，疾病就会随之而来，正如《黄帝内经》中所说："气血失和，百病乃变化而生。"

那么，气虚是什么呢？我们刚才说了气扮演的是丈夫的角色，如果气虚，就好比一个家庭里，作为一家之主的丈夫懦弱无能。在这种情况下，这个家首先经济来源会出现问题，而没了钱的支援，各家庭成员的吃喝问题就得不到保证，可以说这家人只能处在低水平的生活状态；其次，因为丈夫太懦弱，家庭就很容易受到其他强势者的欺侮。相应地，人的身体再气虚又会怎么样呢？首先，这人的气不足，脏腑功能会低下，以至于整个人出现精神萎靡、少言懒语、倦怠乏力、动不动就会出虚汗等现象；其次，身体的抗病能力减弱，即便是很微小的外邪都可以欺负自己，刮来一阵寒风，别人可能都会安然无恙，但气虚之人却可能大病一场。

当然，气的问题不止气虚，还有气陷、气滞、气逆等情况，但气虚是其中最主要的问题。气虚的人比较好辨认，他们通常容易感冒，也比较容易生病。体型消瘦或偏胖，身体容易疲倦，全身乏力。另外，还伴有面色苍白，说话声音低微，稍微活动则出汗、心悸，舌淡苔白，脉虚弱等身体特征。气虚的人养生的关键在于补气。肾为气之根，脾为气之源，所以补气重在补脾益肾。平时常用的药物及食物包括人参、山药、胡萝卜、香菇、鸡肉等。

当人血虚时，又会出现哪些问题呢？

如果心血虚，将会出现心悸、怔忡等情况。原因在于心藏神，需要血的滋养，心血不足时，身体上关于"思考"的整个系统都会出现问题，典型的就是记忆力会变差，夜晚梦多，白天烦躁，不喜思考。以上这些都是血不养心造成的问题。

如果肝血亏，对身体造成的危害也很大。我们知道，肝藏血，中医认为肝脏为刚脏，属木，需要濡润，血液不足，就好像一棵树没有了充足的水源，失去了水的滋润，再苗壮的树木也会变得逐渐枯萎。肝脏缺少血，人就会变得容易发火，常感头昏脑涨、目赤肿痛；同时，因为肝开窍于目，目得肝血的濡养才能看清东西，假如肝血虚，还会影响到视力，出现视物模糊，眼睛易疲劳等情况。

如果肺血不足，也会出现很多问题。肺血亏虚，就会出现胸闷、气短、呼吸不利等情况，严重的甚至会导致心悸，很多老人的心脏问题，其实都和肺血不足密切相关。对于这种心脏不适，如果只是一味地活血化瘀，往往还会导致病情越来越重。

血虚的人在饮食上，要多吃具有补血、养血功效的食物，如桑葚、黑木耳、菠菜、胡萝卜、猪肉、羊肉、牛肝、羊肝等。此外，还可以尝试下阿胶山楂汁，配方是阿胶9克，生黄芪3克，当归3克，山楂6克，先将后三味药熬水，15分钟后除去药渣，并将捣碎的阿胶一起放入药汁中烊化。在食用的时候，可以适当加入白糖调味，这是每日的服用量，一般以半个月为一个阶段。

简单方法判断气血情况

气血充足了，人看上去才会精神，身体也才会健康，相反，一个人如果总是气虚、血虚，气血不足，那么就很容易生病，癌症也可能会找上门。

如何判断自己的气血是否充足，又该如何补足气血呢？以下6种方法，可以让你迅速判断自己气血是否充足，从而做出相应的调节。

1. 看眼睛

实际上是看眼白的颜色。俗话说"人老珠黄"，其实指的就是眼白的颜色变得混浊、发黄，有血丝，这就表明你气血不足了。眼睛随时都能睁得大大的，说明气血充足；反之，眼袋很大、眼睛干涩、眼皮沉重，则代表气血不足。

2. 看皮肤

皮肤白里透着粉红，有光泽、弹性、无皱纹、无斑等，代表气血充足。反之，皮肤粗糙，无光泽，发暗、发黄、发白、发青、发红、长斑等，则代表身体状况不佳、气血不足。

3. 摸手的温度

如果手一年四季都是温暖的，代表人气血充足，如果手心偏热或者出汗或者手冰冷，表示气血不足。

4. 看指甲上的半月形

正常情况下，半月形应该是除了小指都有。大拇指上，半月形应占指甲面积的 1/4~1/5，其他示指、中指、无名指应不超过1/5。如果手指上没有半月形或只有大拇指上有半月形，说明人体内寒气重、循环功能差、气血不足，以致血液到不了手指的末梢；

如果半月形过多、过大，则易患甲亢、高血压等病。

5. 看牙龈

牙龈萎缩代表气血不足，只要发现牙齿的缝隙变大了，食物越来越容易塞在牙缝里，就要注意了，说明身体已在走下坡路，衰老正在加快。

6. 看睡眠

成人如果像孩子一样入睡快、睡眠沉，呼吸均匀，一觉睡到自然醒，表示气血足；而入睡困难，易惊易醒、夜尿多，呼吸深重或打呼噜的人都是血亏。

遵循四季的阴阳规律，调养气血

我们都知道，自然界的季节年复一年，周而复始地更替变化，这已经成为规律，而正是因为有了这个规律，自然界中的万物才能春生、夏长、秋收、冬藏。我们人类是自然界中的普通一员，自然也要顺应这个规律，只有这样，我们的身体才会健康。

那么，气血是什么样的呢？讲这个问题之前先举一个例子。我们都知道，自然界里的树木在春天的时候开始长叶子，夏天时枝繁叶茂，秋天时树叶开始凋落，冬天的时候就只剩下了光秃秃的树干。我们的气血和自然界中的树木一样，在春天的时候，气血从里往外走；夏天的时候气血全在外面，就像树的叶子；一到秋天，气血就开始从外面向里走了；到了冬天，气血都到了里面，外面就相对不足。

夏天的时候，树上所有的营养都在枝叶上，树根上几乎没有什么营养。而冬天要给树灌溉，是为了在春天让它更好地生发。"夏天不热、冬天不冷，迟作病"，这句话的意思就是，在夏天时，我们的气血都到外面去了，它能够通过汗液把体内多余的东西排出去。如果不热，那么人体就很可能成了堆放废物的垃圾场。而冬天的时候讲究进补，最好吃些有营养的东西，因为这个时候气血都在里面，吃了好东西能充分运化，为明年的春发做好准备。如果冬天不进补，那么第二年春天就没有气血供生发。这和树的冬灌是一个道理。

在冬天储存营养的同时，也会有许多多余的产物，到了夏天发汗的时候，正好把这些多余的产物排出体外。

可是现在的一些人却过着违背自然规律的生活，夏天唯恐空调不冷，冬天唯恐暖气不热。如果把自然界的树"请"到屋子里来生存，它也会吃不消的。这样违背四时的生活方式，会造成人体内气血运行混乱，我们就会因此而生病。

储存气血，奠定健康基础

在小的时候，我们很多人都玩过电动汽车，当它没有电的时候，我们会给它充两三个小时的电，然后就又可以玩两三天，使用的时间是充电时间的数十倍。同样的道理，我们体内的气血也可以这样储存，只要我们明白人体造血机能的各项条件，很快就能使气血能量迅速上升。

所以，如果我们在儿童时期就储存了足够的气血能量，长大后再注意保养，就可以使自己的气血用之不尽。

下面提供一些简单、有效的气血储存方法，让我们从小就养好自己的气血。

1. 好好吃饭

在传统的中医理论里，脾胃是后天之本，气血生化之源，所以要想气血充沛，必须要先把脾胃调养好才行，而好好吃饭就是调养脾胃的基础。

2. 好好睡觉

肝脏的特点是"卧则回血，坐立向外供血"。因此，一定要好好睡觉，只有保证充足的睡眠，才能养护好肝脏，肝脏养护好了，造血功能自然也就增强了。

《黄帝内经》养生智慧全书

3.积极锻炼

因为适量运动能使气血通畅，神清气爽。所以，我们在空闲的时候要适当参加体育锻炼和文娱活动，放松自己的身心。

如果我们从小就能做到以上几点，那就可以储存足够的气血能量，当我们长大以后，就会拥有一个健康的身体。

气血不足，邪气就会乘虚而入

中医上认为气血掌管着人体的生杀大权，气血充足的人的抗病能力强，一般很少生病。反之，如果一个人气血不足，那么首先影响到的就是五脏。气血就像五脏的"粮食"一样，气血不足就会使五脏闹饥荒，五脏不肯正常工作，各种疾病就会乘虚而入。

假如心脏没"吃饱"，就会心慌、气短、胸闷，特别想休息，然后出现间歇，心跳得越来越慢，开始痛。这些症状其实是在提醒你，它饿了、累了，需要血来补充。在这里需要特别注意的是，此时并非血液的流动受阻，而是要从增加血液的总量上入手。

肝脏"吃不饱"，它的工作量就会减少，以前吃一斤肉，它都能转化成人体所需的能量，而在吃不饱的情况下，一斤肉它只能转化七两，余下的三两以脂肪的形式弃置在肝脏里，形成脂肪肝，或者堆积在血管里形成高血脂。

如果肾脏没吃饱，就不能保质保量地完成人体排毒工作，身体内的各种毒素就不能及时排出体外，从而引发尿酸、尿素过高。

如果胰脏"吃饱"了，就能奉献给人体充足的胰岛素。胰脏"吃不饱"，糖不能被正常代谢，多余的糖留在血管里，造成血糖升高。

大脑"没吃饱"，轻者头晕、记忆力下降，重者因远端末梢的血管得不到充足的血液而干瘪、闭塞，继而出现脑缺血、脑梗死，时间长了，脑子开始变"瘦"，脑萎缩、老年痴呆症就是这样发生的。

所以说，生病不生病都是气血水平说了算，养好了气血，疾病才能无机可乘。

第四节
判断身体阴阳的简单方法

阴不足，身体会及时提醒

朱丹溪所论调的"阳常有余，阴常不足"，其实说得通俗点，我们也可以理解为阴要常常使其不足，这样才能有摄取食物并将食物转化为气血津液的能力，进而变成像冬天贮存的粮食一样的能量。而阳常有余呢，浅显地说就是你的体质和抵抗力很强，也正是体内储存的真阳元气充足，能量充足。不过，阴如果很不足，打破了阴阳的这种平衡，疾病就会入侵我们的身体。

当我们的身体阴不足时，身体是如何提醒我们的呢？

1.喜欢吃味道浓的东西

现在社会上有越来越多的"吃辣一族"，很多人没有辣椒就吃不下饭。中医解释这一现象一般有两个原因：一是我们的脾胃功能越来越弱了，对味道的感觉也越来越弱，所以要用浓的东西来调自己的肾精出来，用厚重味道的食物帮助自己调元气上来，来帮助运化，说明元气已经大伤，肾精已经不足；另外，现在人压力太大，而味厚的东西有通窜力，吃辣椒和大蒜能让人心胸里的瘀滞散开一些。总而言之，我们只要爱吃味道浓的东西，就表示身体虚了。

2.年纪轻轻头发就白了好多

走在大街上我们会发现，好多年轻人就已经有了白头发，这又是怎么回事呢？《黄帝内经》认为，发为肾之华。华，就像花朵一样，头发是肾的外现，是肾的花朵。而头发的根在肾，如果你的头发花白了，就说明你的肾精不足，也就是肾虚了。这时候就要补肾气了。

3.老年人小便时头部打激灵

小孩和老人小便时有一个现象，就是有时头部会打一下激灵。但是老人的打激灵和小孩的打激灵是不一样的。小孩子是肾气不足以用，肾气、肾精还没有完全调出来，所以小便时气一往下走，下边一用力上边就有点空，就会激灵一下；而老人是肾气不足了，气血虚，下边一使劲上边也就空了。所以，小便时一定要咬住后槽牙，以收敛住自己的肾气，不让它外泄。

4.成年人胸无大志，容易满足现状

在日常生活中，有些人刚刚三四十岁就已经没有什么远大的志向了，只想多赚钱维持生计，再比别人过得好一点就可以了，这实际上是肾精不足的表现。中医认为，肾不仅可以主"仁、义、礼、智、信"中的"智"，还可以主志气的"志"，肾的神就是"志"。一个人的志气大不大，智力高不高，实际上都跟肾精足不足有关。小孩子肾精充足，所以他们的志气就特别高远。而人到老年，很多人会说，我活着就行了，什么也不求了，这其实就表明他的精气快绝了。

5.17点到19点发低热

有些人认为发高热不好，实际上发高热反而是气血充足的表现。气血特别足的话，才有可能发高热。小孩子动不动可以达到很高的热度，因为小孩子的气血特别足。人到成年之后发高热的可能性就不大了，所以，发低热实际上是气血水平很低的表现，特别在17点到19点的时候发低热，这实际上是肾气大伤了。

6.成年人了还总流口水

我们知道，小孩子特别爱流口水，中医认为，涎从脾来，脾液为"涎"，也就是口水。脾属于后天，小孩脾胃发育尚弱，因此爱流口水。但是如果成年人还总是流口水，那就是脾虚的象了，需要对身体进行调养了。

7.迎风流泪

很多人都有迎风流泪的毛病，但因不影响生活，也就不在意。在中医里，肝对应泪，如果总是迎风流泪的话，那就说明肝有问题了。肝在中医里属厥阴，迎风流泪就说明厥阴不收敛，长时间下去，就会造成肝阴虚，所以遇到这种情况，要及时调理，以免延误病情。

8.睡觉时总出汗

睡觉爱出汗在医学上称为"盗汗"。《黄帝内经》中有"心在液为汗"的论述，汗为心液，盗汗多由于气阴两虚，不能收敛固摄汗液而引起，若盗汗日久不愈，则更加耗伤气阴而危害身体健康。尤其是中青年人群，面临工作、家庭压力较大，体力、精力透支明显，极有可能导致人体自主神经紊乱，若在日常生活中不注意补"阴"，则必然受到盗汗症的"垂青"。

9.坐着时总是不自觉地抖腿

有些人坐着的时候总是不自觉地抖腿，你也许会认为这是个很不好的毛病，是没有修养的表现，但其实说明这个人的肾精不足了。中国古代相书上说"男抖穷"，意思是男人如果坐在那儿没事就抖腿，就说明他肾精不足。肾精不足就会影响到他的思维；思维有问题，做事肯定就有问题；做事有问题，就不会成功；做事总是不成功，就会导致他的穷困。所以，中国文化强调考查一个人不仅要听其言，还要观其行。

10.春天了手脚还是冰凉的

有很多人到了春季了手脚还是冰凉的，这主要是由于人体在冬天精气养得不足造成的。我们知道，春季是万物生发的季节，连树枝都长出来了，人的身体也处于生发的阶段，但是人体肾经循行的路线是很长的，人的手脚又处于身体的末端，如果冬天肾精藏得不够的话，那么供给身体生发的力量就少了，精气到不了四肢，所以也就出现四肢冰冷的症状了。这时候，就需要我们补肾了。

以上所说的这些现象，都是阴不足的表现，都是在警告我们要对身体状态做出改变了，否则情况就会进一步恶化，疾病也就会趁"虚"而入了。

上火了，说明你阴阳失调了

你容易上火吗？嘴里长了小疱、溃疡，牙疼、牙龈出血，咽喉干痛，身体感到燥热，大便干燥……所有的这些都是上火的表现。虽然都是小病，却让你寝食不安。我们不禁要问：现代人的火怎么就那么大呢？

其实，人体本身是有火的，如果没有火那么生命也就停止了，也就是所谓的生命之火。当然火也应该保持在一定的范围内，比如体温应该在37℃左右，如果火过亢人就会不舒服，会出现很多红、肿、热、痛、烦等具体表现。从某种意义上说有火则生、无火则死，正常意义上说来火在一定的范围内是必需的，超过正常范围就是邪火。不正常的火又分为虚火和实火，正常人体阴阳是平衡的，对于实火来说阴是正常的，但是阳过亢，这样就显示为实火。另一种情况是正常的阴偏少，显得阳过亢，这样就显示为虚火。

滋阴派大师朱丹溪认为，凡动皆属火，火内阴而外阳，且有君、相之分，君火寄位于心，相火寄位于命门、肝、胆、三焦诸脏，人体阴精在发病过程中，极易亏损，各类因素均易致相火妄动，耗伤阴精，情志、色欲、饮食过度，都易激起脏腑之火，煎熬真阴，阴损则易伤元气而致病。

其实，邪火大部分还是由内而生的，外界原因可以是一种诱因。外感火热最常见的就是中暑，通常都是在温度过高、缺水、闷热的环境下待的时间过长，然后体温也会升高。这就是一种典型的外感火热证。但一般来说内生的火热情况比外感火热多。比如现代人压力变大、经常熬夜、吃辛辣食物等，内生火的因素要大得多。可见邪火还是由身体的阴阳失调引起的。中医认为，人体生长在大自然中，需要阴阳平衡、虚实平衡。而人体的"阴阳"互为根本，"虚实"互为表里。当人体阴虚阳盛时，往往表现为潮热、盗汗、脸色苍白，疲倦心烦或热盛伤津而见舌红、口燥等"上火"的症状。此时就需要重新调理好人体的阴阳平衡，滋阴降火，让身体恢复正常。

很多人认为上火是小毛病，吃点药或者自我调节一下就可以了。实际上上火的情况下不太严重，通过自我调节可以让身体状况恢复正常，但是对于一些特殊人群比如老年人或者有基础疾病如心血管疾病的人来说还是应该引起注意的。

那么我们又该如何防治上火呢？方法很简单：

（1）阴虚火旺类应滋阴降火，滋阴为本，降火为标。提高睡眠品质、切忌日夜颠倒。饮食清淡也是非常必要的。高热量食物会提供火气，上火时不宜多吃水分低的食物，如饼干、花生等，要以蔬菜、清汤等低热量饮食为主。多做一些中低强度的运动，如散步、八段锦、太极拳等相对静养的运动方式。

（2）如果是实火，就要用清热、降火的泻法。当把火驱逐出身体后，人体阴阳也就平衡了。饮食上，可以多吃苦味食物，多吃利湿、凉血的食物，多吃甘甜爽口的新鲜水果和鲜嫩蔬菜。千万不要吃辛辣食物，酒也尽量不要喝。

从舌苔、舌质的颜色辨寒热

判断自己身体的阴阳情况，我们还可以通过观察自己的舌头实现。事实上，当我们生病去医院时，医生大都会让我们把舌头伸出来看看，因为这是判断身体情况最直观简便的方法。医生是怎么观察病人的舌头呢？其实很简单，他主要是观察舌苔和舌质。这里我们为大家具体讲述一下观察舌头的方法，多掌握一点这方面的知识，平时我们就可以自行判断身体状况了。

舌苔就是舌头表面覆盖着的那一层东西，是舌质表面的滑腻物质。舌苔既是消化食物和语言表达的辅助器官，也是身体是否健康的警报器。正常情况下舌前端发红，舌苔很薄，白亮、湿润，没有裂痕和凹痕。发热病人大部分可出现黄苔，这是因为人体温度升高时体液消耗较多，唾液分泌减少，使口腔干燥，炎症渗出物和微生物易在舌上停留增殖，从而导致舌苔变黄。通常认为，舌苔发黄是人体内有热，不过这也要结合实际情况来看。如果舌苔发黄而舌质是红的，说明体内有热，而且多数都是寒中带热、虚中带热。舌苔发白是体内有寒，无论是吃了寒冷的食物还是受了寒，舌苔都会发白，现在的人多数都是白苔，就是因为吃寒冷的水果、蔬菜，常喝冷饮造成的；有的人的舌苔还会发黑，这说明寒重，而且已严重影响了脾胃功能，消化能力已极差了。

舌质就是舌头的本质，一般会有一部分被舌苔覆盖了，我们可以观察没有被舌苔覆盖的部分，比如舌边。舌质的颜色如果偏白，说明身体正趋向寒的方向；如果偏红，则反映身体趋向于热。再具体一点，假如舌质红而发紫，说明是虚热，舌质若是深红，说明是实热。

总之，通过观察舌头的颜色，我们就能基本了解自己身体的寒热了。所以，如果发现自己出现了淡白舌，身体有寒，就不要再服用寒凉之药了，在饮食上，也要远离一些凉性食物，如西瓜、冷饮等，否则只会令我们的健康状况雪上加霜。如果发现自己的舌头偏红，那么千万不要再吃一些热性的食物，否则无异于火上浇油，把身体烧毁了。

经常上火、长痘痘就是因为体内寒湿重

有的人经常"上火"，脸上时不时地冒几颗痘痘，去看医生，却被医生告知是因为寒湿重引起的。寒湿重为什么会出现"上火"的症状呢？

这是因为，身体内寒湿重造成的直接后果就是伤肾，容易引起肾阳不足、肾气虚，进而造成各脏器功能下降，血液的亏虚。按照《黄帝内经》的五行理论，肾属水，当人体内这个水不足时，身体就会变得干燥。五脏六腑都需要工作、运动，如果缺少了水的滋润，就易生热。比如肝脏，肝脏五行属木，最需要水的浇灌，一旦缺水，肝燥、肝火就变得非常明显。因此要给肝脏足够的水，让肝脏始终保持湿润的状态。

头面部也很容易上火。《黄帝内经》认为，肾主骨髓、主脑，当肾阳不足、肾气虚时，髓海就空虚，头部会首先出现缺血、干燥的症状，比如眼睛干涩、口干舌燥、咽干咽痛等。而且口腔、咽喉、鼻腔、耳朵是暴露在空气中的器官，容易受到细菌的感染，当颈部及头面部的血液循环减少后，这些器官的免疫功能就下降，人也会出现各种不适，患鼻炎、咽炎、牙周炎、扁桃体炎、中耳炎的概率就会增加。如果此时不注意养血，则各种炎症很难治愈，会成为反复发作的慢性病。

如果身体内寒湿重，还会造成经络不同，散热困难，容易感到闷热、燥热。现代人缺乏运动又普遍贪凉，造成血液流动的速度变慢，极易导致经络的淤堵，从而造成皮肤长痘、长斑，甚至身体的各种疼痛。经常运动的人都有这样的感觉，运动后体温明显升高，血液循环加快。因为出汗在排出寒湿的同时也能带走虚火、疏通经络。

因此，要避免上火，就不要贪凉，合理饮食，多运动，自然

428　　　　《黄帝内经》养生智慧全书

会肾气十足经络通畅，各种小毛病也不会频频惹上身，也就降低了"上火"和满脸痘痘的概率。

鼻红脾胃有热，额红肺上有火

人的面部对应着五脏六腑，比如两个眉毛之间，这里是肺的对应区。如果这里色白，说明人的肺气不足，正常的人此处应该微微红于其他的部分。如果此处有一块暗淡的颜色，如同拇指肚般大小，那么人就该出问题了。古代相面的人管这里叫印堂，说人的印堂发暗，就会大难临头，其实，是要患大病了。

另外，鼻头代表脾，两个鼻翼代表胃，如果这里红，说明脾胃有热，一般服点防风通圣散（现在有中成药）就可以了。服药以后，通常会泻肚子，然后红鼻头就会消失。这是因为防风通圣散中有大黄、生石膏等泻脾胃之火的药，所以治疗此病的效果比较好。

在鼻头的上面，也就是鼻梁那里，是肝的部位。有的人脾气很大，动不动就对他人发火，如果仔细观察就会发现这些人的鼻梁颜色发青，肝气不舒，所以脾气很大。

印堂就是两眉之间的位置，如果印堂发红或者紫红，这说明肺部积热，有肺火了。通常，人在外感的时候，也会反映在两眉之间的印堂位置。清代的名医王孟英就说："六淫外感，必从肺入。"所以，人感冒的时候，印堂位置也会呈现赤色。大家可以观察一下自己或者身边人，印堂一旦发红，人很快就会表现出外感的症状，所以平时出现这种情况，一定要提前做好预防和处理措施。

气血加水湿，舌苔厚腻有齿痕

现在，气虚的人很多，人一气虚，身体的动力不足，体内的水湿就无法代谢出去；水湿代谢不出去，又会围困阳气，使气更加虚弱。因此，水湿和气虚一个是狼，一个是狈，经常狼狈为奸，危害身体。那么，该如何判断身体是否有水湿，是否气虚呢？

水湿重的人，舌头一定是舌苔白、满布，而且往往舌苔厚腻。如果舌苔非常厚腻，那就说明体内的水湿已凝结成痰了。

气虚的人，往往舌边有很多齿痕，舌体会胖大一些，并伴有舌苔白腻。这是因为身体气虚不能化掉水湿的缘故，调理需要一边利水湿，一边补气。

那么，究竟什么样的舌头是齿痕舌呢？

齿痕舌一般多伴有舌体胖大，主脾阳虚弱、水湿内停，但中医认为齿痕舌在正常人也可以出现。实际上，的确很多有齿痕舌的人并没有疾病，只是处于亚健康的状态。所以，中医说的气虚、水湿重并非就是指人有病了，而是说体内的气血状态出现了失衡，这在西医看来是无病，但中医却提前地发现了亚健康的状态。

值得注意的是，以往大家都以为齿痕舌的舌质颜色都是淡白的，其实，很多红舌也有齿痕，这往往是热盛的表现，此时不可贸然补气。

在食疗方面，如果是齿痕舌舌质淡的人，在食物的选择中，可以多选择薏米、山药、南瓜、红薯、栗子等食物吃，尽量不要吃生冷瓜果和冷饮，因为会损伤脾阳，导致水湿更重。 总之，气虚的重要表现就是：舌体胖大，舌边有齿痕，而且舌苔白腻厚重。如果你的舌头上也有这样的症状，可就要注意了，这说明身体出现了气虚的症状，而且气虚致使体内的水湿难以排出，所以才会出现舌体胖大、舌苔厚腻的情况。一旦判定自己出现了气虚的这些症状，那就要一边补气，一边化湿。化湿是祛除现有症状，补气是从根本上调节身体。

补气以补脾为主，可以用白术、山药、莲子肉等来补脾；利水湿可以用薏米来进行，比如，在做饭的时候放入一把薏米。薏米祛水湿的作用很好，大家可以用薏米和大米各一半来做饭吃，这样厚腻的舌苔很快就可以消除了。

第五节
身体阴阳有不均，调理各有绝招

养阳要跟着太阳走

世间万物都离不开太阳，失去了太阳一切生物就失去了生命力，人也一样。明代著名医学家张景岳有云："生杀之道，阴阳而已。阳来则物生，阳去则物死。"也就是说，人的生命系于"阳气"，只有固护阳气，才能百病不生，人们才能拥有鲜活的生命力。而我们养生的重点就在于养护身体内的阳气。

那么阳气要如何养呢？其实，天地之间最大的阳气就是太阳，太阳的变化直接影响着人体阳气的变化。长期待在写字楼里的人总是感觉厌厌的，没有生气，如果能每天抽时间晒晒太阳，就会觉得整个人都精神很多，这是太阳给我们的力量。所以我们说：人只有跟着太阳走，才能找到内在的力量。

但是，现在跟着太阳走的人非常少了。古人"日出而作，日落而息"是跟着太阳走的，但是现代人很难做到，每天要起很早去上班，春夏秋冬都是一个点，晚上太阳早下山了，还得加班加点的工作，一天都见不到太阳的脸；古人"锄禾日当午"，夏天在太阳底下干活，虽然汗流浃背但是身体阳气充足，不会得这样那样的怪病，但是现代人却坐在空调屋里吃着冰西瓜，偶尔出门也要涂防晒霜、撑遮阳伞，恐怕被太阳晒到，身体里的阳气根本生发不起来。太阳是最好的养阳药，我们却利用不起来，这真是一种极大的损失与浪费。

为了养好阳气，建议大家经常抽出时间晒晒太阳，特别是在寒冷的冬季，晒太阳就是一种最好的养阳方式。阳光不仅养形，而且养神；养形，就是养骨头。用西医的说法就是：多晒太阳，可以促进骨骼中钙质的吸收。所以，多晒太阳就是老年人养骨的最好方式。对于养神来说，常处于黑暗中的人看事情容易倾向于负面消极、处于光亮中的人看事情正面积极，晒太阳有助于修炼宽广的心胸。

另外，晒太阳的时间不要太长，半小时左右就行，什么时候的太阳感觉最舒服就什么时候去晒。晒太阳时一定不要戴帽子，让阳光可以直射头顶的百会穴，阳气才能更好地进入体内。

勿让孩子招寒气，父母一定要知道的六种方法

病自寒来，但父母又很难完全避免寒气入侵孩子的身体，所以要在日常生活中树立正确的观念。这里我给爱子心切的父母们介绍一下防止寒气入侵的几个主要方法。

1. 别让孩子光脚走路

现在很多孩子动不动就肚子痛、拉稀，究其原因，主要和孩子喜欢光脚走路有关。现在大多数家庭铺有木板地、大理石地砖，进门时都要换鞋，但有些孩子没养成习惯，进门把鞋一脱就光着脚走路。中医自古就有"寒从脚下起"的说法，父母要注意让孩子养成换鞋的习惯，千万别让其光脚走路，这样可以避免寒气入侵孩子体内。

2. 给孩子洗头时不要做按摩

有些家长去理发店，觉得洗头时做按摩很舒服，于是回家也学着理发师的样子给孩子干洗按摩：在头发上倒上洗发水，就开始搓揉头发，再按摩头部、颈部。殊不知，按摩会使头部的皮肤松弛、毛孔开放，并加速血液循环，而此时头上全是冰凉的化学洗发水，按摩的直接后果就是吸收化学洗发水的时间大大延长，张开的毛

孔也使头皮吸收化学洗发水的能力大大增强，同时寒气、湿气也通过大开的毛孔和快速的血液循环进入头部。所以有这种习惯的家长千万要注意，别在洗头时给孩子做按摩。

3. 顺天而行，不给孩子吃反季节食物

现在的孩子大都是独生子女，对待家里"独一无二"的宝贝，做父母的往往是宠爱有加，于是，凡孩子爱喝的、爱吃的，家长就不分季节地往家里买。有个 7 岁的小男孩，在冬天里想吃西瓜，家长二话不说便买了回来，孩子当时是高兴了，可第二天便开始腹泻，捂着肚子喊难受。中医认为，温热为阳，寒凉为阴，只有将食物的温热寒凉因时因地地运用，才能让人体在任何时候都能做到阴阳平衡，不生病。如果逆天而行，不分季节、区域地让孩子乱吃一通，那么这种"爱"孩子的方式会毁掉孩子的健康，毁掉孩子的一生。

4. 睡觉时给孩子盖好被子

有些孩子睡觉时喜欢把肩膀露在外边，殊不知，这样寒气就很容易从背部入侵。一个 6 岁的孩子，鼻炎、哮喘总是治不好，分析原因，原来是他睡觉时肩膀经常露在外面，致使肩膀受凉。肩膀是身体 12 条经络的源头，经常肩膀受凉的孩子身体往往不太好，易患感冒、咳嗽、慢性鼻炎等。所以，父母要在睡觉时给孩子盖好被子，别让孩子的肩膀露出来。如果是婴幼儿，父母可以给孩子睡睡袋，既省事，还不会让孩子受凉。

5. 不在冬天带孩子去游泳

有些家长不知道如何维护孩子健康，喜欢在冬天带孩子去游泳。从运动的角度看，游泳能扩张胸部，对胸肺有一些用处，但我们不得不看到这一点：冬天，外界气温低，而游泳时人体体内温度会升高，毛孔也会随之张开，这时候，大量的水湿、寒气会通过毛孔渗入体内。中医强调天人合一，也就是说人应该顺应自然，该夏天做的事情最好不在冬天做，所以父母最好不要在冬天带孩

子去游泳。

6. 避免让孩子淋雨

许多孩子喜欢下雨天在外面跑，而父母认为孩子身体很强壮，足以经受这么一点小雨，因此完全不在意。其实，经常淋雨会在头顶和身上其他受寒的部位留下寒气，孩子头顶多半会生成一层厚厚软软的"脂肪"，这些脂肪就是寒气物质。等身体哪一天休息够了，血气上升，就会开始排泄这些寒气。由于长时间累积了大量的寒气，身体需要借助不断地打喷嚏、流鼻水的方式将之排出，这时又会由于频繁地打喷嚏、流鼻水而被医生认定为过敏性鼻炎。由此可见，放任孩子淋雨实在不是明智之举。

阴阳要平衡，阻断寒气入侵的通道

寒气是个欺软怕硬的家伙，专拣软的捏，找到最容易入侵的部位便大举进攻，并且安营扎寨、为非作歹。我们与其等着寒气入侵身体，再费尽心思地祛除它，不如事先做好准备，从源头上切断寒气进入体内的通道。

一般来讲，头部、背部、颈前部、脐腹部及足部是身体的薄弱地带，是寒气入侵的主要部位。

1. 头部

中医认为，"头是诸阳之会"，体内阳气最容易从头部散发，如同热水瓶不盖塞子一样。所以，冬季时大家如不重视头部保暖，使阳气散失，寒气入侵，就很容易引发感冒、头痛、鼻炎等病患。因此，冬天为自己选戴一顶合适的帽子是很必要的，特别是在外出时。

2. 颈前部

颈前部俗称喉咙口，是指头颈的前下部分，上面相当于喉结下至胸骨的上缘，时髦女性所穿的低领衫所暴露的就是这个部位。

这个部位受寒风一吹，不只是颈肩部，包括全身皮肤的小血管都会收缩，如果受寒持续较长一段时间，交感—肾上腺等神经内分泌系统就会迅速做出相应的反应，全身的应变调节系统也会进行一些调整，人体的抵抗力就会有一定程度的下降。

3. 背部

中医认为"背为阳"，背部又被称为"阳脉之海"，这里是督脉经络循行时的主干，总督人体的一身阳气。如果冬季里背部没有好好保暖，风寒之邪就很容易从背部经络上的诸多穴位侵入人体，伤及阳气，阴阳平衡就会被打坏，人体免疫功能下降，自然抗病的能力也会减弱，诱发许多病患或使原有病情加重及旧病复发。因此，加穿一件贴身的棉背心或毛背心以增强背部保暖，在冬季里是必不可少的。

4. 脐腹部

脐腹部主要是指上腹部，它是上到胸骨剑突、下至脐下三指的一片广大区域，这也是时髦的年轻女性露脐装所暴露的部位。

这个部位一旦受寒，极容易发生胃痛、消化不良、腹泻等疾病。这个部位面积较大，皮肤血管分布较密，体表散热迅速。冷天暴露这个部位，腹腔内血管会立即收缩，甚至会引起胃的强烈收缩而发生剧痛，持续时间稍久，就像颈部受寒一样，全身的交感—肾上腺等神经内分泌系统同样会做出强烈的反应，这时可能就会引发不同的疾病，因此，对脐腹部的保暖也是十分必要的。

5. 脚部

俗话说"寒从脚下起"。脚对头而言属阴，阳气偏少。我们知道双脚离心脏很远，血液的供应不足，再加上长时间下垂，血液回流循环不畅；另外，脚部的皮下脂肪层薄，保温性能很差，所以容易发冷。一旦脚部受凉，便会通过神经的反射作用，诱发上呼吸道黏膜的血管收缩，血液的流量减少，人的抗病能力也会下降。这样一来，隐藏在鼻咽部的病毒、病菌也会乘机大量繁殖，使人发生感冒，或使气管炎、哮喘、肠病、关节炎、痛经、腰腿痛等旧病复发。

因此，冬季大家要注意保持鞋袜温暖干燥，并经常洗晒鞋袜。平时要多走动，以促进脚部血液循环。临睡前用热水洗脚，然后以手掌按摩脚心的涌泉穴 5 分钟。

孩子体内有寒气，按摩来祛除

按摩可以帮助孩子舒经活血，从而达到防病、治病的效果，但这其中的原因，恐怕知道的人并不多。寒气入侵人体会堵塞经络，经络不通，人就会生病，而按摩可以疏通经络，让气血流畅自如。为此，父母可以经常给孩子做按摩，以祛除孩子体内的寒气。

这里针对前面提到的寒气容易入侵的几个部位，介绍一下按摩方法：

1. 头部的按摩方法

（1）将孩子的脸部夹在双手之间，然后用双手向下沿着孩子的脸颊两侧轻轻地抚摩。

（2）然后用双手对孩子的头部进行按摩。当你用指尖呈小圆形按揉孩子的头皮时，其头部的重量就由你双手的掌根来支撑。如果你的孩子是新生儿，一定要轻轻地按摩头部，尤其是头部那些还很柔软的部位。

（3）用你的拇指和示指捏着孩子的耳朵，从耳朵的上面按摩至耳垂。

（4）用手指由孩子的头部向下按摩至颈部和肩部。

2. 背部的按摩方法

（1）用你的双手像握杯子一样握住孩子的头，然后向下抚摩孩子的肩膀，再到背部，用两只手同时上下来回抚摩孩子的背部。按摩时你的手指要并拢，同时保证从你的手掌到你的指尖是完整的一体，动作都是一致的。意念要集中于能量在你手中的传递。

对于新生儿，可以从宝宝的颈部到臀部，用两只手交替进行抚摩。这种按摩会令宝宝感到安慰，可以重复进行几次。

（2）用你的整个手掌在孩子的背部上下来回做轻抚法（抚摩）按摩，按摩到臀部后，这组动作就可以了。然后将你的大拇指分别放在宝宝的脊椎骨的两侧，另外四根手指环绕在孩子身体的两侧，然后用你的拇指向两侧滑动抚摩，可反复几次。

3. 脚部的按摩方法

（1）用手指的指肚在孩子的脚踝上呈圆形按摩。用一只手握住孩子的左脚脚跟，同时用另一只手的拇指按摩孩子的脚掌。将你的其他四根手指全部放在孩子的脚面上，而同时用拇指的指肚抚摩孩子的脚底。注意拇指在脚底按摩的力度要适中，按摩时不要让手指加力，因为脚底的神经非常接近人的脚面。

（2）从每一根脚趾的中间按摩到脚跟，做平行的按摩，再从脚跟按摩到脚趾中间，直到做到脚的侧面就可以结束了。用你的右手放在孩子的左脚上，然后用你的拇指沿着孩子的脚掌向下移动到大脚趾。注意要保持力量平稳而均匀。每当你按摩至孩子的脚趾时要迅速地返回，将拇指滑动返回脚跟再进行下一轮按摩，然后用上面介绍的方法进行脚部的按摩。

（3）按顺序从孩子的小脚趾开始，轻轻地旋转和牵拉每一根脚趾。

（4）重复上述方法进行右腿和右脚的按摩。

4. 腹部的按摩方法

（1）这种按摩运动是应该沿着顺时针方向按照肠的蠕动情况来进行的。尽量保持你的手是扁平的，做这种圆形的按揉，会使孩子的腹部感到非常舒适。当你做这种按摩时，要时刻观察宝宝的面部表情，记下按摩时发现的任何不良的反应或疼痛点。在按摩孩子的下腹部时，力度要轻，因为那是膀胱所在的位置。在下腹部用力按摩不仅会令孩子非常不舒服，而且有害健康。

（2）用手指的指肚按摩孩子的肚脐。从你的左手开始在宝宝的肚脐上画圈按揉。将右手放到左侧，手指弯曲成拱形。这时你的左手还在继续做刚才的按摩动作，为了避免手臂交叉带来的不便，右手手指的拱形程度可以适当根据情况进行调整。注意手不要过于接近孩子的肚脐，以免导致孩子任何的不适。

（3）将你的手放在紧挨着孩子肚脐的上方和下方，用手指呈圆形进行按摩。有些较长时间的抚摩可以覆盖到孩子的整个身体，从孩子的肩膀到脚趾，都可以进行按摩。

按摩不仅是提高孩子的体温，帮助孩子远离寒湿的好方法，还是和孩子增进彼此联系的方法，能使自己和孩子之间更为亲密、熟悉，从而有助于与孩子更好地沟通。所以，父母从现在起就试着给孩子做按摩吧！

前谷穴和雪莲花——驱寒的好帮手

人受寒后，首先要从膀胱经和小肠经上治。由于每个人的体质不同、受寒的轻重不同，受寒后人身上出现的症状也是千奇百怪的。不管出现什么样的症状，只要病因是寒气，这寒气就必定盘踞在我们的太阳经络——手太阳小肠经和足太阳膀胱经里。"荥主身热"，所以治疗时，我们要从膀胱经和小肠经的荥穴开始着手。只要把祛寒的药物直接贴在左前谷穴和通谷穴处，外用纱布和医用胶布固定。并依次检查左侧灵道穴、复溜穴、支沟穴、阳辅穴，看哪个穴位用手轻按即酸痛，选择酸痛的穴位，持续揉按，直到不酸不痛为止，这样就能直捣寒气的老巢，将之驱逐出去。

至于祛寒的药物，首选是雪莲花。除了雪莲花，其他能够在冬天生长的、有生命迹象的植物，自身也必定具有抵御周围环境中寒冷气息的特殊属性，也能祛除寒气。外敷时，只需要很少一点雪莲花就够了，所以只买一朵往往就能满足自己和家人一年的需要。

如果买不到雪莲花，那么用小葱的根或者葵花子的仁替代也可以。小葱的药用功效是"发汗解表，散寒通阳，解毒散凝"，小葱的根须是紫色的，紫色的植物，用《易经》里的分类，就是具有了离火之性。所以，必然也具有祛寒的特性。我们当作零食吃的葵花子，在中医看来，也是一味药材。向日葵在生长的过程中，花盘从早到晚随着太阳转，再炎热的天也一样，所以它吸收的离火之气也很多，也具有祛寒的特性。

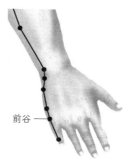

前谷 ——

前谷穴的位置

用于祛寒时，选取炒制或生的葵花子仁都可以，但用水或绿茶煮过的不要用。葵花子用水或绿茶煮后，原有的离火之气会损失大半，祛寒的功效也就所剩无几了。

除了以上的祛寒方法之外，还可以用艾灸。把清艾条点着，对着小肠经和膀胱经左侧荣穴灸，当火的气息透入穴位中后，自然也能起到祛寒的作用。所有能够祛寒的药物都可以外贴在这些穴位上。

后背为诸阳之会，打通阳气就用桃木棒

夏天，很多人耐不住热，就在有电风扇和吹空调的屋子光着膀子睡觉，在这样的环境下，颈项和后腰如果固护不周，非常容易酸疼，落枕。为什么受到风寒侵袭时，颈、腰这么脆弱呢？原因在于，后背为阳，胸腹为阴，背部积聚了更多的人体阳气，所以"保卫"功能要比胸腹强。但是，往往最强的也是最脆弱的，所以这个部位应该更加小心保护。

中医称，后背为诸阳之会，提升身体的阳气，就要打通阳之地，让阳气散发到全身。怎样打通阳气？通过刺激后背就可以实现这一目的。

1. 捶背

可请家人或浴室的搓背师帮忙。操作者手呈半握拳状，用掌根、掌侧拍打或叩击背部。动作尽可能地和谐，力量要均匀、缓和，以能耐受并感到舒适为度。每分钟可叩击或拍打 60~80 次，每次10~15 分钟，每日 1~2 次。

2. 擦背

可请家人或浴室的搓背师帮忙。操作者五指并拢，用手指及掌在背部正中及脊柱两侧反复上下揉擦。开始时间不宜过长，以后逐渐延长时间，以皮肤发热、自我感觉舒服为度。可于每天晨起和睡前各做一次，注意不要用力过猛，以免损伤皮肤。

3. 桃木棒敲击后背

拿一根桃木棒或者其他什么棒，早晨起来的时候，敲击自己的督脉以及全身各处 20 分钟，感觉到全身温暖发热，舒服就可以。可能刚开始敲的时候，阳虚重一点的人会感觉到疼，但是不知不觉就会感觉不那么冷了，这是一个温补阳气的好方法。

无论捶背、擦背或敲击后背，都能激发人体阳气，天长日久，还可预防老年性感冒和便秘，也可辅助治疗腰背酸痛、胸腹闷胀等多种慢性疾病。比较常见的刮痧、拔罐法也可以达到同样的效果。不过，刮痧是很有讲究的，先刮中间的督脉，然后是两边的膀胱经，因为这 3 条线上分布着人体所有脏腑的重要穴位。

第七章

《黄帝内经》解密九种体质

第一节

读懂《黄帝内经》，看透体质养生

《黄帝内经》是中医体质认识的源头

世界上没有相同的树叶，也没有完全相同的人，如果用这两句话比喻我们的体质，再形象不过了。从医学的角度来看，体质是指人体生命过程中，因先天禀赋和后天获得的基础上形成的形态结构，相对来说身体各生理功能和心理功能都较为稳定的一种固有特质。因为先天禀赋的不同，以及在后天生活环境的差异性等因素，每个人的体质都不同于他人，也就是说体质具有差异性。尽管体质具有一定的稳定性，但也并非一成不变，通过我们后天的调理还是可以改变的。

中医体质学的认识和形成经历了数千年的理论积淀，其中《黄帝内经》为中医体质理论的源头。《黄帝内经》在谈及体质时指出："人之生也，有刚有柔，有弱有强，有短有长，有阴有阳……"意思是说，人体先天体质有刚柔、强弱、长短、阴阳等的不同，这些差异与生俱来，反映在性情、脏腑、形体、寒热偏性等方面。同时，根据人体的阴阳偏颇不同，《黄帝内经》又将不同的人分为"太阴之人，少阴之人，太阳之人，少阳之人，阴阳平和之人"。此外，《黄帝内经》还根据人的形体、肤色、认识能力、性格静躁、意志强弱及对季节气候的适应能力等方面的差异，将人的体质分为木、火、土、金、水五大类型，这可能是传统医学对人体体质的最早分类。

虽然《黄帝内经》并未直接提出"体质"这个概念，但像上文中这样论述体质的文字比比皆是。现代体质养生专家重新划分中医体质的不同类别时，也多基于此。

2009年4月9日，《中医体质分类与判定》标准正式发布。该标准是我国第一部指导和规范中医体质研究及应用的文件，将中国人的体质分为九个类型。

1. 特禀体质

总体特征：先天失常，以生理缺陷、过敏反应等为主要特征。

形体特征：过敏体质者一般无特殊；先天禀赋异常者或有畸形，或有生理缺陷。

常见表现：过敏体质者常见哮喘、风团、咽痒、鼻塞、喷嚏等；患遗传性疾病者有垂直遗传、先天性、家族性特征；患胎传性疾病者具有母体影响胎儿个体生长发育及相关疾病特征。

心理特征：随禀质不同情况各异。

发病倾向：过敏体质者易患哮喘、荨麻疹、花粉症及药物过敏等；遗传性疾病如血友病、先天愚型等；胎传性疾病如五迟（立迟、行迟、发迟、齿迟和语迟）、五软（头软、项软、手足软、肌肉软、口软）、解颅、胎惊等。

对外界环境适应能力：适应能力差，如过敏体质者对易致过敏季节适应能力差，易引发宿疾。

2. 气虚体质

总体特征：元气不足，以疲乏、气短、自汗等气虚表现为主要特征。

形体特征：肌肉松软不实。

常见表现：平素语音低弱，气短懒言，容易疲乏，精神不振，易出汗，舌淡红，舌边有齿痕，脉弱。

心理特征：性格内向，不喜冒险。

发病倾向：易患感冒、内脏下垂等病；病后康复缓慢。

对外界环境适应能力：不耐受风、寒、暑、湿邪。

3. 气郁体质

总体特征：气机郁滞，以神情抑郁、忧虑脆弱等气郁表现为主要特征。

形体特征：形体瘦者为多。

常见表现：神情抑郁，情感脆弱，烦闷不乐，舌淡红，苔薄白，脉弦。

心理特征：性格内向不稳定、敏感多虑。

发病倾向：易患脏躁、梅核气、百合病及郁证等。

对外界环境适应能力：对精神刺激适应能力较差；不适应阴雨天气。

4. 阴虚体质

总体特征：阴液亏少，以口燥咽干、手足心热等虚热表现为主要特征。

形体特征：体形偏瘦。

常见表现：手足心热，口燥咽干，鼻微干，喜冷饮，大便干燥，舌红少津，脉细数。

心理特征：性情急躁，外向好动，活泼。

发病倾向：易患虚劳、失精、不寐等病；感邪易从热化。

对外界环境适应能力：耐冬不耐夏；不耐受暑、热、燥邪。

5. 阳虚体质

总体特征：阳气不足，以畏寒怕冷、手足不温等虚寒表现为主要特征。

形体特征：肌肉松软不实。

常见表现：平素畏冷，手足不温，喜热饮食，精神不振，舌淡胖嫩，脉沉迟。

心理特征：性格多沉静、内向。

发病倾向：易患痰饮、肿胀、泄泻等病；感邪易从寒化。

对外界环境适应能力：耐夏不耐冬；易感风、寒、湿邪。

6. 痰湿体质

总体特征：痰湿凝聚，以形体肥胖、腹部肥满、口黏苔腻等痰湿表现为主要特征。

形体特征：体形肥胖，腹部肥满松软。

常见表现：面部皮肤油脂较多，多汗且黏，胸闷，痰多，口黏腻或甜，喜食肥甘甜黏，苔腻，脉滑。

心理特征：性格偏温和、稳重，多善于忍耐。

发病倾向：易患消渴、中风、胸痹等病。

对外界环境适应能力：对梅雨季节及湿重环境适应能力差。

7. 湿热体质

总体特征：湿热内蕴，以面垢油光、口苦、苔黄腻等湿热表现为主要特征。

形体特征：形体中等或偏瘦。

常见表现：面垢油光，易生痤疮，口苦口干，身重困倦，大便黏滞不畅或燥结，小便短黄，男性易阴囊潮湿，女性易带下增多，舌质偏红，苔黄腻，脉滑数。

心理特征：容易心烦急躁。

发病倾向：易患疮疖、黄疸、热淋等病。

对外界环境适应能力：对夏末秋初湿热气候，湿重或气温偏高环境较难适应。

8. 血瘀体质

总体特征：血行不畅，以肤色晦暗、舌质紫黯等血瘀表现为主要特征。

形体特征：胖瘦均见。

常见表现：肤色晦暗，色素沉着，容易出现瘀斑，口唇黯淡，舌暗或有瘀点，舌下络脉紫暗或增粗，脉涩。

心理特征：易烦，健忘。

发病倾向：易患癥瘕及痛证、血证等。

对外界环境适应能力：不耐受寒邪。

9. 平和体质

总体特征：阴阳气血调和，以体态适中、面色红润、精力充沛等为主要特征。

形体特征：体形匀称健壮。

常见表现：面色、肤色润泽，头发稠密有光泽，目光有神，鼻色明润，嗅觉通利，唇色红润，不易疲劳，精力充沛，耐受寒热，睡眠良好，胃纳佳，二便正常，舌色淡红，苔薄白，脉和缓有力。

心理特征：性格随和开朗。

发病倾向：平素患病较少。

对外界环境适应能力：对自然环境和社会环境适应能力较强。

根据以上九大类型体质的表现特征，你可以测一测自己是属于哪种体质，在考虑养生方案的时候，根据自己体质的特殊需要"辨体施养"，选择最有效的方法来调养身体。

五态、阴阳二十五型人——《内经》中的生理体质

《黄帝内经·灵枢·阴阳二十五人》中根据人的形体、肤色、认识能力、情感反映、意志强弱、性格静躁以及对季节气候的适应能力等方面的差异，将人的体质分为了木、火、土、金、水五大类型，可以说，这是传统医学对人体体质的最早分类。具体来说，这五大类型的体质分别具有以下特征：

1. 木形体质人

《黄帝内经》中把这类人同五音中的上角相比类，与天上的东方苍帝相似。他们一般苍色，小头，长面，大肩，平背，直身，手足小，有才气，好劳心，力气小，常为各种事务忧心劳神。他

们耐春夏，不耐秋冬，感受了秋冬的不正之气就会生病。这一类型的人，属于足厥阴肝经，他们的体态是优美的。另外，木形体质的人还可以分为"上角""大角""左角""钛角""判角"五种类型，各自有各自的特点。

2. 火形体质人

《黄帝内经》把这类人同五音中的上徵相比类，与天上的南方赤帝相似。他们一般赤色，齿本宽，尖脸，小头，肩、背、髀、腹各部发育都好，手足小，脚步稳，走路快而且摇晃肩膀，背部肌肉丰满，好使气，轻钱财，不轻易相信他人，多疑虑，见事明白，容颜美好，心急，不能长寿，往往暴亡。耐春夏，不耐秋冬，秋冬时容易感受不正之气而得病。这一类型的人，属于手少阴心经，其情态为诚实可信的样子。另外，火形体质的人也可以分成"上徵""质徵""少徵""右徵""判徵"五种类型，各自有各自的特点。

3. 土形体质人

《黄帝内经》把土形体质的人同五音中的上宫相比类，与天上中央一方的黄帝相似，他们一般黄色，圆脸，大头，肩背发育好，大腹，大腿、小腿长得好，手足小，身体多肉，上下匀称，走路脚步稳，举足轻，安心，爱做对别人有利的事，不喜好权势。耐秋冬，不耐春夏，春夏时常感受不正之气而得病。这一类的人，属于足太阴脾经，其表现是诚实厚道。另外，土形体质的人还可以分为"上宫""太宫""加宫""少宫""左宫"五种类型，各自有各自的特点。

4. 金形体质人

《黄帝内经》把金形体质的人同五音中的上商相比类，与天上的西方白帝相似。他们一般方脸，白色，头小，肩背小，腹小，手足小，足跟处骨头像是要露出来，骨轻，为人清廉，办事不拖沓，外表柔静而内实悍勇。耐秋冬，而不耐春夏，春季和夏季常感受不正之气而得病。这一类人属于手太阴肺经，其特点是自带果决敢断。另外，金形体质的人还可以分为"上商""右商""钛商""左商""少商"五种类型，各自有不同的特点。

5. 水形体质人

《黄帝内经》把水形体质的人同五音中的上羽相比类，与天上的北方黑帝相似。他们一般黑色，面部不平正，大头，面颊宽，肩小，腹大，手足小，行走时身体摇摆，自腰至尻距离较长，背部也比较长。耐秋冬，不耐春夏，春夏时常感受不正之气而得病。这一类人属于足少阴肾经，他们的身上常常是汗津津的。另外，水形体质的人还可以分为"上羽""大羽""少羽""桎羽""众羽"五种类型，各自有各自的特点。

总之，五种类型的人有25种变化，彼此各有长短。由此可见，《黄帝内经》关于体质的分类是非常严谨的，这就为现代体质专家进行体质划分提供了很好的依据。诚然，现代体质养生学已经发展比较完善了，并且也适应现代人的体质现状，但是想一想在数千年前《黄帝内经》中便已经有如此完备的体质理论了，我们也就没有什么值得骄傲的了。

事实不仅如此，在《黄帝内经·灵枢·通天》篇中，还根据人的个性品质及人体的阴阳偏重，将人分为"太阴之人，少阴之人，太阳之人，少阳之人，阴阳平和之人"五大类型。这也是当代体质养生学的重要理论基础。在此，便不再赘述。总之，只要我们认真阅读《黄帝内经》，就能从中找到很多有关体质养生智慧的论述。

判断自身体质的金钥匙——望闻问切

中医上有这样一个命题——有诸内必形诸外。应用到体质上，也就是说一个人有什么样的体质，就会通过一些途径将这种信息向外散发出去。正因如此，我们可以通过"望、闻、问、切"的方式去判断、感知我们的体质。

1.望——通过外在表现判断体质

外在特征最明显的莫过于一个人的胖瘦了，中医典籍里常有"胖人多痰湿，瘦人多内热"的论断。因此，我们可以说形体肥胖者，基本可以判断为痰湿体质。如果摸上去肉比较瓷实，行动灵活，但是体重并未达到肥胖标准，只是超重，这种人多数属于平和、湿热、痰湿体质，气虚不明显。不过，如果此人表现较慵懒，动作拖泥带水，常常一屁股坐那儿，就不想挪地，这种人多数是痰湿间夹阳虚或气虚体质。

瘦人多内热，体型消瘦，体重不达标，皮下脂肪又少，基本上属于虚性体质。假如形体干瘦，面色口唇发暗，皮肤干燥，舌质紫暗，多数是以瘀血体质为主。如果体型虽瘦但肌肉很松软，脸黄，说话气若游丝，语声低怯，以气虚体质为主；如果体瘦肉实，动作灵活，精力充足，通常是阴虚内热体质。

形体只是"望"诊中的一点，我们还可以从一个人的神气上来判断。比如，体内有热的人，不论虚实，很容易表现出兴奋、躁动的神气；如果这个人很安静，甚至表现出消沉、抑郁时，多半是气虚、阳虚。

此外，从面色来看，如果面色灰暗，没有光泽和血色，多是血虚；皮肤油腻，发黄，多是虚热；口唇发暗，面色有斑，多是瘀血体质；面色苍白者则多为阳虚体质。当然，中医所谓的望诊还有看舌象，看眼睛等内容，在此就不一一赘述了。

2.闻——听声音，闻味道，判体质

从声音上来判断，说话又轻又浅，没有底气的人，多属于气虚之人，声音响亮，中气十足则可能是痰湿或平和体质。

从味道上来判断，爱出汗，身上的汗味和体味重的人，属于痰湿或湿热体质。而那些嘴里有口臭的人，提示体内有热、有积滞，这种情形很多体质都可能出现，比如痰湿、湿热、阴虚内热、

上热下寒的人。

3. 问——交流中判断体质

不管是中医还是西医，看病必然会询问患者一些问题，通过这些回答来判断得病的原因等内容。体质上也可以如此，在交流中根据人的生活习惯、情志、家族疾病史判断所属体质。比如，平时畏寒怕冷，长年手脚冰凉者，多数为阳虚体质。而那些怕热，尤其在夏季五心烦热者，属于热性体质；凡事思虑过多者，多为气虚、血虚、气郁；内向压抑，郁闷者多是气郁；对与女性而言，月经量偏少，色暗、经期推后，痛经者一般多见于瘀血、气郁体质。月经量多、经期提前、色鲜红则以热性体质居多。此外，还可通过观察自己的大小便情况、汗液情况等信息，作为判断的依据。

4. 切——学点把脉知识，轻松判断体质

对中医感兴趣的朋友，在闲暇时间还可以学习下脉象的基本知识，这对于判断自己的体质也很有帮助。有力、节奏整齐的脉象反映出良好的身体状况，最起码说明一个人的心肺功能好；如果半天了还没摸到脉，即便摸出来了，也感觉脉动很微弱，此人多属于虚性体质；平静状态下，如果脉象比较快，身体多有热，脉象明显慢，可能是阳虚。

值得注意的是，诊脉最好在清晨时间，因为此时人还没有劳于事，气血未受到扰乱，因而诊脉的准确性比较高。

年龄有变化，体质有不同

俗话说"一岁年纪，一岁人"，这句话如果用到人的体质方面，也说得通。

中医说小孩子是"纯阳之体""纯"就是指小儿先天禀受的元阴元阳未曾耗散。"阳"指小儿的生理生机好，如旭日初升般充满活力，这体现在孩子活泼好动，生理发育非常迅速上。但小孩子比较娇嫩，很容易生病，比如易患消化不良、积食、感冒、呼吸道

感染等病症，这正好应了小儿"心肝有余，肺脾不足"的体质共性。小孩子生病只要治疗及时得当，很快就会好，马上就又活蹦乱跳，这说明小儿"脏气轻灵，随拨随应"。由此看来，小孩子的体质呈生机盎然之态，但却又稚嫩脆弱，需要好好保护。

随着年龄的增长，受生活环境、饮食、情绪、生长发育等多种因素的作用，"纯阳之体"慢慢变成阴阳相合的体质。到青壮年时期，人的体质又会变成壮阴壮阳。此时的人，血气方刚，身体健壮，心智达到一生的巅峰状态，用拉满的弓弦、明亮的满月等来形容青壮年时期的身体状态再合适不过了。青壮年阳气偏盛是其体质的共性，这不同于小儿的"纯阳"之体，也不同于年老的"阴盛阳衰"之体。而且，青壮年的体质很容易受外界环境、心智等因素的影响发生偏颇，如果思虑过多，饮食不合理，作息不规律，时间久了肯定会影响体质。

到了中老年，人的精力、体力、活力明显不如青壮年时期，气血既少又不通。另外，进入中老年后，脏器功能不可避免地会发生改变，脏气不足，体质也会有所改变。所以到了中老年时，要注重调整自己的起居、饮食、心态，保证体质在正常范围内，阴阳平衡就好。并不一定非得补肾壮阳，再怎么补也不可能像青壮年一样，更不要今天吃人参、虫草，明天补卵磷脂、蛋白粉，如此盲目进补对身体无益，食物尚且不能胡吃海喝，更何况这些带有治疗作用的药物和保健品！进入中老年，将一颗心调整到平和淡定的状态比什么都重要，这才是真正预防百病的灵丹妙药。

参透阴阳，解读体质

养生保健，要视人体质之阴阳强弱，分别采用不同的方法，才能有所收益。人之体质阴阳强弱与患病情况有很大关系。"人之形有厚薄，气有盛衰，脏有寒热，所受之邪，每从其人之脏气而化，故生病各异也。是以或从虚化，或从实化，或从寒化，或从热化……物盛从化，理固然也"，这段话是说人的形体有胖瘦、体质有强弱、腑脏有偏寒偏热的不同。所受的病邪，也都根据每人的体质、脏腑之寒热而各不相同。或成为虚证，或成为实证，或成为寒证，或成为热证。就好比水与火，水多了火就会灭，火盛了则水就会干枯，事物总是根据充盛一方的转化而变化。也就是说，不同的体质偏爱不同的疾病。

阴虚阳盛体质：多形体偏瘦，肤色显得苍劲。底气较足，双目有神采，虽进食不多，却能胜任劳作。患病多为热性，常易有火，治疗时需用滋阴清火药物。但也不可完全拘泥，也有阳旺阴弱之人，而损伤养气者，宜先抚阳，而后滋阴。

阴阳俱盛体质：除上面阳旺表现外，还应兼身体丰满，肌肉厚实，皮肤略粗，进食偏多。平时很少生病，若患病常常较重，由于病邪积累已经深久，治疗需用重药，而且寒热之药俱能接受。

阴盛阳虚体质：形体丰满，肤色较白，皮肤娇嫩，肌肉松弛，进食虽多，易变化为痰涎。如果目有神采，尚且无妨；如目无神采，就要注意了，有的未到中年，即得中风之病。患病虽呈热象，用药则不可过寒，以防更伤其阳。

阴阳俱弱体质：由上述阳虚症状，还兼有形体偏瘦，饮食不多。倘目有神采，耳郭肉厚端正，为先天禀赋较强，头脑聪明；若目无神采，脑筋混沌，身体糟糕。凡阴阳俱弱体质，虽病患多，却不太重，服药也不能耐受大补、大泻、大寒、大热之药，只适宜和平之药，缓慢调养。

以上说的只是大概情况，人们常说"瘦人多火""肥人多痰""阳盛体质的人，感邪后易热化；阴盛体质的人，感邪后易寒化"。即是指得阴虚阳旺及阴盛阳虚两种体质。

第二节
平和质：养生要采取"中庸之道"

《内经》谈平和质：平人者不病也

《黄帝内经》中指出："平人者，不病也。"平和体质的人，通俗地说就是非常健康的人。他们不易生病，生活规律，情绪稳定，能够很好地适应环境和气候的变化，即使生病了，也很容易治愈。

从外形上来看，平和体质者的形体比较匀称，既不会太高大，也不会很矮小。体重稳定，情绪也比较平稳。他们的食欲一般比较好，饮食规律，代谢正常。因为血液循环好，代谢畅通，所以平和体质者的皮肤光泽洁净。

实际上，平和体质在很大程度上，来自于先天禀赋，也就是父母的功劳在里面占了很大比重。如果能生在长寿家族，这个人的身体多半属于平和质，不过这也是可遇不可求的事情。家庭中，孩子的教育和养护对于维护和促生平和体质也有重要的作用。

如果父母本身不是平和体质者，除了自己要善于养生外，还要特别注意教育孩子，以便让孩子在后天的环境中养成健康体质。举个例子，当父母在教育孩子吃有吃相，坐有坐相，用完的东西要物归原位时，实际上是在教导孩子，无论做什么事情都要遵守一定的规则，适可而止，锻炼了孩子的约束能力。在这种潜移默化的教育中，等孩子长大成人后，自然而然地就会养成不挑食、不熬夜、不恣情纵欲的习惯。有了好习惯的助力，想要健康的身体并非难事。

好习惯是一方面，心态对于平和体质者的影响也很大。所以，家长还要注意养育孩子的"心神"。俗话说得好"江山易改，本性难移"，如果小时候就养生了急躁的习惯，到了老年才想起来养神，宁静，恐怕很难做到。因此，父母应该在孩子还小的时候就注意培养孩子的生活习惯和性格形态，让"平和"成为孩子的秉性，不自觉地就会遵守。

那些生活简单的人最容易养生平和体质。广西巴马是一个长寿村，那里虽然贫困，但是人们日出而作，日落而息，不像有些大城市的人有那么多烦心事，他们在山清水秀的环境中，无欲无求，吃五谷杂粮，简单而满足。虽然，大多数人不可能真得像他们那样，没事就晒晒太阳，搓搓玉米，但是只要我们明白回归到简单这种境界，就会抛开生活中一些不利于身体的心态，活得尽量平和。

养生先养心，平和体质要"心气平和"

古人的养生观，强调一个"和"字。清代戏曲理论家李渔曾在《闲情偶记》中说："心和则百体皆和。"和，概括了心理与生理相交相融的深刻内涵。事实上，对于平和体质的人来说，要想保持优异的体质，在日常生活中就要做到心平气和。

心气平和就是健康的最佳状态。试想，一个人每日处在浮躁、烦躁甚至暴躁之中，时间久了必然情绪失调、脏腑失和。生活中的喜怒哀乐往往无法避免，但用心平气和来达到处事平和，则必须要心胸开阔，宽善待人，遇愁不愁，逢怨不怨，以理智驾驭感情，以平和调节心志。这样不仅可以避免因忧郁而破坏自身的免疫功能，更会使血流贯通，真气舒达，身体健康长寿。

"药王"孙思邈活到了一百多岁，最根本的养生秘诀就是他倡导的"十二少"，即"少思、少念、少事、少语、少笑、少愁、少乐、少喜、少好、少恶、少欲、少怒"。同时还提出了他所忌讳的"十二多"。即"多思则神殆，多念则志散，多欲则志昏，多事则形劳，多语则气亏，多笑则脏伤，多愁则心摄，多乐则意溢，多喜则忘错混乱，多怒则百脉不定，多好则专迷不理，多恶则憔悴无欢"。按他的养生理论，他所倡导的"十二少"是养生的真谛，而这"十二多"是丧生之本。只有将两者紧密地结合起来，有所倡又有所忌，才能达到真正的养生的境界。

通俗地说，"十二少"与"十二多"的精华就是"心气平和"，从心理上、思想上尽量减少对身体不利的意念。

心气平和，就是保持体内平衡，心顺气畅。这样，紧张、恐惧、焦虑的情结就没有"市场"。这样，就不致过喜伤心，过怒伤肝，过哀伤肺，过乐伤肾。人体的免疫力就能增加，疾病就难上身，自然利于身体健康。

心气平和可平衡阴阳，调和六脉，祛病延年。甲拜衮桑在《西藏医学》中论述说："要维护良好的健康，养成良好的生活习惯，就必须对身体的活动、言语及思想有所节制。正如一个人不要到有险情的水中游泳，不要坐有危险的船一样。在做任何事情之前，都要想一想再做。"这句话阐明了"心气平和"，一切要从每一细微处做起，毋以善小而不为，毋以恶小而为之。为人处世，心中常存正大光明的意念。浩然正气常存我心，自然"正气存内，邪不可干"，元气充沛，脏腑功能好。

平和体质者，平衡饮食是关键

古人云："是药三分毒"，我们平时之所以用药，就是要借助药性，对"病"进行矫枉过正，使身体达到平和，而对于平和体质来说，本身就已经平和了，就不必再用什么"补药"对身体进行补益了，因为这样一来，不仅达不到强壮体质的效果，甚至还会造成意想不到的危害。《黄帝内经》同样也认为药补不如食补。

那么，平和体质的人应该样进行食补呢？总体来说，应该注意以下四个原则：

1. 合理膳食

饮食合理搭配就是要做到粗细粮混食，粗粮细做，干稀搭配；副食最好荤素搭配，忌偏食或饮食单调。在食物选择方面，早餐应选择体积小而富有热量的食物，午餐应选择富含优质蛋白质的食物，晚餐则应吃低热量、易消化的食物。在摄入量上，应做到"早饭吃好，中饭吃饱，晚饭吃少"。

2. 清淡为主

古代医学家和养生学家都强调，饮食宜清淡，不宜过咸。据调查，每日食盐量超过 15 克者，高血压的发病率约为 10%。因此，正常人一般每天摄入盐要控制在 10 克以下。如患有高血压、冠心病或动脉硬化者，必须控制在 5 克以下。

3. 饮食有节

这一点对于中老年人尤为重要，因为随着年龄的增长，生理功能逐渐减退，机体的新陈代谢水平逐渐减弱，加之活动量减少，体内所需热能物质也逐渐减少。因此，每日三餐所摄入的热能食物也应减少，这样才能更好地维持体内能量的代谢平衡。

如果到了中老年阶段饭量仍不减当年，摄入能量食物过多，势必造成体内能量过剩，多余能量就会转化为脂肪，使身体发胖，并影响心脏功能。这也是诱发高血压、冠心病、动脉粥样硬化等心血管疾病的主要原因。所以，中老年人应适当地节制饮食，饮食应当少而精，富于营养又易于消化，多吃新鲜蔬菜、水果，限制高脂肪、高热能食物的摄入量。每餐的食量应适可而止。一般以七八分饱为宜。

4. 注意细节

吃饭时细嚼慢咽，不可狼吞虎咽，以利于消化吸收；吃饭时要专心，不要一边吃饭，一边想其他的事情，或看书、看电视，既影响食欲，也影响消化液的分泌，久之可引起胃病；吃饭时要有愉快的情绪，才能促进胃液分泌，有助于食物的消化。如果情绪过于激动，在兴奋、愤怒等情绪之下勉强进食，会引起胃部的胀满甚至疼痛；饭后不要躺卧和剧烈运动。

戒烟限酒，别让烟酒毁了你优秀的体质

平和体质是世界上最好的体质，也是健康长寿的根基。然而，拥有平和体质还要尽心维护，否则就有可能把自己的好体质毁掉。比如吸烟、酗酒，就是伤害体质最大的两种恶习。在生活中，这样的情形是很常见的：有的人小时候身体很好，家里人也都长寿，但是由于染上了吸烟、酗酒的恶习，结果把自己的身体毁了。那么，吸烟、酗酒究竟有多大危害呢？

烟草燃烧后产生的烟气中92%为气体，如一氧化碳、氢氰酸及氨等，8%为颗粒物，内含焦油、尼古丁、多环芳香羟、苯并芘及β-萘胺等，已被证实的致癌物质约40种，其中最危险的是焦油、尼古丁和一氧化碳。吸烟对人体的危害是一个缓慢的过程，需经较长时间才能显示出来，尼古丁又有成瘾作用，使吸烟者难以戒除。

吸烟可诱发多种癌症、心脑血管疾病、呼吸道和消化道疾病等，是造成早亡、病残的最大病因之一。

另外，大量事实证明，少量饮酒可活血通脉、助药力、增进食欲、消除疲劳、使人轻快，有助于吸收和利用营养，而长期过量饮酒能引起慢性酒精中毒，对身体有很多危害。

1. 引起体内营养素缺乏

蛋白质、脂肪、糖的缺乏，其主要原因是由于长期饮酒的人约有一半以上进食不足。酒能使胃蠕动能力降低，造成继发性恶心，使嗜酒者丧失食欲，减少进食量。

2. 损害肝脏

酒精的解毒主要是在肝脏内进行的，90%~95%的酒精都要通过肝脏代谢。因此，饮酒对肝脏的损害特别大。酒精能损伤肝细胞，

引起肝病变。连续过量饮酒者易患脂肪肝、酒精性肝炎，进而可发展为酒精性肝硬化或肝硬化腹水，最后可导致肝癌。

3. 损害消化系统

酒精能刺激食道和胃黏膜，引起消化道黏膜充血、水肿，导致食道炎、胃炎、胃及十二指肠溃疡等。过量饮酒是导致某些消化系统癌症的因素之一。

4. 导致高血压、高脂血症和冠状动脉硬化

酒精可使血液中的胆固醇和甘油三酯升高，从而发生高脂血症或导致冠状动脉硬化。血液中的脂质沉积在血管壁上，使血管腔变小引起高血压，血压升高有诱发中风的危险。长期过量饮酒可使心肌发生脂肪变性，减小心脏的弹性收缩力，影响心脏的正常功能。

5. 导致贫血

酒精等毒性物质被吸收入血液后，能刺激、侵蚀红细胞及其他血细胞的细胞膜，会引起血细胞萎缩、破裂、溶解，从而不断减少。贫血患者体内往往缺乏制造血液的营养物质，而酒精等毒性物质又会破坏摄入的营养素。这样，就会进一步导致血细胞制造障碍，还可使红细胞、白细胞及血小板等越来越少，从而造成严重贫血。

6. 降低人体免疫力

酒精可侵害防御体系中的吞噬细胞、免疫因子和抗体，致使人体免疫功能减弱，容易发生感染，引起溶血。久而久之，就可能改变整个人的体质。

事实上，酒精不但是慢性杀手，也可以直接夺人性命。酒精与其他有毒物质不同，它无须经过消化系统就可以通过肠胃直接进入血管，饮酒后几分钟，它就可以迅速扩散到人体的全身。所以，为了我们的身体，为了我们的健康，应该对自己要求严格一点，尽可能戒酒。

第三节
阳虚质：护补阳气，让身体不再寒冷

《内经》谈阳虚质：阳虚则外寒，容易体凉畏寒

　　阳虚体质是指机体的阳气虚损，或阳气的问询、推动、气化等机能减退，气、血、津液等运行迟缓，身体呈现一派寒象和衰弱的病理状态。这种体质的人有什么样的外在特征呢？《黄帝内经·素问·调经论》中说："阳虚则外寒。"《黄帝内经·素问·逆调论》也有云："阳气少，阴气盛，故身寒如从水中出。"我们知道，阳气是人体生命活动的最基本物质。它可以固护肌表、抵御外邪侵袭，也可以濡养着人的精神、形体，阳气还可作为"火力"，推动和固护着人体津液的顺利循环。

　　因此，阳气亏虚则会引起人体生理活动减弱和衰退，导致身体御寒能力下降。阳气的"火力"不足，不能温煦肌肉、脏腑以抵抗外来寒邪的侵袭，所以平时会出现畏寒怕冷、四肢不温，或腰膝冷痛的现象，甚至吃一些生冷寒凉的食物就会出现腹痛腹泻、胃脘冷痛的状况。同时《黄帝内经·素问·生气通天论》中也指出："阳气者，精则养神，柔则养筋。"意思是说，阳气充足，人就会精神焕发，并且阳气的温煦可以使人的关节、筋脉柔韧有度；阳气不足，人就会出现精神不振、意志消沉的现象，同时也容易出现关节僵硬、疼痛等症状。

　　除了这些之外，阳虚体质者还有如下特征，大家可以对照

着，看看自己是否属于阳虚体质。

（1）阳虚体质常见夜尿多，小便多，清清白白的。水喝进肚子里是穿肠而过，不经蒸腾直接尿出来。晚上还会起夜两三次。老年人夜尿多是阳气正常衰老，如果小孩子、中青年人经常夜尿，就是阳虚。要注意不能多吃寒凉食物，尽量少用清热解毒的中药。

（2）阳虚体质会经常腹泻，最明显的早上五六点钟拉稀便。这是因为，阳虚没有火力，水谷转化不彻底，就会经常拉肚子，最严重的是吃进去的食物不经消化就拉出来。

（3）阳虚体质还常见头发稀疏，黑眼圈，口唇发暗，舌体胖大娇嫩，脉象沉细。中年人阳虚会出现性欲减退、性冷淡或者脚跟腰腿疼痛、容易下肢肿胀等。女性可见白带偏多，清晰透明，每当受寒遇冷或者疲劳时白带就增多。

阳虚体质主要来自先天禀赋，有的是长期用抗生素、激素类、清热解毒中药，或有病没病预防性地喝凉茶，或者性生活过度等都会导致或加重阳虚体质。阳虚体质的人易肥胖，患痹证和骨质疏松等症。综上所述，阳虚体质者以阳气不足、喜热怕冷为总体特征，因此，饮食应以补温助火为主，同时注意养阴，以保持体内阴阳平衡。

阳气不足，脏腑也会"虚弱"

人体禀受父母的先天之气，与后天自身脾胃运化水谷之气结合形成阳气。《黄帝内经·素问·宝命全形论》中说："人生有形，不离阴阳。"意思是说，人体生命活动的过程就是阴阳相互依存、对立、消长和转化的过程。即阴阳相互依赖，缺一不可。同时，两者只有在不停地运动变化中保持相对平衡，人体才能进行正常的生理运动。当某一方出现偏盛或偏衰时，人体的平衡也会被打破，人就会呈现各种亚健康状态或者产生疾病。

因为阳气不足，人很容易畏寒怕冷，这属于阳虚体质者最明显的一个特征。当然，体内各个脏腑阳气不足，则也分别会出现不同的症状。

1.心阳虚

心阳虚是指心阳不足，心阳气的温煦功能失调的现象。心阳不足，则心脏失去濡养，易出现精神疲乏、心悸心慌、心胸憋闷、气短、心口发凉或者心痛等症，并且失眠多梦。心脉运血无力、血行不畅，所以面部呈白、唇舌呈青紫、手脚冰冷。

2.脾阳虚

脾阳虚又称脾虚寒，是指脾阳虚衰，阴寒内生，阳气失于温运的现象。脾阳虚衰，则运化功能失调，易出现食少不消化、恶心呃逆、嗳气泛酸、腹胀腹痛、肢体水肿、大便稀溏的现象。又因阳虚阴盛，体内寒气凝滞，所以喜欢吃热的食物。

3.肾阳虚

肾阳虚是指由于肾气虚衰，肾阳气的温煦、气化作用得不到正常发挥的现象。主要表现为：腰膝酸软冷痛、畏寒肢冷，尤其以下肢为重；精神萎靡不振，面部呈白或发黑、发暗；小便较多，并且经常泄泻。

4.肝阳虚

肝阳虚是指肝气不足，肝阳气疏泄无力的现象。经常会出现头晕目眩，两胁隐痛，情绪抑郁，多疑善虑，月经不调，腰腹疼痛，脾气急躁，筋脉挛缩，手脚、关节不灵活等现象。

5.肺阳虚

肺阳虚是指肺气失宣，肺阳气温养功能失调的现象。主要表现为身体畏寒、口不渴、易感冒、面色淡白，呼吸短浅微弱、精神涣散。此外，经常咳吐涎沫，量多而清稀，容易自汗，背部易寒冷，小便多。

补阳祛寒——阳虚体质养生法则

阳虚体质的人怕冷，尤其是背部和腹部。有的年轻女性也常见手脚冰冷，不过，这不一定是阳虚，如果仅仅是手指、脚趾发凉或发凉不超过腕踝关节以上，与血虚、气虚、气郁、肌肉松弛有关。既然阳虚体质者总体特征是阳气不足，表现出虚寒的特点，他们的养生原则应该是"补阳祛寒，温补脾肾"。具体的养生方法如下：

1.饮食上要多吃温热食物

少吃或不吃生冷、冰冻之品，如柑橘、柚子、香蕉、西瓜、甜瓜、火龙果、马蹄、梨子、柿子、枇杷、甘蔗、苦瓜、黄瓜、丝瓜、芹菜、竹笋、海带、紫菜、绿豆、绿茶等。如果很想吃，也要量少，搭配些温热食物；减少盐的摄入量；多食温热食物，如荔枝、榴梿、龙眼、板栗、大枣、生姜、韭菜、南瓜、胡萝卜、山药、羊肉、狗肉、鹿肉、鸡肉等；适当调整烹调方式，最好选择焖、蒸、炖、煮的烹调方法。

女性朋友认为多吃水果会美容，水果确实对皮肤好，但要看好自己是什么体质，阳虚、气虚、痰湿的人，吃太多水果会影响胃功能，不仅对皮肤没好处，反而会伤脾胃。

2.注意保暖，不要熬夜

日常生活中要注意关节、腰腹、颈背部、脚部保暖。燥热的夏季也最好少用空调；不要做夜猫子，保证睡眠充足。什么算是熬夜呢？通常晚上超过12点不睡觉，就是熬夜，冬天应该不超过晚上11点钟。

3.药物调理，要防燥热

阳虚平时可选择些安全的中药来保健，如鹿茸、益智仁、桑寄生、杜仲、肉桂、人参等，如果是阳虚腰痛和夜尿多可以用桑寄生、杜仲加瘦猪肉和核桃煮汤吃。

4.多按摩中极、气海、关元、神阙

任脉肚脐以下的神阙、气海、关元、中极这四个穴位有很好的温阳作用，可以在三伏天或三九天，就是最热和最冷的时候，选择1~2个穴位用艾条温灸，每次灸到皮肤发红热烫，但是又能忍受为度。如果有胃寒，可以用肚脐以上的中脘，方法如上。

"冻"出来的阳虚体质

事实上，除了部分人属于先天阳气不足，大部分的阳虚体质都是后天造成的。最典型的就是因冰箱造成的阳虚体质。自从有了冰箱之后，我们的生活方式就改变了，各种冰镇食品纷纷往肚子里装，直接降低了胃部的温度，这不是身体内的自然调节，而是从外面强行侵犯。在中医理论中，寒属阴，阴盛伤阳，直接攻击了位于中焦的脾阳，久而久之，就形成了阳虚体质。

以冰西瓜为例。在夏天吃西瓜前，很多人喜欢把它放在冰箱里，冻得凉凉的再拿出来食用。这样虽然嘴上舒服了，却会对脾胃和咽喉造成很大的伤害。西瓜本来就是生冷性寒的食物，一次吃得过多容易伤脾胃，如果贪凉吃冷藏时间过长的冰西瓜，对脾胃的伤害就更大。此外，西瓜中有大量水分，可冲淡胃液，从而引起消化不良，使胃肠道抗病能力下降，容易导致腹胀、腹泻。特别是在劳动、剧烈运动之后，如果大量吃冰西瓜，很容易引发胃痛或加重胃病。胃肠虚弱的婴幼儿和平时就有脾胃虚寒、消化不良等肠胃道疾病的人，最好少吃。

在夏季生命旺盛的季节里，人本来应该顺应四季的变化，多活动多出汗，使阳气向外、向上，但人们却因为空调、冰箱的使用，从里冰到外，遏制并损伤了体内的阳气，等到真正需要阳气的时候就没有了。现在有一个奇特的名词叫作"冰箱综合征"，恰好说明了冰箱对人体健康的重要影响。所谓"冰箱综合征"，就是由于食用冰箱内的食物而导致的各种疾病，如头痛、肺炎、

胃炎、肠炎等。从某种程度上来说，"冰箱综合征"还没有到影响体质的程度，但如果长此以往，形成阳虚体质是在所难免的。

另外，还有一类人的阳虚体质虽不是冰箱造成的，却也是"冻"出来的，这种"冻"属于"医之过也"。如果医生将性质寒凉的抗生素混着冰冷的液体输入体内，我们的身体不知得需要多少阳气才能温暖它。市面上大肆鼓吹的排毒养颜保健品，大多也都是些苦寒清肠的药物，不少女人吃了后，原本就容易怕冷的身体，就更加虚弱了。还有现在人动不动就"爱上火"，一些人想当然地就吃些清火的三黄片，殊不知上火有很多种，一味地清火也造就了一批阳虚体质的人。

晒太阳，采阳气——最自然的养阳法

古人云："日为阳之精。"日是阳的精华所在，当春夏交接的时候，天气不冷不热，是阳虚体质者采阳，温暖身体的最佳时刻。

《列子》中有一个小故事，说一对老农，家里十分贫寒，也没有过冬的棉衣，冬天的时候老头儿就在外面背阳而晒，直晒得通体温暖，很是舒服。回家他就跟老伴儿讲："这晒太阳太好了，这么好的事别人都不知道，多暖和呀。我们要是把这事儿告诉给了皇上，那能得多少奖赏啊！"故事听着好像笑话，不过却已经把太阳的作用讲清楚了。太阳最大的作用就是温煦。在我们身体上，背为阳，腹为阴，让太阳晒晒背对心肺有很大的好处。背部有很重要的穴位，是人体健康的重要屏障，易因受寒而影响到心肺的健康，特别对于阳气不足的人来说，晒晒太阳可以提升体内的阳气。

晒太阳也要讲究季节跟时间。像上面小故事中说的就是冬天晒太阳。但是北部跟西部冬季气温太低，人不适宜在气候那么恶劣的条件下久坐于外。有些人说那我们站在窗户前面晒晒不行吗？不行。玻璃阻隔过的阳光虽还有温度，但像杀菌等作用就失去了，所以还是让皮肤直接接触阳光的好。

南方从春天开始，北方一般就从立夏开始到夏至，这段时间太阳不会特别酷烈，温度又适宜，在上午9点多钟的时候，到外面溜达溜达，累了就背阳而坐，晒上半个小时，让自然的阳气驱除我们身体里的阴毒寒邪，何等惬意。

阳光还能振奋我们的精神，现代人一般压力都比较大，睡得晚起得早，白天工作易困，效率也比较低。晒太阳就可以很好地解决这个问题。

除了晒太阳，立夏后人还要注意小睡。白居易在《闲眠》中写道："暖床斜卧日曛腰，一觉闲眠百病销。尽日一餐茶两碗，更无所要到明朝。"夏天天气转暖，本来人在热的环境中就容易困乏，所以中午小睡一下也合情合理。上班族中午吃完饭后，可以趴在桌旁小憩，大脑劳累了一上午这会正是修养精神的好时候，可以有充足的精神做好下午的工作。

胖人多阳虚，助阳能减肥

十个胖人九个虚，减肥的时候，要先扶正胖人的阳气，这样才能有效地减肥。为什么这么说呢？我们知道在没有太阳的天气里，池塘的水就难以蒸腾，如果连着再下几天雨，水就会越来越多。在我们身体里，同样也是如此，所以阳虚者很容易出现水肿，而且因为生命活动力不足，体内新陈代谢较慢，发胖也就是在所难免的事了。另外，阳虚体质的人多数不喜欢动，这样血脉不畅通，也容易胖。如果身体阳虚状况很严重，还会促生血瘀体质和痰湿体质，而这两种体质的人最容易产生病态的胖。

所以那些阳虚体质的胖人，可以从补足阳气的角度来减肥，这样生命活动力就会增强，体内代谢畅通，人也就能瘦一些。这比那种靠吃减肥药的方法要可靠很多，而且还可以调理自己的病理体质。

关于助阳减肥，有个简单的方法，那就是提肛运动。这种办法没有时间的限制，每天都可以做一下。提肛运动的重点在于配合着一呼一吸，收紧肛门处的肌肉。可以躺着或站着，对于姿势并无硬性规定，做的时候全身放松，将意念集到会阴肛门处。然后，收缩腹部、臀部和盆腔底部肌肉，吸气时肛门收缩上提，呼气时放松。就这样，随着自己的呼吸，肛门处一紧一松，一提一放。

大家可能会纳闷，提肛运动这么简单，为何可以补足元气呢？我们身体的气机是一升一降，一呼一吸的，若配合着提肛，这种升降的幅度会更大，气血畅通于周身。这样一来，人体的气血平衡，升降平衡、脏器也就平衡了，而人体的阳气也就更强。此外，在提肛的同时，我们还配合着腹部一开一合，这样运动腹部肌肉，消耗热量，自然也能兼顾到腹部的减肥了。

有意减肥的阳虚体质者，不妨试试这项运动。早晨起床前和晚上睡觉前，躺在床上先做一会提肛法，对提升我们身体的阳气有莫大的好处。尤其是男性朋友常练此法，还有助于提高自己的性生活质量。由于提肛运动能提升我们的中气，调理五脏，所以对各种脏腑下垂的疾病大有好处，像胃下垂、肾下垂、子宫脱垂等。

值得注意的是，提升人体阳气虽然是阳虚体质者减肥的根本原则，但是调理身体毕竟需要一个过程，减肥也是循序渐进的。有的人恨不得一下子减成个瘦子，一看这种方法见效慢，就去吃减肥药，名曰排毒减肥，其实就是拉肚子。虽然短时间可能会减轻体重，但是拉肚子其实更是损伤了阳气，如此一来形成了恶性循环，人就更容易发胖了。鱼与熊掌不可兼得，如果希望能健康地减肥，还是应该补足阳气着手。

改善手脚冰凉，就做"足桑拿"

阳虚体质的人很容易出现手脚冰凉，原因在于阳虚则阳气不足，随之血液循环就不好。正常情况下，血液由心脏出发后，携带着氧气到全身的各部位，在氧经过代谢后，才能产生热能，身体也才会温暖。而手脚处于肢体的末端，离心脏最远，所以阳气不足就会影响到血液输送，从而造成手脚冰凉。这种现象越是年纪大的人就越容易出现，因为年纪增大后身体的阳气会慢慢减少，而气血的推动也会出现缺乏动力，当然症状就表现出来了。一些女性容易出现脚麻的情况也是同样的原因。

针对这种情况，大家可以试试"足桑拿"。做桑拿很多人都有所体会，虽然当时会热的难受，但是全身上下会出很多的汗，非常的舒服，身体也会变得精力充沛。这是因为人体内积攒的寒凉之气会使阳气郁闭，气血的运行也会变慢，当然疲劳、闷重感觉都会随时出现，甚至会感到呼吸都需要多用一些力量。然而桑拿通过比较高的温度，让身体大量的出汗，体内的寒凉一边被消除一边被汗液带出体外。寒凉都赶走了，人体的阳气就振奋了，气血运行的格外有力，所有的疲劳都会消失掉。

那么究竟怎样才能给脚做桑拿，难道要到桑拿房吗？没有这个必要，只需要自己在家中就完全可以单独给足部做个桑拿，把手脚发胀、发麻的现象彻底治好。

首先需要备齐几种药物：伸筋草、川椒、藏红花、鸡血藤。把这几种药物放到锅中煮沸，然后立即倒入盆中熏蒸双脚，等到水温合适的时候就浸泡双脚，但是如果直接暴露在空气中会让热量很快就散发掉，所以可以用厚布或者是塑料将双腿和盆子一起围起来，这样热气就在不停地熏蒸腿和脚。药物的力量就会从皮肤的毛孔渗透进去，如果感觉非常麻烦的话，还有个简单的小方法，用药液将腿和脚都安全弄湿，然后用保鲜膜把腿和脚包裹起来，只要五分钟，就会感到腿上的汗在不停地流出来，效果同做桑拿是一样的。

这是一种最直接有效的方法，在家庭中还可以采用拔罐等方法来治疗手脚发胀、发麻。但是在自我治疗的时候一定要抓住关键的原则，那就是祛除体内的寒凉之气，所以温度和出汗都是非常重要的，一方面只有足够温度才能消除深层的寒气，也只有足够的温度才能保证汗液会大量的排出，另一方面多出一些汗会帮助清除寒凉，弥补温度的不足。

食疗调阳虚，喝点山药薏米芡实粥

想要改善体质，首先要把脾胃调养好。脾胃是我们的后天之本，气血生化之源。脾胃不好，吃下东西不能很好地吸收，或腹泻，或便秘，或不生精微而生痰涎，或不长气血而长赘肉，所谓虚不受补，根本无法改善体质，只能是增加脾胃的负担，更不用说补气血了。下面为你推荐一道可改善脾胃功能的食疗方——山药薏米芡实粥。

山药，性甘平，气阴两补，补气而不壅滞上火，补阴而不助湿滋腻，为培补中气最平和之品，历来就被众医家大加赞誉。《本草纲目》云："益肾气、健脾胃、止泻痢、化痰涎、润皮毛。"《景岳全书》云："山药能健脾补虚，滋精固肾，治诸虚百损，疗五劳七伤。"《药品化义》云："山药温补而不骤，微香而不燥，循循有调肺之功，治肺虚久嗽，何其稳当。"清末最有名的大医家张锡纯在其医学专著《医学衷中参西录》中曾屡用大剂量生山药一味，治疗了许多诸如大喘欲绝、滑泻无度等危急重症。山药也叫怀山（或淮山），药用时通常要干燥切片。药店有炒山药和生山药两种，建议用干燥后的生山药较好。

其次是薏米，其性微凉，最善利水，不至耗损真阴之气，凡湿盛在下身者，最宜用之。体内有湿气，如积液、水肿、湿疹、脓肿等与体内浊水有关的问题，都可以食用薏米，但脾胃过于虚寒，四肢怕冷较重的人不太适合。另外，李时珍认为孕妇忌服。薏米的主要功效在于健脾祛湿，所以，本品亦可用于治疗肺热、肺痈等症，和山药同用，更是相得益彰，互补缺失。"山药、薏米皆清补脾肺之药，然单用山药，久则失于黏腻，单用薏米，久则失于淡渗，唯等分并用乃久服无弊。"近代医家曾指出，用两药各50克，每日熬粥，对肝硬化腹水有明显疗效。我们平时就可以将这两种东西熬粥食用，对身体十分有利。

　　芡实。清代医家陈士择说："芡实止腰膝疼痛，令耳目聪明，久食延龄益寿，视之若平常，用之大有利益，芡实不但止精，而亦能生精也，去脾胃中之湿痰，即生肾中之真水。"所以说芡实是健脾补肾的绝佳首选，可治长期腹泻、遗精滑脱、夜尿频多等症。与山药同用，效果更佳。

　　另外，山药、薏米、芡实虽都有健脾益胃之神效，但也各有侧重。山药可补五脏，脾、肺、肾兼顾，益气养阴，又兼具涩敛之功。薏米健脾而清肺，利水而益胃，补中有清，以祛湿浊见长。芡实健脾补肾，止泻止遗，最具收敛固脱之能。也可将三药打粉熬粥再加入大枣，以治疗贫血之症，疗效显著。

　　遗憾的是，有些人却无法得到山药薏米芡实粥的帮助，如体内浊气太多的人，喝完此粥必饱胀难消；肝火太旺的人，必胸闷不适；瘀血阻滞的人，必疼痛加剧。还有津枯血燥、风寒实喘、小便短赤、热结便秘者都不适宜。或者有些人就是不喜欢此粥的味道，勉强喝对吸收也不好，还是应该寻找更适合自己的方法。

第四节

阴虚质：补足津液，告别生命干涸

《内经》谈阴虚质：阴虚则内热，则喘而渴

所谓阴虚，主要是指濡养人体的津液精血等阴液缺乏。体内如果阴液不足，就好像没有雨露滋润的春天，也像失去了灌溉的土地。所以《黄帝内经·素问·疟论》中说："阴虚则内热，则喘而渴，故欲冷饮也。"当身体的脏腑、五官、皮肤等失去了滋润，身体就产生了一系列干燥湿润，甚至以内热为主的表现。

外在表现为，口渴、喉咙干、容易失眠、头昏眼花、容易心烦气躁、脾气差，皮肤枯燥无光泽、形体消瘦、盗汗、手足易冒汗发热、小便黄、粪便硬、常便秘。

具体有下面几点，大家可以对照着判断下自己的身体状况：

（1）"五心烦热"：手心、脚心、胸中发热，但是体温正常，不耐受夏天的暑热；

（2）与常人比口唇的颜色更红，有些发暗，舌苔比较少，且易便秘或者大便干燥；

（3）使用电脑、看书、看电视时，还没看多久就觉得眼睛干涩、酸痛、疲劳或出现视物模糊的现象；

（4）皮肤易干燥，面部有皱纹，或者四肢皮肤经常有白色的皮肤屑积聚、脱落；

（5）情绪不稳定，很容易心烦气躁，睡眠时间短，但是眼睛有神，思维正常。

阴虚体质的形成一部分是先天禀赋，另外也同情绪有莫大的关系。情绪如果长期压抑不舒展，不能正常发泄会郁结而化火，使阴精暗耗；此外，长期心脏功能不好，或者高血压的病人吃利尿药太多，最终也会促生或加重阴虚体质；长期食用辛辣燥热食品，也会导致此种体质。阴虚体质的人群比较容易患结核病、失眠、肿瘤等，所以养阴很重要。我们要及时给身体补水，只有这样，才可做到健康无忧。

阴虚质先补阴，清淡饮食来灭火

《黄帝内经》指出："阴虚而阳盛，先补其阴，后泻其阳而和之。"旨在告诉我们，阴经正气虚而阳经邪气盛的，治疗时，应当首先补其阴经的正气，然后再泻其阳经的邪气，才能调和这种阴虚阳盛的病变。对于阴虚质的人而言，只有先补阴才能调和阴虚阳盛的身体。

对此，朱丹溪提倡淡食论。他认为，清淡的饮食方可灭火祛湿，否则会升火耗伤阴精。五味过甚，就需要我们用中气来调和，这就是火气。"火"起来了自然要"水"来灭，也就是用人体内的津液来去火，津液少了阴必亏，疾病便上门了。这也验证了朱丹溪所说的"人身之贵，父母遗体。为口伤身，滔滔皆是。人有此身，饥渴存兴，乃作饮食，以遂其生。彼昧味者，因纵口味，五味之过，疾病蜂起"。

然而，到底什么是"清淡饮食"？有些人认为，"清淡饮食"就是缺油少盐的饮食；还有些人认为，所谓清淡，就是最好别吃肉，只吃蔬菜和水果。事实上，这样的清淡不仅不能达到滋阴养精的目的，反而会把身体拖垮。

真正所谓的"饮食清淡"是追求"自然冲和之味"，而不贪食"厚味"。"人之饮食不出五味，然五味又分天赋和人为，瓜果蔬菜出于天赋，具有自然冲和之味，有食而补阴之功，而烹饪调和之厚味则属于人为，有致疾伐命之毒。"

朱丹溪将食物分为"天赋"和"人为"两类，前者包括贴近自然的、未经过加工处理的食物，比如水果；经后天的处理但没有盖过食物原味的，以猪蹄为例，如果放些大枣、黄豆之类的做成炖猪蹄，那么这样的食物不属于"厚味"。后者则指经过加工的、后来的味道盖过了食物的原味的，还以猪蹄为例，如果我们用辣椒、花椒之类的做成麻辣猪蹄，那么它就属于"厚味"。此外，罐头、油炸食品，不管是蔬菜水果，还是鸡鸭鱼肉都属于人为的"厚味"，饮食清淡就要将其拒之门外。

《茹淡论》里有言："谷蔬苹果，自然冲和之味，有食人补阴之功。"同时，蔬菜水果对防病、补益方面也有很显著的功效。现代医学也证明，人们多吃水果蔬菜，对预防各种疾病都有重要意义，如绿叶蔬菜、胡萝卜、土豆和柑橘类的水果对于预防癌症有很好的作用。所以，每天最好吃五种或五种以上的水果和蔬菜，并常年坚持，会对阴虚体质大有帮助。

阴虚体质养生法则：保养以补阴精为重点

阴虚体质之人的养生原则是"补阴清热，滋养肝肾"，其中的关键在于补阴。具体而言，可以从下面三点做起：

1.饮食上多吃水果，远离辛辣

阴虚体质的人尽量少食温燥的食物，如花椒、茴香、桂皮、辣椒、葱、姜、蒜、韭菜、虾、荔枝、桂圆、核桃、樱桃、羊肉、狗肉等；酸甘的食物比较适合阴虚体质者食用，如石榴、葡萄、枸杞子、柠檬、苹果、柑橘、香蕉、枇杷、桑葚、罗汉果、甘蔗、丝瓜、苦瓜、黄瓜、菠菜、银耳、燕窝、黑芝麻等。新鲜莲藕对阴虚内热的人非常适合，可以在夏天时榨汁喝，补脾胃效果更好；阴虚体质者还适合吃些精细的动物优质蛋白，如新鲜的猪肉、兔肉、鸭肉、海参、淡菜等，肉类，可以红烧、焖、蒸、煮、煲，尽量少放调料，保持原汁原味。不要经常吃猛火爆炒的菜、火锅、麻辣烫。

2.生活上有条不紊，避免着急上火

阴虚体质的人不适合夏练三伏、冬练三九。人体需要阴液润滑关节，因此阴虚体质者不宜经常登山。

阴虚者要使工作有条不紊，就不会着急上火，就不会伤阴。

3.药物调养以滋润佳品为主

阴虚体质者服用些银耳、燕窝、冬虫夏草、阿胶、麦冬、玉竹、百合可使皮肤光洁，减少色斑。到了秋天，空气很干燥，用沙参、麦冬、玉竹、雪梨煲瘦猪肉，对阴虚者是上等的疗养食物。

阴虚体质者可根据自身具体的情况来服用中成药。一般情况，腰膝酸软、耳鸣眼花、五心烦热者可以服用六味地黄丸；眼睛干涩、视物昏花、耳鸣明显者，可以吃杞菊地黄丸；小便黄而不利、心烦明显者，可以吃知柏地黄丸；睡眠不好者，可以用天王补心丹。

阴虚者补足津液，才能阻止外邪入侵

阴虚的人手脚心发热，爱出汗，时间久了身体的津液就会损耗掉。如果体内的津液亏耗过多，就会致使气血两损；气血亏损，同样也可致使津液不足。津液的增多与减少，能直接影响体内的阴阳平衡，疾病也会由此而生。如发高热的病人会出汗过多及胃肠疾病患者大吐大泻太过，都会因损伤津液而导致气血亏损。所以中医自古就有"保津即保血，养血即可生津"的养生说。

张仲景认为，津液主要有三种功能：一是有固守机体、防御病邪入侵的功能。因为津液是人体阳明经的主要正气，津液足则阳明固，而外邪无法侵入；二是在病邪侵入人体后，津液能驱逐病邪，阻拦病邪的侵入势头；三是津液可以修复由病邪造成的损伤，调和失衡的阴阳二气。

张仲景的观点强调了津液的重要性，那么一年四季中我们应该如何养护津液呢？

春季属阳，天气干燥，应常吞口中津液，并保证水分的足量摄入。当人体津液不足时，就会出现口干口渴、咽喉干燥等症状，这些现象都是由于伤了津液而出现。这时，可以用玄麦桔甘汤（玄参、麦冬、桔梗、炙甘草各等量）泖水代茶饮用，可清热生津。

夏季天气炎热，出汗多，很容易造成津液损耗过多，应适当多吃酸味食物，如番茄、柠檬、草莓、乌梅、葡萄、山楂、菠萝、杧果、猕猴桃之类，它们的酸味能敛汗止泻祛湿，可预防流汗过多而耗气伤阴，又能生津解渴，健胃消食。若在菜肴中加点醋，醋酸还可杀菌消毒防止胃肠道疾病发生。

秋季气候处于"阳消阴长"的过渡阶段。秋分之后，雨水渐少，秋燥便成为主要气候。此季容易耗损津液，发生口干舌燥、咽喉疼痛、肺热咳嗽等。因此，秋日宜吃清热生津、养阴润肺的食物，如泥鳅、芝麻、核桃、百合、糯米、蜂蜜、牛奶、花生、鲜山药、梨、红枣、莲子等清补柔润之品。

另外，中医医书记载，"盖晨起食粥，推陈出新，利膈养胃，生津液，令人一日清爽，所补不小。"因此，建议秋季早餐根据自身实际选择不同的粥食用，如百合红枣糯米粥滋阴养胃，扁豆粥健脾和中，生姜粥御寒止呕，胡桃粥润肺防燥，菊花粥明目养神，山楂粥化痰消食，山药粥健脾固肠，甘菊枸杞粥滋补肝肾。

冬季天气寒冷，属阴，应以固护阴精为本，宜少泄津液。故冬"祛寒就温"，预防寒冷侵袭是必要的。但不可暴暖，尤忌厚衣重裘，向火醉酒，烘烤腹背，暴暖大汗，这样反而会损耗津液伤身。

阿胶眷顾阴虚之人，女性朋友不妨试试

对于阿胶，可能大部分人都有所耳闻，知道它是一种女性的补品。阿胶是驴皮经煎煮浓缩制成的固体胶质。

阿胶在中医药学上已经有两千多年的历史了，其实最早制作阿胶的原料不是驴皮而是牛皮，秦汉时期的医药学著作《神农本草经》记载："煮牛皮作之。"由于阿胶在滋补和药用方面的神奇功效，因而受到历代帝王的青睐，将其列为贡品之一，故有"贡阿胶"之称。

阿胶含有丰富的动物胶、氮、明胶蛋白、钙、硫等矿物质和多种氨基酸物质，具有补血止血、滋阴润肺等功效，特别在补血方面的作用更加突出，在治疗各种原因的出血、贫血、眩晕、心悸等症状方面也是效果卓著。

阿胶的养颜之功其实也就根基于它的补血之功，女性气血充足，表现在容貌上，就是面若桃花、莹润有光泽。但是当今社会节奏的加快，竞争压力的加剧，很多女性过早地出现月经不调、痛经、肌肤暗淡无光、脸上长色斑等衰老迹象。只有从内部调理开始，通过补血理气，调整营养平衡来塑造靓丽女人。而补血理血的首选之食就是阿胶，因为阿胶能从根本上解决气血不足的问题，同时改善血红细胞的新陈代谢，并加强真皮细胞的保水功能，实现女人自内而外的美丽。

下面介绍一种"阿胶粥"，阴虚体质的人可用于日常养阴补阴。

准备阿胶20~30克，糯米100克，红糖15克。先将糯米洗净，入锅加清水煮制成粥，再加入捣碎的阿胶粒，边煮边搅均匀，最后加红糖服食。阿胶糯米粥能够滋阴补虚，养血止血。对于女性因阴虚血少引起的月经过多，崩漏，口干舌燥、手足心热、盗汗等，都有很好的效果。不过，脾胃虚弱病者，不宜多食用。

需要提醒大家的是，在使用阿胶时，不要服用刚熬制的新阿胶，而是应该在阴干处放三年方可食用。

第五节

气虚质：益气健脾，从此活得有底气

《内经》谈气虚质：邪之所凑，其气必虚

气虚体质是指由于一身之气不足，以气息低弱、脏腑功能状态低下为主要特征的体质状态。流感肆虐的季节，同在一个办公室，有的人特别容易感冒，有的人却只是打上两个喷嚏，另外一部分人却可能丝毫不受影响？通常我们会说那些容易感冒的人：体质太虚了。其实，这就是"气虚"。早在《黄帝内经·素问》中就有"正气存内，邪不可干，邪之所凑，其气必虚"的说法，也就是说，气足的人，比较容易抵御各种病菌的侵袭，而气不足的人则会出现各种各样的症状。现代人常说的亚健康状态，即时常感到疲劳者，便属于气虚体质。

气虚体质者身体生理功能处于不良状态，体力和精力都明显感到缺乏，稍微活动一下或工作、运动就有疲劳及不适的感觉。气虚体质的具体表现有以下几点，判断下自己在近一段时间内是否有以下症状：

（1）看上去总是很疲倦，很容易出现呼吸短促现象，有心慌现象；

（2）比平常人更容易感冒，而且经常会头晕，头胀，或站起时容易眩晕；

（3）说话声音很低，喜欢安静，稍微活动后，就感觉很累，容易出虚汗；

（4）总是闷闷不乐，情绪不畅，爱生闷气，面部还容易有色斑沉淀，颜色较浅，成块状，额头、口唇周围也易出现此种现象；

（5）记忆力差、遇事易忘的现象，如钥匙明明在家里又跑回单位去拿，或者手里的东西一放，就忘记放哪里了，或者学习效率下降，对文件理解能力下降等。

气虚体质的养生法则：补气避寒

气虚体质的人说话语声低怯，呼吸气息轻浅。如果肺气虚，人对环境的适应能力差，遇到气候变化，季节转换很容易感冒。冬天怕冷，夏天怕热；脾气虚主要表现为胃口不好，饭量小，经常腹胀，大便困难，每次一点点。也有胃强脾弱的情况，表现为食欲很好，食速很快；再者就是脾虚难化，表现为饭后腹胀明显，容易疲乏无力。

气虚者还经常会疲倦、怠惰、无力，整个人比较慵懒，能躺就不坐，能坐就不站。

气虚体质有可能是母亲怀孕时营养不足，妊娠反应强烈不能进食造成。后天因素有可能是大病、久病之后，大伤元气，体质就进入到气虚状态；长期用脑过度，劳伤心脾；有些女性长期节食减肥，营养不足，也容易造成气虚；长期七情不畅、肝气郁结也很容易形成气虚体质；经常服用清热解毒的中成药、激素等也会加重气虚体质。气虚体质者易患肥胖症、内脏下垂、排泄不适、慢性盆腔炎等。

1.饮食忌冷抑热

气虚体质的人最好吃一些甘温补气的食物，如粳米、糯米、小米等谷物都有养胃气的功效。山药、莲子、黄豆、薏仁、胡萝卜、香菇、鸡肉、牛肉等食物也有补气、健脾胃的功效。人参、党参、黄耆、白扁豆等中药也具有补气的功效，用这些中药和具有补气的食物做成药膳，常吃可以促使身体正气的生长。

气虚的人最好不要吃山楂、佛手柑、槟榔、大蒜、荠蓝、萝卜缨、香菜、大头菜、胡椒、荜拨、紫苏叶、薄荷、荷叶；不吃或少吃荞麦、柚子、金橘、金橘饼、橙子、荸荠、生萝卜、芥菜、君达菜、砂仁、菊花。

2.劳逸结合，避免风寒

气虚者最重要的是要避免虚邪风，坐卧休息是要避开门缝、窗缝，从缝隙间吹进来的风在人松懈慵懒的时候最伤人；气虚体质者要注意避免过度运动、劳作。

气虚体质的女性比较适合慢跑、散步、优雅舒展的民族舞、瑜伽、登山等，这些都是缓和且容易坚持的有氧运动。

3.药物调养适宜固表益气

气虚者宜选些益气的药物，如大枣、人参、党参、淮山药、紫河车、茯苓、白术、薏苡仁、白果等，平时可用来煲汤；比较有疗效的还有四君子汤，由人参、白术、茯苓、甘草四味药组成，也可以把甘草去掉，用其他三味煲猪肉汤。

如果面色总是苍白，血压低，还经常头晕，蹲下后一站起来两眼发黑，这种情况可以吃一些补中益气丸；如果是一用大脑就失眠，睡不好，坚持一段时间，脸色蜡黄，心慌，记忆力减退，可以吃归脾丸。

4.善用中脘、神阙、气海

气虚体质养生所用主要经络和穴位有任脉的中脘、神阙、气海，督脉的百会、大椎，足太阳膀胱经的风门、足三里。每次选1~2个穴位，点按、艾灸均可，最好是灸。

养护气虚先固正气，正气充足百病消

中医认为，疾病的发生、发展过程，就是正邪之间的抗争过程，在这场战斗中，各有胜负。

正，即正气，是指人体的机能活动及抗病、康复能力。一般来说，凡正气不足的人，汗毛孔（腠理）容易松弛，失去其护卫表皮的功能作用，因而最容易感受四时流行之气，使四时之气自表皮而入；发则会出现咳嗽、流涕、头昏，或发热、怕风等伤风症状。此外，有的病人小便点滴不畅、滴沥不尽一天数十次，这也是正气不足的表现，正如《黄帝内经》所言"有癃者，一日数十溲，此（正气）不足也"。

邪，又称邪气，泛指各种致病因素，包括六淫、饮食失宜、七情内伤、劳逸损伤、外伤、寄生虫、虫兽所伤等，也包括机体内部继发产生的病理代谢产物，如瘀血、痰饮、宿食、水湿、结石等，具有伤害正气、引起疾病的破坏作用，即所谓的"邪气发病"。身体发热如火炭般热，颈部和胸部有阻塞不通的感觉，人迎脉盛，呼吸喘促而气上逆，这些都是邪气亢盛有余、正邪两旺的现象。

一般来说，邪气侵犯人体后，正气与邪气就会相互发生作用，一方面是邪气对机体的正气起着破坏和损害作用，另一方面正气对邪气的损害起着抵御及驱除邪气，并消除其不良影响的作用。因此，正邪的斗争及其在斗争中邪正双方力量的盛衰变化，不仅关系着疾病的发生和发展，影响着病机、病症的虚实变化，而且直接影响着疾病的转归。从某种意义上来说，疾病的发生与发展过程，也就是正邪斗争及其盛衰变化的过程。

在疾病的发展变化过程中，正气与邪气这两种力量不是固定不变的，而是在其相互斗争的过程中，客观上存在着力量对比的消长盛衰变化，并有一定的规律可以遵循。即邪气增长而亢盛，经过斗争，邪胜正虚，则正气必然虚损而衰退；正气增长而旺盛，经过斗争，正胜邪退，则邪气必然消退而衰减。

睡个好觉，补补气

俗话说"一觉闲眠百病消"。科学研究证明，良好的睡眠能消除身体疲劳，使脑神经、内分泌、体内物质代谢、心血管活动、消化功能、呼吸功能等得到修整，促使身体完成自我修补，提高对疾病的抵抗力。

对于气虚体质的人来说，在所有的补气方式中，睡眠是最理想、最完整的一种。在日常生活中，人们常有这样的体会，当睡眠不足时，第二天就显得疲惫不堪，无精打采，工作效率低；若经过一次良好的睡眠，这些情况就会随之消失。这正是元气得到了补充。

人们很早发现，睡眠是人体恢复元气、体力的主要方式。但对于这种方式的研究，特别是作为内部调理修复系统来研究比较少。

现在人们知道，人体进入睡眠状态，就是与外界联系为主的系统暂时停止（吸氧除外），以内部调理为主的系统开始启动。这一系统运行的功能包含解除疲劳、祛除病气、修复损坏的机体、分泌人体所需的腺体激素等。

解除疲劳功能不用赘述。一觉醒来，精气复原，这是人人皆知的常识。但多数人认为这是由于经过休息，机体处于相对静止状态，这个认识是不全面的，准确地说应是修整，是转换为另一种以平衡为主要特征的运行状态——平衡供氧、平衡电位、平衡血压……

祛除病气功能也是显而易见的。感冒病人大汗淋漓的排毒现象往往出现在病人熟睡时段。重症病人出现昏睡进而从昏睡中醒来，也是睡眠能够祛病的证明，前者是人体自身的复原功能提出睡眠祛病的需求，后者是祛病功能发挥作用的效果显现。

修复损坏的机体功能也是这样——事实上，人们正是通过深呼吸这一充足的供氧，通过与清醒时不同的生物电刺激和含氧量充足的血液回流一次又一次地对疲倦和损伤的机体、神经和器质进行抚摩、修复，不仅能使机体复原，还能使损伤部位较快愈合。我们还发现，人在清醒时由大脑指挥肢体，生物电是一种走向，睡眠时这一动作电位肯定要变化，这时得服从修复系统工作的需要。这就如同我们维修信号系统，维修时的电流走向和正常运行时的电流走向会有所不同一样。

可见，充足、安稳的睡眠对保持身体的健康是必要的。

练气功，采集元气以行气

气虚体质者之所以患病，多是由于气血不足或气血流行失常而招致各种生命功能失衡。为了补气，可以采用练习气功的方式。练气功一方面可使气血充足，另一方面可促进气血畅通，达到"气血流通，百病不生""正气存内，邪不可干"的目的。所以，练功家大都把气的锻炼作为练功的一种重要手段。

即使是从现代医学的角度来看，气功对于防病抗衰，保持身体健康也有着不可忽视的重要价值。

比如，练习气功能够发挥练功人的主观能动性，主动寻求健康。历来的治疗方式基本上都是医生给患者进行检查、诊断和治疗，患者总是处于被动接受状态。而气功疗法则是患者通过亲自练功，自己为自己治病。同时，气功疗法要求练功人修身养性，强调自我精神调节，改善情绪，培养意志，塑造良好的性格，有益于提高心理健康水平。

练习气功还能够达到呼吸、形体、心理锻炼有机结合。呼吸、体势、意念三类锻炼方法，也称作练功的三要素，其中意念的锻炼实质是一种心理锻炼，但不同于普通的心理疗法。体势的锻炼更重要的是对形体、体力的锻炼，即所谓的"外练筋骨皮"。气功锻炼有多种呼吸方法，主要是用来吸引注意力帮助入静的一种手段。练功时将心理、姿势、呼吸的锻炼有机地结合在一起，相辅相成，共同发挥作用。

我们在练习气功时，在生活起居上还需要注意一些问题，比如穿衣要宽大、松软、暖和，放松腰带、领扣、袖口、手表，为内气畅通创造条件。饮食须营养适当，以清淡为主，定时、定量，不暴饮暴食，不吃过冷过热之食。用药要遵医嘱，不可乱用。住房应明亮、通风、清洁、整齐。出行则最好少坐车，多走多动。要按时作息，改变熬夜、酗酒、暴躁等不良习惯。

晋代葛洪在《抱朴子内篇》指出："行气或可以治百病，或可以驱瘟疫，或可以禁蛇虎，或可以止疮血，或可以居水中，或可以行水上，或可以辟饥渴，或可以延年命。"这里的行气说的就是气功。

总之，气功是一种自我心身锻炼方法，即精神与形体同练。如果气虚体质者能够长期练习自然可以起到陶冶性情，也会在一定程度上改变了人的病理体质。气功锻炼时所产生的效应对全身各系统组织、器官及心理同时都有调整作用，而不是只对一个内脏、一个系统起作用。

越细碎的食物越补气血

对于气虚体质的人来说，多一些健脾的食物便可以补气，除此之外，在饮食过程中还应当注意把食物弄得细碎些，这样食物的补气功效就更大了。为什么这样说呢？

我们知道，食物的消化和吸收是通过消化系统各个器官的协调合作完成的。日常所吃的食物中，除了维生素、矿物质和水可直接吸收外，蛋白质、脂肪和糖类都是复杂的大分子有机物，都必须先在消化道内经过，被分解成结构简单的小分子物质后，才能通过消化道内的黏膜进入血液，送到身体各处供组织细胞利用，使各个脏器发挥正常的功能，保证身体的生长。食物在消化道内的这种分解过程称为"消化"。

消化道对食物的消化通过两种方式：一种是通过消化道肌肉的收缩活动，将食物磨碎，并使其与消化液充分混合，不断地向消化道的下方推进，这种方式称为"机械化消化"；另一种是通过消化腺分泌消化液中的各种酶，将食物中的蛋白质、脂肪、糖类等充分化学分解，使之成为可以被吸收的小分子物质，这种消化方式称为"化学性消化"。在正常情况下，机械性消化和化学性消化是同时进行，互相配合的。

两种消化的目的都是将食物磨碎，分解成小分子物质，顺利通过消化道的黏膜进入血液，而大分子的物质只能通过粪便排出。现代营养学里有一种叫"要素饮食"的方法，就是将各种营养食物打成粉状，进入消化道后，即使在人体没有消化液的情况下，也能直接吸收，这种方法是在不能吃饭的重症病人配鼻饲营养液时常用到的。由此看来，消化、吸收的关键与食物的形态有很大关系，液体的、糊状的食物因分子结构小可以直接通过消化道的黏膜上皮细胞进入血液循环来滋养人体。

所以说，只有胃、肠功能正常，吃进去的食物才能转变成血液，源源不断地供给全身的每一个器官，而当胃、肠的功能开始减弱，我们就应该往胃、肠输送液体或糊状的营养物资，这样才能很快地消化、吸收，使这些营养物质直接生成血，反过来又滋养胃肠，帮助虚弱的胃、肠起死回生。

所以，在喂养气虚体质的人，如婴儿或者大病初愈、久病体弱的成年人或老年人需要补养肠胃时，都应该多吃细碎的食物，这样才能加快气血的生成以及身体的康健。

人参善补气，脾肺皆有益

人参是举世闻名的珍贵药材，中医认为它是能长精力、大补元气的要药，更认为多年生的野山参药用价值最高。对于气虚体质的人来说，人参可以说是保命强身的良药。

据《本草纲目》记载，人参性平，味甘，微苦；归脾、肺、心经。其功重在大补正元之气，以壮生命之本，进而固脱、益损、止渴、安神。故男女一切虚证，阴阳气血诸不足均可应用，为虚劳内伤第一要药。既能单用，又常与其他药物配伍。

一味人参，煎成汤剂，就是"独参汤"。不过，这种独参汤只用在危急情况，一般情况下切勿使用。常常需要与其他药物配伍使用。如：提气需加柴胡、升麻；健脾应加茯苓、白术；止咳要加薄荷、苏叶；防痰则要加半夏、白芥子；降胃火应加石膏、知母，等等。

不过，在大多数情况下，人参还是以补为主，《本草纲目》中记载它的主要功用有：

（1）大补元气。用于气虚欲脱的重证。表现为气息微弱、呼吸短促、肢冷汗出、脉搏微弱等。

（2）补肾助阳。人参有增强性功能的作用，对于麻痹型、早泄型阳痿有显著疗效，对于因神经衰弱所引起的皮层型和脊髓型阳痿也有一定疗效，但对于精神型阳痿则无效。可用少量参粉长期服用，或配入鹿茸粉、紫河车粉等助阳补精药同用，其效甚佳。

（3）补肺益气。用于肺气不足，气短喘促，少气乏力，体质虚弱。

（4）益阴生津。治疗津气两伤、热病汗后伤津耗气。

（5）安神定志。人参能补气益血，故对气血亏虚、心神不安所致的失眠多梦、心悸怔忡等皆有疗效。

（6）聪脑益智。人参能调节大脑皮层机能，改善记忆，增强智力，可用于头昏健忘、记忆下降、智力减退、脑动脉硬化的治疗。

气虚体质的人可以用人参煮粥。用人参3克，切成片后加水炖开，再将大米适量放入，煮成稀粥，熟后调入适量蜂蜜或白糖服食，可益气养血，健脾开胃，适用于消化功能较差的慢性胃肠病患者和年老体虚者。

第六节

痰湿质：祛痰除湿，令身体运化畅通

《内经》谈痰湿质：肥者令人内热，出现痰湿瘀滞

痰湿体质以湿浊偏盛为主要特征。痰与湿都是由于气机不利，决渎阻滞，津液积聚而成。这种体质产生的内在原因有两种，一是脾失运化，痰饮就会随之而生，所以有"脾为生痰之源、肺为贮痰之器"之说；二是肾虚不能制水而造成，水泛为痰。《景岳全书》说："五脏之病，俱能生痰"，指出了痰病的范围很广，脏腑经络皆可有之。又因痰随气行，无处不到，所以有"百病中多兼有痰""痰生百病""怪病多痰"的说法。痰的病证较复杂，如咳嗽有痰、胸脘痞闷、眩晕呕恶以及中风、癫痫等。

一般地说，痰湿的产生，外因暑湿寒热，内因饮食劳倦，七情所伤，以致脾胃肺肾的功能失司，三焦气化不利，或气血营卫运行不畅，水谷精微不得输布周身，致津液停积，复生痰湿。

痰湿体质一旦形成常表现有：体形肥胖，腹部肥满松软，面部的皮肤油脂较多，多汗而且黏，胸闷，痰多，面色淡黄而暗，眼胞微浮，容易困倦。平素舌体胖大，舌苔白腻或甜，身重不爽，喜欢吃肥甘甜黏，大便正常或不实，小便不多或微混。他们的性格偏温和、稳重，多数善于忍耐。大家可根据下述体质特点，判断自己是否有痰湿体质的倾向：

（1）头发、额头或者鼻子老是油油的，洗脸后不到30分钟，就会泛起油光；

（2）容易出汗，背部黏黏的，腋窝部有异味，但不是狐臭；

（3）很容易生痤疮，嘴里经常出现黏黏腻腻的感觉，尤其是早晨起床后；

（4）体形肥满，并且腹部赘肉较多、常感觉有腹部胀满的现象；

（5）常吃非常油腻、甜腻的精细食物；

（6）遇到阴郁连绵的阴雨天，或者处于潮湿的环境中，感觉有东西哽在气管里一样，而且很多时候会有一种喘不上来气的感觉；

（7）性格温和沉稳，自我控制能力强，有忍耐力，遇事稳重，不慌不忙，对事物有很强的洞察力，能冷静地判断事情，做事有条理，务实谨慎，给人的第一印象是很稳重。

中医里的"痰"究竟是什么

痰湿体质中，对于"湿"比较好理解，那什么是"痰"呢？吐出来的痰，在中医学中，只是一个狭义的痰。"痰"涵盖的是一个广泛的概念，只要你的津液积聚了，停留了，处于一个不正常的运行状态，它都叫痰。

痰形成的原因主要有以下几点：

第一，体质虚弱，中气不足，由于脾虚不运，可以使水湿停留，凝聚为痰。

第二，脾胃薄弱，宿滞逗留，损伤脾胃；或恣食生食、瓜果，中阳被伤；或因热病饮水过多，脾运不及等都可以使水湿停留，聚集为痰。恣食肥甘，胃中浊气郁蒸，酿湿生热也可以化为痰浊。

第三，外感失治，或体弱屡患外感，肺气被伤，不能输津四布，通调水道下输膀胱，使水液停留，也可成痰，痰贮于肺，肺气不利，痰涌气道而发，必致咳嗽痰多。

中医认为，痰的产生主要与肺、脾两脏有关。肺主呼吸，调节宗气（元气）的出入和升降。如肺失肃降，就可出现咳喘、卧不平等症。在风邪或寒邪侵肺时，使肺内的津液凝聚成痰。脾主运化，即消化和运送营养物质至各脏器。如果湿邪侵犯人体，或思虑过度、劳倦及饮食不节，都能伤脾而使其失去运化功能，造成水湿内停凝结成痰。

一般来说，"炼液为痰"是一个复杂的过程，因为痰开始都是液态的，是停滞的水液，但是淤在那里时间长了，就成了有形的物质。比如说身上长了一个肉疙瘩，西医叫脂肪瘤，中医叫作痰核。实际上它就是人体脂肪代谢失常的病理产物。从这个角度来说，"痰"是千变万化的。很多疾病的表现都可以归结于痰，比如说男性的阴茎硬结症，组织里长了一个硬东西，影响了勃起功能，手摸上去能感觉到硬结样，这就是痰核。而女性的子宫肌瘤当然也在痰核的范畴。

"痰"的治疗难度很大。有人形容说："痰核"就像油漆，粘在那里，你要去磨去抠，一点一点把它减掉，需要反复冲、磨的过程。所以我们又把治"痰"时用的方法叫作化痰、涤痰、消痰。不少的药物也都是本着"消""磨"的方法把痰去掉。

下面给大家介绍一些不同痰症的调治方法：

寒痰：由寒邪犯肺，使肺内津液凝聚成痰。痰呈白色，病人怕冷，喜热饮，舌苔薄白或腻，小青龙汤加减：桂枝6克，制半夏10克，干姜6克，细辛3克，杏仁10克，白芥子6克。有气喘加炙麻黄6~9克。

风痰：由风邪侵肺即伤风引起，开始痰白稀，以后可转黄黏痰，病人怕风，舌苔初起白，后转薄黄，杏苏饮加减：杏仁10克，苏叶6克，荆芥6克，前胡10克，桔梗10克，白前10克。痰色转黄，加胆星6克，连翘10克，银花12克。

热痰：由热邪侵肺或先受风或寒邪而发高热数天后，使津液烧灼而转化为黄黏痰，病人怕热喜凉饮，舌红苔黄腻，泻白散化裁：桑白皮10克，地骨皮10克，甘草5克，生石膏30克，黄芩10克，杏仁10克，胆星6克。

湿痰：湿邪侵入人体（如居潮湿环境），使肺、脾功能失调或饮食不节而运化失调引起。痰为白色稀水样，病人有身重、倦乏或便溏等症，舌苔薄白或白腻，二陈汤加味：制半夏10克，橘红10克，茯苓10克，炙甘草5克，杏仁10克，苡仁15克，苍白术各10克。

燥痰：由久旱气候干燥、燥邪侵肺，痰黏稠不易咳出或有咯血，病人觉口鼻咽燥等症，舌苔薄黄，清燥救肺汤出入：北沙参15克，天麦冬各10克，生石膏30克，炙杷叶10克，杏仁10克，生地15克，浙贝10克，玉竹15克。

痰湿体质养生法则：祛痰祛湿是首要任务

痰湿体质的人多数容易发胖，而且不喜欢喝水。小便经常浑浊、起泡沫。痰湿体质的人舌体胖大，舌苔偏后；常见的还有经迟、经少、闭经；痰湿体质的人形体动作、情绪变化、说话速度显得缓慢迟钝，似乎连眨眼都比别人慢。经常胸闷、头昏脑涨、头重、嗜睡，身体沉重，惰性较大。进入中年，如果经常饭后胸闷、头昏脑涨，脾胃功能下降，是向痰湿体质转化的兆头。

痰湿体质的女性比较容易出现各种各样的美容困扰，比如容易发胖、皮肤经常油腻粗糙、易生痤疮等，因此女性美容一定要有六通：月经通、水道通、谷道通、皮肤通、血脉通、情绪通。

痰湿体质人群多是多吃、少动的一类人群，比较容易出现在先贫后富、先苦后甜、先饿后饱成长经历的企业家、官员、高级知识分子等人群中。痰湿体质的人易感肥胖、高血压、糖尿病、脂肪肝等。

在养生原则上，痰湿体质的人应该将祛痰祛湿视作主要任务，将体质调理过来，身体也就没有那么多的困扰了。

1.饮食宜入口清淡

痰湿体质不要吃太饱，吃饭不要太快；美容不要随大流，多吃水果并不适合痰湿体质；吃一些偏温燥的食物，如荸荠、紫菜、海蜇、枇杷、白果、大枣、扁豆、红小豆、蚕豆，还可以多吃点姜；痰湿体质的人应该少吃酸性的、寒凉的、腻滞和生涩的食物，特别是少吃酸的，如乌梅、山楂等。

2.起居上要多晒太阳

痰湿体质的人起居养生要注意多晒太阳，阳光能够散湿气，振奋阳气；湿气重的人，可经常泡泡热水澡，最好是泡得全身发红，毛孔张开最好；痰湿体质的人穿衣服要尽量宽松一些，这也有利于湿气的散发。

3.选择药物应以健脾胃，祛痰湿为根本

痰湿体质者也可以用一些中药草来调理。祛肺部、上焦的痰湿可用白芥子、陈皮；陈皮和党参、白扁豆合在一起，是治中焦的痰湿；赤小豆主要是让湿气从小便而走。

4.常按摩中脘、水分、关元穴位

改善痰湿体质的主要穴位有中脘、水分、关元等，最适合用艾条温灸，一般灸到皮肤发红发烫。每次腹部、背部、下肢各取1个穴位灸。如果灸后有口苦、咽喉干痛、舌苔发黄、大便干结、梦多或失眠，症状明显的停灸即可。

痰湿体质是胖人的"生产基地"

在《黄帝内经》中，把肥胖的人分成了三类，分别是脂人、膏人和肉人。其中脂人一般四肢匀称，脂肪多，肉很松软，走起路来富有弹性，属于我们前面提到的阳虚体质；肉人一般皮肉紧凑，气血充盛，肌理致密，大多属于平和体质；而膏人则专指肚子很大的胖人，这种人一般都是痰湿体质。

《黄帝内经·灵枢·卫气失常》中说："膏者，多气而皮纵缓，故能纵腹垂腴。肉者，身体容大。脂者，其身收小。"中医理论认为，正是由于"膏人"体内的津液代谢不够畅通，容易产生痰湿，泛溢肌肤或停滞体内，从而形成肥胖。因此，可以说大肚腩是痰湿体质最明显的标志。

中医有句话"津液不归正化"。脾主运化，喝进来的水、吃进来的食物，如不能转化为人体可以利用的津液，就会变成"水湿""水湿"停聚过多就成了饮，饮积聚过多，又受热邪煎炼，就成了痰。所以，这类人往往是脾出现了问题。

痰湿体质的人应当注意环境调摄，不宜居住在潮湿的环境里；在阴雨季节，要注意湿邪的侵袭。饮食调理方面少食肥甘厚味，酒类也不宜多饮，且勿过饱。多吃些蔬菜、水果，《本草纲目》上记载了一些具有健脾利湿、化痰祛痰的食物，如荸荠、紫菜、海蜇、枇杷、白果、大枣、扁豆、红小豆、蚕豆等。

痰湿体质的人宜食味淡、性温平之食物，如薏苡仁、茼蒿、洋葱、白萝卜、薤白、香菜、生姜等，不要吃豌豆、南瓜等食物。

调养痰湿体质的饮食疗法很多，这里就给大家推荐一款简单易行的菊花苡仁粥：准备枇杷叶9克，菊花6克，薏苡仁30克，大米50克。将前2味药加水3碗煎至2碗，去渣取汁，加入薏苡仁、大米和适量水，煮粥服用。

吐不出痰，试试瓜蒂散

痰湿体质的人可能都会遇到这样的情形：嗓子里经常有痰堵着，无论怎么用力就是咳不出，感觉非常难受。这时候，大多数人会选择服用药物来止咳，这种做法虽然是暂时缓解了咳嗽的症状，但是却会导致大量的毒素滞留在肺部，随着这些"垃圾"越积越多，我们的肺功能也会受到影响，健康受损。

所以，我们不但不应该利用药物来制止咳嗽，还应该主动咳嗽，借助主动咳嗽来"清扫"肺部，每天到室外空气清新的地方做深呼吸运动，深吸气时缓缓抬起双臂，之后主动咳嗽，使气流从口、鼻中喷出，咳出痰液，从而保证我们肺部的清洁。

但是，还有一种情况很令人烦恼，就是当你感觉喉咙有痰的时候，却怎么也咳不出，想咽还咽不下去，非常难受。这种情况是非常不利于毒素的排出的，那这时怎么办呢？

朱丹溪在《丹溪心法》中为大家推荐了一种非常有效的方法，就是"瓜蒂散"。

瓜蒂散是将甜瓜蒂（炒黄）和赤小豆研成细末，和淡豆豉一合同煎，饮用后可以吐出壅塞在膈上的痰涎和食滞。具体来说，先准备瓜蒂4克，赤小豆6克，淡豆豉5克，把这几种药材碾成末，水煎分两次服下。但是如果服一次后就吐尽痰液了，就不要再服了。

这种方法主要是通过催吐，宣发胸中阳气，自然邪去人安。假如是老年人或者体质虚弱的人，必须要用涌吐剂时，可用人参芦5~10克研末，开水调服催吐。这是元代吴绶的一张方剂，叫参芦散，朱丹溪加入竹沥和服，叫作参芦饮。另外，如果服瓜蒂呕吐不止，可用少许麝香冲服即止。

第七节

湿热质：疏肝利胆，祛除湿邪和热邪

《内经》谈湿热质：湿胜则濡泄，容易大便溏稀

当天气出现潮湿和闷热的时候，通常预示着暴风雨即将来临；而当我们的身体出现了湿与热的缠绵时，人也常会变得烦躁不安。体内湿热相交的体质，大都属于长痘派，往往脸上油腻，痘痘是一波未平一波又起。在中医里面有湿热相煎，如油裹面之说。而《黄帝内经》说：因于湿，首如裹；热胜则肿。因为体内湿多，头部总是感觉像有东西裹着；热多了，身体就会有肿胀的感觉。另外，《黄帝内经》中还有"湿胜则濡泄"的说法，当体内的湿气过多时，还会出现大便湿软泄泻的病理变化。

大家可以根据湿热体质的特点，判断自己是否属于这种病理体质：

（1）面部常有不清洁、灰暗的感觉，如面色发黄、发暗、油腻；

（2）皮肤较容易生痤疮，多数是脓包质，或者皮肤常出现化脓性的炎症；

（3）常常感到口苦和口臭，偶尔会有泛酸的现象；

（4）常伴有呼吸费力或气不够用的现象，让人难受的透不出气，或者感觉缺氧；

（5）性格是否较急躁，容易激动，易躁怒，容易发脾气、出言不逊；

（6）食欲不佳，胃口不好，常有口渴不想喝水，一喝就感觉胀肚的现象；

（7）小便赤黄，经常有大便燥结、便秘或黏滞不爽的感觉。

湿热体质在治疗上，一般要分湿重还是热重两种情况。如果是湿重，应以化湿为主，可以选用六一散、三仁汤、平胃散等；热重的则应以清热为主，可选用连朴饮、茵陈蒿汤，甚至葛根芩连汤等药物。在这样的原则下，再根据自己身体的特殊表现选择相应的中药，比如有湿疹、疔疮的加野菊花、紫花地丁、白鲜皮等；患有关节肿痛的加桂枝、忍冬藤、桑枝等；有腹泻甚至痢疾加白头翁、地榆、车前子等。

此外，因为热常常依附湿而存在，所以，湿热体质者应注意起居环境的改善和饮食调理，少吃肥腻食品、甜味品，更不宜暴饮暴食、酗酒，以保持良好的消化功能，避免水湿内停或湿从外入，这是预防湿热的关键。

湿邪和热邪——湿热体质的两种邪气

有句古话说："千寒易除，一湿难去。湿性黏浊，如油入面。"湿与寒在一起是湿寒，与热在一起是湿热，与风在一起是风湿，与暑在一起是暑湿。如果体内有湿邪，湿邪不除，则百病生。

湿邪的致病特征是阻碍气机，易伤阳气；其性重浊黏滞、趋下。具体如下：

湿字，依"三点水"，为偏旁，也就是说湿性类水，水属于阴，所以湿属于阴邪。湿邪侵及人体，留滞于脏腑经络，最易阻滞气机，从而使气机升降失常。胸胁为气机升降之道路，湿阻胸膈，气机不畅则胸闷；湿困脾胃，使脾胃纳运失职，升降失常，会出现纳谷不香、不思饮食、脘痞腹胀、便溏不爽、小便短涩的症状。由于湿为阴邪，阴胜则阳病，所以湿邪为害，易伤阳气。

湿，给人的感觉是含有水分，沉重的。所以湿邪致病，临床症状有沉重的特性，若湿邪外袭肌表，湿浊困遏，清阳不能伸展，则头昏沉重，状如裹束；如湿滞经络关节，阳气布达受阻，则可见肌肤不仁、关节疼痛重等。湿邪还易出现排泄物和分泌物秽浊不清的现象。

湿有黏滞的特点。有湿邪所导致的病症都是黏滞。这种特性的表现，有大便黏腻不爽，小便涩滞不畅，以及分泌物黏浊和舌苔黏腻等；再者就是病程缠绵。

热邪主要有四个特点：

（1）热为阳邪，热的致病特点是往上走。所以热邪为病，常见面红，目赤，发烧，舌边、舌尖红肿或口舌生疮，牙龈肿痛，咽红肿痛等症状。

（2）热邪耗气伤津，消灼阴液，常见口渴喜冷饮，咽干舌燥，小便短赤，大便秘结等症状。

（3）热入血分，可使血流加速，甚至灼伤脉络，迫血妄行，从而出现各种出血，如吐血、衄血、便血、尿血、崩漏等症状。

（4）如果热邪侵入血分，并且在此郁结，使局部脉络气血不通，可发痈肿疮疡。故《灵枢·痈疽》说："火热不止，热胜则肉腐，肉腐则为脓……"

综上所述，湿为重浊黏腻之邪，容易影响气机的流通，如与热邪相合，湿热交困，则热因湿阻而难清，湿因热蒸而阳气受伤更甚，临床表现为热势缠绵，下午热高，身重，神疲，懒言，神志昏沉，胸脘痞闷，恶心，纳呆，腹胀，便溏，或发黄疸，小便不利或黄赤，舌苔黄腻。多见于肠伤寒、黄疸型肝炎，钩端螺旋体病等。

湿性重浊黏腻，与水同类，所以属于阴邪，有壅遏气机，易困脾阳的致病特点。火热之性炎上、燔灼、躁动，与寒相对，所以属于阳邪；有升温冲逆，伤阴耗气，入血动血，扰乱神明，传变迅速等致病特点。湿热之邪也有内外之分，内湿由脾胃运化功能失常之所生，而内热（火）则多因五志化火、嗜食辛辣、烟酒成癖、痰湿瘀血久蕴等所形成。

肝病是湿热之邪最常见的病症，多数肝病患者都不同程度地具有湿热之邪的基本特征。还有肝胆病中常见的肠胃道症状，如腹胀、腹泻、纳呆等，各种感染性肝胆疾病所表现的发热、脓肿之类，均与湿、热之邪内犯肝胆密切相关。

湿热体质养生法则：祛湿热

湿热体质者常见面部不清洁感，面色发黄、发暗、油腻。牙齿比较发黄，舌红苔黄，牙龈比较红，口唇也比较红。湿热体质的大便异味大、臭秽难闻。小便经常呈深黄色，异味也大。湿热体质的女性带下色黄，外阴异味大，经常瘙痒。

形成湿热体质一方面是由于先天因素，后天因素也很重要。如果一个人抽烟、喝酒、熬夜三者兼备，那注定是湿热体质；滋补不当也促生湿热体质，常见于娇生惯养的独生女；肝炎携带者也容易导致湿热体质；长期的情绪压抑也会形成湿热体质，尤其情绪压抑后借酒浇愁者。湿热体质者易感皮肤、泌尿生殖、肝胆系统疾病。

饮食调养：少吃甜食，口味清淡

湿热体质者要少吃甜食、辛辣刺激的食物，少喝酒。比较适合湿热体质的食物，有绿豆、苦瓜、丝瓜、菜瓜、芹菜、荸荠、芥蓝、竹笋、紫菜、海带、四季豆、赤小豆、薏仁、西瓜、兔肉、鸭肉、田螺等；不宜食用麦冬、燕窝、银耳、阿胶、蜂蜜、麦芽糖等滋补食物。

家居环境：避免湿热环境

尽量避免在炎热潮湿的环境中长期工作和居住。湿热体质的人皮肤特别容易感染，最好穿天然纤维、棉麻、丝绸等质地的衣物，尤其是内衣更重要。不要穿紧身的。

药物调养：适当喝凉茶

祛湿热可以喝王老吉之类的凉茶，但也不能过。也可以吃些车前草、淡竹叶、溪黄草、木棉花等，这些药一般来说不是很平和，不能久吃。

经络调养：肝俞、胃俞、三阴交

湿热明显时首选背部膀胱经的刮痧、拔罐、走罐，可以改善尿黄、烦躁、失眠、颈肩背疲劳酸痛。上述穴位不要用艾条灸，可以指压或者用毫针刺，用泻法，要针灸医生才能做。

湿热易生痤疮粉刺，外洗方可防可治

回忆起青春岁月，很多人都对青春痘记忆犹新，几乎一半以上的人都曾经为青春痘烦恼。痘痘大多发生于青年人群，因此才被称为"青春痘"。但我们有时也会遇到一些青春不再已近不惑之年的人，他们居然也还在长痘，这又是为什么呢？

痘痘跟人的湿热体质有很大的关系，体内湿热聚集了，会阻塞到毛囊和皮脂腺，进而令人产生痤疮。饮食进入人的脾胃之后，本应在消化后化成气血，供养全身，可有的人因为脾胃虚弱，食物进入肠胃后并没有全部化成气血，而是其中的一部分变成了痰湿。污浊的痰湿也跟随着血液的循环，在周身流动。如果这个人碰巧属于脾气急、爱发火的人，痰湿就会随着火气集于人的头面。但是头面没有排毒的出口，于是只好从皮肤里拱了出来，脸上就形成了痘痘。有的人一长痘痘，就以为是"上火"引起的，假如此时误吃了去火的寒凉中药，脾胃就会变得更加虚弱。所以对待痘痘，一定要先分清原因才能更好地对症调治。

因脾胃湿热引起的痘痘一般发作比较频繁，而且脸上也很爱出油。同时，还伴有食欲时好时坏、口臭、口苦、腹胀、大便也黏滞不爽等情况。如果你脸上的痘痘属于此类，可以试试下面三种中药外敷之法。

方法一：大黄 15 克，硫黄 15 克，硼砂 6 克。将三者和匀，磨成细粉，用茶水调成糊状，涂敷患处，一日一换，七日为 1 疗程。

方法二：新鲜芦荟 60 克。将鲜芦荟捣烂取汁，涂擦患处，1日 2~3 次，7 日为 1 疗程。

方法三：绿豆 30 克，白芷 10 克，面粉 30 克，鸡蛋 1 个。先将绿豆、白芷和匀，磨成细粉，再加入面粉调匀，用鸡蛋清调成糊状，制成面膜，临睡前敷贴患处，清晨洗去，七日为一疗程。

需要注意的是，湿热只是痘痘形成的一个原因，还有因肺经风热引起的痘痘。一般而言，因肺经风热引起的痘痘，除了脸上长粉刺、丘疹，颜面皮肤油腻外，还会出现口渴、大便干、小便黄等现象。这种表现，在中医看来是真正的"上火"，在调理上需要用疏风清热，比如可以多喝些金银花茶、菊花茶等。

口腔溃疡——令湿热体质者纠结的痛

湿热体质的人除了容易生痤疮和痘痘外，还很容易长口疮。口疮是较为常见的口腔黏膜溃疡病，通常发生于嘴唇内侧、舌的边缘以及口底和颊部的黏膜。先是出现圆形或椭圆的溃疡，每当唇部或舌头碰触时，都会发生疼痛，尤其是在吃饭、说话时更是如此。最麻烦的是口腔溃疡莫名其妙的就会出现，严重的甚至会月月发。

引起口腔溃疡的原因有很多，但不管如何都逃不掉湿和热。工作压力大的人，经常应酬喝酒的人或者喜欢吃辛辣之品的人，更容易患上口腔溃疡。因为这样的生活方式，最受湿热的"喜爱"，所以想要避免口腔溃疡带来的疼痛，首先一定要在生活方式上加以改善，将体质养好，口腔溃疡也就没有了存在理由。

调理体质是一个长时间的工作，在治疗口腔溃疡时，还有一些应急之法。比如，我们可以借助于豆豉。豆豉是很常见的食物，比如"麻婆豆腐""炒回锅肉"等都少不了用豆豉作调料，广东人更喜欢把它当作调料烹调粤菜，比如"豉汁排骨""豆豉鲮鱼"等。中医素来有"药食同源"一说，小小的豆豉，实际上也是治疗口腔溃疡的良药。

方法很简单，只需将豆豉研磨成粉，外敷在溃疡的部分。病情严重者可一日敷三次，轻者晚上睡前敷。豆豉的颜色是黑色的，而且一般是由黑豆制成，气味苦寒。汪绂在《医林纂药·药性》中说："（淡豆豉）黑入肾，苦坚水而泻心火，故能交心肾"。大家能看出来，豆豉本身的药理作用，同治疗口腔溃疡所用的"心肾相交"之法相合，所以仅外敷就能起到不错的疗效。另外，从现代医学的角度来看，豆豉中含有蛋白质、脂肪、糖类、B族维生素及钙、铁、磷盐物质，既能促进溃疡的愈合，还能有效地防止复发。

　　如果身边没有豆豉，还可以外用云南白药治疗，将云南白药直接涂擦患处，每日3~5次，直至溃疡愈合。民间关于治疗口腔溃疡的偏方中，一些人推荐大蒜疗法。方法是把大蒜去皮，切成小片含在嘴里，同时含化1~2片B族维生素，含大蒜时，开始不要嚼碎，等到蒜没有辣味时再嚼，以能感觉稍有点辣但不难受为宜。可以每天上午、下午各含1次，每次半小时到1小时左右即可。

　　最后需要提醒大家的是，虽然湿热体质的人常会被口腔溃疡光顾，但是也不能因此而轻视这种病。因为口腔内经久不愈的溃疡，由于经常受到咀嚼、说话的刺激，日久会有一定的癌变发生概率。所以，还是应该及时治疗的，必要时应到医院检查，以明确诊断。

第八节

血瘀质：活血散瘀，身体就会通畅起来

《内经》谈血瘀质：寒则血凝，疏通是关键

所谓瘀血，祖国医学称为"蓄血"，即指血液运行不畅，或体内离经之血未能消散。《黄帝内经》中指出："寒则血凝"，血寒会使血行不畅而凝滞。此外，气虚、气滞，或因外伤及其他原因造成内出血，不能及时消散或排出，也可形成血瘀体质。

中医认为，血脉运行不太通畅，不能及时排出和消散离经之血，便会使那些失去其生理功能的血液停留体内，淤积于脏腑器官组织而产生淤和痛。瘀血体质一旦形成，常会产生多种不适症状，这些不适症状与瘀血淤积的部位有密切关系。如淤积于心，可见胸闷心痛，口唇青紫；若淤积于肺，可见胸痛咯血；淤积于肠胃，可见呕血便血；淤积于肝，可见胁痛痞块；淤积于心，可致发狂；淤积于胞宫，可见小腹疼痛，月经不调，痛经，经闭，经色紫黑有块，或见崩漏；当淤积于肢体局部时，可见局部肿痛或青紫等。

正所谓，通则不痛，痛则不通，所以血瘀体质者常有瘀斑、疼痛的症状，易患出血、卒中、心脑血管等疾病。判断自己是否属于血瘀体质，可对照下面几点：

（1）皮肤会偶然的出现青紫瘀斑，也就是人们常说的"鬼拧青"；

（2）面色灰暗，无光泽，身体还经常会无缘无故地出现疼痛

现象；

（3）与一般人相比，口唇的颜色是否更红，或者唇色偏暗；

（4）经常会有牙龈出血现象，头发干枯，容易脱落；

（5）经常莫名其妙地心烦，很容易出现记忆力差，遇事易忘等。

血瘀体质的不适症状很多，而且这些不适症状又往往是许多严重病者的先兆。所以，血瘀体质者必须要尽快消除体内的瘀血。饮食应以活血祛瘀、舒利通络为原则，多食活血养血、化瘀散结、疏通经络、养阴理气的食物。

血瘀体质养生法则：活血行气，让血脉畅通

有些人身体较瘦，头发易脱落、肤色暗沉、唇色暗紫、舌呈紫色或有瘀斑、眼眶黯黑、脉象细弱。这种类型的人，有些明明年纪未到就已出现老人斑，有些则常有身上某部分感到疼痛的困扰，如女性生理期时容易痛经，此种疼痛在夜晚会更加严重。这种人属于血瘀体质。

血瘀体质就是全身性的血液流畅不通，多见形体消瘦，皮肤干燥。血瘀体质者很难见到白白净净、清清爽爽的面容，对女性美容困扰很大。血瘀体质者舌头上有长期不消的瘀点。经常表情抑郁、呆板，面部肌肉不灵活。容易健忘、记忆力下降。而且因为肝气不舒展，还经常心烦易怒。

血瘀体质是由于长期七情不调、伤筋动骨、久病不愈而造成的。血瘀体质易感肥胖并发症、消瘦、月经不调、抑郁症等。

如果你是血瘀体质，在生活中可以从以下几个方面加以调养：

1. 饮食调养：忌食凉食

血瘀体质的人多吃些活血化瘀的食物。如山楂、韭菜、洋葱、大蒜、桂皮、生姜等适合血瘀体质者冬季吃；如生藕、黑木耳、竹笋、紫皮茄子、魔芋等，适合血瘀体质人夏天食用；适合血瘀体质的人食用的海产品有螃蟹、海参等。

这里有一道特别适合血瘀体质人的佳肴：糯米酒炖猪脚。具体做法：把猪脚洗干净，斩块，先用开水焯一下去血水。锅中放糯米甜酒半瓶，起皮生姜若干块、去皮熟鸡蛋若干个、猪脚，然后加入清水。放在火上炖上三四个小时。每天可以吃 1~2 小碗，喝酒吃猪脚、鸡蛋。阳虚、血瘀体质有痛经、月经延后、经血紫暗、乳腺增生、子宫肌瘤、黄褐斑的女性，吃一冬天，到春天你会发现脸红扑扑的，痛经也会明显减轻。

2. 家居环境：多运动

血瘀体质的人，要多运动。少用电脑。工作期间要每个 1 小时左右走动走动。适量的运动能唤起心肺功能，被振奋，非常有助于消散瘀血。

3. 药物调治：桃红四物汤

血瘀的人可以适当地补血养阴，可以少量吃阿胶、熟地、白芍、麦冬等。用田七煲猪脚或鸡肉，如果还想补血，可以放红枣。取一只鸡大腿，放在炖盅里，放三粒红枣，再放一点田七，一起炖，一星期吃上一次，非常好的活血作用。

血瘀体质常见于女性，女性情感细腻，容易不开心，如果不开心，郁闷，不想吃东西，可以服用逍遥丸、柴胡疏肝散等。

4. 经络调养：神阙、肝俞

血瘀体质的调养，很适合针灸推拿。

如果想改善体质，常用的穴位有神阙、肝俞、太冲、曲池。它们的作用有点类似当归、益母草、田七、山楂等。

如果妇科月经问题，常用的穴位有太冲、维道、血海、三阴交等。

如果有心胸肝胆慢性病，用膈俞、肝俞、内关、日月、曲泉等穴位。

青筋暴突正是气血瘀滞的结果

在生活中，我们偶尔会看到这样一些人，在他们的四肢上会暴露出一条条可怕的青筋。事实上，这些所谓的"青筋"并不是什么筋，而是人体内废物积滞过多的产物，这一条条的"青筋"正是我们的静脉血管。而这类青筋暴突的人，可能绝大部分都是血瘀体质。

人体的血管有静脉和动脉之分，人体通过动脉把心脏的血液输送到全身，通过静脉把血液回收到心脏。当静脉血液回流受阻，压力增高时，青筋常常在人体表面出现凸起、曲张、扭曲变色等。如果身体中有各种瘀血、痰湿、热毒、积滞等生理废物不能排出体外，就会导致全身各个系统都会发生障碍，此时在脸部、腹部、脚部，特别在手掌和手背的青筋就非常明显。所以，青筋就是人体的积滞。身体内的废物积滞越多，青筋就越明显。

事实上，根据青筋的分布，我们还可以判断出不同的病情：

1. 手部青筋

（1）手背青筋。手背青筋提示腰背部有积滞，容易导致腰肌劳损，疲劳乏力，常见腰酸背痛，甚至出现肌肉紧张、硬结节。

（2）手指青筋。小孩手指青筋，提示肠胃积滞消化不良。成人手指青筋，不但提示消化系统有问题，且还反映了头部血管微循环障碍，脑血管供血不足，头部不适，严重者会出现头晕、头痛、中风等。

（3）手掌青筋。手掌到处可见青筋，表示胃肠积滞，血脂高，血黏稠，血压高，血液酸性高，含氧量低，血液容易凝聚积滞，则容易出现头晕、头痛、疲倦乏力、身体虚弱等。

2. 头部青筋

（1）当太阳穴青筋凸起时，往往提示头晕、头痛；当太阳穴青筋凸起、扭曲时，表示脑动脉硬化；紫黑时，则容易中风。

（2）鼻梁有青筋，提示肠胃积滞，容易胃痛、腹胀、消化不良、大便不利，紫色时则情况更加严重。

（3）嘴角腮下有青筋，往往提示妇科疾病，带下湿重，疲倦乏力，腰膝酸软，下肢风湿。

3. 胸腹部青筋

（1）胸腹部青筋，多注意乳腺增生。

（2）腹部青筋，即俗话说的"青筋过肚"，这已经是比较严重的积滞，一般是肝硬化的标志。

4. 下肢青筋

（1）膝部青筋提示膝关节肿大、风湿性关节炎。

（2）小腿有青筋多是静脉曲张，此病严重者往往发生腰腿疾病、风湿关节痛。

总之，人体任何地方出现青筋，不但影响外表美观，更重要的是身体废物积滞的反映，也是血瘀体质的象征。青筋的清除关键是平时要学会清血净血。一般来说，消除青筋的凸现，达到清血净血的效果，最好是平常就运用拍打和刮痧疗法。

玫瑰散郁，让淤痛随香而去

玫瑰在平时都被看成爱情和浪漫的象征，尤其在情人节的时候，大束的玫瑰更加让人觉得温馨甜蜜。而就是这样娇艳甜美的玫瑰，它的药用价值一点不比它美丽的样貌逊色。《中药大全》中说："玫瑰花性温和，香气甜润，有疏肝醒脾，滋肤排毒，通气活血，开窍化瘀之功效。"《本草纲目拾遗》中说："玫瑰纯露气香而味淡，能和血平肝，养胃，宽胸，散郁，点酒服。"现在市面上越来越多的人中意玫瑰纯露的养生美容作用。玫瑰味甘、微苦，性温，归肝、脾经。《药性考》中也说："玫瑰花能行血破积，损伤淤痛。"也就是说，玫瑰能行气止痛，活血散瘀，解郁开窍，治疗肝胃疼痛、食少呕恶、月经不调、跌打损伤、瘀血肿痛等症。

针对血瘀体质，玫瑰的用法有很多，现在就向大家介绍一下：

1. 玫瑰露

因气滞形成的血瘀体质，容易引发各种不适的症状，如胸腹疼痛、月经不调、消化不良、面色黯沉，易生斑点等，可以用玫瑰露来调理。

玫瑰露的做法也比较简单：取玫瑰花蕾60克，分三次煮，每次加入500毫升清水，用小火煮至玫瑰花蕾变色捞起来，再放入新的花蕾。这样重复进行，一直到锅里的水只有一碗，颜色也很深了，即可熄火。将玫瑰花露倒入玻璃瓶中密封起来，每天取100毫升，滴入10毫升白酒，调匀后饮用，一周内饮用完。长期饮用玫瑰露，既能益补肝胃、活血理气，又可以润肤养颜。

2. 玫瑰露酒

玫瑰露适合肝胃气滞的血瘀体质者饮用，而对于寒凝气滞、脾胃虚寒的血瘀体质者，则可制成玫瑰露酒饮用。活血化瘀的效果也很好。

玫瑰露酒的做法是，取鲜玫瑰花350克，白酒1500克，冰糖200克。先将将玫瑰花浸入酒中，然后放入冰糖。用瓷坛或玻璃瓶贮存，密封后，置于阴凉处静置一个月。这种酒可以活血化瘀，润肤养颜。在这里需注意的是，玫瑰露酒不可加热饮用。

3. 玫瑰花茶

玫瑰花除了用来观赏，当作药材，还可以用它制作玫瑰花茶，具有美容养颜的作用，方法如下：

在每年的5~6月期间，当玫瑰花即将开放时，分批摘取它的鲜嫩花蕾，再经严格的消毒、灭菌、风干，可充分保留玫瑰花的色、香、味。每次用5~7朵，配上嫩尖的绿茶一小撮，加红枣3枚（去核），每日开水冲茶喝，可以去心火，保持精力充沛，增强活力，长期饮用，还能让你的容颜白里透红，保持青春美丽。

第九节
气郁质：疏肝理气，气机顺畅解郁闷

《内经》谈气郁质：愁忧者，气闭塞而不行

《黄帝内经》说："愁忧者，气闭塞而不行。"意思是，愁忧过度，就会使上焦的气机闭塞而不得畅行。气郁体质的人，也正是因为气郁结而不行，长期情志不畅而形成的以性格内向不稳定、忧郁脆弱、敏感多疑为主要特征的体质状态。由于气机不畅，所以常出现头昏、胸闷、腹部疼痛、不思饮食的现象。气郁体质的具体表现有以下几点，大家可以判断下自己是否属于气郁体质：

（1）很容易精神紧张，焦虑不安，常感到闷闷不乐或悲痛欲绝，情绪低沉，常感到悲观失望，并且持续至少两个星期以上；

（2）会经常感到害怕、孤独，或者容易受到惊吓；

（3）常感到咽喉部有异物，卡在那里，吐不出去咽不下去的感觉；

（4）睡眠质量差，常感觉胃脘胀满、疼痛，或者没有胃口、食不下咽，还会经常泛酸；

（5）形体消瘦，睡眠很轻，很早就醒来，而且再也睡不着了，容易失眠；

（6）脸色灰暗，经常发脾气。遇到阴雨连绵的下雨天，情绪常会有程度不同的变化，如总感觉无所适从、心情压抑、情绪低落。

气郁体质经常出现在工作压力比较大的白领阶层、行政工作

人员、管理人员中。有的也可能跟幼年生活经历有关，比如说父母离异，寄人篱下等。因此，气郁体质者应以疏肝行气、调理脾胃为原则，多吃理气解郁、消食、疏肝醒神的食物，忌食辛辣燥烈、咖啡、浓茶等刺激性食物。

气郁体质养生法则：理气、行气

气郁体质者会经常莫名其妙的叹气，较容易失眠，气郁者大多大便干燥。这种体质者性格内向，一般分为两种：一种是内向的同时，情绪平稳，话不多，所谓的"钝感力"，让人感觉比较温和迟钝；一种是内向话少，但是心里什么都清楚，而且非常敏感，斤斤计较。

祖国医学认为，气郁当理气、行气，所以气郁体质者可以从下面几点做起：

1. 多食用一些行气、理气食物

气郁体质者平素宜多食一些能够理气、行气的食物，如佛手、橙子、柑皮、香橼、荞麦、韭菜、大蒜、高粱、豌豆等，以及一些活气的食物，如桃仁、油菜、黑大豆等，醋也可多吃一些，山楂粥、花生粥也颇为相宜。

2. 旅游散心，听轻快的音乐

气郁的人多出去旅游，多听听欢快的音乐，使自己身心愉悦，就不会钻牛角尖，就不会郁闷。多交些性格开朗的朋友，保持心情愉悦。

3. 药物选择上宜用补肝之药

气郁者应该多食补肝血的食物，如何首乌、阿胶、白芍、当归、枸杞子等；梳理肝气的一般有香附子、佛手、柴胡、枳壳等。也可以选些中成药来调整如逍遥丸、柴胡疏肝散、越鞠丸等。

4. 善用中脘、神阙、气海调理气机

气郁体质者可针灸（须针灸医师操作）任脉、心包经、肝经、胆经、膀胱经。也可以对这些经络进行按摩。

还有一个简便的方法，气郁体质的人，每天晚上睡觉之前，把两手搓热，然后搓胁肋。胁肋部是肝脏功能行驶的通道。搓搓就会感觉到里边像灌了热水一样，你会感觉很舒服。

药补不如食补，食补不如神补

对于气郁体质来说，食物和药物治疗相对来说是次要的，关键是病人自己要树立良好的心态。否则，一个人硬要把自己憋在个人的狭小空间里不肯出来，神仙也没有办法。清代医学家吴尚说："七情之病，看花解闷，听曲消愁，有胜于服药者也。"近代养生家丁福禄也说："欢笑能补脑髓，活筋络，舒血气，消食滞，胜于服食药耳，每日须得片刻闲暇，逢场作戏，口资笑乐，而益身体也。"由此可见，要想身体健康，保持乐观健康的心态很重要，药物和营养品只起到外因作用，乐观健康的心态才是健康的内因。

那么，我们如何才能做到乐观呢？自古以来许许多多的仁人志士、文人墨客给我们做出了榜样。

曹操的"老骥伏枥，志在千里"的吟唱，岳飞的"三十功名尘与土，八千里路云和月"的豪情，范仲淹的"先天下之忧而忧，后天下之乐而乐"的忧国忧民思想，让我们感受到旷达者的欢快与潇洒，热情和豪放。近代扬州八怪之一的郑板桥在削官为民，两手空空，穷困潦倒之时，忍受了常人无法忍受的打击，向人们展示了"宦海归来两袖空，逢人卖竹画清风"的坦荡，表现出乐观者的豁达。同是扬州八怪之一的汪士慎不幸一目失明，但是他却专门刻了一枚"尚留一目看梅花"的闲章，以极大的热情面对生活。

与此同时，心理学家指出，以下7种方法可以帮助气郁体质者保持乐观的心态：

1. 豁达法

人有很多烦恼，心胸狭窄是主要原因之一。为了减少不必要的烦恼，一个人应该心胸宽阔，豁达大度，遇到事情不要斤斤计较。平时要开朗、合群、坦诚，这样就可以大大减少不必要的烦恼了。

2. 松弛法

具体做法是被人激怒以后或感到烦恼时，应该迅速离开现场，进行深呼吸，并配合肌肉的松弛训练，甚至还可以进行放松训练，采用以意导气的方法，这样就可以逐渐进入佳境，使全身放松，摒除内心的私心杂念。

3. 制怒法

要有效地制止怒气是不容易的。就一般情况而言，克制怒气暴发主要依靠高度的理智。比如在心中默默背诵传统名言"忍得一日之气，解得百日之忧""将相和，万事休""君子动口不动手"，等等。万一克制不住怒气，就应该迅速离开现场，在亲人或朋友面前发泄一番。倾诉愤愤不平的怒气之后，自己应该尽快地平静下来。

4. 平心法

一个人应该尽量做到"恬淡虚无""清心寡欲"，不要被名利、金钱、权势、色情等困扰，要看清身外之物，还要培养广泛的兴趣爱好，陶冶情操，充实和丰富自己的精神世界。

应该经常参加一些有益于身心健康的社交活动和文体活动，广交朋友，促膝谈心，交流情感，也可以根据个人的兴趣和爱好来培养生活乐趣。每个人都应该做到劳逸结合，在工作和学习之余，常到公园游玩或到郊外散步，欣赏一下乡野风光，体验一下大自然的美景。

5. 心闲法

有一句话这样说，"心底无私天地宽"，一个人只要有闲心、闲意、闲情等，就可以消除身心疲劳，克服心理障碍，保持健康的心态。

6. 健忘法

忘记烦恼，可以轻松地面临再次的考验；忘记忧愁，可以尽情地享受生活所赋予的种种乐趣；忘记痛苦，可以摆脱纠缠，体味人生中的五彩缤纷。忘记他人对你的伤害，忘记朋友对你的背叛，忘记你曾被欺骗的愤怒、被羞辱的耻辱，你就会觉得自己已变得豁达宽容，活得精彩。

气郁体质导致的偏头痛

偏头痛是一种常见的病症，是血管性头痛的一种。据调查，偏头痛的发病率为 3.7%~13.5%，占头痛患者的 1/4 以上。造成偏头痛的原因很多，而气郁偏头痛多由于长期胸怀抑郁、情志不舒、思虑过重所致，表现为头痛发胀，撑满闷塞，平时抑郁不乐，闷闷少言，或独自言语，悲伤欲哭，或时而焦躁，缺乏耐心，耳鸣目眩，腹胀，胸闷。

如今，科学已经证实，紧张和焦虑的情绪是最常见的偏头痛的促发因素之一。一项调查显示，患偏头痛的病人 50% 首次发作于情绪的剧烈变化期间。不过，一般来说，偏头痛的发作不是在高度紧张期，而是在紧张后的松弛期，如周末、假期开始等。

在这项调查中，专家还发现在精神文明高度发达的城市，文化程度比较高的人，比较容易患偏头痛，这与人们所承受的精神压力、工作紧张程度有很大关系。然而，同等强度、同等频率的精神因素却不会使某些人发病，这是由于个性特点起了缓冲作用。精神紧张、焦虑、忧郁是偏头痛者的性格特征，并且神经质倾向的人也易发偏头痛，这类人比较追求完美，主观而任性。

偏头痛很少有人是整个左侧或右侧均匀一致地疼，有些人的痛点偏重头前部，眼眶、额头、前发髻的位置；有人侧头部疼痛明显，如太阳穴附近、耳尖上部、颞部；还有的则是以后头为主。

不论是哪一侧头疼，都让人痛苦难忍。偏头痛严重的患者应就医，但是吃药多少会对身体有些副作用，而且吃药也不能立刻见效，缓解头痛。穴位按摩可以让你在较短的时间内让偏头痛缓和下来。

前头痛时取"阳白"

阳白穴在前额头，瞳孔直上方，眉毛上方约 2 厘米的地方。取穴时顺着眉毛向上找，可以摸到一个凹陷（有些人的凹陷不明显），这里就是阳白。点揉这个穴位时会比较痛，这是正常的，越痛越说明这里有问题，点揉 20 分钟左右头疼会有所缓解。

侧头痛时取"耳上"

耳上并不是穴位名称。由于侧头痛时很多有效穴位都位于耳朵上方的区域，所以这里统称"耳上"。首先找到耳朵前缘与侧发髻交叉点，从这个点向上 3 厘米的区域是侧头痛发作的敏感区，在这里通常能找到 2~3 个痛点。痛点常常是个凹陷也可能是个突起，仔细按揉，直至头疼减轻。

后头痛时取"风池"。仔细摸摸我们的后脑勺两侧是不是各有一个骨状突起？在突起的下方各有一凹陷，这个凹陷就是风池，后头痛时，这个凹陷附近能找到痛点，花些功夫按揉此处，当感觉不再那么痛时，头痛就会随之缓解。

当然，也会有前、后、侧部，甚至左右两侧都疼的情况，那么就把左右两边的上述穴位都按揉一遍。按揉的时候虽然会很疼，但要明白，这是在进行治疗，心情需放轻松。

第十节

过敏质：益气固表，缓解过敏现象

《内经》谈过敏质：正气不足，卫气不固

过敏体质是指由于禀赋不足或禀赋遗传等因素造成的特殊体质。中医所讲的先天禀赋，是指婴儿出生之前，在母体内遗传的父母双方的一切特征，当然，它在母体内的这一段时间也会受到其他因素的影响，比如母亲使用了不良药物等。值得注意的是，特赋体质者在遇到一些致敏原时易发生过敏现象。比如对花粉、药物、某些食物过敏，即使不感冒，也经常打喷嚏，易患哮喘，皮肤因过敏出现紫红色的瘀斑等。

特禀体质的具体表现有以下几点，判断自己在近一段时间内是否有以下症状：

（1）感冒，比较容易打喷嚏，日常会有鼻塞、流鼻涕或流眼泪的现象；

（2）对花粉、刺激性气味容易引起过敏现象，或者季节交替的时候容易出现过敏现象；

（3）皮肤被抓一下，就会出现明显的抓痕，或者周围皮肤红一片；

（4）平常会现腹痛、恶心、呕吐、腹泻等症状，如吃过东西有恶心、呕吐的现象，吃点凉的就腹泻，或夏天常腹泻；

（5）服食一些药物、食物，或者接触过油漆、涂料之类的化

学物质，或者在新装修的房子里待久了是否会出现一些过敏现象。

《黄帝内经》认为这种过敏行为，主要是因为肺气不足，卫表不固。也就是说，正气不足后，外邪容易入侵，所以就会发生疾病。因此特禀体质的人平时一定要顺应四季的变化，在益气固表、补脾肺肾的养生原则之下，还要避免接触致敏物质。下面就介绍一些可以益气固表的食物，防止过敏症状的发生。

食物	作用
蜂蜜	蜂蜜中含有一定的花粉粒，对花粉过敏产生一定的抵抗能力。蜂蜜还含有微量蜂毒，具有抗过敏、抗辐射、增强机体抗病能力的作用
大枣	红枣中含有大量抗过敏物质——环磷酸腺苷，可阻止过敏反应的发生。大枣水煎时瓣开煎为好，煎熬时不宜加糖
金针菇	金针菇菌柄中含有一种蛋白，可以抑制哮喘、鼻炎、湿疹等过敏性病症，没有患病的人也可以通过吃金针菇来加强免疫系统
胡萝卜	胡萝卜中的β-胡萝卜素能有效预防花粉过敏症、过敏性皮炎等过敏反应

过敏体质者的养生法则：培本固表防过敏

生活中，我们总会遇到这样一类人：有些是很容易对气味、花粉、季节、药物、食物过敏，即使不感冒也经常鼻塞、打喷嚏、流鼻涕，很容易患哮喘；有些是皮肤很容易起荨麻疹，常因过敏出现紫红色的瘀斑、瘀点，皮肤常一抓就红，并出现抓痕。

其实，上述这类人群就是我们常说的过敏质人群。他们属于因先天禀赋不足和禀赋遗传等因素造成的一种特殊体质，包括先天性、遗传性的生理缺陷与疾病，过敏反应等。

中医里，肺主气、主皮毛。所以，特禀体质者在呼吸系统及皮肤上反映出来的症状，源头往往是在肺脏。也就是说，这种体质养生，需要从肺上下功夫。《黄帝内经》指出：形体受寒，又饮冷水，两寒相迫，就会使肺脏受伤，进而发生喘、咳等病变。

所以过敏体质人群一定要离"寒"远一点。不仅在身体防寒保暖方面，饮食方面更需要注意。

一般来说，常见的寒性食物主要有苦瓜、番茄、荸荠、猕猴桃、百合、藕、竹笋、鱼腥草、马齿苋、蕨菜、荠菜、香椿、莼菜、黑鱼、鲤鱼、河蟹、泥螺、海带、紫菜、田螺、河蚌、蛤蜊、桑葚、甘蔗、梨、西瓜、柿子、香蕉等。

此外，过敏体质人群想改善体质还可以多吃鸡和鸭等温补类食物，水果方面像龙眼、荔枝等，都有一定的滋补功效。

皮肤过敏者的注意事项

过敏体质最常见的莫过于皮肤过敏。从医学角度讲，皮肤过敏主要是指当皮肤受到各种刺激，如不良反应的化妆品、化学制剂、花粉、某些食品、污染的空气，等等，导致皮肤出现红肿、发痒、脱皮及过敏性皮炎等异常现象。对皮肤过敏的人来说，就要在生活中加强注意，尽量避开致敏原。因此，应当做到以下几点：

（1）要远离变应原。因为过敏症状会永远存在，不可能根治，只能随时小心防范，避免接触有可能导致过敏的变应原。

（2）要清楚了解你所使用的护肤品和它们的用法。避免使用疗效强、过于活性和可能对皮肤产生刺激的物质。过度、不当地使用强效清洁用品会破坏皮肤表层天然的保护组织；过于活性、能使血液循环加速的化妆品也会刺激皮肤造成伤害。洗脸不要用药皂等皂性洗剂，因界面活性剂是分解角质的高手，要极力避免。最好使用乳剂，或非皂性的肥皂，可以调节酸碱度，适应肌肤。磨砂膏、去角质剂等产品更应该敬而远之。采用简单的洁肤、爽肤、润肤程序。

（3）平时应多用温水清洗皮肤，在春季花粉飞扬的地区，要尽量减少外出，避免引起花粉皮炎。可于早晚使用润肤霜，以保持皮肤的滋润，防止皮肤干燥、脱屑。

（4）强化肌肤的抵抗力也是有效的基本对策，如睡眠充足、饮食充足均衡、情绪和谐、减少皮肤的刺激等。轻微的敏感只要处置得当，很快便会恢复，严重时则要迅速就医。

（5）不要擅自用药。未经皮肤科医生诊断，不要自行到药店购买副肾皮质激素软膏使用，这是伤害皮肤的做法。因为它对抑制炎症虽然有效，但长时间使用会产生副作用而危及健康。

（6）在饮食上，要多食新鲜的水果、蔬菜，饮食要均衡，最好包括大量含丰富维生素C的生果蔬菜，任何含维生素B的食物。饮用大量清水，除了各种好处外，它更能在体内滋润皮肤。平时自制一些营养面膜，如黄瓜汁面膜、丝瓜汁面膜、鸡蛋清蜂蜜面膜等，以逐步改善皮肤状况，获得皮肤的健美。

（7）随身衣物要冲洗干净，残余在衣物毛巾中的洗洁精可能刺激皮肤。

（8）睡眠具美容功效，每天8小时的充分睡眠，是任何护肤品都不能代替的。

（9）运动能增进血液循环，增强皮肤抵抗力，进入最佳状态。

鼻子过敏，芳香疗法就能搞定

繁花时节，人们相约出游踏青，却总有一个朋友不停打喷嚏、流鼻涕、揉眼睛。查查原因，原来是鼻子过敏了。鼻子过敏很常见，有遗传因素，但更多情况下是由变应原引发的。比如花粉、某些特定的气味等等。芳香疗法对鼻子过敏很有效果，具体方法如下：

1. 适用精油
洋甘菊、迷迭香、茶树、马郁兰、安息香、尤加利、香蜂草。

2. 魔法配方
（1）按摩配方
茶树5滴＋迷迭香5滴＋马郁兰2滴＋胡桃油20毫升

（2）熏蒸配方

香蜂草 2 滴 + 尤加利 3 滴

茶树 1 滴 + 佛手柑 1 滴 + 薰衣草 1 滴

（3）吸嗅配方

甜橙 2 滴 + 柠檬 2 滴 + 尤加利 1 滴

3. 使用方法

（1）按摩：全身或者局部按摩皆可，不过应该加强胸口和鼻子部位。这样可以减少过敏发生的概率。

（2）熏蒸：取用于熏蒸的复方精油 3~5 滴，滴入热水中，吸入含有精油因子的蒸汽。

（3）吸嗅：感觉不适时，将精油滴在手帕上直接吸嗅。

4. 使用须知

蒸汽吸入法是缓解花粉过敏最有效的方法。

新生儿的过敏，从食物上全面防范

现在过敏体质的孩子越来越多，每 3~5 个宝宝中可能就有一个过敏儿，许多父母认为室外空气污浊，就很少把孩子带到户外。如果室内通风不良，尘螨、霉菌、毛发等变应原就会在室内不断累积，室内空气质量反而比户外更差。

过敏是孩童时期最常见的疾病之一，它包括支气管炎、气喘、过敏性鼻炎、食物过敏、过敏性结膜炎和药物过敏等。过敏症状发生的顺序有可能改变。通常在幼儿时期是食物过敏或湿疹，以后这些问题可能消失了，但可能会出现过敏性鼻炎或气喘的呼吸道过敏。湿疹与气喘可能并存，也可能并发其他过敏症。

什么样的孩子容易过敏呢？现代医学认为，如果新生儿脐带血中含有较高的过敏性球蛋白 E，以后也较容易罹患过敏病。家中若有明显的过敏病家族史，孩子也容易成为过敏体质。也就是说过敏体质的父母易生下过敏病的小孩，假如父母患有过敏性鼻炎，那下一代不仅可能罹患过敏性气喘或过敏性皮炎，也有可能会罹患过敏性气喘或过敏性鼻炎。

虽然致敏因子有尘螨、花粉、猫狗毛屑分泌物、蟑螂等诸多因素，但对于婴幼儿而言，他们的行动是受到限制的，所以导致过敏症的因素以食物居多。父母应该从食物方面尽量杜绝过敏源。

（1）完全喂哺母乳6个月以上：以蛋、牛奶、黄豆为主的是最容易引起过敏症的食物，对于有过敏症的小孩，尽可能以母乳喂养，且至少喂6个月，母乳不但容易消化吸收、不易过敏，而且母乳当中含有丰富的免疫抗体，可以保护婴儿的肠胃，避免吸收到过敏性物质，因此能够防止小宝宝肠胃吸收不良的过敏症。

牛奶是易引起过敏的食物，在婴儿尚未成熟的肠胃道，易将此变应原吞噬进体内，导致过敏的发生，而母乳则无此顾虑。对于喂哺母乳的妈妈，建议尽量避免食用自己已确知易导致过敏的食物，如牛奶、海鲜（虾、蟹）和有壳坚果（花生）。

（2）水解蛋白配方婴儿奶粉。如果无法喂母乳的话，建议以蛋白质经过水解的低过敏性水解蛋白配方奶粉来取代母乳，喂哺宝宝至少6个月以上。

（3）出生后6个月内不要喂辅食。有些家长会在孩子的消化机能成熟之前，就开始喂各种不同的食物，这常是过敏症的根源。因此，等宝宝满6个月消化机能健全之后，才开始喂辅食，这样比较放心，特别是蛋类，很容易引起过敏症。所以最好等宝宝周岁后再喂，而且要先煮熟再喂。

第八章

《黄帝内经》十二经络养生

第一节

经络穴位，治病养生的根本大法

藏在《黄帝内经》中的经络养生秘密

《黄帝内经》被公认为中医学的奠基之作，其中提出的经络学说是中医学最根本的理论：人体上有一些纵贯全身的路线，称之为经脉；这些大干线上有一些分支，在分支上又有更小的分支，古人称这些分支为络脉，经脉和络脉合称为经络。

根据《黄帝内经》中的记载，《灵枢·经脉篇》里说："经脉者，所以能决生死，处百病，调虚实，不可不通。"这里再三强调人体之经脉必须畅通的原因就是经脉能"决生死，处百病，调虚实"。因此，经络的作用可谓"神通广大"。

"决生死"是指经脉的功能正常与否，能够决定人的生与死。人之所以成为一个有机的整体，是由于经脉纵横交错，出入表里，贯通上下，内联五脏六腑，外至皮肤肌肉来联络的。经络畅通，人体气血才能使脏腑相通，阴阳交贯，内外相通，否则，脏腑之间的联系就会生障碍，引发疾病，严重者甚至导致死亡。

"处百病"是说经脉之气运行正常，对于疾病的治疗与康复起着重要的作用，中医治病都必须从经络入手。"痛则不通，通则不痛"，身体发生疾病就是因为经络不通。只有经络畅通，才能使气血周流，疾病才会好转，病人才得以康复。

"调虚实"指的是调整虚证和实证。比如对实证要用泻法，有人患有胃痉挛，则可针刺病人足三里穴，使胃弛缓；对虚证要用补法，如胃弛缓的，针刺病人足三里穴，可使其收缩加强。当然，尽管都针刺足三里穴，但因为虚实不同，一个用的是泻法，而另一个用的是补法。

由此可知，经络是联系全身的网络系统，就像我们城市的道路系统，也像地下的供排水管道系统，树杈众多，错综复杂，把全身各个部分联系起来。人体的各种气血精微物质和各类信息，都是通过这个网络系统传送、传播到身体的各个角落。也就是说，生命之是否存在，决定于经络；疾病之所以发生，是由于经络活动出了问题；疾病之所以能得到治疗，也是由于经络的作用。

如何保持经络的畅通，是中医养生的关键所在，而在纷杂的中医养生方法中，拉筋拍打凭借其简单易操作、见效快、副作用小的特点深受人们的喜爱。

十二正经——挺进健康的主干要道

人体的十二经脉可以说是经络的主干线，所以又叫"十二正经"。这十二条经脉或者从体内脏腑发出，或者是上行至头部，或者是从头走向双脚，还有从双脚进入体内脏腑的，总之是连接内外表里。

人体的十二经脉分别是：

手三阴经：手太阴肺经、手少阴心经、手厥阴心包经。

手三阳经：手太阳小肠经、手少阳三焦经、手阳明大肠经。

足三阴经：足太阴脾经、足少阴肾经、足厥阴肝经。

足三阳经：足太阳膀胱经、足少阳胆经、足阳明胃经。

其中，手上的三条阴经：从胸部沿手臂内侧走到手指；手上的三条阳经：从手指处沿手臂外侧一直到达头部；足上的三条阴经：从双足向上走，沿腿内侧进入腹部；足上的三条阳经：从头部向下，沿腿外侧达到足趾。

刚开始接触经络的人，可能会觉得经脉的名称太拗口了，而且根本不明白是什么意思，更不用说记住它们的名字了。其实，经脉非常好理解，每个名字带有的脏器就是它们联系的脏器，也就是说这条经脉就是负责调节这个脏器的。掌握了名字就知道了这十二条经脉内连的脏腑，即肝、胆、心、小肠、脾、胃、肺、大肠、肾、膀胱、心包、三焦这十二个主要脏腑器官。这样既容易理解，又便于掌握各条经脉的功能。其中，三焦泛指人的整个胸腹，心包则是指保护心脏的一块区域。

在中医理论中阴阳是必须要进行区分的。只要记住在外侧的属于阳，而内侧的当然就是阴；走行在身体前侧的是阴，当然后面的就是阳。十二条经脉一分为二，结果就是：手上的六条经脉，分别称为手三阴经、手三阳经；腿上的六条经脉，分别叫足三阴经、足三阳经。而这样三条阳经、三条阴经还需要继续再分，所以按照阴气、阳气程度的深浅就又分成了阴经的少阴、厥阴、太阴，阳经的太阳、少阳、阳明。少阴的阴气是最重的，因此走在手臂和腿内侧的最里面；太阴的阴气最轻，因此在内侧的最外面；厥阴的阴气介于少阴和太阴之间，当然在内侧的中间。太阳的阳气最足，因此在手臂和腿外侧的最外面；阳明阳气最弱，因此在外侧的最里面；少阳介于二者之间，位置也就位于中间。

奇经八脉——人体经络的"湖泽"

认识奇经八脉首先要从名字解释一下，在人体上分别有这样的八条经脉，他们的走行与正经完全不同，甚至有些离经叛道，但是又起着非常重要的作用。所以干脆就把它们统一叫作"奇经八脉"。这八条经脉分别是督脉、任脉、冲脉、带脉、阴维脉、阳维脉、阴跷脉、阳跷脉。

督脉、任脉、冲脉这三条经脉，同是起源在人体的胞中，就像三胞胎一样，所以叫"一源三岐"。但是这个三胞胎各自延伸，每条经脉走行的方向都完全不一样，其中督脉行于腰背正中，上抵头面；任脉行于胸腹正中，上至颏部；冲脉与十二正经的足少阴肾经一同上行，最后环绕口唇。带脉是所有经脉中最特殊的一个，人体的其他经脉都是纵向的，唯独带脉起于胁下，横向环行腰间一周。阴维脉起于小腿内侧，沿着腿股内侧上行，到咽喉与任脉会合。阳维脉起于足跗外侧，沿着腿膝外侧上行，至颈部后面与督脉会合。阴跷脉起于足跟内侧，随着足少阴等经上行，到目内眦与阳跷脉会合。阳跷脉起于足跟外侧，随着足太阳等经上行，到目内眦与阴跷脉会合，沿着足太阳经上额，到颈后与足少阳经会合。

奇经八脉互相交错地循行，对于十二经脉就好像一个大的蓄水池，分别统摄有关经脉气血、协调阴阳的作用。当十二经脉及脏腑气血旺盛时，奇经八脉就能够蓄积多余的气血；人体功能活动需要时，奇经八脉可以渗灌供应气血。但是如果只把奇经八脉的作用局限在这个方面就远远忽略了它们的功效。

冲脉、带脉、阴维脉、阳维脉、阴跷脉、阳跷脉六脉腧穴，都寄附于十二经与任脉、督脉之中，其中只有任、督二脉各有其所属腧穴，因此又与十二经相提并论，合称为"十四经"。督脉被称为"阳脉之海"，是因为所有的阳经都汇通于督脉。同样任脉被称为"阴脉之海"，所有的阴脉都交通于任脉。任脉为阴脉之海，可濡养周身，又由于任脉跟女子的生育功能有关，有调节月经、孕育胎儿的作用，是人体的生养之本。

任脉是人体奇经八脉之一，任脉的"任"字，有担任、妊养的含义。任脉循行于人的前正中线，凡精血、津液均为任脉所司，也就是说，任脉对全身阴经脉气有总揽的作用。如足三阴与任脉交会于中极、关元，阴维与任脉交会于天突、廉泉，冲脉与任脉交会于阴交，足三阴经脉上交于手三阴经脉。任脉的循行路线和人体的生殖系统相对应，而且从古至今这条经的穴位都是要穴，比如关元和气海，不仅能够强身健体，还能调节人的性激素的分泌，促进性功能的发达。

任脉不仅对诸多女性生殖系统疾病有治疗作用，还与人的衰老有密切的联系，在日常生活中要注意保养任脉，疏通了任脉就达到了缓解衰老的神奇功效。这种说法并不是在夸大经络的作用。

督脉，"督"有总管、统率的意思，督脉总管人体一身的阳气，人体的六条阳经都交会于此，而督脉又有调节全身阳经气血的作用，所以督脉被称为"阳脉之海"。

督脉起于胞中，下出会阴，主干主要循行在人体后背正中线和头正中线，就是顺着脊梁骨从下往上走，一直到嘴，与脑和脊髓都有密切联系。"脑为髓海""头为诸阳之会""背为阳"，督脉的循行特点决定了它对全身阳气具有统率、督领作用。平时要是能抬头挺胸，就能激发督脉的经气，使人看上去很有精、气、神。比如说大椎是手足三阳经和督脉交会的地方，因此，也被称为"诸阳之会"，可以用来治疗各种热病。督脉腧穴随其分布部位的不同，可以疗治各种脏腑疾病，如肛门部、阴器、肠腑、腰部、胞宫、膀胱、背部、胃、肺、心、头项部、鼻面部等病症。

督脉总督六条阳经，阳气有卫外的作用，也就是说可以保护我们的身体，因此，疏通督脉可以增强我们的抵抗力，不容易生病。

人体经络列车运营时刻表

在讲本节之前先打一个比方，如果你去医院找某个专家看病，你老早就过去了，排了很长时间的队，轮到你的时候却被告知该专家当日不当班。你会是多么沮丧？

要知道，经络也有自己的上班时间，在它的工作时间你去找它，自然收获颇丰。如果在它休息的时间去叩它的家门，你就不受欢迎，即使它碍于情面勉强接待了你，也不会给你什么好处。所以，要想通过经络疗法保护自己，必须在心里有张人体经络运营时间表。

1. 胆经——子时当令

胆经是体内循行线路最长的一条经脉，它从人的外眼角开始，沿着头部两侧，顺着人体的侧面向下，到达脚的小趾和小趾旁倒第二个脚趾（次趾），几乎贯穿全身。

敲胆经的最佳时间应该是在子时，也就是夜里的 11 点到凌晨 1 点这段时间，早睡的人可以提前一些。因为这个时辰是胆经当令。经常熬夜的人会有体会，到夜里 11 点的时候，觉得很有精神，还经常会觉得饿，这就是胆经当令，胆主生发，阳气在这时候开始生发了。但是大家一定注意，不要觉得这个时候精神好就继续工作或者娱乐，而是最好在这个时间前就入睡，这样才能把阳气养起来。每天敲胆经 300 下，胆经顺畅了，人所有的忧虑、恐惧、犹豫不决等都随着胆经的通畅排解出去了，该谋虑时谋虑，该决断时决断。

2. 肝经——丑时当令

肝经起于脚大踇趾内侧的指甲缘，向上到脚踝，然后沿着腿的内侧向上，在肾经和脾经中间，绕过生殖器，最后到达肋骨边缘止。

肝经在凌晨 1 点到 3 点的时候值班，也就是肝经气血最旺的时候，这个时候人体的阴气下降，阳气上升，所以应该安静地休息，以顺应自然。另外一个养肝气的方法就是按摩肝经，但是我们又不可能在凌晨 1 点到 3 点的时候起来按摩肝经，怎么办呢？我们可以在 19 点到 21 点的时候按摩心包经，因为心包经和肝经属于同名经，所以在 19 点到 21 点时按摩心包经也能起到刺激肝经的作用。

3. 肺经——寅时当令

手太阴肺经是人体非常重要的一条经脉，它起始于胃部，向下络于大肠，然后沿着胃上口，穿过膈肌，入属于肺脏。再从肺系横出腋下，沿着上臂内侧下行，走在手少阴、手厥阴经之前，下向肘中，沿前臂内侧桡骨边缘进入寸口，上向大鱼际部，沿边际，出大拇指末端。它的支脉交手阳明大肠经。

我们知道，肺为娇脏，很容易出现问题，当肺的正常功能失去平衡时，就会出现咳嗽、气喘、胸闷等呼吸方面的疾病，以及各种皮肤病。所以，我们要格外爱护肺经。

按摩肺经的最佳时间应该是早上 3~5 点，这个时辰是肺经经气最旺的时候，但这时候也正是睡觉的时间，所以可以改在上午9~11点脾经旺时来按摩，也能取得同样的效果。

4. 大肠经——卯时当令

手阳明大肠经起于示指末端的商阳穴，沿示指桡侧，通过合谷、曲池等穴，向上会于督脉的大椎穴，然后进入缺盆，联络肺脏，通过横膈，入属于大肠。

大肠经当令的时间是早上5~7点，这时候大肠经运行最旺盛，按摩效果也最好。大肠经很好找，你只要把左手自然下垂，右手过来敲左臂，一敲就是大肠经。敲时有酸胀的感觉。

5. 胃经——辰时当令

胃经有两条主线和四条分支，主要分布在头面、胸部、腹部和腿外侧靠前的部分。胃经在辰时当令，就是早晨的7~9点之间，一般这段时间大家都非常忙碌，赶着送孩子去上学，自己去上班，但是不管怎么忙，一定要吃早饭，也一定要给孩子吃早饭。因为这个时候，太阳一般都升起来了，天地之间的阳气占了主导地位，人体也一样，处于阳盛阴衰之时，所以，这个时候人就应该适当地补充一些阴，而食物就属阴。

6. 脾经——巳时当令

脾经的循行路线是从大脚趾末端开始，沿大趾内侧脚背与脚掌的分界线，向上沿内踝前边，上至小腿内侧，然后沿小腿内侧的骨头，与肝经相交，在肝经之前循行，大腿内侧前边，进入腹部，再通过腹部与胸部的间隔，夹食管旁，连舌根，散布舌下。

当脾经不通时，人体还会出现一些常见的慢性病：身体的大脚趾内侧、脚内缘、小腿、膝盖或者大腿内侧、腹股沟等经络线路会出现冷、酸、胀、麻、疼痛等不适感；或者全身乏力、疼痛、胃痛、腹胀、大便稀、心胸烦闷、心窝下痛；五官方面会出现舌根僵硬、饭后即吐、流口水等。

以上症状都可以从脾经去治，最好在脾经当令的时候按摩脾经上的几个重点穴位：太白、三阴交、阴陵泉、血海等，上午9点到11点正处于人体阳气的上升期，这时疏通脾经可以很好地平衡阴阳。

7. 心经——午时当令

按摩心经的最佳时间应该是午时，即中午11~13点，这个时候人的阳气达到最盛，然后开始向阴转化，阴气开始上升。这时人们最好处于休息的状态，不要干扰了阴阳的变化。中午吃完饭小睡一会儿，即使睡不着闭着眼睛休息一下也行。

8. 小肠经——未时当令

13点到15点（未时）是小肠经当令的时间，这段时间小肠经最旺，它的工作是先吸收被脾胃腐熟后的食物的精华，然后再进行分配，将水液归于膀胱，糟粕送入大肠，精华输入脾脏。因此中医里说小肠是"受盛之官，化物出焉。"小肠有热的人，这时则会咳而排气。

小肠经当令时，人体主要是吸收养分然后重新分配，以供下午的消耗，因此，我们应在午时1点前用餐，而且午饭的营养要丰富，这样才能在小肠功能最旺盛的时候把营养物质充分吸收和分配。

9. 膀胱经——申时当令

在中医里，膀胱经号称太阳，是很重要的经脉，它从足后跟沿着后小腿、后脊柱正中间的两旁，一直上到脑部，是一条大的经脉。15点到17点为申时，这是膀胱经当令的时段。在申时，膀胱经很活跃，它又经过脑部，所以这个时候气血也很容易上输到脑部，所以这个时候应该学习。

10. 肾经——酉时当令

在日常生活中，我们会发现小孩子的志气特别高，他们会憧憬着长大了当科学家、发明家，孩子之所以会有这么大的志向，是因为其肾精充足。而如果自己的孩子年纪轻轻就萎靡不振、甘于平凡，那可能是肾经不通，父母要及时帮孩子按摩肾经。

肾经的具体循行路线是：由足小趾开始，经足心、内踝、下肢内侧后面、腹部，止于胸部。孩子的肾经如果有问题，生理上通常会表现出口干、舌热、咽喉肿痛、心烦、易受惊吓；另外还有心胸痛、腰、脊、下肢无力或肌肉萎缩麻木，脚底热、痛等症状。

每天的 17 点到 19 点，也就是酉时，是肾经当令的时间，有上述症状的人，可以考虑在肾经当令之时按摩肾经。

11. 心包经——戌时当令

心包经是从心脏的外围开始的，到达腋下三寸处，然后沿着手臂阴面中间的一条线，止于中指。在心包经上有一个很重要的穴位——劳宫穴。这个穴位很好找，手自然握拳，中指所停留的地方就是劳宫穴。

19 点到 21 点，即戌时，是心包经当令的时刻。如果在一些场合觉得紧张，手心出汗、心跳加快、呼吸困难，这时不妨按按左手的劳宫穴，它可以帮助你找回从容自信的感觉。

12. 三焦经——亥时当令

三焦经围着耳朵转了一圈，耳朵的疾病通常找它。此外，现在大多数胖人三焦经是阻塞的，而且这种阻塞的情况通常都在他没有真正肥胖的时候就出现了，由于三焦经的阻塞，使得经络中的组织液流动出现了障碍，导致垃圾的堆积，长时间的垃圾堆积最终才形成了肥胖。

21 点到 23 点（亥时），这段时间是三焦经当令。有耳部疾病的人，不妨在此时敲打三焦经。

找对穴位的技巧：人人都有把自己的尺子

经络有很重要的作用，而且穴位就在经络上，那是否只要掌握了经络就可以不管穴位了呢？不少人都会有这样的疑问。其实，经络就好比一个房子中的电路，如果电灯不亮了，肯定要检查下线路，但这种从头到尾的检查太麻烦。而穴位就好比是电路中每个节点的开关，如果电灯不亮，只检查开关就可以省下不少时间，令问题能够快速解决。

那么，如何找到穴位呢？在这里，我们介绍一些寻找穴位的诀窍。

1. 记分寸

穴位的定位和丈量主要以"寸"为单位，不过这里的"寸"不是拿一把尺来丈量，而是以个人的身体或手指等为标准。所以，一个胖子身上的"一寸"和一个瘦子身上的"一寸"肯定是不一样长的。

一般而言，大拇指的指节宽度是一寸，又称"一夫法"。将拇指外的四指并拢，以中指中节横纹处为准，四指衡量的宽度就是三寸。比如，"足三里"这个穴位，找的时候只要从外膝眼处往下横四指，然后再往外一横拇指就找到了。

2. 找反应

当人碰触到穴位时，往往会出现酸麻胀痛的感觉，具体而言有下面几种办法徒手找穴位：

触摸法：用大拇指指腹或其他四只手掌触摸皮肤，如果感觉到皮肤有粗糙感，或是会有尖刺般的疼痛，或是有硬结，那可能就是穴位所在。这样可以观察皮肤表面的反应。

抓捏法：示指和大拇指轻捏感觉异常的皮肤部位，前后揉一揉，当揉到经穴部位时，感觉会特别疼痛，而且身体会自然地抽动想逃避，如此可以观察皮下组织的反应。

按压法：用指腹轻压皮肤，画小圈揉，对于在抓捏皮肤时感觉疼痛想逃避的部位，再用按压法确认一下，如果指头碰到有点状、条状的硬结，就可以确定是经穴的所在位置。

3.动作取穴和标志取穴

有些穴位可以利用简单的姿势或者动作来取穴。比如,张口取耳屏前的凹陷处即为听宫穴;握拳时,中指所在的地方就是劳宫穴;两手交叉可取列缺穴。

另外,还可以利用身体的固定标志来取穴。像眉毛、脚踝、指甲、肚脐等都是常见判别穴位的标志。举个例子,印堂穴就在双眉的正中央,左右乳头中间的凹陷处则为膻中穴。

经络养生的常用办法

利用经络养生的方法有多种,效果不同,一般人可根据自身病症的需要进行选择。下面就向大家简单介绍一下经络养生常用的几种方法,供参考。

1.针灸疗法

这是通过经络治病最直接的办法,通过刺激体表穴位,疏通经气,调节人体脏腑的气血功能。针灸比较专业,普通人做不了,需要专业医生的帮助才能施行。

2.按摩法

针灸疗法比较难,但利用一些简单容易操作的按摩手法来保健养生和治疗常见病,普通人都能做,而且效果非常好。简单有效的按摩手法有三种:

(1)点揉穴位。用手指指肚按压穴位。不管何时何地,只要能空出一只手来就可以。

(2)推捋经络。推法又包括直推法、旋推法和分推法。所谓直推法就是用拇指指腹或示、中指指腹在皮肤上作直线推动;旋推法是用拇指指腹在皮肤上作螺旋形推动;而分推法是用双手拇指指腹在穴位中点向两侧方向推动。比如走路多了,双腿发沉,这时身体取坐位,双手自然分开,放在腿上,由上往下推,拇指和中指的位置推的就是脾经和胃经。脾主肌肉,推脾胃经可以疏通这两条经的经气，从而达到放松肌肉的效果。

（3）敲揉经络。敲法就是借助保健锤等工具刺激经络的方法。用指端、大鱼际或掌根，吸定于一定部位或穴位上，作顺时针或逆时针方向旋转揉动，即为揉法。这种方法相对推拿来说刺激量要大些。

3.灸法

利用艾草给皮肤热刺激的一种经络刺激法。此法是一种补法，主要应用于慢性病的治疗上。

在实施灸法的时候，先用一点水把皮肤弄湿，在穴位上放上上面所说的灸，如此艾草才容易立起来。然后点燃线香，引燃艾草，在感到热时更换新的艾草。若没有特殊状况，一个穴道用上述的灸进行三"壮"到五"壮"的治疗（烧完一次艾草，称一"壮"）。

除了直接燃烧艾草，最简单的灸疗法是线香灸。准备一根线香，点上火，将线香头靠近穴道，一感到热，便撤离。一个穴道反复5~10次。

4.善于利用身边的器物

把五六支牙签用橡皮条绑好，以尖端部分连续扎刺等方式刺激穴道；刺激过强时，则用圆头部分。此法可出现和针灸疗法相同的效果。

不喜欢针灸的朋友，可以用吹风机的暖风对准穴道吹，借以刺激穴道。这算是温灸的一种。

体质虚脱的孩子，肌肤容易过敏，此时可利用柔软旧牙刷以按摩的方式刺激穴道。

以手指作按压的时候，想省劲一些的话，可以用圆珠笔代替。方法是用圆珠笔头压住穴道，此法压住穴道部分的面积广，刺激较缓和。

脊椎骨的两侧有许多重要的穴道，一个人无法刺激它们。如果有软式棒球，既可轻易地达成目的。身体仰卧，将球放在背部穴道的位置，借助身体的重量和软式棒球适度的弹性，使穴道获得充分的刺激。

5. 使用穴位时要注意

（1）刺激穴位要在呼气时。呼气时刺激经络和穴位，传导效果更快更佳。

（2）最好不要吸烟。香烟中所含的致癌物质很多，如果在穴位治疗前抽烟，尼古丁一旦进入体内，就会造成交感神经紧张，血管收缩，血液循环不畅通，会影响疗效。

第二节

手太阴肺经：抵御外邪的第一道防线

脆弱的肺经，更需要加倍呵护

《黄帝内经》有"肺为百脉之总，位居诸脏之上"之说。肺是人体重要的器官，它最关键的功能就是主气，司呼吸。在肺的一呼一吸间，机体也自然地完成了吐故纳新的任务。呼出二氧化碳，吸入新鲜的氧气，是我们身体本身内部的自然规律，如此也能促进血液循环和新陈代谢。

《黄帝内经·灵枢·营卫生会篇》中说："人受气于谷，谷入于胃，以传与肺，五脏六腑，皆以受气。"也就是说，人体中的气都是从脾胃的运化中来的。怎么理解呢？水谷之物先入于我们的胃中，脾胃运化成为精华，并上输于肺。最后肺再将这些物质传输到身体的五脏六腑、四肢百骸，这样一来，人才会有力气劳动、工作，做各种各样的事情。

在中医当中，手太阴肺经是人体非常重要的一条经脉，它起于胃部，向下络于大肠，然后沿着胃，穿过膈肌，属于肺脏。再从肺部横出腋下，沿着上臂的内侧下行，在手少阴和手厥阴经之前，下行肘中，沿前臂内侧桡骨边缘进入寸口处，再向上行至大鱼际部，沿边际，出大指末端。它的一条支脉交手阳明大肠经。可以说，人体各脏腑的盛衰情况，都会在肺经上有所反映。肺为娇脏，很容易出现问题，如果肺的正常功能失去平衡时，人就会出现咳嗽、气喘、胸闷等呼吸方面的疾病，以及各种皮肤疾病。所以，我们也要格外爱护肺经。

从五行的属性来看，肺属金，而土生金。五脏六腑中，脾胃属土。所以，如果脾胃不足，就会影响到肺气的运行，人也就容易患上各种肺部疾病。因此，我们又回到"人受气于谷"，若想肺气足，最简单的方法就是要能吃，并且还要吃得好，这样肺气才能充足，气血也就会运行畅通，人体循环就会旺盛。如果肺部不好，应多选择梨、蜂蜜、银耳、百合作为滋补品。大家可用百合 50 克，蜂蜜 30 克，煎汤服下，能够起到润肺清热、止咳化痰、生津养肺的作用。此外，大米百合粥、枸杞粥对于我们的肺部也是大有好处的。

咳嗽、打嗝，就找少商

少商穴，别名鬼信穴，《黄帝内经·灵枢》说："肺出于少商，少商者，手大指端内侧也，为井（木）"，可知此穴在拇指上，是肺经的经气传入大肠经的起始处。少，与大相对，小也，阴也，指穴内气血物质虚少且属阴；商，古指漏刻，计时之器，滴水漏下之计时漏刻也。该穴名意指本穴的气血流注方式为漏滴而下。本穴物质为鱼际穴传来的地部经水，因经过上部诸穴的分流散失，因而在少商的经水更为稀少，流注方式就如漏刻滴下。少商在拇指之端，其滴下的位置是从地之上部漏落到地之下部，即由体表经脉流向体内经脉。

少商有个很好的疗效就是可以治疗咳嗽。少商位于大拇指的指角，没办法像平常一样按摩。我们可以用棉签或者牙签的大头来刺激。其实这个穴位随时随地利用些圆钝头的东西就可以刺激。

另外，在生活中我们经常会连续不断地打嗝。其实，引起打嗝的原因有多种，包括胃、食管功能或器质性改变。也有外界物质、生化、物理刺激引起的，比如进入胃内的空气过多而自口腔溢出，精神神经因素（如迷走神经兴奋、幽门痉挛）、饮食习惯不良（如进食、饮水过急）、吞咽动作过多（如口涎过多或过少时）等，而胃肠神经官能症、胃肠道慢性疾病引起胃蠕动减弱所致时则发病频繁且治疗时不易改善。

打嗝虽然不是什么大毛病，但在有些场合，打嗝是很尴尬的，但往往又很难控制。这时候，我们不妨用一用手指的少商穴。方法很简单：用指压少商穴，同时配合用意念把上逆之气往下引，至下腹丹田处，再由下吞咽口水，如此数次即可止住，按压以有酸痛感为度，持续 15 秒到 1 分钟即能生效。也可以用右手作剑指，指喉头处，从上往下导引，同时意念配合往下吞，只三两下即止，大家不妨一试。

除咳嗽、打嗝之外，少商穴对以下几类疾病也有缓解的功效：

（1）呼吸系统疾病：扁桃体炎、腮腺炎、感冒发热、支气管炎、肺炎、咯血。

（2）精神神经系统疾病：休克、精神分裂症、癔症、失眠。

（3）消化系统疾病：食道狭窄、黄疸。

（4）五官科系统疾病：齿龈出血、舌下肿瘤、口颊炎。

（5）其他：脑出血、盗汗、小儿惊风、手指挛痛。

刺激列缺穴，可以护理皮肤

《素问·五脏生成》中这样记载肺的功能："肺之合皮也，其荣毛也。"意思是说，肺管理汗孔的开合。我们知道，皮毛包括皮肤、汗腺、毫毛等组织，为一身之表，依赖肺宣发卫气和津液温养、润泽，是机体抵抗外邪的屏障。肺的生理功能正常，皮肤得养，毫毛有光泽，抵御外邪的能力就强，故其荣在皮毛。如果肺功能不好，汗孔就不能正常开关，体内代谢的垃圾就不能随着汗液排出体外，而是在毛孔处堆积，渐渐的，就把毛孔堵住了，所以会在那儿起小疙瘩。因此，要想消除这些烦人的小疙瘩，就要想办法调理肺的功能，让汗液顺利排出来，这时列缺穴是首选的穴位。

李白在《梦游天姥吟留别》一诗中写道："列缺霹雳，丘峦崩摧，洞天石扉，訇然中开。青冥浩荡不见底，日月照耀金银台。"

意思是说：惊雷闪电，将山峦震倒，神府之门打开，里面是一片金光璀璨，和之前的云山雾罩截然不同。在这里，列缺指闪电，列式分开，缺则是指破裂。闪电的形状一分为二，中间有一条裂缝，因此称之为列缺。

中医中的列缺穴也有通上彻下的功能：这个穴在解剖上的位置就正好位于两条肌腱之间。而且列缺是肺的络穴，从这里又开始进入大肠经，一分为二，贯穿在两条经络的中间，正好也应了列缺之名。这个穴位也很好找，把两手虎口自然平直交叉，一手示指按在另一手桡骨茎突上，指尖下凹陷中即是。

具体操作方法：每天用示指按压此穴 3 分钟就可以。时间最好是在凌晨 3~5 点，当然，如果条件不允许，也可以在上午 9~11 点脾经旺时来按摩。另外，除了指压法，我们还可以采用艾灸法，艾炷灸 3~5 壮，或艾条灸 5~10 分钟。或者用热毛巾敷列缺穴，效果也很不错。

除了刺激列缺之外，要想让皮肤柔滑有弹性，我们还可以采用多运动和喝热水的方式达到多出汗的目的，只要汗出来了，小疙瘩也就会慢慢消失了。

补肺益肺，太渊穴是最佳选择

古人称太渊穴为"状如深渊，上通天穹，下达地渊"，是天、地、人三脉之气交汇的地方。当肺脏发生状况时，不适感首先会在太渊穴处表现出来，而大家通过此穴处的各种变化也能推知肺脏功能的盛衰。所以，用此穴来补益肺气能有效地促使经络中的肺气回归，以补肺脏之虚。

太渊穴是手太阴肺经的原穴，也被称为脉会，因为人体内的所有脉络都归它控制。原穴就好像经脉的总调节器一样，按摩肺经的原穴太渊，就相当于把肺经上的门给推开了。这样，外来的营养物质便可以更多地进入肺脏，于是便达到了补益肺脏的目的。很多人肺部天生就比别人脆弱敏感得多，天气一变，稍不注意就声音嘶哑，还经常咳嗽。
如果你也有这样的情况，
那一定要好好地滋补肺经
的原穴——太渊穴。

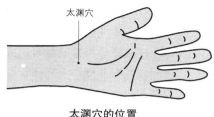

太渊穴的位置

太渊穴在腕掌侧横纹
桡侧，桡动脉搏动处。仰
掌，在腕横纹上，于桡动
脉桡侧凹陷处取穴。自我取穴时，正坐，手臂前伸，手掌心朝上，
用一只手的手掌轻轻握住另一只手腕，握住手腕的那只手的大拇
指弯曲，用大拇指的指腹和指甲尖垂直方向轻轻掐按，会有酸胀
的感觉。即是太渊穴。

太渊穴可以增强肺的呼吸功能，改善肺的通气量，降低气道
阻力，对治疗脑出血和咳血效果很显著。如果血压不稳定、心律
不齐都可通过太渊穴调节。该穴有两个重要的功能，就是理气补
气和调心率。有些人老爱咳嗽；有的人喘气很费劲，好像到了氧
气稀薄的高原一样，感觉吸入的氧气不够用；有些人走几步路，
爬会儿山，甚至稍微一动就满头大汗；还有的人觉得憋气、烦闷、
胸部胀满，都可以用这个穴位来补气理气。

刺激太渊穴时应注意，本穴在动脉搏动之处，所以在按摩时
不可以用力按压，宜轻柔按摩。按摩也不宜太久，每天 3~5 次，
每次 1~2 分钟。儿童或老年人要酌情按压，尽量不要过长时间按压。
本穴可采用灸法，艾炷灸 1~3 壮，艾条灸 5~10 分钟。

揉揉鱼际穴，止咳又平喘

肺主气，掌管宣发和肃降。那怎么宣发、怎么肃降呢？宣发
呈现升腾的状态，一般向上走，而肃降则是向下。这样一来，人们
日常生活在做的事情，就跟肺的这两项功能紧密联系起来了。比如，
人体全身的发汗以及咳嗽、流涕就是在肺功能作用下的一种宣发，
而大小二便等则是肃降的结果。所以，人如果大小二便出现问题

或是出现咳嗽、发汗等往往都跟肺部有联系。

《神应针灸玉龙经》载：鱼际穴治"伤风咳嗽"，所以当我们的身体出现咳嗽等肺部病症时，可以借助于鱼际穴止咳平喘的功效。鱼际穴在哪儿呢？我们摊开手掌会看到，在手掌心里面，靠近大拇指和小指的地方的皮肤颜色和别的地方是不一样的，肌肉隆起、泛白。这两个地方一块大一块小，大的就为大鱼际，与大拇指相连，鱼际穴就藏在这里面。之所以将这里称为鱼际，是因为这个位置像一个鱼肚子，鱼肚子的边际叫鱼际。

具体来说，鱼际穴在手拇指本节（第一掌指关节）后凹陷处，约当第一掌骨中点桡侧，赤白肉际处。仰掌，在第一掌指关节后，掌骨中点，赤白肉际处取穴即是。

鱼际穴属于火穴，所以治疗热性的咳嗽、喘促有效果。鱼际穴可以配伍的穴位很多，具体有：配合谷，有宣肺清热、利咽止痛的作用，主治咳嗽、咽喉肿痛、失音；配孔最、中府，有温肺散寒、化痰平喘的作用，主治哮喘；配天突、大椎、肺俞，治疗哮喘发作期患者有较好疗效；配少商，治咽喉肿痛。

点按鱼际时拇指要微微弯曲，并稍加用力，以免在点按的过程中出现手指过伸或过曲，造成损伤。按摩本穴时间可以适当加长，一般每天 3~4 次，每次 3~5 分钟。本穴可采用灸法，艾炷灸 1~3 壮；或艾条灸 3~5 分钟。

气不足，中府穴来补气

现在人们的生活压力较大，因此经常会导致长期闷闷不乐、心情烦躁等现象，也伴有胸闷、气短等症状。遇到这种情况，我们可以求助于中府穴。《针灸大成》中记载："治少气不得卧"最有效。从中医的病理来说，"少气"即气不足的人，"不得卧"是因为气淤积在身上半部分，所以，按摩中府穴可使体内的淤积之气疏利升降而通畅。

中府穴在胸前壁的外上方，云门下 1 寸，平第 1 肋间隙，距前正中线6寸。可采用仰卧位，在胸壁的外上部，平第一肋间隙，距胸骨正中线6寸处取穴。直立时，两手叉腰立正，锁骨外端下缘的三角窝处为云门，此窝正中垂直往下推一条肋骨（平第一肋间隙）即本穴。男性乳头外侧旁开两横指，往上推三条肋骨即本穴。

中府穴可以用来治疗呼吸系统疾病，如支气管炎，肺炎，哮喘，肺结核，支气管扩张等，也可以用来诊断肺结核、肺与支气管疾患；还可以治疗肩关节周围软组织损伤如肩周炎等运动系统疾病。

刺激中府穴时，手法要轻柔，不可过度用力。若是采用点按手法，保健后宜轻揉一小会儿，可以消除因点按出现的局部的酸痛感；每日2~3次，每次治疗时间2~5分钟即可。可采用灸法，艾炷灸3~5壮，艾条灸10~15分钟。

另外，同时点按中府穴和风门穴，可疏理肺气，祛风解表，有治疗感冒的作用。具体方法如下：先用拇指点揉中府穴36次为一遍，再用手掌根按揉风门穴36次为一遍，一般交替施治3~5遍即可，或揉至局部有热感效果更好。中府穴是肺经的一个募穴，也是脾肺两经交会的一个穴，这个穴位调气最好。

第三节
手阳明大肠经——延年益寿的良药

大肠经助阳气，泻火气

大肠经在经络里属于阳明经，《黄帝内经》上说："阳明经多气多血。"根据阳明之意，能够知道这个经络里面的气血很足，气血是维持生命活动的基础。在人体中，手阳明大肠经与足阳明胃经所属的肠胃是人体消化、吸收以及排出废物的器官。人体的体质由先天和后天决定，先天部分是遗传于父母的，我们无法改变，后天部分就来源于我们的食物。肠胃消化吸收功能正常，体内生成的气血充足，抵抗疾病的能力自然会增强；胃肠排泄功能正常，体内产生的垃圾就能及时排出，不在体内堆积，那么由内在原因引起的疾病自然会减少。所以，手阳明大肠经是人体中重要的经络，平时一定要注意疏通。

现在来看一下它的循行路线：起于示指末端的商阳穴，沿着示指的桡侧，通过合谷穴、曲池穴等，向上会于督脉的大椎，然后又进入缺盆，联络了肺脏，通过横膈后，入属于大肠。中医认为，"循行所过，主治所及"，意思是指经络所经过的地方如果出现了问题，也可以通过该经络治疗。从大肠经的循行路线我们可以看出，肺和大肠都与大肠经关系密切，所以，疏通此经气血就可以预防和治疗呼吸系统和消化系统的疾病。

虽然，肺和大肠看起来是两个毫无关联的内脏，但是它们通过大肠经互相联系、互相影响，也就是说，肺与大肠相表里。所谓表里，指一种内外关系，就好像夫妻。丈夫在外边忙着的时候，妻子就应该把家里的事务管理好；丈夫如果在外面特别忙，那妻子也相对比较忙。肺为里，为妻；大肠为表，为夫。有些人会有这样的体验，出现嗓子哑了或者咽喉痛时，有时还伴有便秘。如果不了解经络的秘密，很难将这两个症状联系在一起。其实，这是大肠之火通过经络上传到跟肺相连的咽喉引起的，等大便通畅了，嗓子自然就会好转。

鼻炎缠身不闻香臭，迎香可助

患有鼻炎的人是非常痛苦的，这是因为鼻子是人进行呼吸的通道，一旦出现了鼻炎，就会使呼吸感觉非常难受，而且呼吸是无时无刻不在进行的，更重要的是鼻炎还会严重影响人的嗅觉，这就造成了日常生活中的不便。

对于鼻炎患者，让他们非常头痛的有时并不是鼻炎发作时的难受，而是找不到一个好的方法来彻底根除鼻炎。所以就出现了一种循环不止的现象，鼻炎频繁地发作，各种各样的治疗频繁使用，而发作的症状会越来越重，治疗的效果却越来越不明显。

这种非常痛苦的事情就让很多的鼻炎患者都在疑问：到底鼻炎能不能治愈呢。其实鼻炎是可以根治的，但是需要掌握一个科学的方式方法。因为没有找到一个有针对性的方法，就造成了每次的治疗都是只治标不治本，那鼻炎复发也就是预料之中的事情了。

从中医的角度来看，鼻炎并不仅仅是鼻子这个部位出现了炎症，"肺开窍于鼻"，也就是说鼻子是肺脏在进行呼吸的通路口，所以鼻炎的根本还是在人体的肺脏。想要根治鼻炎当然也就一定要治理肺脏。

找到了针对鼻炎的根本原因，那么就要采用一个综合的调理法。这个综合的调理法其实非常简单，不需要很复杂的操作。首先需要掌握一个非常重要的穴位——迎香穴。"不闻香臭从何治，迎香两穴可堪攻"，就是古人对迎香穴最好的治疗总结，迎香穴

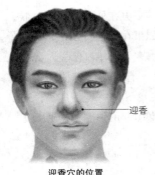

迎香穴的位置

可以治疗所有跟嗅觉和鼻子有关系的疾病，所以治疗鼻炎就一定要通过迎香穴祛除。

迎香穴非常好找，准确的位置是鼻翼的两旁，如果说人的鼻子就像两个括号一样的话，那么括号的中点位置就是迎香穴。由于它就在鼻子的两旁，所以想要打通鼻窍，让呼吸通畅就没有比迎香再适合的了。

刺激迎香穴的方法也非常简单，用拇指和示指同时放在鼻翼的两侧，也就是迎香穴的位置，掐住鼻子，同时屏住呼吸，间隔五秒钟后，放松手指，进行呼吸。反复进行多次就可以达到刺激迎香穴的作用。

迎香穴可以使鼻子的功能得到强化，鼻黏膜也会增强抵抗炎症的能力，当然鼻炎也就不会再犯。但是实际上只通过刺激迎香穴的方法会让很多鼻炎严重的人感到效果不明显，这是因为这类人群的鼻子和肺脏的功能都相应地丧失了一部分，所以在进行治疗的时候就会不敏感。那么只要能配合足部的鼻子和肺的反射区，就可以完全避免这样的事情发生。每天先在足部按摩刺激一下反射区，感到作用敏感的时候，再进行迎香穴的治疗，这样一个立体的综合治疗就建立起来了，鼻子和肺脏会逐渐增加敏感性，功能也会慢慢地恢复。

另外，想要彻底解决鼻炎的问题，还需要在平时改掉用手指抠鼻子的坏习惯，同时记得每天用凉水洗脸，擦干后再用两手揉搓迎香穴。如此坚持三个月到半年，鼻炎一般不会再发作了。

手三里——止痛，调脾胃

手三里穴是手阳明大肠经的穴位。位置在前臂背面桡侧，肘横纹下 2 寸处。手三里和足三里都是对人体比较重要的穴位，二者相辅相成。并且，对于脾胃的调理，手三里有非常好的作用。总结起来，手三里具有以下三大功效：

（1）消除牙痛、面颊肿痛。手三里穴是手阳明大肠经的穴位，通常，牙痛、面颊肿痛都是由于胃肠有实热所导致的，因此，时常有类似症状的人可以点按手三里穴，还可以配合之前提到的合谷穴一起点按效果会更好。

（2）消除腹胀、吐泻等胃肠不适。同样的理由，因为手三里穴是手阳明大肠经的经穴，治疗胃肠不适本来就是它的职责所在，因此，常常出现腹胀，尤其是吃过饭后腹胀明显的人，可以点按手三里穴，当然，还可以配合之前提到的内关穴，效果会更明显。

（3）消除手臂麻痛、肘部肌肉痉挛无力等。手三里穴的位置就在手臂靠近肘关节处，对于手臂麻痛、肘部肌肉痉挛无力这些症状的治疗属于近治作用，因此，当您感到手臂麻痛、肘部肌肉痉挛无力等时，就可以按摩手三里穴，效果不错。

曲池是神奇的降压药

曲池是大肠经上的一个穴位，但是曲池穴的作用是非常广泛的，包括现在很多人都困扰的高血压。如果遇到了不知道怎么治疗的疾病，可以先从曲池下手。

在现代社会，高血压患者很多，一般来说，早6点至10点，下午3点至5点这两个时间段是高血压的发作高潮，一定要加以注意。这里可以教给大家一个小方法，对降血压有很好的帮助。那就是敲打、按摩曲池穴。曲池穴是手阳明大肠经的合穴，位置在屈肘成直角，位于肘横纹外端与肱骨外上髁连线的中点处。

按摩曲池穴，可以在大家闲来无事时，甚至看电视时都可以做，先将右手掌摊开，左臂微微弯曲，用右手的掌侧，来敲打左手的手肘处，也就是曲池穴所在位置。这样敲打，可以同时刺激曲池以及它旁边的穴位，对于手臂也有一个很好的锻炼作用。如果觉得无聊的话，还可以合着节拍来，用手掌的方式敲两下，换成

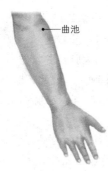

曲池穴的位置

握拳的姿势，可以增加趣味性，像在做一个手部的体操一样，不知不觉就刺激了曲池，平稳了血压。

除了降血压之外，曲池还有其他一些功效，下面一一介绍给大家：

（1）治疗咽喉肿痛、齿痛、目赤肿痛：阳明经所属脏腑是脾胃，咽喉为脾胃的门户，因此，咽喉肿痛、牙龈、牙齿肿痛等相关的口腔内的疾患，采用曲池穴是可以治疗的。

（2）治疗隐疹、热病、癫狂：曲池穴本身的作用可以清热降火，因此对于一些因热病、血热引起的皮肤疹疾还有热病导致的神昏甚至癫狂，都可以通过刺激曲池穴来治疗。

（3）治疗腹痛、吐泻等肠胃疾病：曲池穴本身就是手阳明大肠经的穴位，而且又是特殊的合穴，合治内腑，因此，对于肠胃疾病选择按压刺激曲池穴是最合适不过的了。

（4）治疗上肢不遂、手臂肿痛：因为曲池穴的位置在肘关节附近，因此，由于穴位的近治作用，完全可以治疗上肢、手臂的不适。

阳溪——手肩综合征的克星

现代人的生活中离不开电脑，但是长期使用电脑的人经常在电脑前一坐就是很长的时间，长时间保持固定的姿势会使肩臂部甚至手指的肌肉僵硬，这都是气血流通不畅惹的祸。很多人在缓解腕部酸痛的时候都会活动活动手腕，其实做这个动作就是在刺激自己的阳溪穴，促进气血的流通。

阳溪别名中魁穴，就是指阳气的溪流。阳，热也、气也，指本穴的气血物质为阳热之气。溪，路径也。该穴名意指大肠阳溪穴经气在此吸热后蒸升上行天部。本穴物质为合谷穴传来的水湿风气，至此后吸热蒸升并上行于天部，故名。阳溪穴有清热散风，通利关节的功效，主治狂言喜笑、热病心烦、胸满气短、厥逆头疼、耳聋耳鸣、肘臂不举、喉痹、痂疥等症。

不过，阳溪最大的作用就是可以治疗手肩综合征，也就是手腕、手肘、肩膀等部位感到疼痛，可以通过刺激这一穴位进行调节。在临床中，医生也常常利用阳溪穴治疗腱鞘炎、中风半身不遂、腕关节及其周围软组织疾患等。

阳溪穴就在人体的腕背横纹桡侧，手拇指向上翘时，在手背的拇短伸肌腱与拇

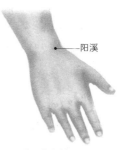

阳溪穴的位置

长伸肌腱之间的凹陷中。按摩本穴时，手要自然放松，不要紧张弯曲，以防影响到效果，每次按揉2~3分钟，每天施治2~3次即可。如果是给小孩按摩，注意掌控力度，不要用力太大。当然，此处还可以采用艾灸的方式，可用艾炷灸3~5壮，艾条灸10~20分钟。

如果手肩部酸痛，还有一个非常好刺激的方法：用右手握住左手的腕部，同时左右握拳，用拳头前后晃动，这样来帮助腕部的活动。在腕部活动的时候也能很好的刺激阳溪穴。

合谷穴是治疗肺阴虚的"手神"

合谷穴属于手阳明大肠经的穴位，是一个很重要又好用的穴位。为什么叫合谷穴呢？就是因为它的位置在大拇指和示指的虎口间。拇指和示指像两座山，虎口似山谷，合谷穴在其中，故名。合谷穴在手背上，所以有"手神"之称。取穴时，用另一只手的拇指第一个关节横纹正对虎口边，拇指屈曲按下，指尖所指处就是合谷穴；或者示指拇指并拢，肌肉最高点即是。

常按合谷穴可以治疗常见的肺阴虚。肺阴虚在小孩和身体虚弱的中老年人身上比较多见，症状是长年多咳，但痰难咳出；经常出虚汗；气短，感觉胸口气不够使；情绪低落，不想与人交流；嘴里有发霉的草味，反应迟钝；特别容易感冒，或者外热内寒，上热下寒。

以上症状都是肺亏损比较厉害的典型表现。因为人体中只有肺直接和外界大气相通，所以遭到外邪袭击的机会就多于其他脏腑。"肺为娇脏，不耐寒暑"，老人、小孩内脏都很弱，抵抗能力就更低了。

这些症状表面上看起来是"热病"的表现，其实是假象。常年多咳的人在中医看来是肺阴亏虚，肯定会表现为"虚热"症状，比如痰老卡在喉里咳不出，还有睡觉时出汗，我们叫它"盗汗"，是说它老像盗贼一样在人睡着的时候才出现。还有，人之所以会莫名其妙地怕热，是因为阴虚了不能抑制阳，以致虚热全浮于表面，所以，不仅睡眠不好，手心脚心也会出黏汗。

以上这些病状在现代人中十分普遍，可以用两味中药调治：生地10克、五味子10克，泡水喝。生地滋阴，五味子不仅敛肺止咳，也滋阴。

但这样做只是把现有的症状给解决了，要彻底使肺健康，还要去根，所以我们要每天坚持按揉双侧合谷穴3分钟，只此一穴就行。同时，还要配以摩腹。15天左右，胸闷气短、多咳多痰、爱发高热、多出虚汗等症状将慢慢消失。要注意的是，合谷穴和三阴交在孕妇身上用一定要小心，有可能导致流产。

除了调养肺阴虚之外，中医认为它具有疏风止痛、通络开窍之功，可以治疗很多疾病，主要包括以下几种：

（1）头部、面部五官疾患：如头痛、头晕、眼斜口歪、流鼻血、牙痛、疟腮等，中医学著作《四总穴歌》中言"面口合谷收"，明确指出了合谷穴能够治疗头面部的诸多疾患。

（2）各种痛证：包括手指痛、手臂痛、头痛、牙痛、腹痛、痛经等各种疼痛疾病，中医讲"不通则痛，不荣则痛"，由此可知，形成疼痛症状的病机无非就是两条，一是气血不通，瘀滞则痛；二是气血不足，不能濡养而导致疼痛。合谷穴是一个特殊的穴位，它集攻邪和补虚的双向作用于一身，通过不同的刺激手法、力度可以起到补虚或者攻邪的作用，从而达到止痛的目的。

（3）双向调节人体汗液代谢：多汗或者无汗都是人体汗液代谢失常的表现，通过刺激合谷穴能将人体异常的排汗调整至正常。

（4）治疗感冒发热、皮肤疹疾，合谷穴有解表透疹的功效，因此，对于感冒发热、皮肤隐疹有宣发透表的作用。

（5）大便异常，合谷穴本身就是手阳明大肠经的穴位，因此，治疗便秘是它的本职工作。

第四节
足阳明胃经——生成气血的后天之本

打通胃经，拥有气血生成的勇士

足阳明胃经是人体前面很重要的一条经脉，它也是人体经络中分支最多的一条经络，一共有两条主线和四条分支，胃经主要分布在头面、胸部、腹部和腿外侧靠前的部分。它起于鼻旁，沿鼻上行至根部，入于目内眦，交于足太阳膀胱经；沿鼻外侧下行至齿龈，绕口唇，再沿下颌骨出大迎穴；上行耳前，穿过颔下关节，沿发际至额颅。它的支脉从大迎穴下行，过喉结入锁骨，深入胸腔，穿过横膈膜，归属胃，并与脾相络。它的另一支脉直下足部二趾与中趾缝，此支又分两支，一支自膝膑下三寸分出，下行至中趾外侧，一支从足背分出，至大趾内侧，交足太阴脾经。

从胃经的循行路线可以看出，与胃经关系最为密切的脏腑是胃和脾。脾胃是人体的后天之本，这是因为每个人在出生后，主要依赖脾和胃以运化水谷和受纳腐熟食品，这样人体才能将摄入的饮食消化吸收，以化生气、血、津液等营养物质，才能使全身脏腑经络组织得到充分的营养，维持生命活动的需要。

胃肠功能一旦失调，人就会虚弱下来。在日常生活中，如果某个人爱吃、能吃，而且消化特别好，大家就会说他有口福。而有的人虽然能吃，吃下去的东西却停在肚子里不消化；有的人吃一点儿就肚子胀；还有的人不论对酸的、辣的、凉的、硬的都非常敏感，沾一点儿肚子就不舒服。这些不仅是肠胃问题，还会影响睡眠，并且最终影响整个人的心情和精神状态。

那么，从哪里调节最便捷呢？就从胃经来调节。因为胃经上的很多穴位都是非常对症的，而且十分好找，用起来也特别方便。

按摩胃经，一方面可以充实胃经的经气，使它和与其联系的脏腑的气血充盛，这样脏腑的功能就能正常发挥，就不容易生病；另一方面可以从中间切断胃病发展的通路，在胃病未成气候前就把它消弭于无形。

当然，按摩胃经的目的主要还是调节胃肠功能，所以饭后1个小时左右就可以开始按揉胃经的主要穴位了，如足三里、天枢等一定要按到；然后在睡前1个小时左右灸一会儿，灸完后喝1小杯水。每天早上7~9点这个时间按揉的效果应该是最好的，因为这个时辰是胃经当令，是胃经经气最旺的时候。

天枢穴——止泻通便的腹腔枢纽

什么是天枢呢？《黄帝内经·素问》说："天枢之上，天气主之；天枢之下，地气主之；气交之分，人气从之，万物由之。"可见，天枢就是区分天与地的临界点，那么天枢穴也就不难理解了，它位于肚脐两旁，是上下腹的分界，处于人体的中间地带。上半身为阳，下半身为阴，天枢同时也是阴阳转换的枢纽。可见，天枢穴在人体当中也是一个"交通要道"。

天枢穴是胃经上的重要穴位，取穴时从肚脐的中间，向旁边侧开两寸，也就是两个拇指的宽度，即为天枢穴。因为与脏

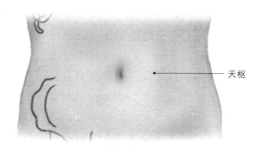

天枢

天枢穴的位置

腑是"近邻"，所以内外的病邪侵犯，天枢都会出现异常反应，起着脏腑疾病"信号灯"的作用。从位置上看，天枢正好对应着肠道，因此对此穴的按揉，能促进肠道的良性蠕动，增强胃动力。所以，便秘、腹泻之类的疾病都可以找天枢穴来解决。

吸毒的人在戒毒期间会出现很多症状，其中较为常见的就是胃肠功能紊乱，有的人可能表现为便秘，有的则表现出腹泻的症状，此时若能刺激天枢穴，这些症状都可以得到很好的缓解。我们平时也会因为各种原因伤害到脾胃，比如经常食用过冷食物、压力过大等都会令胃肠功能失常。这个时候，按揉天枢穴，能够起到调整胃肠的作用。即便是健康人群，常按摩天枢穴，也能够帮助保持肠道的健康。另外，因为天枢穴能通肠道、排宿便，肠道通，脂肪便不会堆积，顺畅代谢，所以它还有减肥的功能。

点按此穴时，可以仰卧或取坐位，解开腰带，露出肚脐部，全身尽量放松。如果是腹泻者，应该先排便再做相关动作。分别用拇指指腹压在天枢穴上，力度由轻渐重，缓缓下压（指力以患者能耐受为度），持续4~6分钟，将手指慢慢抬起（但不要离开皮肤），再在原处按揉片刻。经过治疗，患者很快就会感觉舒适，腹痛、腹泻停止，绝大多数都能一次见效。便秘患者则需要大概1~2天见效。

常按足三里，健康又长寿

足三里穴是胃经的要穴。胃是人体的一个"给养仓库"，胃里的食物只有及时地消化、分解、吸收，人体的其他脏器才可以得到充足的养分，人才能身体健康，精力充沛。所以，胃部消化情况的好坏，对我们来说极为重要，而足三里穴则能担此重任。《黄帝内经·灵枢》认为："阳气不足，阴气有余，则寒中肠鸣腹痛。阴阳俱有余，若俱不足，则有寒有热。皆调于足三里。"这说明，足三里对调节人体阴阳平衡有着很好的效果，在该穴处按摩，不但能补脾健胃，促使饮食尽快消化吸收，增强人体免疫

功能，扶正祛邪，而且能消除疲劳，恢复
体力，使人精神焕发，青春常驻。

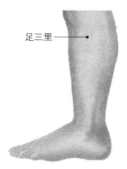

足三里

足三里穴的位置

从古至今，人们一直非常重视足三里
穴的保健作用，民间有"肚腹三里留"这
种说法。现代人通常气血不足，身体处于
亚健康状态，这在很大程度上都是受了消
化不好的影响。胃肠功能不好，人体的吸收
能力就弱，吃进身体里的食物经常因为无法
吸收而直接排出，营养得不到充分利用，
身体自然就不好。所以，每天用手指揉上5
分钟，坚持十来天，食欲就会有改善，身体也会明显感觉舒服。

按揉足三里穴能预防和减轻很多消化系统的常见病，如胃及
十二指肠球部溃疡、急性胃炎、胃下垂等，解除急性胃痛的效果
也很明显，对于呕吐、呃逆、嗳气、肠炎、痢疾、便秘、肝炎、
胆囊炎、胆结石、肾结石绞痛以及糖尿病、高血压等，也有很好
的作用。

按揉足三里要遵循"寒则补之，热则泻之"的原则，如果胃
部不适或病症是因为受了寒气，手法上的指腹方向就得往上，如
果是暴饮暴食而引起的胃痛、腹部不舒服，手法上的指腹方向就
得往下，通过泻法来排出淫邪之气。按压时，用大拇指指腹稍用
力，分别对准两腿足三里穴，先按顺时针方向旋转按压50次后，
再反时针方向按压50次，至皮肤有热感，病症消失。病症严重者
按这个方法，每天进行3次左右的按压，连续两三天，胃痛症状就
会明显减轻。

刺激足三里也可用艾灸，就是把艾炷直接放在穴位上面灸，
皮肤上面不放置任何导热的东西。这样对提高人体自身免疫力有
好处，对于那些由于机体免疫力下降导致的慢性疾病效果很好，
比如哮喘。每星期艾灸足三里穴1~2次，每次灸15~20分钟，艾灸
时让艾条离皮肤2厘米，灸到局部的皮肤发红，缓慢地沿足三里穴

上下移动，注意不要烧伤皮肤。

还可以用手或按摩锤经常按揉敲打足三里，每次5~10分钟，使足三里穴有一种酸胀、发热的感觉即可。

总之，不管使用哪种方法，一定要每天都坚持，并按要求去做。每天花上几分钟就能换来身体健康，非常值得。

按压四白穴，美白养颜防眼病

"四白穴"的名称，很容易让人想起美白。这一穴位的确具有美白养颜的功效，所以又被人称为"美白穴"。因为脸部的气血主要是靠胃经供给的，经常点按四白穴，可让胃经的气血源源不断地输注到脸上来，慢慢地解决肤色问题和黑眼圈问题。

四白穴位于眼球正中央下2厘米处。当我们向前平视的时候，沿着瞳孔所在直线向下找，在眼眶下缘稍下方能感觉到一个凹陷，这就是四白穴。不妨每天坚持用手指按压它，然后轻轻揉3分钟左右，一段时间以后，观察一下脸上的皮肤是不是变得细腻，而且比以前白了？

四白穴也可用来治疗色斑，如果再加上指压"人迎"（人迎位于前喉外侧3厘米处，在这里能摸到动脉的搏动），一面吐气一面指压6秒钟，重复30次。天天如此，经过一段时间后，脸部的小皱纹就会消失，皮肤变得更有光泽。这就是经络通畅的神力。

另外，因为四白穴在眼的周围，也可调理色盲症。色盲症是眼底网膜的视觉细胞异常，无法区分色彩。但是如果色盲症并非视觉细胞异常，而只是发育迟缓。这种状况只能刺激视觉细胞，使其发达，按揉四白穴就是一个不错的方法。先用中指指腹按压四白穴，一面吐

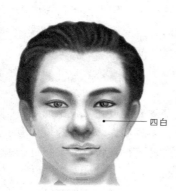

四白穴的位置

四白

气一面用示指强压6秒钟，指压时睁眼和闭眼都可以。

此外，它还能很好地预防眼花、眼睛发酸发胀、青光眼、近视等眼部疾病。

按摩四白穴时，为增强效果，首先要将双手搓热，然后一边吐气一边用搓热的手掌在眼皮上轻抚，上下左右各6次，再将眼球向左右各转6次。

此外，还可以通过全脸按摩祛除眼角皱纹，四白穴和睛明、丝竹空、鱼腰这些穴位一起用效果会更好。

第五节
足太阴脾经——女性健康的守护神

脾经运行正常，化解慢性病

足太阴脾经主要循行在胸腹部及下肢内侧，即从足走头。它从大脚趾末端开始，沿大脚趾内侧脚背与脚掌的分界线，经踝骨，向上沿着内踝前边，上至小腿内侧；然后沿小腿内侧骨头，同肝经相交，在肝经的前面循行，上膝股内侧前边，进入腹部；后又通过腹部与胸部的间隔，夹食管旁，连舌根，散布在舌下。其分支从胃部分出，上过膈肌，流注心中，经气接手少阴心经。

从上面的路线可以看出来，与脾经关系密切的脏腑有脾、胃和心。中医认为，脾除了有运化的作用外，还有统血的作用，就是统摄、约束血液行于脉内而不外溢。脾气充足，新鲜气血就会被输送到身体的各个部位，没有瘀血的堆积，身体就不会生病。但是，如果脾气虚弱，不能承担起这种约束功能，就会出现各种出血病症，如呕血、便血、尿血等。治疗脾虚引发的出血症状重点在于补脾气，中成药归脾丸就是治疗这类出血症的有效药物。

当脾经不通时，人体还会一些常见的慢性病：大脚趾内侧、脚内缘、小腿、膝盖或者大腿内侧、腹股沟等经络线路会出现冷、酸、胀、麻、疼痛等不适感，或者全身乏力、疼痛、胃痛、腹胀、大便稀溏、心胸烦闷、心窝下急痛，还有舌根发强、饭后即吐、流口水等。

那么，如何健脾呢？除了采用平常喝山药薏米粥、冬天吃大枣等食疗方法，或吃些参苓白术丸、人参健脾丸、补中益气丸等常用健脾中成药，还可以采用一种既安全有效且持久的方法——揉脾经。可以在脾经当令的时候（上午9点到11点）按摩脾经上的几个重点穴位，如太白、三阴交、阴陵泉、血海等。

此外，思伤脾。所谓"衣带渐宽终不悔，为伊消得人憔悴"，思虑过度就会扰乱脾的正常工作，使其方寸大乱，反映到身体上就是食欲不振、无精打采、胸闷气短。所以，一定要做到思虑有节，这样脾的功能才会正常。

调血脉，找血海

健康的身体是每个人永远追求的目标，但现实生活中往往因某些原因，导致很多人无法实现这个梦想，其中最大的敌人便是肝血虚。一旦肝血虚，随之而来的便是面容憔悴、头昏眼花、心悸失眠、手足发麻、脉细无力，等等，如不及时治疗，还会让疾病乘虚而入，引发各种肝胆上的大病，威胁身体健康。那么，如何不用吃药就能补血呢？血海是首选。

血海这个穴位从名字上就可以看出来，和血有着密切的关系，血海就是血液汇聚的海洋。如果身体里血液运行不畅了，或者是血液不足，或者是其他和血有关的疾病，都可以用这个穴位来治疗。血海穴在大腿内侧，髌底内侧端上2寸，股四头肌内侧头的隆起处。取穴时，可坐在椅子上，屈膝，掌心向下覆盖住膝盖骨（右手按左膝，左手按右膝），拇指与示指呈45°，大拇指下面的即为血海穴。

每天9~11点刺激血海穴最好，因为这个时间段是脾经经气旺盛的时候，人体阳气处于上升趋势，所以直接按揉就可以了；每侧3分钟，用力稍微地强一些，因为此处的皮下组织和肌肉韧带都比较丰富，如果力量太小无法达到理想功效。检测自己的力度是否合适，可以看看按揉完后，此处有没有红的地方，如果皮肤发红，却又没有任何掐痕的话，说明手法正确。

　　大家都知道，在一生中女性会不断地重复生血和失血的过程，中医讲"女子以血为用"，可见，血对于女性来讲非常重要。血海可以用来治疗女子和血有关的疾病，比如说月经量少、月经量多、痛经、崩漏、贫血等。

　　血海还可以治疗皮肤病，这是因为荨麻疹、湿疹等很多皮肤病是由于血热或者血燥等原因，导致生风，从而出现瘙痒等症状。这时就要找到问题的根源，从根本上治疗，才能解决问题。中医有句话叫"治风先治血，血行风自灭"，说的就是这个道理。因此对于荨麻疹等皮肤方面的问题，可以用血海来治疗，如果配合曲池、合谷等穴位的话，效果会更好。

常揉三阴交，女人美丽不显老

　　三阴交是三条阴交——足太阴脾经、足厥阴肝经、足少阴肾经的交会点。因此，刺激这个穴位，不仅可以调节我们的后天之本——脾，还可以疏肝解郁，调治肾脏疾病。三阴交对于以血为本的女人而言，更是常用的妇科病要穴。

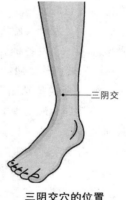

三阴交

三阴交穴的位置

　　三阴交在小腿内侧，取穴时先找到足内侧踝关节的最高点，从这里向上三寸即四横指的宽度，胫骨后缘的凹陷处就是三阴交。这个穴位在摸的时候一般都有一点胀，压的时候会有痛感。

　　那么，三阴交对女人、对人体究竟有什么神奇作用呢?

1.保养子宫和卵巢

　　人体的任脉、督脉、冲脉这三条经脉的经气都同起于胞宫

（子宫和卵巢）。其中，任脉主管人体全身之血，督脉主管人体全身之气，冲脉是所有经脉的主管。每天17~19点，肾经当令之时，用力按揉每条腿的三阴交穴各15分钟左右，能保养子宫和卵巢，促进任脉、督脉、冲脉的畅通。女人只要气血畅通，就会面色红润、白里透红，睡眠踏实，皮肤和肌肉不垮不松。

2.紧致脸部肌肉

如果脾受到伤害，脸上及全身肌肉都会更快地松弛。如果想在40岁之后还能对抗地球的引力，保证脸部肌肉和胸部不下垂，除了饮食要规律之外，还要经常在21点左右，即三焦经当令之时，按揉左右腿的三阴交穴各20分钟，这样有健脾作用，因为三阴交是脾经的大补穴。

3.调月经，祛斑，祛皱，祛痘

三阴交是脾、肝、肾三条经络相交会的穴位。其中，脾化生气血，统摄血液。肝藏血，肾精生气血。女人只要气血足，那些月经先期、月经后期、月经先后无定期、不来月经等统称为月经不调的疾病都会消失。而女人脸上长斑、痘、皱纹，其实都与月经不调有关。只要每天21~23点，三焦经当令之时，按揉两条腿的三阴交各15分钟，就能调理月经，祛斑、祛痘、祛皱。不过，要坚持每天按揉，按揉一个月之后，才能看到效果。

4.改善性冷淡

很多女性面对高压的生活节奏，或者因为自身饮食结构或生活习惯不合理，导致性冷淡，这样很容易影响夫妻感情，导致家庭不稳定。三阴交是一个大补穴，能补气补血，提升女人的性欲，让女人远离性冷淡，重温浪漫人生。每天17~19点，肾经当令之时，按揉三阴交，提升性欲的效果最好。坚持一个月，便可收到你想要的效果。

5.调治肌肤过敏、湿疹、荨麻疹、皮炎

皮肤之所以过敏，出现湿疹、荨麻疹、皮炎等，都是体内的湿气、浊气、毒素在捣乱。三阴交是脾经的大补穴。脾最大的功能之一是能够把人体的水湿浊毒运化出去。每天中午11点，脾经当令之时，按揉左右腿的三阴交各20分钟，能把身体里面的湿气、浊气、毒素排出去。不出一个半月，皮肤就能恢复光洁细腻、干净无瑕了。

6.保持血压稳定

三阴交是一个智能调节穴位。如果你的血压过高或过低，每天中午11~13点，心经当令之时，用力按揉两腿的三阴交各20分钟，坚持两三个月，就能把血压调理至正常值。

另外，三阴交还能调治脾胃虚弱、消化不良、腹胀腹泻、白带过多、子宫下垂、全身水肿、眼袋水肿、小便不利、脚气、失眠等症。

对于穴位的按揉，不要指望一两天出效果，一定要长期坚持才能看到效果。每天坚持按揉两条腿的三阴交各15分钟以上，就不必惧怕岁月的侵蚀。如果感觉用手指按揉比较累，可以用经络锤敲打，或者用筷子头按揉，效果也一样。

阴陵泉——可以祛湿的大穴

感冒、发烧、咳嗽后，我们经常服用西药将病强行压制下去，这样一来体内的寒气未能抒发出去，寒气就会变成湿气流入肺经。中医认为，肺经与脾经同属于太阴经，肺在上，脾在下。长久压制疾病，寒气就会从肺经沉到脾经，造成脾湿，比如关节炎、湿疹、过敏性鼻炎、颈椎病、后背痛等都与体内湿重有关。患上这些病后，首先要做

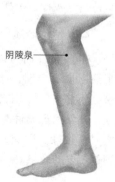

阴陵泉

阴陵泉穴的位置

的就是治疗除湿，调理脾经，尤其是脾经上的阴陵泉一定要多加运用。

阴陵穴是祛湿大穴，沿着小腿内侧骨往上捋，向内转弯时的凹陷就是阴陵泉穴的所在。每天坚持按揉阴陵泉穴10分钟，就可以除脾湿。

具体来说，阳陵穴的保健作用主要有下面几点：

1. 祛除脾湿引起的黑头

中医认为鼻头归属于我们身体内部的脾脏，原因是鼻子位于我们面部的正中央，而脾属土，土是在五行相对的中央位置。脾主运化，喜燥恶湿，鼻部皮肤代谢的废物都需要脾来运输出去，如果湿热太重，脾的功能下降，就会使黑头出现加重，这也是为什么人会在长夏湿热重时，鼻周黑头最为明显的原因。按摩阴陵泉，会让脾脏"干劲十足"，把身体里多余的水分和废物都代谢出去，鼻头也就完全不会出现黑头样的东西了。

2. 调理脾虚引起的肥胖

肥胖的人群中大部分人都存在脾虚的问题，脾负责运化水谷之精微，也运化水湿，如果人吃得太多，容易造成营养过剩，使脾超负荷"劳动"，易引起脾虚。如果脾虚更会影响脂肪的代谢，令肥胖加剧，所以胖人在代谢力减弱的情况下，要减肥，就需要先养好脾。按摩阴陵泉，或者常常刮一刮，就可以缓解脾虚的问题，慢慢让自己瘦下来。

3. 消除小腿肿胀

很多中老年朋友，在进行了一天的工作或者家务后，会发现自己的小腿居然肿胀了。实际上，这可能是小腿长期保持同一姿势，令气血无法顺行而导致的。此时，就可以用到令小腿消肿的穴位——阴陵泉。每天刺激这个穴位3~5分钟，可以畅通气血。另外，大家应尽量避免长期保持同一姿势，有利于全身的气血循环，避免身体的僵硬。

另外，阴陵泉穴还有通利小便的作用。有些老年人小便排不干净，无论如何用力也不行，严重的甚至一点也排不出来。这种现象在医学上称为"癃闭"。如果能坚持按摩本穴，对这个问题有一定的缓解效果。另外，喜欢喝酒的朋友经常按摩这个穴位，可以促进水湿的排泄。按摩阴陵泉穴还可治疗慢性前列腺炎，使患者解小便自如，而且对肛门松弛的治疗也有效。每次按摩100~160下左右，每日早晚按摩一次，两腿都需按摩，一般按摩两周见效。

太白穴——缓解运动后的肌肉酸痛

很久没有运动，一运动后肌肉酸痛，浑身不舒服，相信很多人都有过类似的经历。这主要是由于突然剧烈的运动导致血液给肌肉供氧不足，使肌肉细胞做无氧呼吸，释放能量，产生乳酸，乳酸堆积越来越多，就会感到肌肉酸疼。大部分人对这种症状并不在意，因为歇上几天后就会自动好转，而有经验的人在剧烈运动后都会做做按摩，这样可以加速血液循环，带走肌肉中的乳酸，肌肉酸痛的感觉就会减轻很多。

在这里，有一个有效的穴位疗法，就是用艾条灸太白穴。一个人如果逛街或者长时间站立以后，感觉腿脚都很累，晚上回家用热水泡泡脚，用手揉揉脚，用拳头或保健用的小锤敲击太白穴，感觉会很舒服，这其实就在不知不觉中按摩了脾经，促进了血液循环，使肌肉得到放松，身体得到休息。

"太白"为古代星宿之名，传说此星有平定战乱、利国安邦之能。此穴是足太阴脾经的原穴，为健脾要穴。中医认为，脾主肌肉，当人突然运动时，会导致脾气一下子耗费过多，使肌肉内部气亏，而艾灸脾经原穴太白，可以调理疏通经气，迅速消除肌肉酸痛的症状。运动过度造成局部受伤也可使用这个方法。

具体操作方法：取艾条一段，采用温和的灸法灸两侧太白穴

15~20分钟，半小时后酸痛感就可消失了。

如果手边没有艾条或者嫌艾条麻烦，用拳头或保健的小锤敲击太白穴也可以。

此外，太白穴还能治疗各种原因引起的脾虚，如先天脾虚，肝旺脾虚，心脾两虚，脾肺气虚，病后脾虚等；并有双向调节作用，如揉此穴腹泻可止，便秘可通；另外点揉太白穴还可调控血糖指数，高者可降，低者可升。所以，要经常按揉太白穴。

第六节
手少阴心经——通调神智的养心大脉

心经攸关生死，主治心血管和神志疾病

手少阴心经主要分布在上肢内侧后缘，起始于心中，出属于心脏周围血管等组织（心系），向下通过横膈，与小肠相联络。它的一条分支从心系分出，上行于食道旁边，连系于眼球的周围组织（目系）；另一条支脉，从心系直上肺脏，然后向下斜出于腋窝下面，沿上臂内侧后边，行于手太阴肺经和手厥阴心包经的后面，下行于肘的内后方，沿前臂内侧后边，到达腕后豌豆骨部进入手掌内后边，沿小指的内侧到指甲内侧末端，接手太阳小肠经。

从上面的循行路线可以看出，心经和小肠经是互相联系的。这正应了我们常说的成语——心腹之患。所谓心，就是我们的心脏，它对应的是手少阴心经，属里；"腹"指的是小肠，为腑，对应的是手太阳小肠经，属表。"心腹之患"的意思是，互为表里的小肠经同心经，它们都是一个整体。谁出现了问题都会很严重，一定不可小视。

实践证明，心经的问题常常会在小肠经上反映出来，比如心脏病发作时常常表现为背痛、胳膊痛，有人甚至还会牙痛，而这些疼痛部位大多是小肠经的循行路线。

中医认为在五脏中，心为"君主之官"。君主是一个国家的

最高统治者，也是全体国民的主宰者。相应的，心也就是人体生命活动的主宰，是脏腑中最重要的器官。它统帅各个脏器，使它们之间相互协调，一起完成各种复杂的生理活动，如果心发生了病变，那么其他脏腑的生理活动也会因为紊乱而产生各种疾病。所以，疏通心经，让它的气血畅通对身体的整体调节是非常重要的。

疏通心经，最好在午时，即11~13点，这个时候心经当令。手少阴心经主治心血管疾病，神志方面的疾病以及经脉循行部位的病症。在排除心脏器质性病变的前提下，如果出现紧张性的心律不齐，或者心前区不适等，都可以通过按压心经的穴位来改善。

吃得太多，弹拨极泉

暴饮暴食是我们生活中较为常见的现象，上班族每天除了工作还有很多应酬，许多人整天泡在酒局、饭局中，暴饮暴食，生活极度不规律。还有的人总是难以抗拒美食的诱惑，一不小心就会吃木太多。而吃得太多后，身体会有很多不舒服的症状，如胃胀、胃酸、胃疼、打嗝等，遇到这些情况，该如何处理呢？我们只要按摩刺激左侧极泉穴，这些不适症状就可以很快缓解并消失。

《黄帝内经》认为"胃如釜"，胃能消化食物，是因为有"釜底之火"。这釜底之火是少阳相火。显然人体的少阳相火不是无穷的，大量的食物进入胃里后，使得人体用于消化的少阳相火不够，于是人体便调动少阴君火来凑数，即"相火不够，君火来凑"。可惜，少阴君火并不能用于消化，其蓄积于胃首先是导致胃胀难受。所以，要想消除胃胀，就得让少阴君火回去。左侧极泉穴属于手少阴心经上的穴位，刺激这个穴位，就可以人为造成心经干扰，手少阴心经自身受扰，就会赶紧撤回支援的少阴君火以保自身。当少阴君火撤回原位了，胃胀自然就顺利解除了。

极泉穴位于腋窝的顶点，腋动脉搏动的地方，寻穴时，将手指贴在腋窝处，若能感觉到脉搏跳动的地方就是极泉穴。具体弹拨极泉穴的方法，有下面几种，选择其中一种即可：

（1）用大拇指在穴位处轻揉地按压、放松，再按压、再放松，每次弹拨10次即可，不宜过多。如果是给别人操作，则可以用中指进行点按。

（2）用筷子的圆头在穴位处按压、放松，反复进行，弹拨10次。

（3）用小保健锤在该穴位处敲打，弹拨10次。

虽然，极泉穴对于暴饮暴食后的不适有不错的效果。不过，大家还是要注意避免一次性吃得过多，因为暴饮暴食也是疾病之根，一般在暴饮暴食后会出现头昏脑涨、精神恍惚、肠胃不适、胸闷气急、腹泻或便秘等症状，严重的还会引起急性胃肠炎、胃出血，甚至还有可能诱发多种疾病，如胆囊炎、急性胰腺炎、心脏病、脑梗死等。因此，体质虚弱者尤其要小心，要控制饮食，少吃油腻食物，多吃富含纤维的食物，如韭菜、芹菜等，有助于消化和排便。如果情况较严重，可用一些有助消化的常用药。另外，山楂有消食化积、活血化瘀的作用，为消油腻、化食积之良药。

神门——补心气、养气血

神门在中国历史典籍中有三个概念。一是古代帝王陵墓前有个祭奠的宫门，被称为神门，想要祭奠先王必须从此处进去；二是黄河中游的三门峡中段有一处水流湍急的地方，当地人将其称为神门；最后一个概念，就是我们中医穴位上所讲的神门穴。

神门穴是手少阴心经的原穴，是精、气、神出入的门户，有补心气、养气血的功效。经常刺激此穴，可以防治许多疾病，如心痛、心慌、双胁痛、自汗、盗汗、咽喉肿痛、失眠、健忘等病。

神门穴在手腕的横线上，弯曲小拇指，牵动手腕上的肌腱，肌腱靠里就是神门穴的位置。因为这个穴位用手指刺激不明显，所以在按摩时应用指关节按揉或按压，早晚各一次，每次按摩2~3分钟。长期坚持下去就可以补心气、养心血，气血足了，神志自然就清醒了。

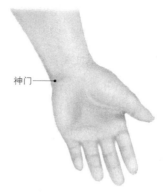

神门

神门穴的位置

神门穴在手腕上，心气郁结的时候，刺激它，效果很好。这就相当于给心气打开了一条"阳关大道"，让这些郁结的心气能够畅通无阻，横行自如，自然不会存在郁结的问题了。早晚按揉两侧神门穴2~3分钟，然后再按揉两侧心俞穴2~3分钟，只要长期坚持下去，就能让自己有个好情绪。

对于经常痛经的女性来说，神门穴也是福音，它可以治疗痛经。有一种痛经属于心气下陷于胞宫引起的，具体表现是经前或月经期间小腹胀痛。此时，可在两侧神门穴用艾条作温和的灸法。具体方法是：把一根长艾条均匀截成6段，然后取一小截竖直放在穴位上，用医用胶布固定，之后点燃远离皮肤的那一端；等到燃至3/4时，将艾条取下。这种灸法效果十分好。如果大家不方便用艾灸，可以直接用手指或指关节按揉神门穴。

神门穴还可以治疗空调病，如吹空调后受凉导致的腹泻或口腔溃疡，可以把雪莲花的叶片外贴在两侧神门穴，用医用纱布和胶布固定，也可以直接按摩穴位。

按摩刺激左神门穴，还能提高消化系统功能，加速肠胃蠕动从而达到治疗便秘的效果。每天早晨起床时用右手示指指腹轻轻按摩此穴位7次，能有效改善便秘。

另外，对与那些晕车的朋友，还可以在药店买些人丹，上车前将一颗人丹用胶布贴在神门穴的位置，在乘车过程中，若能一直点按，可以有效预防晕车。不过，如果已经出现了晕车症状，再用这个方法作用就不明显了。

不瞌睡的提神穴：少冲

俗话说，春困秋乏夏打盹，那为了防止瞌睡人们采用的办法可以说是五花八门，心经上的少冲穴就是一个不错的提神法。方法很简单，按一按少冲穴就可以了。

少冲穴位于小指爪甲内侧，小指桡侧，距指甲角旁约0.1寸处。少，阴也。冲，突也。少冲名意指本穴的气血物质由体内冲出。本穴为心经体表经脉与体内经脉的交接之处，体内经脉的高温水气以冲射之状外出体表，故名少冲。少冲穴为手少阴心经的井穴（四肢末端之井穴为经络之根），其运行是由内向外、由下向上，因其水湿含量大，虽为上行但上行不高，只有木的生发特性，故其属木。按摩此穴，可以减轻疲劳引起的头痛不舒服，有助于醒脑提神。

按摩的时候，要求大拇指和示指轻轻夹住左手小拇指指甲两侧的凹陷处，以垂直方式轻轻揉捏此穴位。此穴位是脑部的反射区，要慢慢地用力揉捏，不要用蛮力，左右手可以互相按。

除此之外，按摩手部的大鱼际穴也具有提神的功效。右手大拇指按压左手大拇指骨下掌面隆起的像鸡腿肉的这块区域，称作大鱼际，也是脾的反射区。先按左手，再按右手。按摩的方法很简单，拇指按下去后轻揉每个地方，感觉痛的地方可以多揉。这个部位是脾经的穴位，按压感觉到疼就起到活血化瘀、促进血液循环的作用，使脾发挥运送营养的功能，改善打瞌睡这一方面的症状。

因为少冲穴是人体远端的井穴，所以当心经有热出现烦闷、舌尖红、上火的时候，也可以按摩少冲穴，可以起到清热、开窍的作用。最好再配合食用莲子心，加强清心热的作用，效果更佳。

第七节

手太阳小肠经——宁心安神，舒经活络

呵护小肠经，就是在呵护全身健康

　　手太阳小肠经的循行路线同大肠经很相似，只不过在位置上比大肠经靠后，作用也不像大肠经那么多。小肠经从小指指端开始，通过手掌和手腕，沿着前臂外后侧上行，直到肩后及背脊骨最高处，也就是颈项的底部。从此处开始分出两条支脉，其中一条进入体内，经过心和胃，直达小肠；另一支脉则在体外循行于颈与颊之间，直达眼外角，最后再入耳。面颊部还有一短支脉也进入眼内角，同膀胱经相连。

　　小肠在消化功能中占有很重要的地位，所以如果小肠的机能衰退，身体上就会出现各种不适之症。比如眼睛带黄，耳朵重听、喉咙肿痛，上臂疼痛等。其实，我们平时所说的"麻筋"就是小肠经的线路，打一下麻筋，如果能一直麻到指尖，说明心脏的供血能力不错。

　　另外，一些女性脸上的蝴蝶斑，也可能是小肠经的问题。因为小肠经的循行路线正好走颧骨这个地方，"斜络于颧"，如果一个人的小肠经吸收功能不好，体内堆积了太多垃圾，表现在脸上，可能就是大家比较讨厌的"蝴蝶斑"。这种情况不是靠一点涂涂擦擦就能解决的，还是要通过按摩小肠经来从根本上调理。

　　根据小肠经的循行走向可以看到，它主要治疗头面五官疾病，神志病和经络循行部位的疾病，如脸颊肿、耳鸣，咽喉疼等。人体就像一个非常精密的仪器，一个地方出现了毛病会出现多种表现，所以看似出现了毛病的地方，在进行调节的时候还需要多方的配合。对于人体而言，只有肌肉、骨骼、经络、气血等方面都平衡协调，人体才会保证"不生病"。

小肠经是心脏健康的晴雨表

小肠经就好比一面反映心脏能力的镜子，通过了解心脏和小肠经的表里关系，不但能预测心脏的功能状况，还能够用调节小肠经的方法来治疗心脏方面的疾患。为什么这么说呢？

我们先来了解一个生活现象，现在很多人的工作要每天守在电脑旁，经常会肩膀酸痛，如果不知道休息和保养，发展下去，就是后背痛，接下来是脖子不能转动、手发麻。通常医院会将这些症状诊断为颈椎病，其实，这是心脏供血不足，造成小肠气血虚弱导致的。心与小肠相表里，这种表里关系是通过经络通道联系起来的。心脏有问题，小肠就会有征兆。比如西医所说的颈椎病，开始只是肩膀酸，这就是告诉你：这里的气血已经不足了。然后是酸痛，酸痛是因为血少，流动缓慢而瘀滞，不通则痛。后来发展到僵硬疼痛也是由于血少，血流缓慢，再加上长期采用同一个姿势，血液就停滞在那里；如果心脏持续供血不足，那么停滞的血液就会形成瘀血。没有新鲜血液的供应，肌肉、筋膜就会变得僵硬，而且极易遭受风寒的侵袭，睡觉时容易落枕。

另外，有的人脾气很急，总是心烦气躁，好争执，这在中医看来就是心火亢盛。心里的火气太大，无处宣泄，就拿小肠经"撒气"了。结果小肠经就会肿胀、硬痛，然后牵连到耳朵、喉咙、脖子、肩膀、肘、臂、腕、小手指，造成这些地方疼痛或麻木。

所以，我们说小肠经是心脏健康的晴雨表，一定要多加关注。通过小肠经，我们可以预测心脏的功能状况，还能够用调节小肠经的方法来治疗心脏方面的疾患。

按摩小肠经的最佳时间是13~15点，这时小肠经当令，经气最旺，人体主吸收。所以这也是为什么总强调"午餐要吃好"的根源了。因此，应在午时1点前用餐，而且午饭的营养要丰富，这样才能在小肠功能最旺盛的时候把营养物资充分吸收和分配。但是营养丰富还有一个前提，就是人体的吸收能力要好。

缓解肩背不适，按摩天宗穴

随着电脑的普及和职业的需要，长时间的伏案工作或电脑操作会让人觉得整个身体发困，颈肩部僵硬、发紧，也就是现在经常被人提起的"颈肩综合征"。一开始症状轻的时候站起身活动一下，很快就能恢复如常，但日渐加重，先是后背痛，继而脖子也不能转侧，手还发麻。这时，就要天天敲小肠经了，做时要加上一分钟的扩胸运动，再加按一分钟的天宗穴，意想不到的好效果就出来了。

天宗穴位于肩胛部，当冈下窝中央凹陷处，与第四胸椎相平。与小肠经上的曲垣、秉风排列在一起，像星相一样，所以这几个穴位的名字都以星名命名。天宗穴也是如此。天中穴内气血运行的部位为天部也。宗，祖庙，宗仰、朝见之意。该穴名意指小肠经气血由此气化上行于天。本穴物质为臑俞穴传来的冷降地部经水，至本穴后经水复又气化上行天部，如向天部朝见之状，故名。

天宗穴在进行肩背部软组织损伤的治疗和保健中可以说是必用的穴位。点、按、揉此穴会产生强烈的酸胀感，可以放松整个肩部的肌肉。取穴时一手下垂，另一手从肩关节上方绕过，向下顺着肩胛骨往下走。它的位置相当于肩胛骨的中线上中点处，点按时感觉非常明显。

总之，天宗穴具有舒筋活络、理气消肿的功效，因此对治疗肩背疼痛有很好的效果，尤其对于长期伏案工作的上班族来说，经常按摩此穴，对缓解疲劳有很好的效果。这个穴位自己按摩起来不方便，这里给大家推荐一个很简单的方法，现在的小区里有各式各样的健身器材，也有专门按摩后背的。我们就可以利用这种器材来按摩后背，也能刺激到本穴位。最重要的是，后背上有很多的背腧穴，这些背腧穴也是我们脏腑的反射点。刺激它们，就相当于在给我们的脏腑做按摩了，强身健体的效果非常好。

刺激后溪，调治颈椎病

现在得颈椎病的人非常多，患者的年龄也越来越小，甚至有小学生也得了颈椎病，原因很简单：伏案久了，压力大了，自己又不懂得怎么调理，所以颈椎病提前光临了。不仅仅得颈椎病，腰也弯了，背也驼了，眼睛也花了，脾气也糟了，未老先衰，没有足够的阳刚之气。这是当今多数人面临的一个严重问题。

很多人认为这些都是脑力劳动的结果，脑力劳动也是很消耗人的，其实不尽然，当长期保持同一姿势伏案工作或学习的时候，上体前倾，颈椎紧张了，首先压抑了督脉，督脉总督一身的阳气，压抑了督脉也就是压抑了全身的阳气，久而久之，整个脊柱就弯了，人的精神也没了。人体的精神，不是被脑力劳动所消耗掉的，而是被错误的姿势消耗掉的。

这些问题通过一个穴位就能全部解决，这就是后溪穴。后溪穴是小肠经上的一个穴，奇经八脉的交会穴，最早见于《黄帝内经·灵枢·本输篇》，为手太阳小肠经的腧穴，又是八脉交会之一，通于督脉小肠经，有舒经利窍、宁神之功，能泻心火，壮阳气，调颈椎，利眼目，正脊柱。临床上，颈椎出问题了，腰椎出问题了，眼睛出问题了，都要用到这个穴，效果非常明显。它可以消除长期伏案或在电脑前学习和工作对身体带来的不利影响，只要坚持，百用百灵。

后溪穴最擅长治疗脖子上的问题，如颈椎病、落枕。有些人晚上睡觉着凉了，姿势不对了，早上起来发现脖子不能动了，也就是我们通常说的落枕，这个时候我们可以轻轻按摩后溪穴，在按摩的时候轻轻转动脖子，一直到脖子可以自由转动的时候停下来。

此外，这个穴位对驾车族也有很好的帮助，开车的时候，需要精力集中，长时间保持一个姿势，颈椎很容易受伤。在等待红绿灯的时候、别心急，静下心来，一手握着方向盘，另一只手顺势在握方向盘的手上按摩，几乎不影响任何事情，却可以很好的按摩后溪穴，保护自己的颈椎。

对后溪穴的刺激不用刻意进行，如果你坐在电脑面前，可以双手握拳，把后溪穴的部位放在桌沿上，用腕关节带动双手，轻松地来回滚动，就可达到刺激效果。在滚动当中，它会有一种轻微的酸痛感。每天抽出三五分钟，随手动一下，坚持下来，对颈椎、腰椎有非常好的疗效，对保护视力也很好。

耳聋耳鸣，当找听宫来帮忙

心开窍于耳，肾开窍于耳，足少阳胆经入耳，手太阳小肠经路过耳——耳朵这个部位可以说相当于四省通衢的地方，多条经络及脏腑之气在这里交汇，通常情况下这些不同的气保持相对的平衡状态，这样耳朵才能正常工作。如果某日某种诱因把这个平衡状态打破了，那么耳朵的疾病也就来了。像耳中轰鸣这样的情况，是足少阳胆经中进入耳朵里的离火之气太多了，寒气来了，火气自消，小肠经运行太阳寒水之气，因此选择小肠经上的听宫穴调治耳鸣。

听宫，顾名思义，它是一个主管我们耳部听力的重要穴位。它位于面部，耳屏前，下颌骨髁状突的后方，张口时呈凹陷处。取该穴时，先将示指放在耳屏前的突

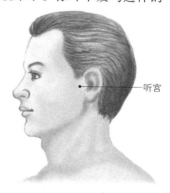

听宫穴的位置

起处，张口，突起的骨头处出现一个凹陷，这里就是听宫穴。听宫穴的作用很多，主治耳聋，耳鸣、三叉神经痛、头痛、目眩头昏、牙痛等。

尤其是对于耳鸣和耳聋，它的效果更为突出。耳鸣的情况多出现在中老年朋友的身上，而且很多情况下这种声音持续不断，影响听力，影响睡眠，让人很苦恼。听宫主要用来治疗耳部的各种疾患，尤其是治疗因为火旺导致的耳中轰鸣的效果很好。如果你身边的朋友正为此苦恼，你可以告诉他坚持按摩听宫穴，每天按摩，按摩的时间和力度以自己能够承受为度，多多益善，慢慢地就会发现这个问题消失了。值得注意的是，在按摩的时候要张口点按，因为如果闭口点按的话，听宫穴是合起的，起不到相应的点按效果。

第八节
足太阳膀胱经——通调五脏六腑

足太阳膀胱经，让身体固若金汤的根本

足太阳膀胱经是很重要的经脉，它起于内眼角睛明穴，止于足小趾尖至阴穴，循行经过头、颈、背部、腿、足部，左右对称，每侧67个穴位，在十四经中是穴位最多的一条经。膀胱经共有一条主线，三条分支。膀胱经上的腧穴可调治泌尿生殖系统、精神神经系统、呼吸系统、循环系统、消化系统的病症及本经所过部位的病症。例如：癫痫、头痛、目疾、鼻病、遗尿、小便不利及下肢后侧部位的疼痛等症。

因为膀胱经经过脑部，而申时膀胱经又很活跃，这使得气血很容易上输到脑部，所以这个时候不论是学习还是工作，效率都是很高的。古语就说"朝而授业，夕而习复"，就是说在这个时候温习早晨学过的功课，效果会很好。如果这个时候出现记忆力减退、后脑疼痛现象，就是膀胱经出了问题，因为下面的阳气上不来，上面的气血又不够用，脑力自然达不到。也有人会在这个时候小腿疼、犯困，这也是膀胱经的毛病，是阳虚的相，很严重。

《黄帝内经》中说：膀胱经有问题人会发热，即使穿着厚衣服也会觉得冷，流鼻涕、头痛、项背坚硬疼痛，腰好像要折断一样疼痛，膝盖不能弯曲，小腿肚疼，股关节不灵活，癫痫、狂

证、痔疮都会发作，膀胱经经过的部位都会疼痛，足小趾也不能随意运动。缓解这些症状就要经常在申时刺激膀胱经，但是膀胱经大部分在背部，所以自己刺激时，应找一个类似擀面杖的东西放在背部，然后上下滚动，这样可以有效刺激相关穴位，还能放松整个背部肌肉。也可以在脊柱两旁进行走罐，对感冒、失眠、背部酸痛的疗效很好。在头部，循着膀胱经的循行路线用手模仿梳头动作进行刺激，能够很好地缓解头昏脑涨。

另外，膀胱经是人体最大的排毒通道，无时不在传输邪毒，而其他诸如大肠排便、毛孔发汗、脚气排湿毒，气管排痰浊、流鼻涕、眼泪等虽也是排毒的途径，但都是局部分段而行最后也要并归膀胱经。所以，想要驱除体内之毒，膀胱经一定要畅通无阻。

膀胱经的有效范围很广，因为膀胱经与很多脏腑有联系，而且因为它分布在后背上有两条直线，线上分布着所有背腧穴，这些穴和脏腑本身的分布位置相对应，是脏腑器官的反应点，就像现在耳穴足疗的反射区一样，调节脏腑的作用很好。那什么时候刺激膀胱经最好呢？足太阳膀胱经的气血申时最旺，即下午15~17点，这时如果能按摩一下，把气血给疏通了，对人体是很有保健作用的。

睛明穴是让眼睛明亮的穴位

睛明穴，最早出自《针灸甲乙经》。《备急千金要方》作精明，别名泪孔，属足太阳膀胱经。在面部，内眼角与鼻骨之间的凹陷其实就是睛明穴的位置。睛明穴是防治眼睛疾病的第一大要穴。睛，指穴所在部位及穴内气血的主要作用对象为眼睛也。明，光明之意。睛明意指眼睛接受膀胱经的气血而变得光明。本穴为足太阳膀胱经之第一穴，其气血来源为体内膀胱经的上行气血，乃体内膀胱经吸热上行的气态物所化之液，亦即是血。膀胱经之血由本穴提供于眼睛，眼睛受血而能视，变得明亮清澈，故名睛明。

过去我们常做的眼保健操，其中有一节按摩的就是睛明穴。我们平时用眼过度，感觉到眼疲劳的时候，常会不自觉地用拇指和示指揉揉这里，通常眼睛的不适感就会减缓很多。为什么睛明穴能够缓解眼部疲劳呢？原因在于来自膀胱经的血正是由此处提供给眼睛，眼睛受血能视，所以按揉睛明能够治疗眼部疾病，保护视力。具体来说，睛明穴主治的疾病有迎风

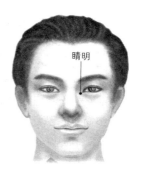

睛明穴的位置

流泪，胬肉攀睛，内外翳障，雀目，青盲，夜盲，色盲，近视，急、慢性结膜炎，泪囊炎，角膜炎，电光性眼炎，视神经炎等。

中医认为，五脏六腑之精气，皆上注于目，这或许是"睛明"命名的另一个原因。所以，一个人视力的好坏，可以反映出他体内的气血盛衰状况。睛明穴是手太阳、足太阳、足阳明、阴跷、阳跷五条经脉的会穴，阳气汇聚于此，泻热祛火也常用这个穴位。

由于"睛明穴"离眼睛非常近，因此在按摩时，最好将指甲剪平了，并清洗双手，以免手上的细菌污染到眼睛。先用两手大拇指指肚夹住鼻根，因为这个穴特别小，如果大家很随意地去揉，很容易就杵到眼睛，而且还可能把旁边的皮也杵破。只有这样按起来才能安全，而且对眼睛的诸多疾病都有效果。点按时眼睛闭上，不要特别使劲，垂直地往眼睛深部按，按一下松一下，再按一下再松一下。

梳梳玉枕，防治谢顶

玉枕穴位于人体的后头部，当后发际正中直上2.5寸，旁开1.3寸平枕外隆凸上缘的凹陷处。玉枕穴有一个非常好的作用就是防治脱发。

现在很多人，精神时刻处于一种紧张状态，思虑过度，导致头发的毛细血管也经常处于收缩状态，供血不好，所以很容易掉头发。《黄帝内经》讲"头为诸阳之汇，四肢为诸阳之末"。"阳气者若天与日"，阳气就得动，不动就会老化。因而，按摩玉枕穴能够改善毛发的气血运行情况。

那么怎么找玉枕穴呢？

很简单，从后发际，头发的起始处向上推，会摸到一个突起的骨头，在这个骨头的下面有一个凹陷的地方，这里就是玉枕，用两手指腹对着这两个穴位轻轻地按摩，并且配合"手梳头"，即用五指自然的梳头，从前额梳到后脑勺，用指腹的位置，这样不容易伤到头皮，要稍微用劲一点，这样头皮才能受到刺激，梳50次左右，一直到头皮有酸胀的感觉为止。这样能够很有效防止脱发，也有利于新发的再生。

另外，在中医的养生保健方法中有一个著名的"掩耳弹脑""弹脑"常用的就是玉枕穴，此方法有调补肾元、强本固肾的作用，《黄帝内经》认为，肾开窍于耳，耳通于脑，脑为髓之海，肾虚则髓海不足，易致头晕、耳鸣。弹脑时掩耳和叩击的动作可对耳产生刺激，因此对头晕、健忘、耳鸣等肾虚症状有预防和康复作用。弹脑的具体操作方法是：两手掩耳，掌心捂住两耳孔，两手五指对称横按在两侧后枕部，两示指压中指，然后示指迅速滑下，叩击枕骨。双耳可闻及若击鼓声，可以击24下或36下。每天练习，长期坚持会收到意想不到的效果哦。

护好风门，防治呼吸系统疾病

风门穴位于背部，从朝向大椎下的第2个骨头下（第2胸椎与第3胸椎间）的中心，左右各2厘米左右之处（或以第二胸椎棘突下，旁开1.5寸）。风，言穴内的气血物质主要为风气也。门，出入的门户也。风门名意指膀胱经气血在此化风上行。风门穴的主治疾病为：感冒、颈椎痛、肩膀酸痛等。

按摩风门穴对于呼吸系统疾病的防治很有效,一般情况下,风门穴常与大杼穴、肺俞穴三穴合用来调理呼吸系统的疾病,它们分别位于脊柱两旁第一胸椎、第二胸椎和第三胸椎旁开1.5寸,左右两边各一个。按压这组穴位可以预防和缓解呼吸道系统疾病,如哮喘、咽炎、气管炎、支气管炎等。因为此三穴都属于膀胱经,并且此三对穴位所对应的正好是肺的功能区,也是西医中呼吸道所在的区域。所以,按压它们可以应对呼吸道疾病。

按摩时采用点按与捏拿穴位的方法,从上往下自大杼穴至肺俞穴反复多次,每天一次,力度适中偏大,以局部酸胀发红为度。《黄帝内经》认为白天的气是往上走的,故白天按压更有利于肺气。

另外,刺激风门穴对于预防流感也很有效,风门穴位于人的背心处,有宣通肺气,调理气机的功效。这个穴位既是流感的预防穴,也是治疗穴。在感觉即将感冒的时候,可以按摩或艾灸风门穴30分钟,适当配上大椎穴,感冒一般可以减轻或者避过。

第九节
足少阴肾经——人生的先天之本

肾经：关乎你一生幸福的经络

肾经是一条关乎一个人一生幸福的经络，肾经循行部位起于足少阴肾经起于足小趾下，斜走足心（涌泉），出于舟状骨粗隆下，沿内踝后，进入足跟，再向上行于腿肚内侧，出于腘窝内侧半腱肌腱与半膜肌之间，上经大腿内侧后缘，通向脊柱，属于肾脏，联络膀胱，出于前（中极，属任脉），沿腹中线旁开半寸、胸中线旁开两寸，到达锁骨下缘（俞府）。

中医有"未有此身，先有两肾"之说，就是说母亲十月怀胎，五脏六腑中最先形成的器官是肾。肾主藏精，这是肾的一个非常重要的功能。这里所说的精是维持人体生命活动的基本物质。肾藏精气有先天、后天之分，先天之精是从父母那里传承来的，是构成人体胚胎的原初物质；后天之精是出生后摄取的水谷精气及脏腑生理活动过程中所化生的精微物质，又称脏腑之精。先天之精是人体生长、发育的根本，后天之精是维持生命的物质基础，所以说，肾精是否充足与人的生老病死都有很密切的关系。

肾经如果有问题，人体通常会表现出口干、舌热、咽喉肿痛、心烦、易受惊吓，还有心胸痛，腰、脊、下肢无力或肌肉萎缩麻木，脚底热、痛等症状。

针对这些问题，我们可以通过刺激肾经来缓解。一种方法是沿着肾经的循行路线进行刺激，因为肾经联系着很多脏腑器官，通过刺激肾经就可以疏通很多经络的不平之气，还能调节安抚相连络的内脏器官。

每天的17点到19点，也就是酉时，是肾经当令的时间，此时肾经气血最旺，因此这时候按摩肾经的效果是最好的。如果需要服中药的话，这个时候服用，效果也比较好。另外，如果家里有人经常在这个时候发低热，很可能就是肾气大伤引起的，一定要多加注意。这种情况多发生在青春期的男孩子和新婚夫妇身上。青春期的男孩子情窦初开，手淫的次数可能会比较多，新婚夫妇性生活往往不加节制，这两者都会过多损耗肾精，伤了元气。

总之，为了我们一生的幸福，一定要了解肾经，利用好肾经，这样肾精充足，肾就会变得强大，整个人充满了创造力，很多问题也就迎刃而解了。

经常刺激涌泉穴，让你的生命之水如"涌泉"

我们每个人都有多个"长寿穴"，涌泉穴就是其中之一。若常"侍候"这个穴位，可以身体健康，延年益寿。

涌泉穴是人体足底穴位，为全身腧穴的最下部，乃肾经的首穴。在人体的脚底，不算脚趾的部分，脚掌的前1/3处有个凹陷，这就是涌泉穴的位置。我国现存最早的医学著作《黄帝内经》中说："肾出于涌泉，涌泉者足心也。"意思是说，肾经之气犹如源泉之水，来源于足下，涌出灌溉周身四肢各处。所以，涌泉穴在人体养生、防病、治病、保健等各个方面具有重要作用。

涌泉穴的功能很多，简而言之，即"骨耳水气精"。"骨"即骨骼是否健康有力，骨头怕冷、劳损这些问题都与肾有关，因为肾主骨生髓。第二个"耳"，肾开窍于耳，所以耳聪目明与肾中的精气有关。第三个"水"，人体大部分由水组成的，所以一定要让身体当中的水活动起来，如果涌泉这个地方比较旺盛，这个泉眼涌出的水量足、力量大，就会通过肾主水的功能，使一些下焦瘀滞、水肿、小便不利症状得到缓解。第四是"气"，肾中所讲的气是呼吸之气的根，能不能把呼吸之气沉到元气所在的两肾之间的位置，就靠肾中这个气的力量。第五是"精"，人体各个脏腑的功能都依赖于肾中的精气充足，精还代表生殖功能。无论男性还是女性，只要与生殖功能相关的病症，都可以用涌泉这个穴位进行一些补养调理。

按摩涌泉穴之所以能防治各种疾病，尤其是老年性的哮喘、腰膝酸软、头痛头晕、便秘等病效果较明显，这是因为：第一，人体的经络系统内连脏腑，外络肢体，沟通了人体的内外上下，涌泉穴是肾经的第一个穴，也是心经和肾经交接的地方，按摩涌泉穴就可以达到对肾、肾经及全身起到整体性调节的目的。第二，人体的双脚有着丰富的末梢神经，以及毛细血管、毛细淋巴管等，通过按摩，可以促进局部血液、淋巴液的循环，从而对全身的新陈代谢起到促进作用。第三，由按摩时摩擦产生的热感对身体也是一种良性刺激。俗话说："若要老人安，涌泉常温暖。"说明了对涌泉的热刺激可以改善身体状态，对老年人尤其有益。

利用涌泉穴养生治病的方法很多，下面介绍一些常用的方法。

（1）点按法。用拇指的指腹垂直按压足心涌泉穴，也可以用示指操作，把示指屈曲，用指间关节点按涌泉穴，按下片刻后再提起，一按一放，反复进行。以局部有酸胀感为宜，每次3分钟，每天1次。

（2）指揉法。用拇指揉按涌泉穴，顺时针揉60次，再逆时针揉60次，速度保持在每分钟60次左右，每天1~2次。

（3）指搓法。以拇指在涌泉穴上从足跟向足尖方向反复搓动，速度不宜过快，每次2分钟，每天1~2次。

（4）掌擦法。这个方法就是我们常说的"搓脚心"，操作时，先将两手对搓，直至掌心发热。先以右手心的劳宫穴对准左脚心的涌泉穴，顺时针揉60次，再逆时针揉60次，速度保持在每分钟60次左右即可。按摩后换左手揉右脚，方法同前。每天1~2次。

（5）拍打法。用双手掌自然轻缓的拍打涌泉穴，最好以足底部有热感为适宜。需要注意的是要手掌要保持空心状态来拍打足底。

（6）熏洗法。用热盐水浸泡双侧涌泉穴。热水以自己能适应为度，加少许食盐，每日临睡觉前浸泡15~30分钟。

（7）艾灸法。可以直接用艾灸，也可以用隔姜或其他药物灸，每次20~30分钟，每天一次，可在临睡前进行。

（8）贴敷法。如果是穴位贴敷的话就要买些中药，打成细粉，然后用鸡蛋清调成糊状，每天睡觉前贴敷在穴位上，外用纱布包裹或胶布固定。两侧的穴位交替使用。常用的药物有桃仁、杏仁、栀子、胡椒、吴茱萸等。

（9）器具法。可以用脚心蹭搓床头或其他器械，起到对足底涌泉穴的刺激作用。

（10）意念法。取站立位，全身放松，去除杂念，双目微闭，舌抵上颚，将意念放于足心涌泉穴处，每次30分钟左右，可根据自身情况调整时间长短。这其实是气功锻炼的一种方法，每天进行一次，对体弱多病者尤为适合。

涌泉穴在人体养生、防病、治病、保健等各个方面都显示出它的重要作用。经脉就像是一条大河，每条河流都有自己的发源地，涌泉就是肾经的源头。别小看这涓涓细流，这里涌出的可是生命的力量，滋养着身体，这里就是生命的泉眼。

太溪——滋阴养肾之元气

太溪穴在足的内侧，内踝后方和脚跟的肌腱之间的凹陷。可以以坐姿或者仰卧的姿势来取穴。太溪穴是足少阴肾经的腧穴和原穴，腧穴就是本经经气汇聚之地，原穴就是肾脏的原气居住的地方，太溪穴合二为一，肾经经气最旺的穴位。这个穴位在内踝高点与跟腱之间的凹陷中，穴位上有动脉可见。这之所以被称作太溪，是因为这里有血脉经过，肾经水液在此形成较大的溪水。这里流淌着源源不断地滋养人体的肾脏之水，与肾脏的健康息息相关。

中医认为，肾是人体的先天之本，有藏精主生殖的功能，其内深藏着人体的元阴元阳，因此，太溪穴既可以补肾阴，又可以补肾阳，具有滋肾阴、补肾气、壮肾阳、理胞宫的功能，也就是说生殖系统、肾阴不足之症、腰痛和下肢功能不利的疾病都可以用此穴来调治。

如果是因为肾虚引起的足跟痛，可以多揉太溪穴，将肾经的气血引过去。痛就是有瘀血，停在那里不动了，造成局部不通，不通则痛。只要太溪穴被激活了，新鲜血液就会把瘀血冲散吸收，自然就不痛了。

如果是因为肾阴不足引起的咽喉干燥、肿痛等症，也可以按揉太溪穴补上肾阴。大家可以一边按揉一边做吞咽动作，这样效果会更好。

如果家里有高血压、肾炎病人，也可以经常给他们按揉太溪穴，可使高血压有一定程度的降低，而且对尿蛋白有一定的治疗效果。手脚怕冷或发凉的人，可以在睡前按摩太溪穴，在每天反复刺激之下，慢慢会感觉到暖和。

除此之外，太溪穴还有养发的功效。中医认为，头发的盛衰和肾气是否充盛有很大关系。头发伴随人的一生，从童年、少年、青年、壮年到老年，均和肾气的盛衰有直接和密切的关系，也就是《黄帝内经·素问·六节脏象论》中"肾者……其华在发"的含义。因此，要想使自己秀发飘逸、有光泽，就要注意补肾，补肾最好的办法就是按摩太溪。

按揉太溪一年四季都可以，但春秋季节天气干燥的时候，按揉的时间应该长一些，因为燥易伤阴，多揉一些时间，既可补阴，又可防燥伤阴；夏季可以时间短一些，因为夏季湿气比较重，按揉时间长了，体内的阴气太重反倒不好。冬季比较折中一些，每天每穴5分钟就行了，但是无论什么季节，最好在晚上9~11点按揉，这时身体的阴气较旺，可以"趁热打铁"。

太溪主要用来补阴，所以不要用灸，因为灸是热性刺激，容易伤阴，最好是按揉。按揉太溪，将四指放在脚背上，大拇指弯曲，从上往下刮按，左右脚上的穴位，按揉时一定要有痛感，每天早晚各按1~3分钟。刺激太溪穴，还可以将人参切片，外贴在穴位上，用折叠成方块的纱布覆盖在上面，再用医用胶布固定，两侧的太溪穴都要贴，12小时后取下，隔天再贴一次。

消除胸腹胀满，俞府来解救

生活中，有些人总是饿了也不想吃饭，或是总感觉倒不上气来，老打嗝儿，这些都是肾不纳气造成的，需要及时把气血调上来。遇到这种问题后就可以经常按揉俞府穴，调动肾经的气血，解决食欲不振的问题。

俞府穴位于锁骨的下缘，前正中线旁开2寸。取穴时，从身体的前正中线向旁边量出三指的宽度，然后找到与锁骨下缘的交叉点，即是俞府穴。

平时，我们主要是用俞府穴来止咳平喘、和胃降逆，它对于胸腹胀满以及呼吸系统的疾病，都有不错的效果，比如支气管炎、哮喘。另外，中医治

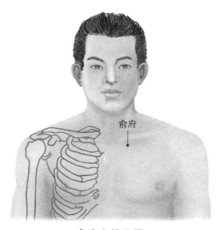

俞府穴的位置

疗消化系统的疾病，如神经性呕吐等也常用此穴。

由于俞府穴有宽胸理气的作用，所以还可用于治疗气机不利导致的梅核气。什么是梅核气呢？一些中年女性常有这样的症状：嗓子里总感觉有一个东西，像有痰似的，却又吐不出来，咽也咽不下去，照X片又什么都没有，就是感觉有个梅子的核卡在嗓子里，就是梅核气。通过按俞府穴可以得到缓解，同时按摩太溪、复溜穴把整个气血都运转起来，效果更明显。

还有一些女性朋友常会感觉脚心发凉，中医认为，脚心发凉必是气血循环不畅造成的，用力点按俞府穴，几分钟过后就会觉得脚心发热，不凉了。这样坚持一段时间可以达到理想的效果。

《黄帝内经》养生智慧全书

第十节
手厥阴心包经——护卫心脏的宫城

心包经：为心脑血管保驾护航

手厥阴心包经是从心脏的外围开始的，到达腋下三寸处，然后沿着手前臂中间的中线，经过劳宫穴止于中指。

心包是中医的概念，西医中并没有心包这个概念。从名称可以看出，心包经与心脏是有一定关联的，其实心包就是心脏外面的一层薄膜。心为君主之官，是不能受邪的。因此当外邪侵犯时，心包就要挡在心的前面首当其冲，"代心受过，替心受邪"。所以，很多心脏上的毛病都可以归纳为心包经的病。如果没有原因地感觉心慌或者心脏似乎要跳出胸膛，这就是心包受邪引起的，不是心脏的病。

经常刺激心包经对于解郁、解压的效果非常好。刺激心包经时，先找到自己腋下里边的一根大筋，然后用手指掐住拨动，这时你会感觉小指和无名指发麻。如果每天晚上临睡前拨十来遍，就可以排遣郁闷，排去心包积液，对身体是非常有好处的。

人过了35岁以后，敲心包经更是必要。如果长时间饮食不合理，不健康的生活习惯使得血液中的胆固醇与脂肪含量增高，而血液中胆固醇太多时，会逐渐黏在血管壁上，造成血管狭窄，弹性变差，继而导致血液流动不畅，诱发心肌梗死及脑中风等严重并发症。敲击心包经就可以使血液流动加快，使附着在血管壁上的胆固醇剥落，排出体外。

心包经上有一个很重要的穴位——劳宫穴。劳宫穴很好找，自然握拳，中指所停留的那个地方就是，劳宫穴是人体气机最敏感的穴位，通过劳宫穴补养心脏的速度非常快。另外，如果大家在一些场合觉得紧张，手心出汗、心跳加快时，不妨按按左手的劳宫穴，它可以帮你找回从容自信的感觉。

因为心包经的循行路线，就是沿着我们胳膊前臂一直从中指出去的，所以心脏病患者也常伴有手指发麻的毛病。如果连小指都发麻那说明病情已经严重了，因为小指的外围就是心经，小指发麻表明这已经不是心包的病，而是心脏的病。当心脏出现刺痛的时候就是心脏病已经发展得很严重了。因此，很多老人都很注重锻炼手指的灵活度，只要手指灵活，就表明气血还能流到身体的各个部位去，五脏就基本没问题。

此外，心包经上还有一个穴位叫内关穴，位于手掌腕关节下方，指宽的两条筋中间，左右手各一。内关穴有"宁心安神、理气止痛、和胃降逆"的作用。如果你心律失常，可以在工作之余每天花两分钟左右的时间按揉，力量不要太大，有酸胀感即可。经常按揉内关穴可以增加心脏的无氧代谢，增强其功能。

按揉心包经的最佳时间应该是19~21点，这时心包经当令，气血运行最旺，所以按揉的效果最好。这段时间也是吃过晚饭应该促进消化的时候，但是不要在晚饭后立刻按揉心包经，因为那样会影响气血的运行，最好在饭后半小时后开始按揉。

内关——守卫心脏的重要关口

到过古城西安、开封的人都知道，这类古城有城里城外之分。城里住的是皇亲国戚、国之重臣，只有经过东、西、南、北的四个关口才能入内。人体也一样，它有一套非常完整的免疫系统，外邪要想入侵人体，就必须冲过重重关卡，而内关穴就是守护人体"内城"的关口。

内关是手厥阴心包经上的穴位，它是守护心脏的一个重要关口。因此，常按内关穴对心脏有很好的保健作用，对治疗心、胃疾病以及神经性疾病都有明显的效果，能宁心安神、宣痹解郁、宽胸理气、宣肺平喘、缓急止痛、降逆止呕、调补阴阳气血、疏通经脉等。在平日的养生保健中，你可以经常按压这个穴位，能够舒缓疼痛，消除疲劳。

内关穴位于腕横纹（手心面）上两寸正中，手掌朝上，当握拳或手掌上抬时就能看到手掌中间有两条筋，内关穴就在这两条筋中间，腕横纹上两寸。取穴时你可以将右手3个手指头并拢，无名指放在左手腕横纹上，右手示指和左手手腕交叉的中间点就是内关穴。

平时可通过按揉内关穴来保养心脏，特别是对于有心脏疾患的朋友更可以来做一做。可在每晚的戌时来按揉内关穴，此时是心包经旺盛的时间，此时按揉内关可增加心脏的代谢和泵血能力。用拇指按下对侧内关穴持续揉半分钟，然后松开。如此一按一放，每次至少按揉三分钟，两手交替进行，先左后右。注意操作时不可憋气。当心脏不适，如出现胸闷、心悸、心前区压迫感，点揉两侧内关穴可得到一定缓解。进行穴位按摩时，注意指甲一定要短，不能过长，以防止划伤皮肤。

俗话说："一夫当关，万夫莫开。"在山势险峻的地方，一个人把着关口，就是一万个人也打不进来。内关穴就相当于这样一个要塞，它是保护人体的关口。你只要每天用左手的拇指尖按压右胳膊的内关穴，按压5~10分钟，每日2~3次，再用右手按压左侧的穴位，就能"巩固"这个关口，将疾病阻挡在外。

郄门——突发心血管疾病的急救穴

郄门穴是手厥阴心包经上的郄穴。郄穴一般作为触诊中的要穴，治疗急性病。根据郄穴的这一特点，我们如能妙用，能快速缓解疾病急性发作时的症状。每条经都有一个郄穴，如胃经的郄穴叫"梁丘"，膀胱经的郄穴叫"金门"。心包经上的郄门穴也是急救穴，它多被用来缓解心绞痛。

郄门穴在前臂掌侧，腕横纹上5寸。整个前臂大致为12寸的长度，把掌侧腕横纹到肘横纹之间的距离平分，中间的位置为6寸，再向掌心方向量出1拇指宽的位置即是郄门穴所在。我们握拳的时候，能看到前臂上的两个大筋，郄门穴就在两个筋之间。

生活中，我们常常会遇到心动过速、心绞痛等心胸疾患突然发作的人，这时我们可以取他们左手手厥阴心包经上的郄穴——郄门穴按摩。一般这个时候，郄门穴会很痛。按摩时，可用左手拇指按定该穴，右手握住患者左手向内侧转动45度再返回，以一分钟60下的速度重复该动作。持续一分钟左右，患者大多能缓解症状，这样也可为去医院救治赢来时间。

如果是患者自救，也可用右手拇指按定左手郄门穴，然后左手腕向内转动45度再返回，以一分钟60下的速度重复该动作，一分钟左右即可缓解症状。

郄门穴有宁心、理气、活血的功效，对于胸痛、胸膜炎、痫证、神经衰弱、乳腺炎、心悸、心动过速、心绞痛等症都有不错疗效。平时有心动过速和心绞痛的患者应该记住这个穴位，发病时它可用于急救，平常多点按也有很好的养生作用。

第十一节
手少阳三焦经——人体水液运行的通道

三焦经：人体健康的总指挥

三焦是一个找不到相应脏腑来对应的纯中医的概念，用通俗的话来说，三焦就是人整个体腔的通道。三焦经是人体健康的总指挥，它主一身之气，是调气的一个通道。比如有人内分泌失调，但具体怎么失调说不清楚，到医院检查也得不出确切的结果，这时就可以调一下三焦经，以保证身体正常运行。

三焦经主要分布在上肢外侧中间、肩部和头侧部。循行路线是：从无名指末端开始，沿着上肢外侧的中线上行至肩，在第七颈椎处交会后，向前进入缺盆，络于心包，之后通过膈肌。它的支脉从胸上行，出于缺盆，上走至颈外侧，从耳下又绕到耳后，再经耳上角，然后屈耳向下直到面颊，到达眼眶下部。另外一支脉则从耳后入耳中，出走耳前，同前脉交叉于面部，抵达眼外角。

三焦经的终点叫丝竹空，就是我们的眼外角，鱼尾纹就长在这个地方，这个地方容易长斑，经常刺激三焦经就可以减少鱼尾纹和防止长斑。三焦经绕着耳朵转了大半圈，所以耳朵上的疾患如耳聋、耳鸣、耳痛等都可通过刺激本经穴位得到缓解。三焦经从脖子侧后方下行至肩膀小肠经的前面，可以和小肠经合治肩膀痛，还能治疗颈部淋巴结炎、甲状腺肿等发生在颈部的疾病。此经顺肩膀而下行到臂后侧，又可治疗肩周炎，再下行通过肘臂、腕，因此还可治疗网球肘和腱鞘炎。

那什么时候刺激三焦经效果最好呢？最佳时间应是21~23点，这时候是三焦经当令，气血在此时达到顶峰，所以这时候按摩效果是最好的。中医还认为22点是性爱的最佳时间，因为亥时（21~23点）是阴阳和合的时段，此时也是性爱的黄金时刻，也就是通过男女的交合配合身体完成阴阳和合的过程，达到"三焦通泰"。

支沟穴——轻松防便秘

便秘虽然不是什么大毛病，但却是身体阴阳失调的一个信号，身体里的代谢废物如果无法正常排出，还会引起其他疾病。便秘的产生，与大肠、脾、胃及肾脏有关，当肠胃受损，或气滞不通或气虚无力传送，血虚肠道干涩，与阴寒凝结，即会导致便秘。不同性质的便秘在调治时也有很大的差别，如果一出现便秘就去药店买通便之药服用，结果治标不治本，便秘反倒会越来越重。

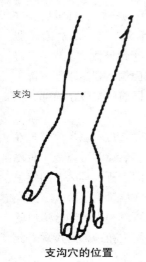

支沟

支沟穴的位置

古人认为支沟穴是治疗便秘的要穴，而且它的特点就是能通一切便秘。现代研究也表明支沟穴是治疗便秘的特效穴。伸臂俯掌，支沟穴就在手背腕横纹中点直上3寸，尺骨与桡骨之间。因为这个穴位附近的空间较大，所以我们可以采用画圈的方式按摩，正向揉两分钟，反向再揉两分钟。即便是坐在马桶上，也可以方便地点按支沟穴。如果能同时配合摩腹，效果更好。做法是：仰卧于床上，双手叠加按于腹部，顺时针做环形有节律的抚摸，力量适度，动作

《黄帝内经》养生智慧全书

流畅，3~5分钟。这样的自我按摩法能调理肠胃功能，锻炼腹肌的张力，增强体质，尤其适于慢性便秘的人，但必须坚持早晚各按摩一遍。

有的人在按揉支沟穴后，便秘的调治效果不明显，这可能是跟三焦经不通有关。这时，首先要做的是先打通三焦经，然后再去按摩。

需要注意的是，便秘包含多种症状，有些人虽每日排便，但量很少，而且有不舒服的症状，仍可视为有便秘情形。影响便秘的原因，有服药所引发的副作用、饮食习惯、大肠结构或功能障碍、体力衰弱，所以，大家在按摩支沟穴的同时，最好能找到便秘的原因，彻底通便。

按揉翳风，防治面瘫和感冒

翳风是防治感冒和面瘫的重要穴位，怎样能简便地找到它呢？可以用手从耳后突起的高骨向下摸，到耳垂后面，在下颌骨的后面的凹陷处就是了，当往前按时有一种酸胀的感觉能够传到舌根，这就是翳风穴了。

翳风这个穴位，一看名字就知道和中医的"风"有关。大家能经常见到这种情况，有人睡了一觉后，嘴巴歪了，这就是面瘫。面瘫的主要诱因是受风。夏天贪凉，对着风扇或空调吹；开车时把窗户打开，任风吹；睡觉时不关窗，夜里着了风等，这些都会引发面瘫。而按揉翳风穴能预防和治疗面瘫。

按揉翳风穴的方法是：用双手拇指或示指缓缓用力按压穴位，缓缓吐气；持续数秒，再慢慢地放手，如此反复操作，或者手指着力于穴位上，做轻柔缓和的环旋转动。每次按摩10~15分钟为宜。此法适用于各种人群，且操作不拘于时，一天之中择方便的时候做1~2次即可。

坚持按揉翳风穴可以增加身体对外感风寒的抵抗力，也就是说能减少伤风感冒的概率，也能减少面瘫的概率。受了风寒感冒后我们如果按揉翳风，头痛、头昏、鼻塞等症状一会儿就没了；发现面瘫后，按揉或针刺翳风穴，不管是中枢性面瘫还是周围性的面瘫，都有很好的治疗作用。

作为日常的保健常识，当我们从外面的风天雪地里回到屋子里面后，一定要先按揉翳风3分钟。另外，天热时一定不要让后脑勺一直对着空调或电风扇吹，因为这样后患无穷。

另外，翳风穴也有提神醒脑的功用。尤其在春天，不少人都会觉得昏昏欲睡，这时就可以适当按摩一下翳风穴，来提提精神。

肩髎——肩周炎患者的保健穴

肩关节周围炎简称肩周炎，是肩关节周围肌肉、韧带、肌腱、滑囊、关节囊等软组织损伤、退变而引起的关节囊和关节周围软组织的一种慢性无菌性炎症。它的临床表现为起病缓慢，病程较长，病程一般在1年以内，较长者可达到1~2年。主要症状是肩痛，有时放射到上臂，夜间疼痛明显，肩关节活动受限，影响洗脸、背手、梳头和穿衣等，给人们的日常生活带来极大的不便。

患了肩周炎，我们可以求助于肩髎穴。《针灸甲乙经》上面记载说："肩重不举，臂痛，肩髎主之。"可见它治肩病的历史有多悠久了。肩髎为手少阳三焦经穴，位于肩关节的后方，当胳膊向外展开时在肩部前后各有一个"小窝"，后面那个位置就相当于肩髎的位置。家中有肩周炎的患者，可以每天用花5分钟进行按揉，按揉时双手一定交替进行，因为即使只有一侧患病，这样交替进行的同时也是对肩关节功能活动的一个锻炼。

肩周炎患者的日常保健，除了按揉肩髎外，还可以多做一些保健小动作，对于恢复健康也是大有裨益的。下面就介绍几种：

（1）屈肘甩手：背部靠墙站立，或仰卧在床上，上臂贴身、屈肘，以肘点作为支点，进行外旋活动。

（2）手指爬墙：面对墙壁站立，用患侧手指沿墙缓缓向上爬动，使上肢尽量高举，到最大限度，在墙上作一记号，然后再徐徐向下回原处，反复进行，逐渐增加高度。

（3）体后拉手：患者自然站立，在患侧上肢内旋并向后伸的姿势下，健侧手拉患侧手或腕部，逐步拉向健侧并上牵拉。

（4）展臂站立：上肢自然下垂，双臂伸直，手心向下缓缓外展，向上用力抬起，到最大限度后停10分钟，然后回原处，反复进行。

（5）后伸摸棘：自然站立，患侧上肢内旋并向后伸，屈肘、屈腕，中指指腹触摸脊柱棘突，由下逐渐向上至最大限度后呆住不动，2分钟后再缓缓向下回原处，反复进行，逐渐增加高度。

（6）梳头：站立或仰卧均可，患侧肘屈曲，前臂向前向上并旋前（掌心向上），尽量用肘部擦额部，即擦汗动作。

（7）头枕双手：患者仰卧位，两手十指交叉，掌心向上，放在头后部（枕部），先使两肘尽量内收，然后再尽量外展。

（8）旋肩：患者站立，患肢自然下垂，肘部伸直，患臂由前向上向后划圈，幅度由小到大，反复数遍。

需要说明的是，上面八个动作不必每次都做完，可以根据个人的具体情况选择交替锻炼，每天3~5次，一般每个动作做30次左右，多者不限，只要持之以恒，对肩周炎的防治会大有益处。

艾灸阳池穴，消除睾丸肿痛

研究表明，在男人的"弹丸之地"，竟然有163种专属疾病，所谓的专属也就是只有男人才会患上的病。尤其是被喻为男人身体"钻石"的睾丸更是脆弱地带，睾丸炎的发病率是非常高的，大概在12%~18%之间。患上这种病以后，男人常会出现睾丸疼痛、肿大，有明显的下坠感觉，同时还伴有高热、恶寒等症状。

如果在医院确定自己的睾丸肿痛是因急性睾丸炎引起的，大家可以在家用艾灸阳池穴的疗法作为辅助治疗。阳池穴在手背的横纹处，先用右手大拇指按在左手腕背横纹上，然后左手伸直翘起来，这时右手拇指能摸到一根筋挺了起来，阳池穴就位于这根筋的外侧缘，与无名指在一条线上。

先在阳池穴的穴位表面涂上凡士林，再将绿豆大的艾炷直接放到穴位上灸治。每次灸三炷，每天灸一次，连灸一周就可以了。直接灸很容易起灸疱，对于灸疱要注意保护，防止感染。

阳池穴是三焦经上的原穴。原穴是原气经过和留止的地方，原气是人体的根本之气，是人体生命活动的主要原动力，也是脏腑阴阳的根本。《黄帝内经》中就曾明确地指出"五脏有疾，当取十二原"。也就是说脏腑上的疾病，都可以从原穴入手治疗。而三焦能通行原气，将原气运送到全身的脏腑经络中去，激发和推动脏腑的功能活动。三焦通，那么身体的内外左右上下皆通。此外，三焦还具有疏通水道、运行水液的作用，是水液升降出入的通路。如果三焦气化失职，水道不能通利，就会出现肿胀的情况。

急性睾丸炎在中医中归于"疝气""偏坠"的范畴，大多因为湿热下注蕴结于睾丸所致。我们艾灸三焦经上的原穴阳池，能够使原气通达，发挥原气维护正气、抗御病邪的功能，并且具有清利湿热、疏通水道的作用。当湿热去除，肿胀消退，原气通畅无阻的时候，身体也就可以痊愈了。

总之，睾丸是男人制造精液的地方，其重要性自是不言而喻。因此，男人平时就有必要做睾丸的自我检测，如果发现肿块，应该立即去医院做更为细致的检查，切莫因为羞怯或者不在乎的心理，让病情进一步恶化。

第十二节
足少阳胆经——一切为了消化系统

胆经：排解积虑的先锋官

　　足少阳胆经从外眼角开始，沿着头部的两侧，顺着人体侧面向下，抵达脚的第四、五趾，几乎贯穿全身。为什么说胆经是排解积虑的先锋官呢？

　　《黄帝内经》中说："肝者，将军之官，谋虑出焉。胆者，中正之官，决断出焉。"肝是个大将军，每日运筹帷幄，决胜千里之外；胆则是一个刚直不阿的先锋官，随时准备采取行动。"肝主谋虑，胆主决断。"

　　现代人在竞争激烈的社会中，不得不为生存而谋虑，如果我们谋虑的事情能够"决断"，并顺利进行下去，最终获得成功，那自然会气血通畅、肝胆条达了。然而，现实往往与人的愿望背道而驰，很多事情都不能尽如人意，所以，我们会有很多谋虑积压在肝而没有让胆去决断执行，肝胆的通道被阻塞。由于情志被压抑，肝胆的消化功能、供血功能、解毒功能都受到严重影响，人体就会百病丛生。所以，多疑善虑、胆小易惊的人都应该好好调节肝胆的功能。

　　让胆气生发起来的方法就是拍胆经。胆经的当令时间在子时，也就是夜里的 11 点到凌晨 1 点这段时间。所以，在这个时候刺激胆经是最佳时间，当然早睡的人可以提前一些。

胆经在人体的侧面，拍的时候从臀部开始一直往下就可以了，每天拍够三百下。有些人拍完胆经后会失眠，这又是为什么呢？胆经和三焦经都是少阳经，其实是同一条经，在手臂上是三焦经，在腿上就是胆经，拍完胆经头痛失眠的人，通常是邪气被赶到三焦经了，若再拍拍三焦经，问题也就解决了。

另外，胆经上有很多特效穴位：阳陵泉治两肋疼痛，光明穴可治老花眼，悬钟治落枕，风市可治各种皮肤痒疹，胆经上的穴位都气感明显而强烈，如能善加利用，会有极好的效果。

右腿常痛，疏胆经才是根本解决之道

不少人的右腿经常疼痛，疼得厉害的时候甚至连一秒钟都坐不下去，其实这是胆经经络不痛造成的坐骨神经痛。痛是因为经络不通的原因，中医里说："通则不痛，痛则不通。"胆经是沿外侧循行的，而大腿外侧只有胆经一条经络，所以可以说，胆经经络不通是造成坐骨神经痛的原因。

那么对于右腿疼痛，我们该如何缓解和调养呢？

当胆经发生疼痛时，按摩肺经的尺泽穴会感觉非常痛，压住正确的穴位后，停留在穴位一分钟可以立即止住疼痛。为减少发病的概率，平时可以经常按摩尺泽穴。每日睡前用热毛巾或布包的热盐热敷腰部或臀部，温度不可太高，以舒适为宜。

坐骨神经痛是身体排出寒气时的症状之一。当肺排出寒气时，会使胆的功能受阻，当胆经受阻的情形严重时，就造成了胆经疼痛，也就是坐骨神经痛。由于疼痛是由肺热引起的，因此，按摩肺经可以疏解肺热，肺热消除了，胆经立即就不痛了。

如果疼痛发生于季节变化时，由于春季肝的升发或夏季心火的旺盛，都会因为脏腑平衡的原因，造成肺热的症状，因此，保健时春天需先祛除肝热，夏天则先祛除心火，再祛除肝热，如果还不能祛除疼痛，再按摩肺经祛除肺热。秋天时则直接按摩肺经，多数都能缓解疼痛。冬天肝气会由于肾气下降而相对上升，因此，必须先按摩肾经，再按摩肝经和肺经。由于肺和胆的问题通常都不是短时间形成的，当发生胆经疼痛症状时，问题必定已经相当严重了。因此，不可能在短期内完全祛除疾病，必须先培育血气，血气能力达到相当充足的水平，人体才有能力逐渐祛除肺中的寒气。寒气祛除了，胆功能才能逐渐恢复。

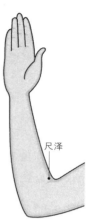

尺泽

尺泽穴的位置

此外，还要注意以下事项：工作时坐硬板凳，休息时睡硬板床。要劳逸结合，生活有规律，适当参加各种体育活动。运动后要注意保护腰部和右腿，内衣湿后要及时换洗，防止潮湿的衣服在身上被焐干。出汗后也不宜立即洗澡，待落汗后再洗，以防受凉、受风。

风池——治头疼助降压

天气剧烈变化的时候，稍不注意就会感冒，经常感冒对人体健康危害极大，所以预防感冒是保健强身的重要内容。防治感冒方法很多，这里介绍一种简便易行的方法——按摩风池穴。

风池穴位于后头骨下，两条大筋外缘陷窝中。每天坚持按摩双侧风池穴，能十分有效地防治感冒。无感冒先兆时，按压风池穴酸胀感不明显。酸胀感若很明显，说明极易感冒，此时就要勤于按摩，且加大按摩力度。当出现感冒症状，如打喷嚏、流鼻涕时，按摩也有减缓病情的作用。这个防感冒良方效果明显，不妨一试。除此之外，风池穴还有以下两大功效：

1. 常按风池缓头痛

头痛是由多种因素引起的，临床上颇为常见。头为诸阳之会，又为髓海之所在，其正常的生理活动要求是经络通畅、气血供应正常，使髓海得以充养。对于紧张性头痛、血管神经性偏头痛、青少年性头痛及功能性头痛，《黄帝内经》认为是经脉瘀滞，气血运行不畅，不通则痛所致。

如果家里正在读书的孩子经常头疼，父母可以在孩子读书读累时，让孩子休息一会儿，在休息的过程中，一边跟孩子聊聊天，一边伸出双手，十指自然张开，紧贴后枕部，以两手大拇指的指腹按压在双侧风池穴上，适当用力地上下推压，以孩子能够稍微感觉酸胀为度，连续按摩 15 分钟左右。这样一方面可以加深亲子感情，使孩子精神放松，另一方面可以刺激颈后血液供应，使大脑的供血供氧充足，大脑的功能得到良好的发挥。

2. 常按风池助降压

风池穴具有清热降火、通畅气血、疏通经络的功能，有止痛作用迅速、效果良好的特点。现代针灸研究发现，针刺风池具有扩张椎基底动脉的作用，能增加脑血流量，改善病损脑组织的血氧供应，使血管弹性增强，血液阻力减少。因此，经常按风池穴可以预防高血压。血压已经高了怎么办？再配合刮刮人迎穴，血压会降下来一些。

放松肩部，按揉肩井

身体很多经脉是否通合，都与肩颈所在的经脉有关。平时精神太集中或者压力太大的时候，颈部会不自主地往前探，这时候整个肩部就会拘谨、收紧，造成肩部肌肉过度紧张，或者是痉挛，按揉肩井穴会感到放松舒服，头晕头痛都能得到缓解。肩井穴位于大椎穴与肩峰连线中点，肩部最高处。低头时，颈部后方会突出一块骨头，肩井穴就在这块骨头与肩膀末端连接线的中间点，找起来很方便。

在肩部放松上，除了按揉肩井穴外，还有一个方法很好，即拇指和四指并拢放在肩部，捏起来，再放下去，再捏起来，这样反复做，会感到肩部很舒服。

除肩部疲劳外，很多工作的人会感觉全身疲劳、困倦、气色不足，这种情况往往是脾虚导致。《黄帝内经·素问》中说："脾主口，其在天为湿，在地为主，在体为肉，在藏为脾，在色为黄，在吉为宫，在声为歌，在变动为哕，在窍为口，在味为甘，在志为思。"脾虚一般表现为腹胀、无食欲、消化功能差、倦怠、疲劳、头晕、四肢无力、大便稀溏、怕冷、面色萎黄、腹泻、肥胖水肿，女性还可能出现月经不调。判断脾虚最简单的方法，是从镜子里看自己舌头边上是否有齿痕，舌头胖瘦如何，有无白色的苔，颜色是否正常，身体是否疲劳。

　　可用肩井穴缓解疲劳提高脾气，与大包穴配合治疗。大包穴是脾经最终末的一个穴位，叫脾之大络。脾管人体的后天之本，气血生化之源，气血生发出来以后，由这个大络把它散布到身体的各个地方去，如果脾的整个运化有问题了，就找大包。该穴位深部相对应的器官有胸膜腔、肺、膈、肝（右侧）、胃（左侧），故不可深刺。

　　首先双拳相握，对在一起，然后放到腋窝下，一般是放到与乳头相平的位置，用拳顶在这个地方，顶住的时候，拳的手指的缝隙刚好顶到肋骨的缝隙，以这里为支点，往里稍微用力一点，转肩，顺时针转，逆时针转都可以。这个方法其实是以大包为支点清理肩井穴，因为自己很难摸到肩井穴。这个动作让肩部转起来，刺激到了大包穴，也刺激到了肩井穴。在做这个姿势的时候，若能转肩以后再收肩，坚持10秒钟，然后做仰头，坚持10秒钟放松，再转2分钟，如此反复，就连颈椎都锻炼了。

加班工作头昏脑涨，丘墟还你清醒状态

　　经常坐在办公室中，或者本身就是担任领导的责任，会议、加班就成了常事，也许就一直工作到深夜，甚至会连续很多天都忙碌直至深夜。那必然会出现头昏脑涨，仿佛气血都淤阻在头脑当中，思维也变得不是很清晰敏捷了。那到底身体出现了什么变化，会

使得头脑无法清晰，全身感觉都不舒服呢。这是因为长时间的劳累，工作强度大，会使身体血液循环变慢，逐渐的一些身体末端产生的垃圾和有害的物质就堆积在一起。那么其他的系统也慢慢地失去原有的活性。也有人说长时间的身体压力大，会形成微微的瘀血，这些瘀血会阻碍血液的循环，神经以及其他地方缺少养分，自然全身都会感觉非常不舒服。而产生瘀血的位置就在丘墟穴。

《黄帝内经》指出，丘墟穴属于人体少阳胆经上的一个重要穴位，可以使人头脑清晰，情绪稳定。丘墟穴位于人体双脚外踝突出位置的前下方，解剖学的定位是趾长伸肌腱的外侧凹陷处。一般选穴时候都采用仰卧的姿势。

为什么丘墟穴就可以使人的头脑变清晰呢。大部分上班族之所以出现瘀血，是因为长时间的开会加班，导致下肢没有很好地活动。这种瘀血没有出现在腿部，也没有出现在脚掌，而是出现在了脚和腿之间的踝关节。虽然人体的脚和大脑距离最远，但是足部对大脑的血液循环起着至关重要的作用。如果脚上的运动代谢通畅，那么头部连接身体一直延续到脚上的往复就会运行通畅，一旦出现淤阻，那么由于重力的原因必然会出现在下方。

对于神经和血液的循环推动，中医的经络一直非常关注脚踝部位的几个大穴，其中丘墟就是非常典型的代表。通过刺激丘墟穴，脚部的瘀血就会循环代谢出去，当然存在于身体末端的垃圾和有害的物质也会被全身的循环运输到体外。最关键的循环被疏通了，大脑的血液自然非常通畅，人的思路也会逐渐清晰，头脑变得更加清醒。

所以千万不要小看在脚踝位置的丘墟，它可是能够远程遥控大脑的开关，如果想使人头脑清晰，那么选取丘墟穴，另外可以加上脚踝后方的昆仑穴，缓慢的按摩、点按。开始的时候要先放松整个腿部和脚步的肌肉，然后边按摩边深呼吸，这样操作几次就能感到明显的效果。

消除亚健康状态，足临泣让你意想不到

足临泣位于人体脚背的外侧，在第四脚趾关节的后方，在取穴定位的时候可以采用仰卧的姿势。在解剖学的定位上看，足临泣位于第四、五跖骨结合部前方，小趾伸肌腱外侧凹陷中。《黄帝内经·灵枢》中说："胆出于窍阴……注于临泣，临泣，上行一寸半陷者中也，为腧。"由此可知，足临泣为胆经的腧穴。

《黄帝内经》认为，足临泣是人体足少阳胆经上的主要穴位，可以主治：目赤肿痛、胁肋疼痛、月经不调、乳痛、足跗疼痛等，还包括胆经头痛、腰痛、肌肉痉挛、眼疾、胆囊炎、中风、神经官能症等。

然而，在治疗疾病的时候，人们会发现一个奇怪的事情，那就是足临泣并不是仅局限在经络相关的作用方面，对于很多意想不到的疾病，足临泣都有不错的效果。特别是现代生活中亚健康状态下出现的一些疾病，这个时候选用足临泣往往会收到意外的效果，所以也有人称足临泣是人体的神医。下面就是两个实际应用中的例子。

1. 缓解肋间神经痛

由胸部到侧腹或是由背部到侧腹，如果产生强烈疼痛，那么在转身、大声笑、深呼吸、打哈欠时都会感到痛苦难当，这就是肋间神经痛。

肋间神经疼痛会因咳嗽或呼吸强弱而定，严重时可能会形成呼吸困难。一般是吸气感到痛苦，吐气则否。但是应该注意的是有时误认为是肋间神经痛，但其实是肋膜炎或狭心症。真性的肋间神经痛有三种特征：一是背骨侧面即是压痛点，二是腋窝即是压痛点，三是胸侧面即是痛点，只轻轻一压疼痛难当。

为了防止肋间神经突发性疼痛，可以用以下的穴位指压法。按压外关穴（手背距横纹三指处）和足临泣穴，指压时一面缓缓吐气一面轻压6秒钟，左右各按10次。这种方法在病发半年内调治

效果较好，如果病发数年的话，只要持之以恒也能起到一定的效果。如果想提高效果的话，在指压前先用温湿布覆盖患处。如果治疗后还感到相当疼痛，则再用温湿布擦患处，重新再指压一次就可减轻疼痛。

2. 去除穿高跟鞋的倦累感

很多女人喜欢穿高跟鞋，因为可以提升整个人的气质，也有的人之所以穿高跟鞋，目的只是单纯地为了"增高"。借助鞋来增高自己，实际上并非用脚站立，而是用脚尖站立，因此脚尖用力时间太长，关节就会变弯曲，而且由于趾节骨、中足骨、脚腕关节等受到不良姿势的压力，人常常会感到疲倦。

指压足临泣穴可以缓解这种穿高跟鞋后倦累感，只要一边吐气一边强压6秒钟，重复20次即可。

上面的两种情况是足临泣非常常见的一种用法，它对于人体的作用要远远超过这两种情况，所治疗的疾病也非常的广泛。大家可以一边按压足临泣的时候，一边仔细体会，感觉一下身体的变化，也许就会发现足临泣更加重要的作用。

第十三节

足厥阴肝经——消解压力，护身卫体

肝经：护卫身体的大将军

足阙阴肝经上的穴位比较少，只有 14 个穴位，从下往上走，起于大脚趾内侧的指甲缘，向上到脚踝，然后沿着腿内侧向上，在肾经和脾经间，绕过生殖器后，最终到达肋骨边缘。肝经一般不太容易找准确，这里有一个很好的办法，就是做个劈叉动作，用 4 个手指去摸大腿根，有一根硬筋，顺着硬筋往下走就是肝经了。

肝经和肝、胆、胃、肺、膈、眼、头、咽喉都有联系，所以虽然循行路线不长，穴位不多，但是作用很大，可以说是护卫我们身体的大将军。肝是将军之官，是主谋略的。所谓"将军之官"的意思是指，将军不仅可以打仗，还是能够运筹帷幄的人。将军运筹帷幄的功能，就相当于肝的藏血功能，而"谋略出焉"，指的就是把肝气养足了才能够出谋略，才能让我们更聪明。因此，我们的聪明才智能否最大限度地发挥，全看我们的肝气足不足。

那如何能够使肝气畅通，让人体气机生发起来呢？首先，要配合肝经的工作。根据十二时辰养生，肝经的值班时间在凌晨 1~3 点，这段时间是肝经气血最旺的时候。此时人体的阴气下降，阳气上升，所以我们最好能安静地休息，以顺应人体的阴阳变化。虽然睡觉养肝是再简单不过的事，但是对于很多经常应酬的人来说，这个时候可能正在兴头上，一笔生意就要谈成了，精神正处于很兴奋的状态，根本不可能睡觉。其实，这是非常伤肝的，现在有很多得乙肝、脂肪肝的人，就是不注意养肝造成的。

按摩肝经也可以令肝气舒畅，虽然我们不可能在肝经当令的凌晨按摩，但可以在晚上19点到21点时按摩心包经。原因在于心包经和肝经属于同名经，所以按摩心包经也能起到刺激肝经的作用。

大敦——缓解疲劳的舒心大穴

很多人可能都有过这样的状况，整天工作繁忙，身体疲倦，但是躺在床上却无法入睡，早上醒来神不清、气不爽，身体倦怠，一点精神也没有，这种症状在30~40岁的中年人中非常普遍。这和年轻人前夜迟睡，因睡眠不足而迟醒的原因是截然不同的，它会对身体和精神产生非常强的危害。如果有这种毛病，指压大敦穴就是一个非常好的方法，它能治疗昏睡，使你神清气爽。

大敦穴位于足大趾末节的外侧，趾甲角旁大约0.1寸的位置。我们介绍脾经的时候，说到过脾经的隐白穴，同隐白穴相对的足大趾的另一侧即是大敦穴。大敦穴是肝经的起始处，指压此穴会让人头脑清醒。指压时强压7~8秒钟，再慢慢吐气，每日睡前重复10次左右，第二天起床时效果明显。迟醒的早上，也不妨在床上加以指压。

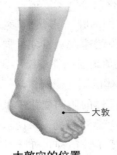

大敦穴的位置

大敦穴是肝经的井穴，中医讲肝藏血，所以大敦穴也被用来治疗出血症，且主要是下焦出血，像崩漏、月经过多等。除此之外，大敦穴调治疝气有特效。《玉龙歌》说："七般疝气取大敦。"《胜玉歌》也道："灸罢大敦除疝气。"中医有"病在脏者取之井"一说，如果患有慢性肝炎病，大敦穴更是不可缺少的治疗和保健要穴。除了惯用的按摩法，艾灸大敦的效果更佳，艾炷灸3~5壮，艾条灸 5~10 分钟。

头部的保健要穴：百会穴

中医认为：头为精明之府、百脉之宗，人体的十二经脉都会聚在此，是全身的主宰。百会穴位于头顶部正中央，有"三阳五会"之称，即足三阳与督脉、足厥阴肝经的交会穴，是人体阳气汇聚的地方，有开窍醒脑、固阳固脱、升阳举陷的功效。作为头部保健的重要大穴，它能够通达全身的阴阳脉络，连贯所有的大小经穴，还是人体阳气汇聚的地方，具有开窍醒脑、固阳固脱、升阳举陷的功效。

百会穴很容易就能找到，将双耳向前对折，取两个耳朵最高点连线的中点，即前后正中线的交点就是。或者将大拇指插进耳洞中，两手的中指朝头顶伸直，然后就是环抱头顶似的，两手指按住头部。此时两手中指尖相触之处，就是百会穴。用指施压，会感到轻微的疼痛。

刺激百会穴，可开发人体潜能，增加体内的真气，调节心脑血管系统功能，益智开慧，澄心明性，轻身延年，能治疗头痛、眩晕、脱肛、昏厥、低血压、失眠、耳鸣、鼻塞、神经衰弱、中风失语等症。

百会穴的保健方法有四种。

（1）按摩法：睡前端坐，用掌指来回摩擦百会至发热为度，每次 108 下。

（2）叩击法：用右空心掌轻轻叩击百会穴，每次 108 下。

（3）意守法：两眼微闭，全身放松，心意注于百会穴并守住，意守时以此穴出现跳动和温热感为有效，时间约 10 分钟。

（4）采气法：站坐均可，全身放松，意想自己的百会穴打开，宇宙中的真气能量和阳光清气源源不断地通过百会进入体内，时间约 10 分钟。

百会穴还有一些妙用，首先是降血压。手掌紧贴百会穴呈顺时针旋转，每次做 36 圈，可以宁神清脑，降低血压。其次为美发。

用示指或中指按压百会穴，逐渐用力深压捻动，然后用空拳轻轻叩击百会穴，每次进行 3 分钟。这样可以促进血液循环，增强头皮的抵抗力，从而减少脱发断发。它和正确的疏通方式一样关键，比如梳头时应顺着毛囊和毛发的自然生长方向，切忌胡乱用力拉扯。因为头部有督脉、膀胱经、胆经等多条经脉循行，所以最好顺着经络的循行梳头，这样轻而易举就能调理多条经脉了。

百会穴同时又是长寿穴，经常按压此穴，可激发人体潜能，增强体内的正气和抵抗力，调节心、脑血管系统功能，延年益寿。

爱生闷气，从太冲穴上找出路

眼睛酸涩、视物不清；夜里总做噩梦，两三点钟便会醒来，再难入睡；精神涣散，注意力无法集中；两胁隐隐作痛、抑郁，总想长出一口气；女性月经不调……这些症状都可以找太冲穴来帮忙。

太冲是肝经的原穴，原穴的含义有发源、原动力的意思，也就是说，肝脏所表现的个性和功能都可以从太冲穴找到形质。太冲穴很好找，在足背上第一、二脚趾缝向上，大约有两指宽的地方，在两个骨头之间，按下去会有很强的酸胀或胀疼感。

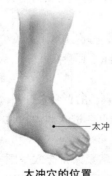
太冲穴的位置

在中医里面，素有"肝为刚脏，不受怫郁"的说法，也就是说，肝脏的阳气很足，不应被压抑。我们经常说"某某肝火旺"，其实肝火旺是一种上天的禀赋，通常肝火旺的人都有胆有识、精力充沛，能成大事，一旦生气也能很快地宣泄出来，不会伤到身体。有的人先天肝火不旺，气血不足，这样的人一旦生气，很容易压抑自己，气无力宣发，只能停滞在脏腑之间，形成浊气。还有一些人，每天精神涣散，注意力很难集中，或者半夜两三点钟就会醒来，再难入睡，这些其实都是肝部的毛病，可以通过刺激太冲穴解决。

但是太冲穴并不适合那些脾气火暴的人，就是一有不痛快就马上发泄、吵闹，并且吵闹后觉得痛快，还能谈笑风生的人，这种人的火气已经发泄掉了，不用再揉太冲穴。这个穴位是为那些爱生闷气，有泪不轻弹但又不能释怀的人准备的，还有那些容易郁闷、焦虑的人都很适用。其实，发脾气也不一定是坏事，很多时候我们之所以发脾气，并不是因为修养、学问的问题，而是因为体内浊气的作怪，无法控制地爆发出来。

另外，太冲穴还能够缓解急性腰痛。很多人出现的急性腰痛症状，多数是因为劳累过度、不正常的姿势、精神紧张或者不合适的寝具等因素造成的。这时，就可以用拇指按压太冲穴，每次垂直按压 5 秒钟，然后再进行第二次按压，直到疼痛缓解为止。

章门穴消除黄疸，强化肝功能

古人将穿脱章服的起始处称为章门，章也通"障"，门是守护、出入的地方。刺激章门穴，就好像打开四围的屏障。章门穴在腋中线，第一浮肋前端，屈肘合腋时肘尖正对的地方就是。

作为肝经的大穴，章门穴对于肝脏上的疾病有特殊的功效。它最大的一个作用就是消除黄疸，强化肝功能。引发黄疸的原因有很多，但是表现症状很相似，如目黄、脸黄、尿黄、身黄等全身性的泛黄现象。

在治疗上，不同的病机引发的黄疸要用不同的方法来治疗，但是作为人体的穴位来讲，却不存在这个问题。只要发现自己的肝功能不太好，或者出

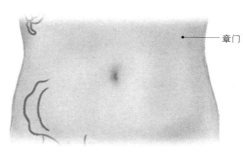

章门穴的位置

现类似于黄疸的症状，或者平时作为一种保肝护肝的措施，如情绪经常感到压抑、经常需要喝酒等，都可以时不时地刺激章门穴。有条件的可以每天拿艾炷在这里缓慢地灸十多分钟，没有条件的也可以用手指进行按摩，效果非常好。

另外，章门穴也是连接五脏的门户，可以通达五脏、调节五脏，是人体八大要穴之一。经常按摩章门穴可以防治乳腺增生等妇科疾病。它还有减肥的功效，敲打章门穴可以增加胆汁分泌，胆汁分泌多了，人体消化能力就强了，就能把人体多余的脂肪消化掉。

第九章

《黄帝内经》与情志养生

第一节
病由心生：情志决定人体健康

《黄帝内经》谈情志：五志分属五脏

"七情六欲"一词大家都很熟悉，可是说到具体内容，恐怕只有少数人知道。所谓的七情，顾名思义就是指人的七种感情、七种情绪。各家对七情的说法，差别不太大。

佛家认为，七情是指喜、怒、忧、惧、爱、憎、欲；儒家则认为，七情是指喜、怒、哀、惧、爱、恶、欲。我们知道佛家是从印度传过来的，在传入中国的时候译文的各个版本不可能完全一样。七情中的"忧"另外一种译法就是"哀"，而"憎"的另一种译法就是"恶"，所以佛家和儒家关于七情的解释实际上一致的。不过《黄帝内经》中所说的七情与上述有些区别，七情是指喜、怒、忧、思、悲、恐、惊，并未将"欲"列入七情之中。

六欲是指人的六种欲望，这些欲望与生俱来，不用人教。《吕氏春秋·贵生》首先提出六欲的概念："所谓全生者，六欲皆得其宜者。"那么六欲到底是什么东西？东汉哲人高诱对此作了注释："六欲，生、死、耳、目、口、鼻也。"可见六欲是泛指人的生理需求或欲望。

应该说七情六欲是人类基本的心理情绪和生理情绪，可是情太切伤心，欲太烈伤身，如果情欲出现了问题，我们应该怎么对治呢？在这一问题上，《黄帝内经》给我们作了很好的回答。

《黄帝内经》将我们通常说的七情六欲做了一个分类，将喜、怒、忧、思、悲、恐、惊七情归为五类，以喜、怒、思、悲、恐为代表，称为五志。五志又对应着人的五脏，如果七情太过，相应地就会令气机逆乱，气血失调，从而导致各种病症的发生。

五行	木	火	土	金	水
五脏	肝	心	脾	肺	肾
五志	怒	喜	思	忧	恐

《素问·阴阳应象大论》中说，"怒伤肝""喜伤心""思伤脾""忧伤肺""恐伤肾"。这表明七情过激可直接影响内脏生理功能，而产生各种病理变化，不同的情志刺激可伤及不同的脏腑，产生不同病理变化。内伤七情具体来说就是：

（1）喜伤心。喜可使气血流通、肌肉放松，益于消除机体疲劳。但欢喜太过，则损伤心气。阳损使心气动，心气动则精神散而邪气极，出现心悸、失眠、健忘、老年痴呆等。所以，大家要学会控制自己的情绪，做到"不以物喜，不以己悲"。

（2）怒伤肝。怒则气上，伤及肝而出现闷闷不乐、烦躁易怒、头昏目眩等，亦是诱发高血压、冠心病、胃溃疡等病的重要原因。所以，在遇到烦恼时，一定要学会暗示自己"一切都将过去""破财免灾""知足常乐"等，这样心情就会轻松，头脑也会冷静下来。

（3）思伤脾胃。思则气结，大脑由于思虑过度，使神经系统功能失调，消化液分泌减少，出现食欲不振、纳呆食少、形容憔悴、气短、神疲力乏、郁闷不舒等。如果你是个心思比较重的人，可找个倾诉的对象，有什么事情想不开就对他倾诉一番。

（4）忧悲伤肺。忧和悲是与肺有密切关联的情志，人在强烈悲哀时，可伤及肺。出现干咳、气短、咯血、音哑及呼吸频率改变，消化功能严重干扰之症。

（5）惊恐伤肾。惊恐可干扰神经系统，出现耳鸣、耳聋、眩晕、阳痿，甚至可致人死亡。在生活中，通过惊恐的语言暗示，把人吓死的已屡见不鲜。

由此可见，心理、精神状态对于人的气血和五脏六腑有着十分重要的影响，人们常说的因郁致病也就是这个道理。所以，我们的养生之道中绝不可缺失了关于情志养生的部分。

祝由——《黄帝内经》里的心理治疗

患上了心理疾病，该如何诊治呢？当然是心理诊疗了。前几年，心理诊所还被人当作一个新鲜的话题，近年来各大医院也开始有了正式的心理诊所，学校里也专门开设了这一门学科。事实上，利用心理治疗法来帮助人们恢复身体健康，在数千年前就出现了，不过，当时它被称为"祝由"。具体是怎么回事，还要从《黄帝内经》中说起。

《素问·移精变气论》中载有"余闻古之治病，唯其移精变气，可祝由而已。今世治病，毒药治其内，针石治其外，或愈或不愈，何也？岐伯曰：往古人居禽兽之间，动作以避寒，阴居以避暑，内无眷慕之累，外无伸宦之形，此恬憺之世，邪不能深入也。故毒药不能治其内，针石不能治其外，故可移精祝由而已。"《灵枢·贼风篇》也载有："黄帝曰：其祝由而已者，其何故也？岐伯曰：先巫者，因加百病之胜，先知其病之所以从生者，可祝由而已。"唐代王冰在注释《素问》时，对"祝由"解释为："是以移精变气，无假毒药，祝说病由，不劳针石。"

除了认为祝由是"祝说病由"之外，也有人认为"祝"是祈祷之意，"由"是忏悔，"祝由"是指用祈祷和忏悔来平复病人的心情，消除罪孽和疾病。实际上，若是从古代音韵学上考证一下，大家会发现，将"祝"和"由"连续读出其实是"咒"的读音。从这方面可以看出，祝由是一种用念咒的方式，祝祷鬼神消灾解难，减轻病人痛苦的治病方式。

当然，在现代看来，祝由的方式的确带有一定的迷信色彩。不过，在那个生产力相对比较低下，人们普遍比较"迷信"的年代，祝由作为一种心理治疗的方式是无可厚非的。从《黄帝内经》的角度来看，祝由之法是利用了情志相胜治疗法中的"思胜恐"，消除了人们对于自身疾患的担心，从而转移精神改变精神，恢复身体健康。

总体来说，祝由是一个复杂的问题，因其涉及"符章""神咒"，被很多人视为卫异端邪说，横加指责，清代中期以后，这一原始的治病方法几乎遭到取缔，只在民间流传。祝由是否属于巫术，在此不做讨论，我们重视的是古代民间所提倡的"移精变气"的心理疗法。在中医"形神一体"理论的指导下，我们如果能在日常生活中学会转移和分散不良情绪，就能缓解或者消除因不良情绪引发的气机紊乱等疾病。

为何女子爱伤春，男子易悲秋

我们现在经常说的精神抑郁、情绪不宁、头晕失眠、多疑易惊等病症都属于情志病的范畴。其实，情志病并不是现代人的特产，古代就有"女子伤春，男子悲秋"的说法。

关于这两句话的原意有两种说法，一种是"女子见春天到来，又一年过去，自己的青春随着时间流逝，所以会觉得伤感；而男子看秋天已至，感怀时光不再，身体一年不如一年，因此觉得悲伤"。另一种说法是"女子见春天衰萎的落花，伤感自己的容颜随时间老去，美丽不再；男子见秋天落叶凋零，感慨自己功业不成，短短人生就要如落叶一样结束"。这两句发展到现在已经简化成了伤春悲秋，是指一个人很敏感，就像林黛玉那样的，看到花落水流、树木凋零都会伤心。"感时花溅泪，恨别鸟惊心""泪眼问花花不语，乱红飞过秋千去""一川烟雨，满船风絮，梅子黄时雨"，这些经典诗句都是对多愁善感之人的最佳写照。但是肺主悲，悲伤过度就会伤肺，而且情志病很难用药治愈，因此古人采取了生活对治的方法。

　　男子悲秋，所以，秋天的时候征兵，到边关打仗，让男子有建功立业的机会和豪情；或者给男子订婚，平息他不满的精气，平杀气。古代的聘礼是用白鹿包好大雁送到女方家里去。射大雁要有眼力和力气，所以这样就考察了男子的臂力以及肺气、肝气、肾气。秋天订婚，喜气就冲淡了男子的悲伤情绪，冬天办喜事，第二年春天女孩就差不多怀孕了，将要为人母的喜悦也会使伤春之情消失殆尽。这样就用生活对治法治好了男子和女子的情志病。

　　到现在，古代的对治法虽然不太适用了，但是这也启发我们，情志病不一定要用药，可以通过转移患者的注意力来达到治疗的目的。

心与喜：缘何乐极会生悲

　　所谓乐极则悲，就是说，欢乐到了极点，将转而发生悲伤的事。这一成语出自《史记·滑稽列传》。战国时期，齐国有一个叫淳于髡的使节，不辱使命去赵国搬得救兵，齐王为他设宴庆功。席间，齐王问淳于髡："不知先生酒量如何？"淳于髡知道齐王平时就喜欢彻夜饮酒，于是想了想，回答道："我喝一斗酒也醉，喝一石酒也醉。"齐王不解其意，淳于髡解释道："酒极则乱，乐极则悲，万事尽然，言不可极，极之而衰。"就是说，不管做任何事，超过了一定限度，就会走向反面。

　　这样的例子不胜枚举。古希腊有位名叫蒂亚高拉·德罗特的老人，看到三个儿子同时在奥运会场上摘得桂冠，喜不自胜，在与儿子们热烈拥抱祝贺时，突然气绝身亡；古罗马喜剧诗人菲利庇德，终于如愿以偿，获得了梦寐以求的成功时，却因兴奋过度，窒息而死；岳家军中的大将牛皋，在活捉了金国四太子和侵宋元帅金兀术后，狂笑不止，突然暴亡；三国时蜀将赵云，号称常胜将军，驰骋沙场数十年，几乎从未吃过败仗，最后却在庆功宴上大笑而死。清代医学家喻昌的《寓意草》里记载了这样一个案例："昔有新贵人，马上扬扬得意，未及回寓，一笑而逝。"统计显示，有很多老年人，特别是心脏不好的老年人，都是在遇到高兴事情时发生猝死。可见，乐与悲看似天壤之别，实则一步之遥。本来是高兴的事，为什么能要人的命呢？难道"喜"真的会像我们平时开玩笑时所说的那样，会"笑死人"吗？

中医认为，心主喜，如果心脏不好，心气就容易耗散，喜过了头就会加快心气的耗散，等心气散尽，人的生命也就休矣。情志对人体健康的影响是极大的，动心则"五内俱焚"，就是说心脏不好的话，五脏六腑的状态就不平衡了，不平衡就会生疾病，从而影响寿命。突然的狂喜，可导致"气缓"，使人出现心悸、心痛、失眠、健忘等病症。如果"喜"的来势太凶猛，能量太强大，人就会有发生猝死的可能。

成语"得意忘形"，实际上说的也是因为欢喜过头而乱了心智，致使行动失控的生理现象。

所以，奉劝那些追逐梦想的人，在获得成功的时候一定不要高兴过了头，避免"乐极生悲"，损害健康。

肝与怒：秦可卿怎么会因肝丢命

"怒"，拆开了就是"奴心"，其实它最原始的含义就是"奴役心情"，有骑在心上作威作福的意思。哪里有压迫哪里就有反抗，心也不例外。心被外物奴役的时候，就会产生一种情绪——怒，这时候的人就会心理失衡，甚至迷失本性，导致行为扭曲。

其实，作为人的情志活动之一，怒本来也和其他情志活动一样，是一种正常的心理反应，一般情况下不会对身体构成危害。有时候，怒对人的身心健康甚至还是有益的。短暂而轻度的发怒，可以使压抑的情绪得到发泄，有助于人体气机的疏泄条达与平衡，从而使紧张的精神状态得到缓解。然而，当发怒的时间和程度超过了人体自身所能调节的限度，而这种情绪又不能及时得到转移时，怒就成为一种致病因素，对身体构成危害，严重者甚至可以致命。

比如《三国演义》中诸葛亮 "三气周瑜" 的故事，就是一个典型案例。

生活中形容"怒"的词很多，如"怒发冲冠""怒气冲天""怒容满面""怒目而视""怒火中烧"等。我们从这些词汇中可以看出，"怒"是一种非常强烈的情感表现，所以"怒"往往还被用来形容气势的强盛，例如形容汹涌澎湃的河水或海水为"怒涛"，形容百花盛开为"怒放"等。

中医认为，发怒一般是由于事不遂意，心生愤懑，而一时产生的激烈情志。这种一时的情绪不会致病，但是怒气过盛，会使人怒发冲冠、双目圆睁、面部表情扭曲等。在盛怒持续不去的情况下，就可能导致人体肝气受损。

《黄帝内经》中提到，"怒伤肝"（《素问·阴阳应象大论》）、"百病生于气也，怒则气上"（《素问·举痛论》），意思就是说，过激的怒会使气血上升，进而伤及肝。若肝气上逆，就会出现面赤口苦、胸满胁痛，甚则呕血或昏厥；若肝气横逆，则会出现腹胀、飧泄、消化不良（肝气犯脾）、呃逆、呕吐（肝气犯胃）。所以《素问·生气通天论》中说："大怒则形气绝，而血菀于上，使人薄厥。"《素问·举痛论》中也提到："怒则气逆，甚则呕血及飧泄。"此外，心中的愤怒之情如果长期得不到发泄，还会导致肝的其他病变，如嗳气叹息、两肋疼痛、乳房胀痛结块或女性月经不调等。

秦可卿是《红楼梦》中最具神秘色彩的一位女子。她本是秦业从养生堂抱来的养女，小名可儿，官名兼美，嫁与贾蓉为妻。书中说她妩媚似宝钗，袅娜如黛玉，可见作者对她偏爱有加。然而，她的早逝却令读者无限惋惜。秦可卿早逝的一个重要原因，是她无法解脱的心病。她的判词上画着高楼大厦，有一美人悬梁自尽，可见，在曹雪芹的原稿中她应该是自缢身亡的，后来才改为病死。既然是病死，就得有一个病因，最恰当的病因莫过于情志病了。她婆婆尤氏说她是因为秦钟闹学给气的，其实这不过是她生病的一个引子，真正的病根是她与公公贾珍通奸而长久郁结的心病。

张太医说可卿"忧虑伤脾"，婆婆尤氏也说出了秦氏的"用心太过"的特点："虽则见了人有说有笑，会行事儿，他可心细，心又重，不拘听见个什么话儿，都要度量个三日五夜才罢。这病就是打这个秉性上头思虑出来的。"所以，无论她是病死，还是自缢而亡，"用心太过"都是根本的原因。中医认为：过思则伤脾，脾伤则吃饭不香，睡眠不佳，日久则气结不畅，百病随之而起。秦可卿就是在过度的思虑之中香消玉殒的。

肺与悲：林黛玉多半有肺病

一个人经常悲痛，哭泣，多半会有肺病。《黄帝内经》说："悲则气消。"悲痛欲绝，还能引起昏厥或突然死亡，所以容易悲伤的人，比其他人更容易得癌症或别的疑难重症。

《红楼梦》中的林黛玉自幼失了双亲，寄人篱下。她才华横溢、天性孤傲、自视清高，然而没有了父母的庇护，要受人恩惠，又让她隐隐添了几分自卑。这种矛盾的心理让她备受折磨。所以她一方面常与人"使小性儿"，一方面又不得不"步步留心，时时提防，恐被别人耻笑了去"。整个大观园，她只视宝玉为知己，将一片痴心给了他。可是"金玉良缘"的隐忧又让她一直不能释怀，所以几次三番的用假意试探宝玉，跟宝玉大吵好几次，她孱弱的身体又怎能经受住精神上的这般动荡呢？

从具体病症上，人们多推测黛玉患有"肺痨"，也就是肺结核。但是她的咳嗽是有季节性的，"每岁至春分秋分之后，必犯咳嗽"。这种咳嗽是由于自身体质和情志刺激所导致的。黛玉是气阴两虚的体质，春分是大地升发之气极旺之时，肝肾之阴不足，就不能涵养阳气，从而导致阳气外越，肺气不降，所以"必犯咳嗽"。而且黛玉常忧常悲，悲则伤肺，所以，林黛玉小小年纪就香消玉殒。

《灵枢·本神》上说："愁忧者，气闭塞而不行"。若过度忧愁，则不仅损伤肺气，也要波及脾气而影响食欲，所以黛玉的食量很小。大家都在烤鹿肉时，湘云说黛玉若不是身体不好也会爱吃的，就是这个道理。而忧思过甚，悲从中来。中医认为悲是忧的进一步发展，两者都会损害肺气。黛玉本身就有肺病，过多的忧愁悲苦更加重了肺的负担。

另外，黛玉一直服用"人参养荣丸"。而实际上，人在情绪不好的时候用补药是不恰当的。因为很多补药会产生阻塞气机的作用，使得原来的胸闷得不到缓解，气血郁结难以疏通，反而又会加重心情的抑郁。所以她的肺疾越来越严重，最终咯血而死。咯血在现代医学上来看，就是肺结核严重时期的症状了。

明白了肺与悲的关系，大家在以后的生活中就应尽量避免悲痛，以免伤到肺脏。同时，如果自己或者朋友动不动就爱哭，经常掉眼泪，那么这可能也与肺有关，甚至是有了肺病的原因。

脾与思：废寝为什么会忘食

中医认为："过思伤脾，思则气结。"思虑太过，会伤及脾胃，引起食欲不振、腹胀腹泻、头脑胀痛，甚至肌肉消瘦等症状。长期思虑过度，还可能会影响心神，造成神经系统功能紊乱，轻者经常失眠，形体消瘦，重者则会神经错乱。

我们小时候都读过不少关于科学家废寝忘食工作的故事。科学家们之所以经常忘记吃饭，除了因为他们探究科学奥秘、攻克科学难题的专注的精神外，还有一个你不知道的奥秘，那就是生理上的原因。中医一句话道破天机，即"脾主思"。

如果一个人过度思虑，他的脾胃就会出现问题。这就是为什么干体力活的人吃起饭来狼吞虎咽，而干脑力活动的人胃口就差多了，有些人甚至会觉得吃饭"真麻烦"。这里要特别说明的是，大家千万别把食欲和文明程度联系起来，其实更多的时候，是劳动的性质决定了食欲的大小，和文明程度无关。简单地说，我们吃完饭的时候，气血都往胃里走，去帮助你消化，如果这时候你的血不往胃里走，而是往脑子上走，长期如此，脾胃功能就要受到影响。这就是"过思伤脾"的道理所在。你只要看一下自己的体检报告就会知道，经常用脑的人脾胃功能都比较差。

人在思考问题的时候，其神就处于非常活跃的状态。神不停地活动，跟汽车不停地奔驰一个道理，汽车奔驰要耗油耗电，而人的神在活动时则要消耗五脏的精血物质。这就是为什么那些作家、艺术家们喜欢称自己的作品是心血凝聚而成的，而称他们的创作状态是"呕心沥血"。

当一个人的精血主要是用来支持和滋养神的活动时，全身的气血运行就随之迟缓下来。这里大体上有这样的两种关系，一种是正比例关系，一种是反比例关系。所谓的正比例关系，就是指倾注的思考力越多，精血的耗用也就越多。还是以汽车的奔跑来做比喻，汽车跑得越快，车内的灯与空调等设施启动的越多，那么耗油量与耗电量也就越大，二者道理是一样的。所谓的反比例关系，就是说如果一个人的精血耗损越大的话，那么气血的运行就会越迟缓。如果我们将人的身体比作一个城市，那么，为了救灾救急而将高速公路、铁路等主要干道临时作为专用通道的话，其他支线的压力就增加，堵塞情况自然就会增加。堵得厉害时，一小时才挪动十几米，就跟没走一个样。这就是"思则气结"的道理所在。

当然，这里的"思"是广义上的，并不单指用脑思考，也包括精神的高度专注等。比如汽车司机，尤其是那些长期开长途车的司机，很多都有胃病。这是为什么呢？因为他们只要往驾驶座上一坐，就始终保持一个坐姿，精神高度专注，血自然就会往头上走，吃进去的食物就得不到充分的消化，时间久了，就难免会得脾胃病。

我们也可以用现代医学的观点来参照理解。人的血液量在一定的时间内是相对稳定的，在思考问题时，脑的耗氧量大大增加，血液大部分流向大脑，其他脏器的供血就会相对减少，这其中自然也包括消化系统。这样一来，胃肠的蠕动就会减慢，食欲自然下降。这就是废寝忘食的真相。

肾与恐：大惊以后为何会"失色"

人们常常把惊和恐合并在一起说成"惊恐"，其实严格来说，惊和恐是两回事儿。惊多来自外部，恐则常由内生。中医认为，恐惧过度则消耗肾气，使精气下陷不能上升，升降失调而出现大小便失禁、遗精、滑泄等症，严重时会导致精神错乱、癫病或痿厥。但人们之所以把惊和恐合并在一起说，是因为恐与惊密切相关，往往是先有惊而继而出现恐，惊是恐的外因。

我们都有这样的经验，那些受到惊吓的人，脸色往往瞬间就变得苍白。你看那些被宣判死刑的罪犯，几乎没有一个面色红润的。

人在受惊吓时，不仅是脸色会有变化，搞不好还会一命呜呼。我们常说"吓死人了"！其实这个感叹的说法并不夸张，人在一定的情况下是会被吓死的！《三国演义》里的张飞，在当阳桥上一声怒喝，就把人给吓死了。如果你认为小说的情节没有说服力，那么让我们看看现实的例子吧。

美国一个心理医生曾做过一个试验。他把一个即将被执行死刑的罪犯弄到试验室，用黑布套蒙住死刑犯的头，接着对他说："现在要在你的胳膊上开刀。"其实他只是用一根木棒在死刑犯的胳膊上狠狠地划一下，似乎很疼，但是并没有出血。然后，医生用一根水管接到水龙头上，让水慢慢地滴出来，滴到一个搪瓷盆里，听起来很像是血滴下来的声音。开始滴得稍快一些，然后渐渐慢下来，直到没有声音。这个过程里，死刑犯一动也不动，开始还呼吸急促，后来呼吸声越来越小，慢慢就听不到了。当模拟滴血停止后，试验也结束了，医生把死刑犯的头罩拿下来，结果发现，死刑犯已经死了！他完全是被吓死的！因为他之前的身体的状况，根本没有要死的迹象。

从医学的角度来看，被吓死的人肯定是肾气虚亏。其实，生活中我们很容易受到惊吓，比如听见巨响、看见怪物、夜里做噩梦，等等，都会受惊。受惊后的表现有面如土色、失魂落魄、目瞪口呆、

《黄帝内经》养生智慧全书

冷汗直冒、四肢不灵，或手中物体失落，重则放声尖叫，大小便失禁。这些听起来也许还有那么一点邪乎，不过，下面这种感觉恐怕每个人都遇到过。在惊慌的时候，每个人都会感到心跳加速，甚至自己都能听到"怦怦"的声音。这就是身体在遇到紧急情况，处于一种战备状态的表现。科学试验表明，惊恐会导致血压升高，大多表现为收缩压升高，其机理是心脏搏出的血量增加。

　　从古至今，有人一笑归天，也有人一怒丧命，有人一悲而亡，也有人一思命终，更有人一惊断气。经过这些分析，我们不难得出结论，喜、怒、忧、思、恐等情志的变化和人的五脏是息息相关的。《素问·阴阳应象大论》说："故喜怒伤气，寒暑伤形。暴怒伤阴，暴喜伤阳。厥气上行，满脉去形。喜怒不节，寒暑过度，生乃不固。"说明早在几千年前，我们的老祖宗就认识到并重视七情所导致的病理变化了。

第二节
怒过伤肝，情志养生之悲胜怒

怒为肝之志

早在几千年前，我们的祖先就知道"怒伤肝"的道理，明白"怒是猛虎，欲是深渊"。金庸的小说《神雕侠侣》中，年少的郭芙不能忍受杨过对自己的忽视，一怒之下砍断杨过的一条手臂，成为一辈子都抹不去的遗憾。而"大汉奸"吴三桂更是一怒之下，打开城门，放清兵入关，落得千古骂名。人在暴怒的状态下，往往会头脑发热，失去理智，做出没有分寸的愚蠢之事，酿成恶果。

中医认为，"肝主怒"，不良的情绪刺激会导致肝脏受损，从而又会加重情绪失衡，给身体健康带来很大的危害。所以，脾气暴躁、易怒，往往会造成肝脏功能失调，或者器质性病变。

肝有升发透泄的功能，主管全身气机的舒畅条达。发怒会使身体气机郁滞不通，各种各样的疾病由此而生。

发怒会直接损害肝实质，破坏肝贮藏血液和调节血量的功能。

发怒会引起一些心血管病患者发生心肌梗死；或者会造成血管收缩，舒张压明显上升，收缩压也可从正常的16千帕（约120毫米汞柱）迅速升到31千帕（约233毫米汞柱）以上，使一些人当场发生脑卒中。

发怒还会影响消化功能。因为发怒时胃黏膜充血，胃酸分泌过多，胃蠕动减弱，食欲减退，消化功能减低，同时还容易发生

《黄帝内经》养生智慧全书

胃溃疡。

发怒还会直接影响大脑的功能,造成神经衰弱、反应性精神病,甚至诱发精神分裂症等。

发怒还是癌症形成和恶化的重要因素之一。

要想有健康的身体,就一定要有健康的肝。要想有健康的肝,就一定要避免发怒。遇到发怒的诱因时,要及时通过适当的方式把积聚在心中的不良情绪发泄出去,尽快恢复心理平衡。要养成开朗的性格,学会自主调节情绪,用宽容、平和的心态对待周围的人和事;要正确地认识自己,适应环境,学会交流,善于沟通,这对养肝极为重要。性格开朗的人不容易发怒。有人对 80 岁以上的老人做过调查,结果发现,96% 的长寿者都是性格开朗的人。

爱生气的男人易秃顶

现代人都知道气大会伤身,而且我们的老祖宗很早就明白生气是最原始的疾病根源之一,不但浪费身体的血气能量,更是人体患各种疾病的原因所在。在《黄帝内经·灵枢篇》中,就有相关记载:"夫百病之所始生者,必起于燥湿寒暑风雨,阴阳喜怒,饮食起居。"

长期生气会在人的身上留下痕迹,从外表就能看出来,比如一个人长期脾气火暴,经常处于发怒状态,那他多数会秃顶。头顶中线拱起形成尖顶的头形者是生气比较严重的,而额头两侧形成双尖的 M 字形的微秃者,也是脾气急躁的典型。

生气为什么会造成秃顶呢?中医认为,人发脾气时,气会往上冲,直冲头顶,所以会造成头顶发热,久而久之就会形成秃顶。还有一种人经常处于内心憋着一股窝囊气的状态,他们外表修养很好,在别人眼里从来都是好脾气的人,但心里经常处于生气或着急的状态。这容易造成十二指肠溃疡或胃溃疡,严重的会造成胃出血。这样的人,额头特别高,而且额头上方往往呈半圆形的前秃。

严重的暴怒,有时会造成肝内出血,更严重的还有可能会吐血,吐出来的是肝里的血,程度轻一点的,则出血留在肝内,一段时间就形成血瘤。这些听起来虽然可怕，但千真万确。另外，如果女人爱生气，由于气在胸腹腔中形成中医所谓"横逆"的气滞，因此会增加患小叶增生和乳癌的概率。

中医认为，怒伤肝，肝伤了更容易生气，而生气会造成肝热，肝热又会让人很容易生气。两者会互为因果而形成恶性循环。因此，不要长期透支体力，要注意调养血气，这样才能使人的脾气变得比较平和。

总之，生气会使身体出现许多问题，因此，日常生活中一定不要生气。所谓的不生气并不是把气闷住，而是修养身心，开阔心胸，使得面对人生不如意时，能有更宽广的心胸包容他人的过错，根本没有生气的念头。如果生活或工作的环境让人无法不生气，那么可以考虑换个环境。

生气时为何有人喜欢乱扔东西

很多人在生气的时候都有摔东西的习惯，尤其是夫妻之间吵架的时候，似乎声嘶力竭破口大骂还嫌气势不够，还要摔东西助威。有时候是夫妻中的一方摔，另一方躲，有时候则是夫妻双方对摔，场面相当壮观。他们往往抓到什么是什么，随手就摔，摔得满屋子满院子都是，也不管所摔的东西贵重与否。如果只是碗碟、茶杯什么的也就罢了，有些人失去理智的时候，连手机、电视、电脑都摔，甚至连汽车都砸了。他们心里也清楚那些东西都是钱买的，摔坏了是不对的，但是人在气头上，就是无法控制，甚至是越贵重的东西摔起来越过瘾。等怒气消了之后，心情平静下来，才后悔莫及，心想自己太傻了，这得损失多少钱啊！可是，这种毛病就像烟瘾一样，很难戒掉，下次发脾气时，又会重犯。

如果摔东西还不够解气的话，有些人有时还有自虐倾向，比如拿啤酒瓶子砸自己脑袋什么的。再有甚者就变成家暴事件了，由摔东西变成打人。这时候，他们各自甚至有与对方同归于尽的冲动。

为什么有的人一生气就会出现摔东西，甚至自虐或者打人的倾向呢？

　　根据中医的观点，"暴怒伤肝，怒则气上"，就是说，一个人生气后，肝气疏泄不畅就会往上走，导致肝气淤积，引起肝区疼痛。肝气上冲至头部，还会使人出现面红目赤、头胀头痛等现象。头脑受到了胀和痛的双重攻击，人就难免会"犯糊涂"。所以，很多人在生气的时候都会出现摔东西或打人的情况。

　　当然，我们绝不能把中医的解释作为家庭暴力的理由，从而为自己犯下的过错进行辩护。正确的做法应该是，通过学习中医知识，寻求摆脱暴力倾向的途径。当你发怒时，要尝试选择对人对己都无害的方式进行发泄。只要将肝气转移出去，怒气自然就会消除，从而避免暴力倾向。

怒气要宣泄出来，憋在心里更伤身

　　许多人在生气时不是想办法发泄，而是一声不响地生闷气。这在夫妻之间表现比较明显。通常情况是，妻子因为丈夫加班晚回等事情，唠叨不休，不停地翻旧账，发怨气，而丈夫多数时候不作反应，一语不发，任你风吹雨打，我自闲庭信步。这样看似是丈夫大度忍让，其实对解决问题没有什么好处。不但如此，还会对双方的身体健康造成伤害。

　　为什么这样说呢？因为，从妻子这一方来说，就好像一个拳击手失去了和自己对打的人，只能对着空气挥拳，内心的怒气自然得不到宣泄，就好像是流水被阻塞了一样；而丈夫呢，尽管看上去有那么点好男不跟女斗的大度和包容，实际上是在挑战自我内心忍耐的极限，通俗一点说，对大多数男人而言，这并不是真正的包容和大度，而是忍气吞声，是一种无奈和压抑。

　　很多人主张夫妻发生争吵时其中一个走开或者"少说两句"，对方吵得没劲自然就会平息下来。这其实是一个误区。因为这样的"平息"，就好像我们暂时堵住了火山的喷发，但却无法熄灭地下燃烧的熔岩。那些积蓄在身体里的能量早晚是要爆发的，这次不爆发，下次的暴风雨就会来得更猛烈。这就是很多做丈夫的想不通的，为什么自己一直让着她，她反而一次比一次吵得凶。很多男人这时会认为，是自己太迁就她了，她觉得自己好欺负，所以，男人一怒之下也就在沉默中爆发，一阵势均力敌的争吵后，结果发现妻子反而好多了。其实，这并非是妻子欺软怕硬，而是因为怒气得到了充分的宣泄。这种争吵，实际上对夫妻双方的身体都有好处。比如下棋，如果一方太弱，那么强的一方就会觉得没意思，只有棋逢对手，相持不下，难分胜负，玩起来才过瘾。

所以有人说，有的夫妻越争吵，就越离不开对方，这是有道理的。想通了这一点，你也就明白了很多人一辈子都没弄懂的困惑。为什么很多夫妻吵了一辈子，结果却能白头偕老，谁也离不开谁；而有的夫妻看上去总是风平浪静，从不吵架，被视为是模范夫妻，结果一次小得不起眼的事情就造成了婚姻的破裂，有的甚至还闹得家破人亡。

当然，这并不是说夫妻之间要过得长久就必须经常吵架，如果这样理解，就从一个极端走向另一个极端了。只是说，人要懂得以适当的途径发泄情绪，不要经常生闷气。生闷气不是一种好的习惯，也不是一个好的选择，不仅不利于事情的平息，还会使自己的心理饱受折磨。

悲胜怒，泪水可以浇灭你的怒火

哭是一种发泄怒气的好办法。人在哭的时候，肺气比较旺盛。肺对应五行中的金，肝对应五行中的木，金和木相互制约，当肺气旺盛起来时，肝气就会平息下来。所以说，泪水可以浇灭怒火。中医的说法是：悲胜怒。悲伤可以压制怒气，从而防止相应的疾病发生。

有一名少妇，刚结婚没多久，就发现自己的丈夫回家总是很晚。通过仔细观察她才知道，原来丈夫与隔壁村的一名女子有染。少妇对丈夫的出轨行为极为愤怒，但是如果这样回娘家实在是没面子，她又没有一个可以倾诉的人，一气之下卧床不起。丈夫得知妻子生气的原因后，愧疚不已，便请来当地有名的郎中来给妻子看病。郎中告诉他，想要治好妻子的病，就要用石头煮汤给她喝，但必须要把石头煮烂才有效。谁都知道，石头是煮不烂的。但是丈夫听了郎中的话，立即照他说的做，守着煎锅三天三夜不曾合眼。少妇看到丈夫熬红的双眼，心里不免酸楚，悲伤起来。她想，原来丈夫对自己如此上心，谁没犯过错呢？既然他有心悔改，就原谅他这一次吧。过了两天，少妇的病就好了。其实，这名郎中采取的治疗办法就是"悲胜怒"。

明代名医张景岳也曾用这样的办法治愈了一个病患。当时，有一名妇人因跟邻居吵架，气愤至极，便躺在地上装昏。于是，她的家人便请来了张景岳。张景岳为妇人把过脉后就知道她是装的，于是悄悄在她耳边说："你的病情很严重，必须用点着的艾条熏脸才能治好。"妇人一听闻要用熏脸，当然不肯，这样岂不是要毁容吗？而且肯定还很疼。妇人想到这里，满心忧虑，伤心起来。张景岳看到了妇人脸色的变化，于是又说："可以先服汤药试一试，也许喝了汤药病人就会清醒过来了，那就用不着熏脸了。"妇人听了之后，刚喝了一口汤药就"醒"过来了。

由此看来，有时候适当地想想伤心事，大哭一场，对身体反而是有益的，远比独自生闷气强得多。

莫名烦恼，试试脐疗法

大家所熟知的按摩、刮痧、针灸等手段，可以说是中医的常规武器，而脐疗法可以说是一种"非常规武器"。尽管运用这一方法运用得比较少，但脐疗法却并不神秘，它其实有着很悠久的历史。我国现存最早的医学理论著作《黄帝内经》中就有许多关于脐疗的论述。随后，脐疗法不断发展，直至晚清进入了其发展的鼎盛时期。

脐，中医穴位又称"神阙"。它与人体十二经脉相连、五脏六腑相通，中医认为，肚脐是心肾交通的"门户"。所谓脐疗，就是把药物直接敷贴或用艾灸、热敷等方法施治于患者脐部，激发经络之气，疏通气血，调理脏腑，用以预防和治疗疾病的一种外治疗法。

脐疗是一种简便易行、安全有效的方法，对莫名烦恼具有很好的疗效。下面就来介绍几种常用的脐疗方法，受莫名烦恼困扰的朋友不妨一试：

（1）丹硫膏。丹参、远志、硫黄各10克，研成细末。每次取药末1克，用水调成糊状，敷于脐部，用消毒纱布覆盖，再用胶布固定，每晚换药1次。具有养血、宁心、安神的功效。

（2）交泰丸。黄连、肉桂各等量，研成细末，用蜜调为丸，每丸重1克。每次取1粒药，放入脐内，用纱布覆盖，再用胶布固定。每晚换药1次。适用于心肾不交型失眠症。

（3）酸枣仁糊。酸枣仁10克，研成细末，用水调成糊状，放入肚脐中，外用伤湿止痛膏固定，每日换1次，连续3~5天。可养心安神，生津敛汗，适用于心肝血虚导致的失眠。

（4）柏子仁糊。柏子仁10克，研成细末，放入肚脐中，外面再用伤湿止痛膏固定，每日换1次，连续3~5天。可润肠通便，养心安神，适用于血不养心所致的虚烦失眠。

（5）珠黄散。珍珠粉、丹参粉、硫黄各等量，研成细末，和匀，放入瓶中备用。用时取药末0.5~1.5克，撒入肚脐中，按紧，用胶布固定，每5~7天换药一次，至失眠症痊愈为止。

当然，任何疗法都有"禁区"，脐疗法也不例外。有严重心血管疾病、体质特别虚弱者，处在怀孕期、哺乳期的女性，以及过敏性皮肤者，特别是腹部皮肤有炎症、破损、溃烂者均不适合进行脐疗。除此之外，还要注意有无药物过敏史，避免在用药时引起过敏。

另外，运用脐疗法治疗时，一定要特别注意保暖。治疗不要在室外进行，或者让脐部对准风口。保持室内温暖，适当覆盖衣被。尤其是腹泻、感冒、体质虚弱的患者，以及老人和小儿更要注意保暖。

第三节

恐过伤肾，情志养生之思胜恐

恐为肾之志

许多人看过恐怖电影之后，一闭上眼睛，脑海里就会出现各种可怕的画面，结果导致晚上睡不着觉；有些人听别人讲过恐怖故事之后，晚上一个人走路时就会战战兢兢，疑神疑鬼，时不时忍不住往后看，生怕有什么东西跟在自己身后；还有些人，在寂静的夜里听到一点儿响动就会吓得失魂落魄，惴惴不安。

在电影和电视剧中，我们经常看到一些胆小的人面对恐惧的事，被吓得屁滚尿流。根据中医的看法，"屁滚尿流"就是"恐过则气下"所致。中医认为，肾控制二便，当人过度恐惧时，肾的固摄功能就会变差。恐惧对应六腑之中的膀胱，膀胱没有气化的能力，所以才导致二便失禁，一般情况下主要是小便失禁。

其实，从中医的角度看，人之所以会经常产生恐惧，就是因为肾气不足。

恐，不需要过多解释，就是一种胆怯、害怕的心理情绪。恐是人体的一种正常反应，一般情况下不会对机体构成危害。其实正是因为有了恐惧这种心理反应，人在遇到生命危险时才能及时逃避，避免机体及生命受到伤害。

但是，如果惊恐的程度过于强烈，或者恐惧持续时间太长，超过了人体所能调节的限度，恐就成了一种致病因素，会对机体构成危害，严重者甚至可能因惊恐过度而丧命。中医认为，一个人长期处在恐惧之中，会导致肾气受损。《素问·阴阳应象大论》中说，"恐伤肾"，讲的就是这个道理。因为肾主藏精，是生气之源。从这个角度说，任何原因造成的恐惧都属于肾的病变。过度恐惧，则肾气不固，气往下走，就会导致大小便失禁，还会出现四肢发冷、头皮发麻等情况。

《素问·举痛论》中也提到："恐则气下。"恐惧伤及了肾之后，精气就不能往上供应，那么心肺就不能得到滋养，体内阴阳失去平衡，这时候人就容易出现胸闷腹胀、心神不宁、夜不能寐等症状。《灵枢·本神篇》中说"肾气虚则厥，实则胀，五藏不安"，讲的是同样的道理。

疾病不可怕，恐惧才是最可怕的

清代杭州医家魏之琇在行医过程中发现，很多时候，对人们健康造成威胁的不是疾病，而是人们对疾病的恐惧。

普通人不具备丰富的医学知识，一旦身体不适，就会产生莫名的恐惧。有些人会茶饭不思，面色晦暗，更有甚者会心血不足，影响睡眠。疾病既然是我们自己无力解决的问题，那么也别去忧虑恐惧它。因为忧虑恐惧什么作用也没有，只能白白搭上我们的气血，让我们更加虚弱，更加六神无主。有时身体的疾病对我们只是一点点的损害，而心理上的巨大压力对我们的摧残不知要严重多少倍。

负面情绪的积累是一种毒，解情志之毒，眼泪最为迅捷。长久沉浸在压抑的情绪中，最好能大哭一次，因为哭泣是最妙的解肝毒之法，对肝脏有很好的保护作用。不爱哭的人，可选择胆经作为排毒的通道，因为敲打胆经会缓解肝脏的压力。敲打胆经时配合按摩"太冲"穴，效果更佳。

思胜恐，思路决定着健康的出路

"杯弓蛇影"这个成语想必大家都不陌生，我们来回顾一下这个典故。

从前有个人叫乐广，他有位好朋友，经常到他家来找他聊天儿。可是有一段时间，这位朋友一直没有露面。乐广十分挂念，就到朋友家去找他，这才知道朋友生了重病，于是就问他的病是怎么得的。起初朋友不肯说，乐广经过再三追问，朋友才说出原因："那天我在你家喝酒的时候，看见酒杯里有一条青皮红花的小蛇在游动。当时恶心极了，但是你再三劝我喝，出于礼貌，我只好喝下了。从此以后，我就总觉得肚子里有条小蛇在乱窜，想要呕吐，什么都吃不下去。到现在已经病了快半个月了。"乐广纳闷儿，酒杯里怎么会有小蛇呢？但他的朋友又分明看见了，到底是怎么回事儿呢？回到家中，他在屋里走来走去，怎么都想不通。忽然，他看见了墙上挂着的一张青漆红纹的雕弓，便寻思道：是不是这张雕弓在捣鬼？于是，他斟了一杯酒放在桌子上，移动了几个位置，终于看见那张雕弓的影子清晰地投映在酒杯中，随着酒的晃动，真像一条青皮红花的小蛇在游动。乐广马上用轿子把朋友接到家中，请他仍旧坐在上次的位置，为他斟上一杯酒，问道："你再看看酒杯中有什么东西？"那个朋友低头一看，立刻惊叫起来："蛇！蛇！又是一条青皮红花的小蛇！"乐广哈哈大笑，指着壁上的雕弓说："你抬头看看，那是什么？"朋友看看雕弓，再看看杯中的蛇影，恍然大悟，顿时觉得浑身轻松，心病也全消了。

乐广那位朋友的病，其实就是自己的心病。他在不知道恐惧真相时，忍着恶心喝下那杯原本醇香的美酒，事后却一直耿耿于怀，结果得了重病。恍然大悟之后，他的心病消除了，身体的病自然也就好了。

《续名医类案·惊悸》中记载了这样一个病例：一位病患

整天食欲不振，忧心忡忡，害怕自己会突然死亡，觉得人活着太可怕了，但他又不想死。后来，当地一个叫卢不远的名医治好了这个人的病。这个卢不远用了什么良方呢？其实方法很简单，就是与病人沟通，用现代的话说，就是用心理疏导的疗法跟病人交流，分析造成他终日恐慌的原因。原来，这个人几年前曾去求签问卜，签上说他十天内有血光之灾，从那以后他就天天害怕自己会死，几年过去了，他虽然没有死，却落了一身的病。卢不远听说后，便决定每天去跟他谈心，告诉他占卜求签是一种迷信的做法，不要当真，有时候他还让病人练习坐禅。几十天后，病人终于从恐慌的阴影中走了出来。

所以，我们平时在感到恐惧时，不妨认真分析一下恐惧的原因。中医有"思胜恐"的说法，意思就是通过分析和思考找到恐惧的原因，得出合理的解释，就能够消除恐惧。因为恐为肾志，思为脾志，肾属水，脾属土，土能够克水，所以思可以用来治疗恐所导致的疾病。

化解恐惧的四个妙招

我们已经知道，"恐过伤肾"，过度恐惧对身体的伤害是极大的。那么，具体有哪些办法可以化解恐惧呢？下面我们就来介绍四个简单而有效的妙招。

1.深呼吸，冥想

深呼吸和冥想对于缓解身心压力是非常有益的，尤其是恐惧的时候。很懂得养生的人或医生，总会提醒恐惧的人深呼吸，因为这的确是一种缓解恐惧的好方法。在不恐惧的情况下，日常生活中，也可以有意识地深呼吸和冥想。选择一个安静的环境，盘腿坐下或躺下，闭上双眼，想象自己身在金色的沙滩上，享受着阳光的沐浴。要想象阳光是金色的，因为金色会给人自信，使你感觉到自己的强大。尽量放松身心，让自己的思绪自由飞翔，就能减轻焦虑和恐惧。如果能配上轻柔空灵的音乐，效果就更好了。把注意力集中在音乐上，想象音乐所展现的优美、柔和、宁静的画面和意境，就会产生一种脱离尘世、超然物外的感觉。

2.享受你的性爱

适度而良好的性生活能够缓解疲劳，消除焦虑与恐惧，焕发生命的激情，对治疗一些情志病很有好处。夫妻应该好好享用彼此的身体，让性爱激发出你们身体的无穷能量。这和享受彼此的精神一样，是很高尚且赏心悦目的事。但是性爱必须适度，不可纵欲，性生活过度也会伤身体。

3.多运动

人在运动的时候，比如奔跑、跳跃、挥拍时，全身都会得到适当的活动，能使人保持旺盛的精力和饱满的情绪、青春活力和健美的体形，还能培养机智、沉着、勇于拼搏、敢于胜利等品质，提升人的意志力，增强战胜恐惧的勇气。另外，运动还能帮人有效解除疲劳、减轻压力，使人容光焕发、精神抖擞。同时，运动时大量出汗，会使人身心舒畅。对于是容易焦虑或抑郁的人，多运动能有效改善心境。所以，当你感到压力太大、身心疲惫，或者感到恐惧时，不妨到运动场或健身房畅快地出一身汗。

4.心理暗示

一个人在感到恐惧时，想象有一个"万能之神"在保护着自己，他就不会那么害怕了；怕黑的人在深夜独处时，想象妈妈或者爱人就在身边陪着自己，或者想象自己身处在一个阳光普照的环境中，那么恐惧的心理就会有所减轻。在对疾病产生恐惧时，你可以暗示自己："我很好，我只是生了一点小病，很快就会好起来！""医生说了，得我这种病的人很多，现在的临床治疗上成功率是很高的，所以没什么可怕的！"通过这些正面的自我暗示，人就会产生正面的能量，战胜恐惧，从而克服自己的负面情绪。

恐惧的人也可以试试现在流行的催眠疗法。其实，催眠疗法就是利用了心理暗示。催眠可以减轻或消除病人的紧张、焦虑、失眠等身心疾病。可以通过自我暗示进行自我催眠，也可以求助于催眠师。

这里需要特别提醒病人，要尽量回避掉负面的心理暗示，不要在生病时去关心疾病的治愈率和死亡率等问题，也不要在夜里听鬼故事。

打开心窗，战胜社交恐惧症

患有社交恐惧症的人，对任何社交或公开场合都会感到恐惧或忧虑。患者对于在陌生人面前或可能被别人仔细观察的社交或表演场合，有一种显著且持久的恐惧，害怕自己的行为或紧张的表现会引起羞辱或难堪。有些患者对参加聚会、打电话、购物或询问权威人士都感到困难。

我们大多数人在见到陌生人的时候多少会觉得紧张，这本是正常的反应，它可以提高我们的警惕性，有助于更快更好地了解对方。这种正常的紧张往往是短暂的，随着交往的加深，大多数人会逐渐放松，继而享受交往带来的乐趣。

然而，对于社交恐惧症患者来说，这种紧张不安和恐惧是一直存在的，而且不能通过任何方式得到缓解。在每个社交场合、每次与人交往时，这种紧张状态都会出现。紧张、恐惧远远超过了正常的程度，并表现为生理上的不适：干呕甚至呕吐。

一个不容忽视的方面是社交恐惧症的恶性循环。你和你的知情人可能会说："既然知道患有社交恐惧症，避免参加社交活动不就行了？"

其实，你心里清楚没那么简单。我们一起来看看你的恶性循环：害怕被人评价——缺乏社交技能——缺少社交强化、缺少社交经历——回避特定的场合——害怕被人评价。

由此可见，单纯回避可导致一系列的问题，如害怕被人评价，社交技能缺乏，而这种缺乏会导致回避行为的增加，进一步加重了社交恐惧症的症状。所以，单纯通过回避减轻病情无异于"饮鸩止渴"，只会导致病情越来越恶化。

对于社交恐惧症患者来说，只有积极地治疗才是对付社交恐惧症的最佳办法。一方面加强社交技能的学习和强化，另一方面可通过适当的药物治疗来帮助克服社交时由紧张、恐惧引起的身体不适，逐渐形成一个良性循环。对治疗，既不要急于求成，也不能自暴自弃。

有个患有社交恐惧症的青年，医生用妙法帮他摆脱了困扰。这个青年十分害怕去人多的地方，于是医生给他做了硬性安排，让他每天卖100份当天的报纸，开始他不敢在街头抬头叫喊，就写了一张大字报"谁买报纸，伍角一份"，结果第一天仅卖了10份，第二天有所好转，第五天就全部卖光，第十天他竟一晚上走街串巷地卖了200份报纸，他感到特别兴奋。但是这种方法并不是每个人都适合，因为许多人从开始就无法面对，多数人半途而废，不久又习惯地进入恐怖之中，最后除了回避还是回避。

另外，需要强调的是：由于社交恐惧症的发病年龄较低，我们认为预防社交恐惧症应从娃娃抓起。据有关报道，社交恐惧症与遗传及父母的行为方式有关。所以，为人父母者应引起注意。（习得性焦虑、遗传因素、父母的过度保护→儿时缺乏适应能力的锻炼）+（父母的排斥或批评、令人难堪或耻辱的特殊经历→预期性的焦虑）=回避。由此可见，父母在教养孩子的过程中易犯的错误，可能增加孩子长大以后患社交恐惧症的可能性。特别是我们中国传统的教养方式，要么无原则地溺爱孩子，要么无来由地任意打骂孩子（中国自古就有"不打不成才""子不孝，父之过"的古训）。孩子若在这样的教养环境下患了社交恐惧症，怎么成才呢？

第四节
悲过伤肺，情志养生之喜胜悲

忧为肺之志

忧，即忧愁，是人们对生活、学习、工作以及感情中某些不如意、不顺心、不愉快的事情产生的一种担心、忧虑、愁闷的情志反应。

在现实生活中，当人们的正常活动受到阻碍，心中的愿望未能达成，或者成功的希望化为泡影时，忧愁、烦恼、悲伤便会接踵而至。作为一种情志活动，忧是人体对外界刺激的一种正常反应，一般情况下不会对身体造成危害。暂时而轻度的忧伤，能促使人们对所遭受的挫折进行思考，从而在思想上获得正确的认识，以避免下次再犯同样的错误，对身心健康不但无害，而且有益。如果在面对一些人生的重大考验的时候，比如父母或者爱人突然去世之后，这个人连一点忧伤的感觉都没有，那反倒是不正常的。

但是，如果一个人的忧伤过于强烈，或者持续的时间过长，超过了人体自身所能调节的限度和承受的能力，而这不良情绪又不能在思想认识上得到及时的转移，那么"忧"就成为一种致病因素，对机体构成危害，严重者甚至可因忧虑过度而丧命。

"忧心忡忡""忧伤过度""忧虑万分"等，都是说忧虑的各种表现。一旦有了"忧"之后，人就会"愁眉苦脸"，整日"垂头丧气""长吁短叹"。如果忧虑得不到及时解除，就会导致抑郁症、消化性溃疡、月经不调、不孕症、阳痿、脱发、头发早白、消渴、失眠、神经衰弱、精神病、神经官能症甚至癌症等多种疾病。《灵枢·本神》中说："愁忧者，气闭塞而不行。"就是说，忧愁会导致气闭塞不通。忧愁过度不仅会损伤肺气，还会波及脾气，致使食欲不振。"少白头"主要就是由于忧愁过度引起的。传说伍子胥过文昭关，一夜之间须发全白，就是因为过分忧愁所致。

《素问·阴阳应象大论》中提到："在志为忧，忧伤肺。"过度的忧伤会导致肺气闭塞，所以多愁善感的人常会感到胸闷，喜欢叹气，声音低微，严重的还会咳血。

此外，过度忧伤还会伤脾，从而导致经常烦闷，食欲下降，四肢无力，二便不畅等。很多性格内向、自闭的人都很瘦，就是脾肺功能不良引起的。

悲伤过度是如何伤身的

哭不但是一种情感的表达方式，同时也是一种情绪的发泄途径，适度的哭对健康是有益的，但哭不能太过。哭虽是疏泄情绪的良药，然而是药三分毒，用量过大的话，就会对身体造成伤害。下面我们就来谈谈一个人如果哭得太过，是如何影响身体健康的。

从生理上说，过度哭泣之后，我们最明显的感觉就是嗓子不舒服，喉咙痛，甚至声音沙哑。同时，过度哭泣还会造成眼睛红肿，并发炎症，所以民间有"哭瞎眼"的说法。另外，哭得太过还会致使大脑缺血或缺氧，进而引起神经紊乱，造成头晕头痛。综合以上这些情况，我们就不难明白，为什么有时候过度的悲伤之后会感觉像大病初愈一样。

但是很多人没有认识到过度哭泣对健康的危害。很多时候，一些年轻的父母，认为孩子的啼哭只是因为要求没有得到满足，无理取闹，所以总是置之不理，其实这样对孩子的成长是没有好处的。我们不妨把这看作孩子提供给你的一个表达爱和教育的机会，你正好借此时机传达自己对孩子的爱和关于物质需要的一些基本理念，同时也可防止孩子因为过度悲伤而对身体造成伤害。我们常称肺为"娇肺"，孩子的肺尤其娇贵。悲伤肺，所以做父母的有责任保护孩子的情感，不要让孩子过度悲伤，过度哭泣。

过度哭泣还有一个容易被忽视的地方，就是对心理的影响。这应该没有什么难以理解的。因为从心理学上讲，如果一个人特别容易哭，而且经常哭，哪怕遇到一点不如意的小事，眼泪哗哗地流个不停，久而久之就会形成一种情绪表达上的惯性，结果必然导致心理承受能力变差，情感也会变得极其脆弱，极其敏感，更容易受到外界的伤害，甚至还会引起神经错乱。除此之外，过度哭泣还能使一个人的性格变得孤僻内向。爱哭的人一般情况下不愿把心事告诉别人，我们常说这种人性格内向，其实远不止如此，这至少是一种比较刚性的自我封闭。这种人的哭往往超出了常人的理解力，经常让别人摸不着头脑，感觉他们是"无理取闹""无事生非"。

所以，不管是为了表达感情，还是为了发泄情绪，哭都应该适度，有节制，以免影响身体健康。

心情烦闷，居然出现了鬼剃头

掉头发对我们来讲似乎司空见惯，头发也是有生命的，它有自己的生长和衰老周期，因此正常人每天都掉头发属于正常的生理现象，大可不必担心。然而，有些人居然出现了"鬼剃头"的现象。

所谓"鬼剃头"，就是一夜之间出现的局部性脱发，一般呈圆形，这种现象发生在年轻人身上的居多。难道真的有鬼吗？其实"鬼剃头"是一种由神经精神因素导致的皮肤损害。如果一个人长期处在抑郁沉闷或者焦虑、急躁的心情下，均可发病。一般在发病之前，患者常有严重精神刺激或应激性事件，比如丧偶、失恋、降职、落榜、下岗等因素均可通过显著的情绪波动触发皮肤的病变。研究发现，经常心事重重、烦闷，精神就会过于紧张，使大脑受到很大的刺激，有时候也会影响到头发的营养供应和生长。

我们知道，人体的一切活动都是归大脑管的，如果大脑受了刺激，那么人体活动就会乱了脚步，也就不能正常地发挥作用，从而使身体的营养受到刺激，于是出现了掉头发的情况。有的人遇到过于激动的事，大脑受了强烈的刺激，精神很不正常，有时一夜之间头上的头发就掉了一大片，也就成了人们说的"鬼剃头"。

穴位按压是生发固发很好的疗法，我们也可以根据不同病症表现选取穴位来按压：

（1）血虚风燥：脱发时间较短，伴有不同程度的痒感，头昏，失眠，苔薄，脉细。

按压穴位疗法：宜选用督脉、足太阳膀胱经经穴进行治疗，祛风用泻法，养血用补法。选用穴位：局部叩刺、百会、风池、膈俞、足三里。失眠加神门、内关。

（2）气滞血瘀：头发突然成片脱落，头皮光亮，局部微痒，或皮尿油腻秽垢，心烦口渴，便秘溲黄，舌红苔黄，脉实或弦滑。

按压穴位疗法：宜选用督脉、足阳明胃经、足少阳胆经穴进行治疗。按压手法要求用力可略大，时间要稍短，每穴按压时间持续5~30秒，浅表处穴位可采用间歇按压法，即一压一放各2~3秒钟，穴下要有较强的刺激感，可顺时针点压揉动。

选用穴位：局部叩压、风池、曲池，血海、膈俞、大椎。胃热便秘加内庭、天枢。

（3）肝肾不足：病程较长，头发部分或全部脱落，伴有面色晦暗，舌边有瘀斑，脉涩。

按压穴位疗法：宜选用督脉、足少阳胆经经穴进行治疗。按压手法要求用力可略大，时间稍短，每个穴位的按压时间持续5~30秒，浅表处的穴位可采用间歇按压法，即一压一放，各2~3秒钟，穴下要有较强的刺激感，可以顺时针点压揉动。

选用穴位：局部叩刺、膈俞、太冲、丘墟、血海。

对于这种不正常的脱发，其治疗关键也在于医治心病，消除不良情绪，培养乐观的情趣。此外，如果头发发黄、脱落或斑秃，也可用柚子核25克，用开水浸泡24小时后，每天将汁水涂拭头发及头皮 2~3 次，这可以加快毛发生长。或者将生姜切成片，在发黄、脱落头发的发根处或斑秃处的地方反复擦拭，每天坚持 2~3 次，这能刺激毛发的生长。但这两种办法只能做辅助治疗，要想让头发"扎根"，乐观的情绪还是最好的良药。

放松自己，从抑郁的痛苦中解脱

抑郁症通常给人一种"悲"的感觉，似乎这个人做什么事都很消极，将自己困在一个小圈子里久久不肯出来。中医认为，抑郁症的一个重要原因就是情感所伤。情感所伤可使肝失条达，气郁不舒，郁而化火，火性上延，而扰动心神，神不得安则不寐。

抑郁是一种感到无力应付外界压力而产生的消极情绪，常常伴有厌恶、痛苦、羞愧、自卑等情绪。它不分性别年龄，是大部分人都有的经历。对大多数人来说，抑郁只是偶尔出现，历时很短，时过境迁，很快就会消失。但对有些人来说，则会经常地、迅速地陷入抑郁的状态而不能自拔。当抑郁一直持续下去，愈来愈严重，以致无法过正常的生活，就会变成抑郁症。

面对抑郁症，我们可以从下面几点进行自我调理：

1. 听音乐、解抑郁

音乐能直接进入潜意识领域，所以它是驱除心理疾病的最佳医疗手段。大量的研究表明，音乐的旋律、节奏和音色通过大脑的感应，可以引发情绪反应，松弛神经，从而对心理状态产生影响。

当你感到孤独无助，得不到别人的理解，缺乏主动性，对任何事、人、物均提不起兴趣时，最好的宽心方法是：每天听 3 遍贝多芬的音乐，如"第二交响曲"。其他作曲家的作品如拉赫玛尼诺夫、柴可夫斯基的作品能使你重振信心，而且音乐疗法没有任何副作用。

2. 把你的抑郁喊出来

目前正流行的喊叫疗法能从我国的传统气功疗法中找到源头，

中医里有个功法是属于喊叫疗法的，叫哼哈吐纳法。其步骤是：

（1）找一个空旷处，放松站立，首先深深吸入一口气。在吸气的同时，左、右手握拳，右拳抬起，高过头顶，虎口向自己。

（2）呼气，瞪眼发出"哼"的声音，尽量延长，同时紧握拳。待气出尽以后，再用最后的力发出"哈"音，同时两手尽量张开。

（3）第二次呼吸。在吸气同时，手势同上；呼气时，瞪眼，两手尽量张开，同时发"哈"音。气出尽时，再用最后的力发哼音，同时紧握拳。在做"哼""哈"吐纳的同时，想象那些曾经有过的不愉快的人和事，对其发泄怨恨、不满的情绪。

3. 放松地生活

抑郁的人摆脱躯体和精神所处的警戒状态而安静下来的能力十分缺乏。下列几个简单的步骤能使你身心放松：

（1）选择一句话、一句祷告词，作为入静的口诀。

（2）选择舒服的姿势安静地坐下或躺下。

（3）闭上眼睛。

（4）肌肉放松。

（5）缓慢而自然地呼吸，呼气时默念你选择的口诀。

（6）如果你思想走神，想法回到口诀上来。

（7）坚持练习 10~20 分钟。

（8）每日至少一次，最好做两次。

4. 沐浴阳光

多接受阳光与运动对于抑郁的人非常有利。多活动活动身体，可使心情得到意想不到的放松，阳光中的紫外线可或多或少地改善一个人的心情。

拍拍胸脯，来个双手合十，丢掉坏心情

身心健康是正常的生活、工作与学习的重要保证，但如今很多人被坏心情困扰着：工作不顺心、感情遇到挫折、婚姻出现危

机……

那么该如何解决坏心情带给我们的不良影响呢？

拍胸脯。有心的人可能会留意到这样一个现象：在生气，或心情极度郁闷的时候，我们往往会下意识地去拍胸脯，而且这样做我们会觉得舒服很多。

其实当我们心情不好的时候拍打胸脯，实际上打得是膻中穴。膻中穴位于两个乳头连线的中间点，正中心的心窝处，是心包经上的重要穴位，是主喜乐、主高兴的。如果膻中穴不通畅，人就会郁闷，这对人的身体是不利的。在西医里，膻中穴就是胸腺，是人体的免疫系统，从人出生以后它就会慢慢退化，所以我们要经常按摩刺激这个穴位，以增强人体的免疫力。

另外心脏上的毛病多反映在心包经上，所以，拍打心包经上的膻中穴也可以缓解心跳加快带来的不适。

我们知道佛家对人表示问候和尊重时，都会双手合十。其实，从中医的角度来说，双手合十其实就是在收敛心包。双手合十的动作一般停在膻中这个位置，那么掌根处正好是对着膻中穴。这样做，人的心神就会收住。一个美国的医学院教授就曾指出，人在双手十指相贴、掌心相对时，可以身心放松，最大限度地进入一种全身心彻底松弛的状态，使人达到一种忘我的境界。如果一个人每天能利用30分钟至1小时做这个简单动作，久而久之就会对身体大有裨益。

此外，还有一种解郁、解压的方法——拨心包经。每天晚上用手指掐天泉穴十遍，这样坚持下去就可以排去郁闷和心包积液，增强心脏的活力，从而增强身心的代谢功能。

敞开心扉，自我开导化忧伤

"杞人忧天"这个成语大家都不陌生。说的是从前在杞国，有一个胆子很小，而且有点神经质的人，经常会想到一些奇怪的问题，让人觉得莫名其妙。有一天，他吃过晚饭以后，拿了一把大蒲扇坐在门前乘凉，并且自言自语地说：“假如有一天，天塌了下来，那该怎么办呢？我们岂不是无路可逃，而将活活地被压死，这不就太冤枉了吗？”从此以后，他几乎每天为这个问题发愁，朋友见他终日精神恍惚，脸色憔悴，都很替他担心。大家知道原因后，都跑来劝他说：“老兄啊！你何必为这件事自寻烦恼呢？天空怎么会塌下来呢？再说即使真的塌下来，那也不是你一个人忧虑发愁就可以解决的啊，想开点吧！”可是，无论人家怎么说，他都不相信，仍然时常为这个不必要的问题担忧。

这个故事的主要意义，就是唤醒人们不要为一些不切实际的事情而忧愁。另外，“庸人自扰”讲的也是同样的道理。

喜欢忧伤的大多是性格内向、多愁善感的人。这些人遇到一点儿不顺心的事情就会封闭自我，忧心忡忡，长吁短叹。比如，有的人一到秋天看到落叶纷飞，就会联想到人生，联想到自己的境遇，觉得人生也像这落叶一样，经不起秋风的摧残，想来想去，就整日愁容满面，吃不香、睡不稳。有的人总觉得自己无法按时完成工作任务，还没到交差的时间就开始担心，担心被老板训斥、担心被同事笑话、担心客户流失。其实这些担心都是多余的。

那么，该怎样消除这种不良的情绪呢？

《灵枢·师传》中说：“人之情，莫不恶死而喜生，告之以其败，语之以其善，导之以其所便，开之以其所苦，虽有无道人，恶有不听者乎？”这就是告诉我们，要多与人沟通，通过交流可以达到疏导、开通的效果。

所以，建议多愁善感的人，要敞开心扉，工作有困难就跟同事多交流，生活有压力就跟家人和朋友多谈心，恰当的倾诉方式可以缓解情绪，改变一些错误的想法。另外，我们也要学会自我开导，遇到事情要懂得自我劝慰，多给自己一些鼓励，不要把什么事都往坏的方面想。

“世上本无事，庸人自扰之。”面对竞争激烈的现代社会，良好的心态和健康的心理状况对于一个人的发展是极其重要的。

我们要学会分析事物之间的联系，防止看问题的主观片面性和盲目性。对于一些确实无法认知和解决的问题，也不要陷入无止境的忧愁之中，人生贵在拥有豁达的胸怀。

喜胜悲，好心情是长生妙药

对付过度忧伤这种"心病"，还有一种方法，即用另一种情绪来压制它，这种情绪就是"喜"。《黄帝内经》说："喜胜忧。"用"喜"来压制"忧"，也是中医情志养生的治疗方法之一。

中医认为，忧为肺志，肺属金；喜为心志，心属火。火能克金，所以，可用心志生发的"喜"来治疗由肺志引起的各种"忧"。

"金元四大医家"之一朱丹溪，曾经给这样一位年轻的男子治过病。这名男子因为心爱的妻子突然离世而整日郁郁寡欢，茶饭不思，多次背着家人自杀未果。全家人为他操碎了心，试了很多方法，请过很多郎中，抓过很多药，都无济于事。请人给他介绍新的姻缘，但他还是无法自拔。后来，家人找到朱丹溪，求他救救这个年轻人，帮他走出忧伤的阴影。朱丹溪向男子的家人简单问询情况后，就开始给他把脉。家人满怀期待地望着朱丹溪，以为这位名医一定会给出一个治病良方，没想到的是，朱丹溪突然哈哈大笑，告诉他们："恭喜啊，恭喜，这位相公已身怀六甲，你们千万要好生照顾他呀！"在场的所有人听完后都大吃一惊，病人更是放声大笑起来："你是什么名医，竟然说我堂堂七尺男儿身怀六甲，简直就是胡说八道，你哪是什么名医，分明是个骗人的庸医！"

朱丹溪只是微微一笑就走了。后来这个男子碰到熟人就给他们说这件事情，边说边哈哈大笑。慢慢地，家人发现男子不像以前那么忧郁了，性格开朗多了，而且饭量也大了起来。大家恍然大悟，原来这个笑话就是朱丹溪开的治病良方啊！朱丹溪所用的就是"喜胜忧"的治疗方法，不愧是一代名医。

除此之外，还有一则关于"喜胜忧"治疗法的著名案例。金代名医张子和在《儒门事亲》中记录了这样一个有趣的病例：一个年轻男子的父亲被贼杀死了，这名男子由于忧伤过度，每天胸闷得难受。他几乎不跟别人说话，每天把自己关在屋子里，看着父亲的遗物发呆。后来家人找来了张子和前去给他治病。张子和去的那天，正巧有一个巫婆在病人家中，装神弄鬼地说男子的病是因为他们家的风水有问题。张子和看了之后非常气愤，但又不好发作，于是便学着巫婆的样子，以彼之道还施彼身，用各种方法取笑巫婆，揭穿她骗人的把戏。男子看到张子和跟巫婆争斗的样子，觉得太滑稽了，便哈哈大笑起来。张子和看见男子开怀大笑，就告诉他的家人，他的病已经治好了一半，以后尽量每天都让他笑，病自然就会痊愈。没过多久，男子的病真的全好了。

所以，在日常生活中，我们遇到不顺心的事情而忧伤时，不妨自己或在别人帮助下去多去想一些快乐的事情，多让自己开怀大笑，或者多参加一些娱乐活动，比如唱歌跳舞、看喜剧电影什么的，以"喜"来治疗我们的忧伤。

第五节
思过伤脾，情志养生之怒胜思

思为脾之志

勤奋刻苦的人一般都比较瘦，这是什么原因呢？中医认为，这与"过思伤脾"有关，《黄帝内经》里说："脾在志为思，过思则伤脾。"这里的"思"是思虑、思考的意思。思虑过度，就会伤害到脾。脾是受情志因素影响最大的脏器之一，它的功能是促进我们摄入的一切营养物质的吸收，中医的说法是"主运化"。如果一个人饭量比较小，老百姓就常说他是脾胃不好。

一个人有点心事，或偶尔思考一件事，对身体的生理活动并没有太大影响。但是"过思"就不行了，过度思虑会影响我们体内气机的正常运行。如果一个人过于勤奋刻苦，废寝忘食地学习或工作，天长日久就会影响到胃口，食欲不振，中医上称为"纳呆"。

《素问·举痛论》中讲："思则心有所存，神有所归，正气留而不行，故气结矣。"意思就是说，如果一个人精神过度集中于某一事物，思虑太多，就会使体内的正气停留在局部，不能正常运行，以致"思则气结"。

"思则气结"就会伤及脾，致使脾的升降功能失常，脾气郁结，运化失健，从而出现胃脘痞闷、吃东西不香、消化不良、腹胀、便溏等不适反应。另外，脾是后天的根本，一旦受到损伤就会使气血生化乏源，引起失眠、神经衰弱等诸多生理问题。

《黄帝内经》养生智慧全书

人在思考一些麻烦事时，就会变得烦躁易怒。这时你一定要想办法把火发出来，这样能帮助你克制过度的思虑。但不要太过，以免伤害自己或他人的感情。

很多孩子在高考期间会吃不好、睡不香，这也是思虑太过所致。所以，要想提高记忆力，除了学会健康用脑、劳逸结合外，还要注意健脾。在高考之前可以多吃一些山药、芡实、香菜以及豆类食品，以健脾利湿。

此外，饱食之后用手按摩腹部，也是养生家们推荐的养护脾胃的一种常用方法。自从唐代孙思邈提出"饭后即自以热手摩腹"之后，后世的许多养生家就经常使用这种方法，实践证明非常有效。具体做法是：吃过饭以后，将两手搓热，放在腹部，按顺时针方向环转推摩，自上而下，自左而右，如此反复二十到三十次。

这种方法有利于腹腔血液循环，不但可以增强脾胃消化功能，还能治疗一些疾病。如果能够持之以恒，对脾的运化功能大有益处。在按摩的时候，能够刺激腹部相应的穴位，尤其是与脾胃经络相通的穴位，从而使气血运行通畅，防止脾胃气滞，达到健脾的功效。

天若有情天亦老，谨防相思病

"过思伤脾"里的"思"，主要解释为"思虑、思考"。其实，还有一种"思"，我们也不能忽视，那就是"相思"，即对意中人的思恋。

现代医学证实，相思病与精神病很接近，可以导致抑郁、癫狂、狂躁、迷茫、妄想等症状，严重者还可能致命。

从中医角度讲，这同样是"过思伤脾"所致。正常的思虑对人体没有太大影响，但如果思虑过度，就会伤脾。《黄帝内经》认为"脾之志为思""思出于心，而脾应之"。脾不好，脾气郁结，运化失健，就会导致食欲不振、消化不良，久而久之整个人就会消瘦下去。心气虚了，人的整个精神状态都会慢慢垮掉，其他各脏腑也会受到连累，使人百病缠身，甚至威胁到生命。这样的例子并不少见，尤其是古代，比比皆是，例如"梁山伯与祝英台"的故事。梁山伯因思念祝英台过度最终命丧黄泉，祝英台也不负梁山伯，与他一同赴死，酿成千古悲剧。在今天，得了相思病也许不会使人失去生命，但会影响生命质量，增加生活负担。所以，相思病是要不得的，我们应该健健康康地活着，做个阳光、快乐的人。

那么，我们该怎样避免相思病呢？

首先，要敢于面对自己相思的人。如果你喜欢一个人，就正视这种感觉，大胆地告知对方，得到对方的准确回应。不要羞于表达，独自忍受暗恋之苦。告知对方之后，无论得到的答案是什么，你都要敢于面对，这样能帮你控制自己的思欲。如果对方拒绝了你，你也要勇敢地接受，你可以大哭一场，纵情发泄一通，然后平静地放弃这份感情，告诉自己这并非世界的末日，真正的有缘人还在前方等着你。如果对方漠视你，对你不予理睬，你可以告诉自己"没什么大不了"，试着用批评的眼光去审视你爱慕的对象，你会发现这也是一种非常有趣的体验。爱会蒙蔽我们的双眼，也许对方在你心中的形象是被你夸大了的、虚假的，甚至连缺点都被你当成了优点。在被拒绝时，你可以平静下来重新认识这个人，多关注一下对方的缺点，找到心理平衡，慢慢地就能从单相思的泥沼中走出来。

其次，要多向知己倾诉，向好友求助。平时要多交朋友，尤其要发现知心朋友，这样当你身陷相思之苦时，就能找到倾诉的对象，让朋友帮你分担忧愁和烦恼，你自己就会感到轻松很多。朋友能给你安慰，也许还会帮你出谋划策，帮你重新正视自己的心理，及时从相思之苦中解脱出来。

最后，相思病严重时，就要积极地求助于心理医生。这对于帮你恢复理智与自信至关重要，可以避免相思引起的更多精神疾病和身体疾病。相思病的说法虽然是由古代医生提出的，到了现代只是被大众用来描述一种精神状态，并不属于医学领域，但绝对是可以用现代医疗手段来防治的。现代一些医学家继承了古代医学前辈的理论，认真研究出了治疗相思病的方法，在临床上也日渐形成了一套完整的治疗模式。所以，心理医生对于消除相思之苦可以给予很大的帮助。

爱情是不能强求的，"强扭的瓜不甜"，缘分到时，你的爱情自然会来临。爱情遇到挫折时，何不看开一点，把相思化为成就事业的动力。也许在你为事业努力拼搏的途中，真爱就和你不期而遇了。

思虑过度，竟然让人一夜白发

情绪过激、工作压力太大，会加速身体的老化。尤其是在生活节奏越来越快的今天，这种老化现象越发明显。

《千字文》是南朝梁武帝在位时期编成的，编者是梁朝散骑侍郎、给事中周兴嗣。据史书记载，梁武帝命大臣殷铁石从王羲之书碣碑石上拓出一千个不重复的字。殷铁石按要求完成了任务，但令梁武帝遗憾的是，这一千个字是散的，互不关联。这时，恰好有一个名叫周兴嗣的大臣犯了错误，梁武帝就借机处罚他，命他一夜之间写一千个不同的字，而且要联成一篇文章，如果做得到就饶了他，否则就治他的罪。周兴嗣用了一天一夜，终于写成了《千字文》，但是头发却都白了。周兴嗣是因为极度劳累、极度害怕、极度悲愤而导致一夜白头。

你也许听过"伍子胥过昭关一夜急白头"的故事。公元前522年，楚平王听信谗言，废了太子建，并杀了太子建的师父伍奢和他的长子伍尚。伍奢的次子伍子胥为了躲避楚平王的迫害，迅速逃离了楚国，途经吴楚交界的昭关。昭关位于两山之间，前朝大江，地势险要，并有重兵把守，要过关简直是不可能的任务。为此，伍子胥一夜急白了头。后来，幸亏有名医扁鹊的弟子东皋公的妙计，他乔装打扮，才混过昭关，来到吴国。伍子胥是因为极度焦急、极度害怕、极度忧愁而导致一夜白头。

"一夜白头"一点也不夸张，情志过极绝对可以使人在一夜之间头发变白。原因是什么？无论是《黄帝内经》还是现代科学研究，我们都可以从中找到答案。

从中医方面看，五脏应七情、五志，情志悲伤过度而伤及五脏，而五脏六腑又与毛发关联。头发是脏腑的外在表现，五脏健康，则头发好；五脏受损，必然会伤及头发，导致头发干枯、无光泽，以及早白等现象。此外，情绪过激会导致气血失调，也会使人头发变白。比如当人受到惊吓时，体内气血向下走，便会出现脸色苍白、毛发直竖等现象。当人怒气冲天时，气血向上走，就会产生脸红、脸热等现象，同样也会导致怒发冲冠。《黄帝内经》中有"怒则气上、恐则气下、惊则气乱、悲则气消、思则气结、喜则气缓"等内伤情志的理论，讲的就是气血的定向性。各种不平衡心理，都会导致人的气血机制紊乱，影响身体包括头发在内的每一个部位。

从现代医学方面讲，压力会损伤、削弱组织细胞，使人体的DNA上每个细胞染色体顶端的"端粒"变短，不能正常工作，比如会导致皮肤毛细血管发生痉挛、毛乳头的黑色素生成发生障碍。在这种情况下，头发就会变白。

那么，怎样才能避免早生白发呢？

第一，遇事要沉着冷静。人只有保持平和的心态，精神上没有压力，才能健康长寿。平时要冷静地对待生活中的各种情况，尤其是那些容易引起情绪过激的事。遇到麻烦时，一定要冷静，心平气和。事情过后，不要长期放在心上，自寻烦恼。要培养宽阔的胸怀、乐观的情绪，提高心理素质。所谓知足常乐，只有把人生的忧喜、荣辱、劳苦、得失视为过眼烟云，人才能活得快乐。用近年来流行的话说："神马都是浮云！"

第二，以静养生为主。《素问·痹论》中说："静则神藏，躁则消亡。"这就是说，身心的清静有助于神气的潜藏内守，而身心的躁动会导致神气的外驰，甚至消亡。这说明了神躁不静的危害之大，不只会伤及头发，对全身都有影响。清静养神，少思寡欲，避免大躁大怒，有助于神气的清静内守，保持身体健康，还可防治白发。

第三，放声大哭。如果实在无法控制自己的情绪，不如放声大哭，因为哭能缓解压力。放声大哭可以有效地放松自己紧绷很久的神经，避免因情绪过激而伤身。不过，哭也要把握限度，适可而止，不能哭过头，否则也会伤身。

第四，多运动，回归自然。不要整天憋在家里或者办公室，要经常去健身房或者体育馆去锻炼身体，运动可以有效地放松身心。当你觉得自己有可能情绪过激时，就可以去运动场发泄一番，以减压消气；也可以走出户外，感受外面新鲜的空气、温暖的阳光，以化解不良情绪，修养身心。坚持这样做，就能保证身体处于平衡状态，有利于头发健康生长。

减少思虑，好好养脾脏

中医有"思虑伤脾"之说，思虑过多就会影响脾的运化功能，导致脾胃呆滞、运化失常、消化吸收功能障碍，而出现食欲不振、脘腹胀闷、头目眩晕等症状。所以缓解压力就可以健脾，那么生活中我们应该怎么减压呢？下面几种对策，你不妨试试看：

1. "笑一笑十年少""哭一哭也无妨"

当自己感到郁闷时能够"笑一笑"当然是最好的，实在笑不出来的时候就"哭一哭"。在传统习惯中男人哭泣被认为是软弱的表现，是被人瞧不起的。但是心理学家研究发现，眼泪能杀菌，"哭"是一种极好的情绪宣泄方式，而且比其他的宣泄方式更有益于身体健康。所以男人感到压抑时应该尽量放声痛哭，如果怕没面子可以找个没人的地方痛快地大哭一场，等情绪好转后再树立自己的男子汉形象也不迟。

2.多听悦耳动听的音乐

悦耳动听的音乐会通过人的听觉影响大脑皮层，使内分泌系统增加分泌一些有益于健康的激素和酶，所以当一个人听到自己喜欢的音乐时，呼吸就加深，神经就松弛，疲劳便得以消除。

3.劳逸结合，疲劳时学会放松

每个人都有感到无能为力的时候，在自己情绪低落或精力不足的时候，要给自己充分的放松和休闲机会，不要过分地强迫自己而不顾身体的实际情况拼命蛮干。

4.找一个没人的地方自言自语

因为自己声音的音调有一种使人镇静的作用，可以产生安全感，所以在感到心情不好的时候，找一个没人的地方自言自语一会，可以发泄内心长年所遭受的思想和感情上的压抑，从而获得精神状态和心理状态的平衡协调。

5.降低对自己过高的期望值

每个人都想追求更高、更快、更完美地做事情，也不断地给自己设定目标，这自然会给自己带来无穷的压力和烦恼。因此，要正确认识自己的能力，量力而行，不要忘了：健康才是事业发展的本钱！

怒胜思，生气也有养生功用

对于思虑过多引起的疾病，我们同样也可以用情志相克的办法——"怒胜思"来治疗，就是用怒气来压制因过多思虑而引起的疾病。

因为思为脾志，怒为肝志，在五行中，脾属土，肝属木，木能克土，所以，可用肝之志怒，来治疗脾之志思引起的疾病。

金代医家张子和擅长精神疗法，他在《儒门事亲》提到过这样一个病例。有一位贵妇人，虽然衣食无忧，但是生性忧郁，遇到事情总是想不开，结果因思虑过度导致经常失眠，饭量也小得可怜。丈夫很替她担心，就请张子和前去为她看病。经过问询诊断之后，张子和为妇人的丈夫开了一个方子："以怒而激之。"具体怎么做呢？就是要他整天出去花天酒地，不要管家里的事情，也不要管妻子，尽可能惹妇人生气，越生气越好。结果正如张子和所料，没过几天，妇人见丈夫不管她的死活，非常生气，把丈夫大骂了一通。骂完之后，妇人出了一身大汗，晚上竟然没有失眠，很快就睡着了。又过了两三天，妇人发现食欲也好多了，感觉身体轻飘飘的，舒服了很多。后来丈夫告诉她，这其实是张子和教他的"怒胜思"治疗法。

　　所以，如果我们在现实生活中遇到因焦虑担忧生病的人，不妨想一些办法激怒他，让他把体内淤积的浊气释放出来，就能帮助他克服疾病。

第六节
喜过伤心，情志养生之恐胜喜

喜为心之志

生活里我们常说"人逢喜事精神爽""喜气洋洋""欢天喜地""喜闻乐见""皆大欢喜"，讲的都是"喜"的好处。有了可喜的事时，我们的情绪状态往往会变得很好，心情愉快，精神焕发。由此可见，通常情况下，"喜"是心情愉快的一种表现，喜事都是好事。

那么，中医是怎样理解"喜"的呢？

《素问·举痛论》中说："喜则气和志达，营卫通利。"中医认为，在通常情况下，喜能缓和紧张情绪，使营卫通利，心情舒畅。

"喜"有这么多的好处，那么，是不是"喜"越多就越好呢？

我们可以肯定地说：当然不是。暴喜过度，会使人心气涣散，神不守舍，严重的情况下，还会出现失神狂乱等症。人们常说"大喜若狂"，意思是，"喜"过了头，人也会变得疯狂。

《素问·举痛论》中说："喜则气缓。"这里的气缓，就是心神涣散、思想不能集中的表现，严重时甚至可能出现精神失常、说胡话等情况。《灵枢·本神篇》所说的"心气虚则悲，实则笑不休"，说的就是这些情况。

此外，中医认为"心主神明"，心是情志思维活动的中枢，超乎常态的"喜"，会使人心神不安，甚至语无伦次、举止失常。

中医还有个说法："喜乐无极则伤魄，魄伤则狂，狂者意不存。"说的也是过度的喜会导致人发狂的道理。很多心脏病人都是因为过度的喜悦而导致心跳加快，头晕目眩而无法自控，进而诱发了心绞痛或心肌梗死。

我们还经常说"适可而止""点到为止""过犹不及"，大意都是说做任何事物都要讲究个"度"。高兴、喜悦同样也要适度。古人说："欲有情，情有节，至人修养以止欲，故不过行其情也。"意思就是说，人的情感不能过激，要有节制。

所以，我们要学会通过节制调和情感，防止七情过激，保持心理和生理的平衡。

人生有四喜，过喜反而更伤"心"

旧时有所谓"四喜"：久旱逢甘露，他乡遇故知，洞房花烛夜，金榜题名时。这种突然的狂喜，可导致"气缓"，即心气涣散，血运无力而瘀滞，便出现心悸、心痛、失眠、健忘等一类病症。成语"得意忘形"，即说明由于大喜而神不藏，不能控制形体活动。清代医学家喻昌写的《寓意草》里记载了这样一个案例："昔有新贵人，马上洋洋得意，未及回寓，一笑而逝。"《岳飞传》中牛皋因打败了金兀术，兴奋过度，大笑三声，气不得续，当即倒地身亡。

2011年中秋佳节，64岁原本身体健康的梁伯，因为几个外出工作的儿女都回家欢庆中秋，喜庆之余几杯酒落肚，到晚上11时许，他突然出现心前区痛、大汗淋漓，急送市中医院内科抢救治疗。诊断为急性心肌梗死合并心律失常、心力衰竭。此时，患者已四肢冰冷，呼吸困难，全身重度发绀，处于心源性休克。医生及时制订了严密的救治方案，经过一系列积极抢救，患者的病情逐渐稳定下来。

但医生、护士还来不及擦干脸上的汗水，听到有人急呼："医生救命！"随即看见，有一位姓江的病人因急症送进内科来了。原来，江亚婆家也是儿孙欢聚一堂，但素有高血压、心肌病的江亚婆，面对这喜庆情景一时难以自持，以致引发心脏病、心力衰竭。入院时心率仅30～40次/分，四肢冰冷，神志不清。内科医生沉着镇定，给予抗心律失常、提高心率、保护心肌和抗心衰的治疗，结合中药振奋心阳益气养阴，病情很快得到控制。

这两个病例提醒人们，大喜、狂喜同样不利于健康。过度兴奋，同样具有把人推向绝境的危险。而且，对于时常经受巨大压力的人来说，过度兴奋比过度悲恸离"绝境"更近！这是为什么呢？

人的心理承受能力，同人的生理免疫能力有相似之处。经常出现的巨大压力，如同经常性的病菌入侵，使心理的抗御力如同人体里的白细胞那样经常处于备战与迎战的活跃状态，故心理虽受压抑但仍能保持正常生存的状态，不至于一下子崩溃。

过度兴奋则不同，对于心理经常承受巨大压力的人来说，与形成既久的被压抑的心理反差是那么的巨大，使心理状态犹如从高压舱一下子获得减压，难免引起灾难性后果。那些挣扎太久、立即要达到竞争优势终点的人，经过多年奋争、屡屡遭难而终于昏厥在领奖台上的人，那些企盼到极并达到最终目标而变得疯癫的人，那些负重多年不得解脱而一旦获得解脱竟不能正常生活的人……都是从过度兴奋这一条道路走向绝境的。

防止过度兴奋，同防止过分悲恸同等重要。这就要求我们学会释放心理压力。为了释放心中的狂喜，可以借助于山川的明媚、朋友的温情乃至心灵自设的"拳击台"，有些心理承受能力较差而智慧高超的人，或者由于体质虚弱而一时无法调和心理巨变因素的人，常常使用保守的方式来应对突降的幸运所可能引发的过度兴奋。这不失为一种明智之举。

大喜坠阳，慎防婚后沉默症

你可能不知道"大喜坠阳"是什么意思，更不知道它跟我们的生活有什么关系。下面我们就来为你解除心中的疑惑。实际上，很多时候，你的生活就被它搞得一团糟，而你却没有意识到。

就算不知道"大喜坠阳"，那"婚后沉默症"你一定听过。所谓婚后沉默症，说的是青年男女在结婚后比结婚前对待恋人态度的改变。结婚之前，那女双方都有说不完的话，从早说到晚，躺在被窝里还余兴未尽。电话一打就是半小时一小时，谁都舍不得先挂机，花费再多的时间和金钱都在所不惜。

可是结婚后又是什么情况呢？好像每段婚姻需要说的话的总量都是一定的，那些婚前卿卿我我的恋人，似乎在热恋时就把该说的话说完了，所以到了婚后，话简直少得可怜，连"宝贝""亲爱的"之类的称呼都懒得叫了。以前在进门的时候拥抱亲热的惯例也省了，连偷偷地拥抱现在也没有激情了。说起话来就像当年"发电报"一样，尽量节约用字。"喂，饭好没？""去买包盐！""讨厌！""一边儿去！"

之所以会出现这样的情况，大多数人都认为，这是中国的传统婚姻观念造成的，觉得已经一家人了，他爱我，我爱她，天经地义，何必整天把那些黏糊的情话挂在嘴边上呢？夫妻双方各执其责、各安本分就行了，丈夫的责任就是挣钱养家，而妻子的责任就是相夫育子，没有必要假惺惺地互相客套了。其实在中国人的观念里，不光是夫妻，兄弟之间也是这样想，总说"都是自家兄弟，客气什么"之类的话。

造成婚后沉默症的另一个主要原因，就是身体上的变化。心神影响身体，身体的内弱也会影响到心神，这是情志养生的基本观点。在婚前，人们体内的精气没有太多的疏泄，主要是累积，因为在中国的传统里，很多恋人都是在婚后才把肉体交付给对方，婚前表达爱的肢体语言，基本上还停留在拥抱、亲吻、嬉戏等层面。而在婚后，夫妻双方犹如火山喷发，尽情释放婚前压抑的欲望，享受苦苦等来的"性福生活"，没有节制地损耗体内的精气。纵欲对身体的伤害是极其严重的，简直是破坏性的。中医认为，人体内储存了多少精气，也就储存了多少健康，精气过度支出，人的健康也就毁掉了。要想恢复精气，是需要一定时间的，而纵欲往往就是不等精气完全恢复就再次支出。经常"透支"精气，健康状况自然严重下滑。所以，很多婚前生龙活虎的人，到了婚后都会出现不同程度的精神萎靡。不仅如此，结婚属于人生大喜，大喜本身就是伤心坠阳的事，如果再加上纵欲无度，身体自然就心神不守了，人也就变得"什么都懒得做""什么都懒得说"。

女性的变化尽管不像男性那么明显，但也是确实存在的。此时，男性身体之阳几乎坠到了低谷，男女之间原本能持平的言语沟通也就出现了落差。这就是男人经常抱怨妻子唠叨，而妻子则抱怨丈夫越来越像木头的原因。

心中常欢喜，笑口常开助长寿

"一个小丑进城，胜过一打医生"这句俗语其实肯定了喜的作用。有人将"喜"看作是不用花钱的良药，它能防病、健身、延缓衰老，使人年轻化。现代医学证明：许多病痛，特别是心理疾病会随着开心的笑声而销声匿迹。因为人在欢喜时肺部扩张，氧气可畅通无阻地到达全身，同时大笑相当于心脏按摩，有助于血液循环，胸肌伸展，增强免疫能力。笑还可以减轻压抑和紧张情绪，增强消化系统、心血管系统及自主神经系统的功能，减少偏头疼和后背痛的发生。

美国斯坦福大学教授威廉姆·费赖伊是研究笑的先驱，他曾做过这样的测试，将48名心脏病患者分成两组，第一组每天观看30分钟喜剧，另一组不做安排。一年后，第一组只有两人有过心脏病发作，另一组则有十人反复发作心脏病。美国加州大学，在一次笑疗试验中证实：笑对患有严重疾病，包括癌症的人有积极影响，可以缓解患者不适和疼痛。

大笑能够释放压力，减轻沮丧感；可以刺激人体分泌多巴胺，使人产生欣快感。目前，超过70%的疾病都由压力引发，如高血压、心脏病、抑郁症、感冒、失眠、头痛、胃部不适甚至癌症等，笑正好可以起到缓解压力、放松精神、抵抗疾病的作用。

不过，也不是所有的笑都对身体有好处。德国情绪研究所专家迪特尔·察普夫教授指出，如果一个人总是抑制自己的实际感受而"假笑"，反而会对健康造成负面影响，空中小姐、售货员等群体尤其如此。他认为："健康的笑是那些真实的笑。"

只要是真心的笑，哪怕是傻笑，也能对健康起到促进作用。你不必有幽默感，你不必感到很快乐，你不必寻找理由，你只要笑，不要问为什么。笑，不需要理由。笑过之后，你就会身心健康、活力四射。

不过，值得注意的是，笑也要有适度原则。大笑会引起心态情绪发生较大变化，使人的呼吸、血液、内分泌及各脏腑功能出现异常或较剧烈的变化。对健康人来说，大笑不会有什么问题，但对有潜在疾病或特殊情况的人，可能有危害。

不宜大笑的人：

（1）高血压患者若放声大笑会引起血压骤升，易诱发脑出血。

（2）如果脑血管病患者正处于恢复期，大笑会导致病情反复。

（3）刚做完外科手术的患者，特别是胸腔手术后不久的患者，大笑会影响伤口的愈合，还会使疼痛加剧。

（4）疝气患者疝气患者经常大笑可使腹腔内压增加，导致疝囊增大，使病情加重。

（5）心肌炎患者大笑会加剧心肌缺血，引起心力衰竭甚至猝死。

（6）孕妇大笑时腹腔内压增大，易导致流产或早产。

恐胜喜，紧张是过喜的镇静剂

俗话说："心病还需心药医。"许多疾病光靠药物治疗达不到好的效果，还需要心理辅助治疗。狂喜是一种情志病，得了狂喜病后，需要用另一种情绪去制服它，这种情绪就是"恐"。

中医认为"恐胜喜"，意思是说，人狂喜过头的时候，可以用恐吓的办法进行治疗。《素问·五运行大论》中提到："其志为喜。喜伤心，恐胜喜。"

《儒林外史》中讲到过"范进中举"的例子。范进中举后，变得疯疯癫癫，一会儿哭一会儿笑，但是家人看着他发疯，干着急却不知道该怎么办。后来有人出主意说，范进最怕的就是老岳丈，能不能让老岳丈吓唬吓唬他试试。后来岳丈就狠狠地骂了范进一顿："你这发疯该死的畜生，得意什么呢？你这中举完全是假的！"说完还狠狠地给了范进一个大嘴巴子，没想到这一嘴巴下去果真把范进打醒了。范进清醒了之后，疯病也就好了。

范进发疯，得的就是狂喜病。丈人吓唬他，其实用的就是"恐胜喜"的办法。

还有一个故事也很有趣。清代名医徐洄溪曾遇到过这样一个病患：这人是江南的一个书生，金榜题名高中了状元。一介穷书生听说这天大的好消息后，高兴是对的，可是这个书生却跟范进一样发了狂喜病，每天神经兮兮，大笑不止。后来，他的家人请来了徐洄溪为他看病。徐洄溪问诊后，就告诉书生的家人，这病没法治了，而且十天之内肯定会毙命。书生知道徐洄溪的名气，所以听到神医的话后，顿时心灰意冷，失魂落魄地回老家了。可是，十几天过去了，他什么事都没有发生。他不但没死，反而感觉身体越来越好了。唯一与以前不同的是，他不再整天发狂地大笑了。这时他才明白，原来这是徐洄溪治疗他的狂喜病的一种策略。

那么，为什么"恐"会战胜"喜"呢？这是因为，恐由肾主，属水；喜由心主，属火。水克火，所以恐能克制过喜的情志症状。这是中医的一种精神治疗的法则。

如果在现实生活中遇到这种喜过头而发狂的病人，不妨也试试这种方法，一般情况都非常有效。